全国高等院校中药类专业"十二五"规划建设教材

中药药剂学

朱晓薇 何 群 主编

中国农业大学出版社

·北京·

内 容 简 介

本教材编写的指导思想是坚持中医药理论指导,突出中药药剂制备特点,强调基础理论、基本知识、基本技能的基础上,充分吸收中药制剂现代科技成果,注重理论与生产实践的结合。内容分为 4 个方面:第一方面为中药药剂制备基础理论;第二方面为中药剂型各论,介绍浸出药剂、液体药剂、注射剂、散剂、丸剂、颗粒剂、胶囊剂、片剂、栓剂、外用膏剂、气雾剂、喷雾剂和粉雾剂及其他剂型;第三方面为中药制剂的新技术和新剂型、稳定性和生物药剂学简介;第四方面为中药新药研究简介。本教材主要供普通高校栽培资源专业、中药学专业教学使用,也可供教学、科研、制药行业生产及相关学科人员参考使用。

图书在版编目(CIP)数据

中药药剂学/朱晓薇,何群主编. —北京:中国农业大学出版社,2015.1
ISBN 978-7-5655-1149-3

Ⅰ.①中… Ⅱ.①朱…②何… Ⅲ.①中药制剂学 Ⅳ.①R283

中国版本图书馆 CIP 数据核字(2014)第 295602 号

书 名	中药药剂学
作 者	朱晓薇 何 群 主编

策划编辑	孙 勇	责任编辑	洪重光
封面设计	郑 川	责任校对	王晓凤
出版发行	中国农业大学出版社		
社 址	北京市海淀区圆明园西路 2 号	邮政编码	100193
电 话	发行部 010-62818525,8625	读者服务部	010-62732336
	编辑部 010-62732617,2618	出 版 部	010-62733440
网 址	http://www.cau.edu.cn/caup	**e-mail**	cbsszs @ cau.edu.cn
经 销	新华书店		
印 刷	北京时代华都印刷有限公司		
版 次	2015 年 5 月第 1 版 2015 年 5 月第 1 次印刷		
规 格	787×1 092 16 开本 22.25 印张 552 千字		
定 价	47.00 元		

图书如有质量问题本社发行部负责调换

全国高等院校中药类专业系列教材
编审指导委员会

编 写 人 员

主　编　朱晓薇（天津中医药大学）
　　　　何　群（湖南中医药大学）

副主编　阮洪生（黑龙江八一农垦大学）
　　　　张　爽（黑龙江八一农垦大学）
　　　　邱黛玉（甘肃农业大学）
　　　　胡润淮（浙江农林大学）

参　编（按姓氏笔画排列）
　　　　王立岩（吉林农业大学）
　　　　王　勇（浙江农林大学）
　　　　刘晓清（河北农业大学）
　　　　刘　睿（天津中医药大学）
　　　　罗春丽（贵州大学）
　　　　范新凤（山西农业大学）
　　　　赵　雪（吉林农业科技学院生物工程学院）
　　　　董　蕊（吉林农业大学中药材学院）

出 版 说 明

　　中医药是我国人民在几千年生产生活实践和与疾病做斗争中逐步形成并不断丰富发展起来的一门医学科学，为中华民族繁衍昌盛做出了重要贡献，对世界文明进步产生了积极影响。新中国成立后特别是改革开放以来，党中央、国务院高度重视中医药工作，中医药事业取得了巨大成就。但随着我国经济社会的快速发展，目前我国的中医药事业远不能满足人民群众日益增长的健康需求。

　　《中共中央国务院关于深化医药卫生体制改革的意见》（中发〔2009〕6 号）提出，要坚持中西医并重的方针，充分发挥中医药作用。我国是世界上生物多样性最丰富的国家之一，也是中药资源最丰富的国家。我国约有 1.28 万种中药材资源，包括 1.114 万种药用植物和 0.158 万种药用动物。中药工业产值已超过医药产业总产值的 1/3，与化学药、生物药呈现出三足鼎立之势。以中医药为代表的传统医学日益受到国际社会的广泛重视和认可。中医药对人体生命质量、健康状况和生活状况提升的效用也越来越被人们广泛认识，其独特的优势和巨大价值日益显现。随着人们健康观念的变化和医疗模式转变，中医药事业正以新的姿态快速发展。但其进一步发展也面临着许多新情况和新问题，中医药产业发展和中药资源保护之间的矛盾日益突出。野生中药资源破坏严重、道地药材以及部分规范栽培品种产量不能完全满足中药产业需求。中药材价格大幅波动，市场极不稳定 。同时，药用植物的大量采集和挖掘，不但使中药材资源生物多样性受到严重破坏，对生态环境也造成了严重的威胁；部分中药材不仅产量不稳定，而且重金属、农药残留污染严重，已影响到复方中成药品种的持续供应以及国家基本药物的安全与保障。

　　《国务院关于扶持和促进中医药事业发展的若干意见》（国发〔2009〕22 号）从国家发展战略高度提出了"提升中药产业发展水平"的要求。《意见》指出，要遵循中医药发展规律，保持和发扬中医药特色优势，推动继承与创新，丰富和发展中医药理论与实践，促进中医中药协调发展，为提高全民健康水平服务。《意见》重申，要整理研究传统中药制药技术和经验，形成技术规范。促进中药资源可持续发展，加强对中药资源的保护、研究开发和合理利用。要保护药用野生动植物资源，加快种质资源库建设。加强珍稀濒危品种保护、繁育和替代，促进资源恢复与增长。《意见》强调，要加强中医药人才队伍建设。人才匮乏是制约中医药事业发展的瓶颈。高等教育是中医药人才培养的重要途径。中医药事业整体健康发展需要培养更多的复合型、交叉型、多学科型的应用人才。

　　为深入贯彻落实《国家中长期教育改革和发展规划纲要（2010—2020 年）》、《医药卫生中长期人才发展规划（2010—2020 年）》和《中医药事业发展"十二五"规划》，推进《中医药标准化中长期发展规划纲要（2011—2020 年）》的实施，培养传承中医药文明、促进中医药事业发展的复合型、创新型高等中医药人才，推动中医药类专业教育教学改革和发展，中国农业大学出版社以整体规划、系列统筹和立体化建设等方式，组织全国 37 所院校的近 200 位一线专家和教师,启动了"全国高等院校中医药类专业系列教材建设工程"。本系列教材秉承"融合、传承、创新、发展、先进"的理念,在全体参编的老师共同努力下,历经近 3 年时间,现各种教材均已达到了"规划"预定的目标和要求,第一批共计 21 种教材将陆续出版。

本系列教材的运作和出版具有以下特点:

一、统筹规划、整体运作、校际合作、学科交融。站在中医药类专业教学整体的高度,审核确定教材品种和教材内容,农林类专业院校教师与中医药类专业院校教师积极参与,共同切磋研讨,极大地促进了这两类院校在中医药类专业教育平台的融合,尤其是促进了中医药学与中医药资源学的融合,起到了学科优势互补的积极作用。

二、同期启动、同步研讨、品种丰富、覆盖面广。同期启动 21 种教材的编写出版工作,37所院校近 200 位教师参与编写,系列教材基本覆盖了中医药类专业主干课程,是目前中医药类专业教材建设力度最大的一次。各院校教师积极参与,共同研讨,在教学理念、教材编写和体例规范上达成广泛共识,提升了教材的适用性。

三、最新理论、最新技术和最新进展及时融入,教材先进。本系列教材体现了中医药学科的文化传承特性,较好地将传承与发展、理论与实践有机结合,融入了学科最新理论、最新技术和最新进展以及各院校中医药类专业近年来的教学改革成果,使得教材具有较强的先进性。

四、立项建设、严格要求、专家把关、确保质量。经过广泛深入的选题调,在与多所院校广泛沟通达成共识后,中国农业大学出版社确定了以立项的方式实施"中医药类专业系列教材建设工程"。"教材建设工程"历时近 3 年,在系列教材编审指导委员会的统一指导下,各项工作始终按照既定的编写指导思想、运行方式和质量保障措施等规定严格运行,保障了教材编写的高质量。

中医药类专业系列教材建设是一种尝试、一种探索,我们衷心希望有更多的院校、更多的教师参与进来,让我们一起共同为我国中医药事业的健康发展,为中医药专业高等人才培养做出贡献。同时,我们也希望选用本系列教材的老师和同学对教材提出宝贵意见,使我们的教材在修订时质量有新的提高。

全国高等院校中药类专业系列教材编审指导委员会
中国农业大学出版社
2014 年 6 月

前　言

为了贯彻落实《国家中长期教育改革和发展规划纲要（2010—2020 年）》和《教育部关于"十二五"普通高等教育本科教材建设的若干意见》，依据行业人才需求和全国各高等农林院校教育教学改革发展的需要，在中国农业大学出版社的组织、主持下，编写《全国高等院校中药类专业系列教材》。

中药药剂学是以中医药理论为指导，运用现代科学技术，研究中药药剂的配制理论、生产技术、质量控制和合理应用等内容的一门综合性应用技术科学。本教材编写的指导思想是坚持中医药理论指导，突出中药药剂制备特点，强调基础理论、基本知识、基本技能的基础上，充分吸收中药制剂现代科技成果，注重理论与生产实践的结合。本教材有以下特点：

1. 在编排体系上，注重系统性、循序渐进。本教材在绪论之后，分为 4 个方面：第一方面为中药药剂制备基础理论（第 2 章至第 4 章）；第二方面为中药剂型各论，介绍浸出药剂、液体药剂、注射剂、散剂、丸剂、颗粒剂、胶囊剂、片剂、栓剂、外用膏剂、气雾剂、喷雾剂和粉雾剂及其他剂型（第 5 章至第 16 章）；第三方面为中药制剂的新技术和新剂型、稳定性和生物药剂学简介（第 17 章第 19 章）；第四方面为中药新药研究简介（第 20 章）。这样的编排，保持了中药药剂理论体系的完整性。

2. 在编写体例上，突出实用性、专业性。每章由学习要求、正文、思考题 3 部分组成。学习要求将内容分为 3 个层次，即"掌握、熟悉、了解"，以指导学生学习。思考题突出学习重点，启迪思维，培养思维能力，帮助复习。正文中的概念、质量检测方法、试验方法等，参照现行版《中国药典》标准、《药品注册管理办法》、《药品质量管理规范》及其他相关法规，参考了最新研究资料及文献资料，体现教材的专业性、科学性、先进性。

3. 坚持精炼的原则。针对农林院校中药资源与开发专业、中药专业学习中药药剂学的教学特点与要求，精炼教材内容。中药调剂中的有关知识点，列于"绪论"的"中药药剂学的常用术语"中；中药半成品的制备"浸提、精制、浓缩与干燥"列为第 4 章；"中药制剂新技术与新剂型"列为一章（第 17 章），概括介绍已应用、已生产的新技术、新剂型，避免教材内容的繁复冗长；第 19 章为生物药剂学简介，无药代动力学内容，避免与其他学科不必要的内容重复。

4. 突出本课程应用性强的特点。通过理论介绍、各类制备方法关键技术的说明，制剂制备实例分析注解，理论联系实际，充分反映中药制剂生产研究现状。中药制剂的工艺、技术、设备等，尽量采用图表形式，直观明了，便于学生理解掌握。

本教材的编者分工：第 1 章朱晓薇，第 2 章赵雪，第 3 章、第 4 章阮洪生，第 5 章王立岩，第 6 章、第 14 章罗春丽，第 7 章、第 18 章何群，第 8 章、第 10 章董蕊，第 9 章范新凤，第 11 章刘睿，第 12 章刘晓清，第 13 章王勇，第 15 章张爽、朱晓薇，第 16 章胡润淮，第 17 章邱黛玉，第 19

章、第 20 章张爽。

　　本教材主要供普通高校栽培资源专业、中药学专业教学使用,也可供教学、科研、制药行业生产及相关学科人员参考使用。

　　本教材在编写过程中得到了各编委所在院校领导的大力支持,兄弟院校同行专家提出了许多宝贵意见,在此一并表示衷心的感谢。限于编者的水平,不足之处在所难免,殷切希望广大读者在使用过程中提出宝贵意见和建议,以便进一步修订。

作　者

2014 年 9 月

目　　录

第1章 绪 论

学习要求

1.掌握中药药剂学的定义,药物剂型选择的基本原则,中药药剂的工作依据。

2.熟悉中药药剂学常用术语,药品生产质量管理规范与中药材生产质量管理规范。

3.了解中药药剂学的发展简况和基本任务,剂型的分类方法。

1.1 概述

1.1.1 中药药剂学的性质与任务

1.1.1.1 中药药剂学的性质

中药药剂学是以中医药理论为指导,运用现代科学技术,研究中药药剂的配制理论、生产技术、质量控制与合理应用等内容的一门综合性应用技术学科。该课程不仅与中药专业、中药资源开发专业的诸多课程以及现代制药理论和技术密切相关,而且与生产实践和临床用药紧密联系,是培养中药研究、生产、经营和中药资源开发利用等各类合格人才的必修课程。

1.1.1.2 中药药剂学的任务

如何将中药原料药制成适宜的剂型,以安全,有效,质量可控,顺应性好的制剂应用于临床,发挥预防、治疗作用是中药药剂学的基本任务。

(1)继承和整理中医药学中有关药剂学的理论、技术与经验。中药剂型历史悠久,种类繁多,是传统中医药遗产中的重要组成部分。发掘整理传统剂型及品种,中成药制备理论和技术,使其系统化、科学化,为中药制剂的发展奠定基础。

(2)充分吸收和应用现代药剂学及相关学科中的有关理论、研究方法和手段,加速中药药剂的现代化。采用现代制药新技术、新工艺、新设备和新辅料,研究开发中药新剂型、新制剂,促进中药制药行业的发展。

(3)加强中药药剂学基本理论研究。研究中药或方剂药效物质的提取、精制、浓缩、干燥及制剂成型、质量控制、合理应用等理论和技术,揭示中药药剂的内在规律,建立中药药剂制备理论体系。使中药制剂在保持原有疗效的同时,符合现代理想制剂的要求,即高效、速效、长效、剂量小、包装小、毒副作用小。

1.1.2　中药药剂学在中医药实践中的地位和作用

中药药剂学是一门综合性的应用技术学科。中药制剂的研究处于药物研究的下游。药物制备的诸多环节可影响制剂的疗效,如药材的种植栽培、加工炮制、饮片生产、制剂生产、辅料的选用,制药设备、质量控制及临床合理应用等。各环节技术水平的提高,可直接影响并推动中药药剂学的发展。因此说,中药药剂学在一定程度上体现了现代科学技术和中医药行业发展水平的概况,在医药工业和中医临床中占有非常重要的地位。

中药现代化是指将传统中药的特色和优势与现代科学技术相结合。中药现代化包括中药种植规范化,中药饮片炮制规范化、制剂工艺规范化和剂型现代化,中药质量控制现代化及中药物质基础和作用机理研究的现代化,中药制剂的现代化是中药现代化中重要的环节。

中药药剂学是连接中医临床与中药用药的桥梁。中药剂型研制工作必须注意遵循中医药理论体系,突出中医特色,强调整体观念,辨证施治,复方用药。在研究新剂型的同时,也需注重对传统中药剂型的继承,采用多种形式、多种途径继承和发展中药剂型。中药剂型的研制工作要以提高临床疗效为目标,以安全可靠为前提,以满足治疗急危重症需要为重点,逐步完善质量控制标准,提供优良的药物为临床服务。

1.1.3　中药药剂学的常用术语

1.药物与药品

凡用于预防、治疗及诊断疾病的物质称为药物,包括原料药与药品。药品一般是指将原料药物经加工制成的可直接应用的成品。

2.剂型

将原料药加工制成的适合于医疗或预防应用的形式,称为药物剂型,简称剂型。剂型是药物施用于机体的最后形式。目前常用的中药剂型有汤剂、煎膏剂、散剂、颗粒剂、胶囊剂、片剂、软膏剂、注射剂等。

3.制剂

根据《中华人民共和国药典》(简称《中国药典》)、《中华人民共和国卫生部药品标准》或《国家食品药品监督管理局药品标准》(简称《中国药品标准》)等标准规定的处方,将原料药加工制成具有一定规格可直接用于临床的药物制品称为制剂。如六味地黄丸、银翘解毒片、双黄连粉针剂、小儿清热栓等。

研究制剂的生产工艺和理论的学科称为制剂学。制剂的生产应在符合世界卫生组织(GMP)《药品生产质量管理规范》要求的药厂进行,也可在符合GMP要求的医院制剂室生产。

4.调剂

调剂指根据医师处方专为某一病人配制、注明用法用量的药剂调配操作。调剂工作一般在药房的调剂室进行。研究药剂调配、服用等有关理论、原则和技术的学科称为调剂学。

研究、论述制剂学和调剂学的学科称为药剂学。

5.中成药

中成药为中药成药的简称,系指以中药饮片为原料,在中医药理论指导下,按法定处方和制法大量生产,具特有名称及说明书,并标明功能主治、用法用量、规格的药品。中成药包括处方药和非处方药。

6.处方

处方指医疗和药剂配制的书面文件。狭义的处方是指医师处方。广义上讲,凡制备任何一种药剂的书面文件均可称为处方。处方的种类有法定处方、医师处方、协定处方、经方、时方、古方、单方、验方和秘方等。

(1)法定处方 指《药典》、《药品标准》收载的处方,具有法律的约束力。

(2)医师处方 指医师对患者治病用药的书面文件。处方是医生对病人用药的书面文件,也是药剂人员调配药品的依据,具有法律、技术、经济意义。医师处方在药房调配发药后应留存一定时间,以备查考。一般药品处方留存 1 年,医疗用毒性药品、精神药品处方留存 2 年,麻醉药品处方留存 3 年。处方留存期满登记后,由单位负责人批准销毁。

(3)协议处方 指医院医师与药房根据临床需要,互相协商所制定的处方。协议处方可以大量配制成医院制剂,减少患者等候调配取药的时间。协议处方制剂的制备必须经上级主管部门批准,并只限于本单位使用。

(4)经方、时方、古方 经方系指《伤寒论》、《金匮要略》等经典医籍中所记载的处方。时方系指从清代至今出现的处方。古方泛指古典医籍中记载的处方。

(5)单方、验方和秘方 单方一般是简单的处方,往往只有 1~2 味药组成。验方是民间和医师积累的经验处方,简单有效。秘方是指过去秘而不传的单方和验方。单方、验方和秘方中有不少是确有特殊疗效的,应注意发掘、整理和提高。

7.处方药与非处方药

处方药(prescription drug)指需凭执业医师或执业助理医师处方,才可调配、购买,并在医师、药师或其他专业人员指导下方可使用的药品。这类药品一般专用性强或副作用大。

非处方药(over the counter drugs,OTC)指由国务院药品监督管理部门公布的,无需凭执业医师或助理执业医师处方,消费者即可自行判断、购买和使用的药品。这类药品具有安全、有效、价廉、使用方便等特点。消费者按照标签上说明就可以安全使用。

非处方药分为甲、乙两类。乙类非处方药为更安全、消费者选用更有经验和把握的药品。非处方药有其专有标识,为椭圆形背景下的 OTC 3 个英文字母。甲类非处方药的专有标识为红底白字,如双黄连口服液、六味地黄丸。乙类非处方药专有标识为绿底白字,如风油精、西瓜霜润喉片。甲类非处方药的零售企业必须具有《药品经营许可证》,药品监督部门批准的其他商业企业可以零售乙类非处方药。

处方药只准在专业性医药报刊进行广告宣传,非处方药经审批可以在大众传播媒介进行广告宣传。

1.2 中药药剂学的发展

中医药有数千年的历史,古代人为了觅食充饥,在尝试各种食物的过程中常会遇到一些具有泻下、镇痛、止血作用的物质,人们生病时就会根据自己或别人的经验利用这些天然物质来防病治病。为了更好地发挥药物作用和便于服用,逐渐产生了药物修治,进而加工成一定剂型的演变。在数千年历史发展的长河中,中药药剂学伴随着祖国传统医学的发展在逐步形成,不断丰富。前人的有关方药修治、剂型理论广泛散存于历代中医药典籍中,为后人留下了宝贵的遗产。

1.2.1 中药药剂学的发展简况

远在夏禹时代(约公元前 2070 年),古人已会酿酒,发现了酒的作用,并制成药酒,同时发现了曲(酵母)。利用药酒、曲治病,至今仍在使用。

商汤时期(公元前 1600 年),伊尹首创汤剂,并著《汤液经法》,为我国最早的方剂与制药技术专著。汤剂目前仍是中医临床上常用的剂型。

战国时期(公元前 221 年以前),我国现存的第一部医书《黄帝内经》中已提出"君、臣、佐、使"的组方原则,已有汤剂、酒剂及丸、散、膏、丹等剂型,对各种制剂的制法、用法、用量及适应证有明确的规定。

秦汉时代 (公元前 221—219 年)是中医药学及药剂学知识和理论显著发展的时期,马王堆汉墓出土文物《五十二病方》中记载的用药除内服外,尚有外敷、药浴、烟熏、药物熨法等多种外治法。并根据疾病的情况及病人的体质,分别使用了丸、饼、曲、酒、油膏、药浆、汤、散等多种剂型。

东汉时期成书的《神农本草经》是我国最早的本草专著,为我国早期临床用药经验的系统总结,首次记载了药物疗效与产地、采集时间、加工方法有关,论及制药理论和制备法则,提出"药性有宜丸者,宜散者,宜水煎者,宜酒渍者,宜煎膏者,也有一物兼宜者,亦有不可入汤酒者,并随药性,不得违越",强调根据药物性质需要选择剂型。

东汉末年,张仲景(公元 142—219 年)编著的《伤寒论》、《金匮要略》记载有煎剂、丸剂、散剂、酒剂、浸膏剂、糖浆剂、洗剂、软膏、栓剂及脏器制剂等十多种剂型,制备方法完备,首次记载了用动物胆汁、炼蜜、淀粉糊制丸剂,至今仍在沿用,为中医药学的发展奠定了基础。

晋代葛洪(公元 281—341 年)的《肘后备急方》中记载了铅硬膏、干硬膏、浓缩丸、锭剂、条剂、尿道栓剂、饼剂等剂型,首次提出"成药剂"的概念,主张大量生产,供急需时使用,为我国第一本临床急救手册。

梁代陶弘景(公元 456—536 年)的《本草经集注》首创药物自然属性分类法,将药物分为玉石、草木、虫兽、果、菜、米食、有名未用 7 类;指出药物的产地和采治方法对疗效有影响;强调以治病的需要来确定剂型;记述了汤、丸、散、膏、药酒等剂型的配制规程,考证了古今度量衡。

唐代经济繁荣,中医药发展显著。孙思邈(公元 581—682 年)的《备急千金要方》广泛收录了唐以前的方剂 5 300 首,设有制药总论专章,叙述了制药理论、工艺和质量问题。《千金翼方》集晚年近 30 年之经验,是《备急千金要方》的续编及补遗,收方 2 000 首。两书中的著名成药磁朱丸、定志丸、紫雪丹及方剂温胆汤、千金苇茎汤等至今沿用不衰;关于药用植物的野生变家种,以及植物药的采收时节、加工保管和炮制等的理论和方法要求大都为现代所遵循。

唐显庆四年(公元 659 年)由政府组织编纂并颁布了《新修本草》,为我国的第一部官修本草,具有药典的性质。新修本草共 54 卷,收载药物 844 种。全书分为药图、图经(对药图的注解)和本草 3 部分。归纳和总结了唐以前的药学成就,开创了图文对照法编写本草专著的先例。

宋元时期(公元 960—1376 年)中成药已初具规模。《太平惠民和济局方》为宋代"官药局"颁布的成药处方配本,共收载常用中药成药 788 首,记述其主治、配伍及具体制备法,以规范各"熟药所"制备及医生、病人选购。其中很多的方剂及制法至今仍为传统中成药制备及应用时沿用,如至宝丹、牛黄清心丸、苏合香丸、逍遥散、藿香正气散等。这是我国第一部官方颁发的制剂规范,标志着中药成方制剂已标准化、规范化。

明清时期,中药成方及其制剂也有发展及提高。中国古代的最大一部方书《普济方》中收载处方 61 739 首,插图 239 幅;对外用膏药、丹药及药酒列专篇介绍,为后世研究中医药学提供了丰富的资料。李时珍(公元 1518—1593 年)的《本草纲目》收载药物 1 892 种,附方剂 13 000 余首,药物剂型近 40 种,集我国 16 世纪以前药学成就之大成,对方剂学、药剂学有重大贡献。《本草纲目》被译成多种文字传向世界,是一部具有世界性影响的博物学著作。清代赵学敏的《本草纲目拾遗》载药 921 种,新增 716 种,绝大部分是民间药如冬虫夏草、鸦胆子、太子参等,大大丰富了中药的宝库。

明清时期温病学派逐渐形成并成熟,清代的吴鞠通总结前人经验,在《温病条辨》中记载的桑菊饮、银翘散、藿香正气散、清营汤等著名方剂至今仍在临床上广泛应用。

清代吴师机的《理瀹骈文》是我国第一部专门研究膏药的专著,书中详细论述了膏药治病原理,应用方法和配制方法。

自鸦片战争至新中国成立的百年间,由于外敌入侵,西方医药的传入,形成中西医药并存的局面。随着西方科学技术的迅速传播,开创了利用现代科学方法研究中医药的局面。民国时期,由于政府采取废止中医的政策,引发了中医药界的普遍抗争。尽管困难重重,中医药学仍然有所发展。这时期对中药的研究集中在生药,药理,化学成分的提取、分离等方面,并形成中医药分支中药制药学。制药论著学术成就较突出的有杨叔澄的《中国制药学》和周复生《药业指南》,前者书中涉及丸、散、膏、丹、酒、露、胶、锭等剂型的制法,成药的贮藏,生药的炮制法及保存法。国外的制药技术对当时中药制剂产生了一定影响,20 世纪 40 年代产生了第一个中药注射剂柴胡注射液。

1.2.2　现代中药药剂学的研究进展

1949 年新中国成立后,政府对中医药事业高度重视,制定了以团结中西医和继承中医药学为核心的中医政策,并采取了一系列有力措施发展中医药事业。随着现代自然科学和中国经济、文化、教育事业的迅速发展,中医药学也因此取得了长足进步。党和政府十分重视中医药的发展,1955 年成立了中医药研究院,1956 年成立了第一批中医学院,中医药的发展步入正常轨道。中药药剂学的发展主要体现在以下几方面。

1.2.2.1　中药剂型的改进与新剂型的研究

1. 中药剂型的改进

中药剂型的研究始于对传统中药剂型的改进。汤剂、丸、散、膏、丹是中医传统的用药形式。随着社会的发展,生活节奏日益加快,传统的制剂类型已不能满足需求。新中国成立以来,尤其是近 30 多年以来,在对传统剂型的改进及工艺优化方面取得了巨大的进步。如汤剂改成颗粒剂(小柴胡颗粒剂、中药配方颗粒)、合剂及口服液(小青龙合剂、玉屏风口服液)、糖浆剂(养阴清肺糖浆)、注射剂(生脉注射液);丸剂改成片剂(牛黄解毒片、银翘解毒片)、酊剂(藿香正气水)、注射剂(清开灵注射液)、滴丸(苏冰滴丸)、口服液(六味地黄口服液);膏药改成橡胶膏剂(麝香追风膏)。改进后的新剂型不仅提高了疗效,还方便应用、便于工业化大生产。目前片剂、颗粒剂、胶囊剂、滴丸、口服液、膜剂、滴眼剂、气雾剂(喷雾剂)、注射剂、栓剂等都已成功实现了产业化。

2.新剂型的研究

在开展多学科研究的基础上,借鉴现代药剂学理论,利用现代科学技术,将大批中药有效的方剂、有效部位、有效成分开发新剂型、新制剂。创制了注射给药、舌下给药、腔道给药、皮肤给药等多种给药途径的新剂型如双黄连粉针剂、大输液增液针、脉络宁注射液、速效救心滴丸、牡荆油胶丸、宽胸气雾剂、小儿消炎栓、蟾乌巴布膏等。中药有效成分或有效部位的新制剂如青蒿素栓及喜树碱注射液,鸦胆子油、薏苡仁油(康莱特注射液)的静脉乳剂在治疗疟疾、肿瘤方面有着独特的疗效。

1.2.2.2 新技术的应用

1.前处理过程的新技术

中药制剂一般是以中药饮片为起始原料,为了达到疗效高、剂量小的要求,药物原料一般都需要经过前处理。粉碎新技术如超微粉碎技术及低温超微粉碎技术,可提高难溶性成分的溶出度,提高生物利用度。提取新技术有超临界流体萃取、超声提取、微波提取及连续动态逆流提取等。提取新技术可针对性的提取非极性成分,或有速度快,效率高等优点。干燥技术有喷雾干燥、沸腾干燥、微波干燥、冷冻干燥等,这些新技术或耗能低,干燥效率高,或干燥速度快,或适用于受热易破坏药物的干燥。分离技术如大孔树脂吸附分离、膜分离(微孔滤膜、超滤膜、纳滤膜、反渗透膜),是利用大孔树脂及膜的选择性、分离特征可达到提取液的浓缩、澄清,或成分的分级、纯化、富集等目的。

2.中药制剂成型新技术

大量药物制剂的新技术、新方法应用于中药制剂,为中药现代化提供了有效的技术手段。如环糊精包合技术、微型包囊技术可提高挥发性成分在制剂中的稳定性;固体分散技术加快药物的溶出和吸收;薄膜包衣技术、多种制粒技术(挤压制粒、旋转制粒、一步制粒、喷雾制粒)提升了中药制剂的品质;以脂质体技术制备的榄香烯脂质体注射液、榄香烯口服乳治疗多种肿瘤有效;以缓释技术制备的正清风痛宁缓释片、雷公藤缓释片已上市。

1.2.2.3 新设备、新辅料的应用

1.新设备

为提高中药制剂的自动化生产水平,生产优质的药品,一些现代高新设备引进中药生产中。如无人操作的中药液体制剂生产线已投产,该生产线从取材到预处理、提取、灌装、灭菌直至包装、成箱、入库,整个操作流程实现自动化无人操作。主体车间采用大空间玻璃幕墙分隔,杜绝了人工接触和各种交叉污染的可能,可保证液体制剂的高品质。建成了中药提取设备、高速离心设备、大孔树脂纯化设备、高效浓缩设备及近红外在线检测技术的中药自动化生产线。通过在中药生产中采用喷雾干燥机、微波干燥机、超微粉碎机、一步制粒机、快速搅拌制粒机、干压制粒机、粉末直接压片机、高速压片机等先进设备,大幅度提高中药生产水平,提高制剂质量。

2.新辅料

辅料是药物制剂的组成部分,辅料可赋予制剂一定的形态,使制备过程顺利进行,提高药

物的稳定性,调节有效成分的作用或能满足生理需求。新型辅料的应用促进了新剂型的发展,在制剂生产水平的提高中起着关键的作用。如丙烯酸树脂有多种型号,在药剂中应用较广。不同的规格可用作胃溶、肠溶薄膜薄衣材料,缓释薄膜衣材料,缓释骨架材料,固体分散体载体,pH 敏感定位释放系统等。快速崩解剂如交联羧甲纤维素钠、交联羧甲淀粉钠、交联聚维酮的出现促进了速释制剂的发展。泊洛沙姆、磷脂、聚氧乙烯蓖麻油等表面活性剂为静脉乳剂的制备提供了更好的选择。聚丙烯酸树脂、聚异丁烯等压敏胶及透皮吸收促进剂氮酮促进了中药透皮吸收制剂的发展。微晶纤维素、可压性淀粉的出现使药物粉末直接压片得以顺利进行。甘露醇、乳糖、卡波姆、聚乙烯醇、聚乙烯吡咯烷酮、β-环糊精、聚乙二醇、海藻酸钠、邻苯二甲酸醋酸纤维素等优良辅料应用于中药制剂,对提高制剂质量,创制新剂型起了积极推动作用。

1.2.2.4　中药药剂学学科的发展

近几十年来,中药药剂学借鉴了现代药剂理论,吸收、应用工业药剂学、物理药剂学、生物药剂学、药物动力学、药用高分子材料学等分支学科的新理论、新技术,大大促进了中药制剂的创新与发展,形成了具有中医药特色、又能体现当代制剂水平的综合性应用技术学科。

工业药剂学是主要研究药物制剂工业生产的基本理论、制备技术、生产设备和质量控制的学科。

物理药剂学是运用物理化学原理、方法和手段,研究药剂学中有关剂型、制剂的处方设计、制备工艺、质量控制等内容的边缘学科。

生物药剂学是研究药物及制剂在体内的吸收、分布、代谢和排泄过程,阐明药物剂型因素、生物因素与药效关系的一门学科。

药物动力学是应用动力学原理与数学处理方法,定量描述药物在体内动态变化规律的学科,即研究药物及其代谢产物在体内存在的位置、数量(或浓度)与时间之间的关系。

药用高分子材料学是阐述剂型设计和制剂处方中以及药物包装材料中常用的合成和天然高分子材料的结构、制备、物理化学特征以及功能与应用的一门综合性学科。

1.3　中药剂型的分类

中药剂型种类繁多,常用剂型有 40 余种,现代剂型如片剂、胶囊剂、颗粒剂、气雾剂、注射剂、栓剂、膜剂等,传统剂型如丸、散、膏、丹、酒、露、汤、饮、胶、茶、糕、锭、糊等。为了便于学习、研究和应用,目前主要有以下几种分类方法。

1.3.1　按物态分类

按剂型的形态可分为固体剂型、半固体剂型、液体剂型和气体剂型。固体剂型如颗粒剂、胶囊剂、片剂、丸剂、栓剂、膜剂等。半固体剂型如煎膏剂、软膏剂、糊剂等。液体剂型如汤剂、酒剂、糖浆剂、露剂、注射剂等。气体剂型如气雾剂、吸入剂等。由于剂型的物态相同,其制备特点、用药起效时间及贮运上有相似之处。例如固体制剂制备时多需粉碎、混合;半固体制剂制备时多需熔化或研匀;液体制剂制备时多需溶解、搅拌。用药起效时间以气体、液体制剂为快,固体制剂最慢。固体制剂贮运方便,液体制剂体积大不利于贮存运输。

这种分类方法在制备、贮藏和运输上较为有用,但不能反映给药途径对剂型的要求。

1.3.2　按制法分类

将主要工序采用相同方法制备的剂型分为一类。例如将用浸出方法制备的汤剂、合剂、酊剂、酒剂、流浸膏剂与浸膏剂等归为一类,统称为浸出药剂。将采用灭菌方法或无菌操作法制备的注射剂、滴眼剂等统称为无菌制剂。

这种分类方法可归纳制备的共同规律,但归纳的剂型不全,而且有些剂型随着科学技术的发展会改变,此分类方法有一定的局限性。

1.3.3　按分散系统分类

按剂型的分散特性分为:

(1)真溶液类剂型　　如芳香水剂、溶液剂、甘油剂、部分注射剂等。

(2)胶体溶液类剂型　　如胶浆剂、涂膜剂等。

(3)乳状液类剂型　　如乳剂、脂肪乳剂、部分搽剂等。

(4)混悬液类剂型　　如合剂、洗剂、混悬剂等。

(5)气体分散剂型　　如气雾剂。

(6)固体分散剂型　　如散剂、丸剂、颗粒剂、片剂等。

该分类方法便于应用物理化学的原理说明各类剂型的特点,但不能反映给药途径与用药方法对剂型的要求。有时一种剂型可以分到几个分散系统中,如注射剂有溶液型、混悬型、乳状液型及粉针型等。气雾剂、软膏剂也有类似的情况。

1.3.4　按给药途径和方法分类

将采用相同给药途径和方法的剂型列为一类。

1.经胃肠道给药的剂型

有汤剂、合剂、糖浆剂、煎膏剂、颗粒剂、丸剂、胶囊剂、片剂等。经直肠给药的剂型有灌肠剂、栓剂等。

2.非胃肠道给药的剂型

(1)注射给药　　有静脉注射、肌内注射、皮下注射、皮内注射及穴位注射等。

(2)呼吸道给药　　有气雾剂、吸入剂等。

(3)皮肤给药　　有洗剂、搽剂、软膏剂、糊剂、膜剂、涂膜剂、贴剂等。

(4)黏膜给药　　有滴眼剂、滴鼻剂、口腔膜剂、舌下片、含漱剂等。

这种分类方法与临床用药联系紧密,能反映给药途径与方法对剂型制备的工艺要求,但同一剂型往往有多种给药途径,可能多次出现于不同分类的给药剂型中。另外,这种分类方法也不能反映剂型的内在特性。

上述分类方法各有特点与不足,实际工作中常采用综合分类法。

1.4　中药剂型选择的基本原则

剂型是药物临床应用的最终形式。制剂的疗效主要取决于药物本身的活性,但剂型对药效的发挥起了重要的作用,有时甚至是决定性作用。同一种药物的不同剂型,由于制备方法、辅料不同,药物在体内的起效时间、作用强度、作用部位及持续时间会有很大差异。药物剂型选择不当,对产品质量、有效性及安全性均会产生影响。因此剂型的选择,是中药制剂研究的主要内容之一。通常按下述基本原则选择剂型。

1.4.1　根据防病治病的需要

病有轻重缓急,证有表里虚实,必须因病施治,对症下药。因此不同的疾病对剂型的要求各不相同。对于急性病,要求快速达到疗效,宜用汤剂、注射剂、气雾剂、舌下片、口服液、滴丸等。对于慢性病或要求药物作用迟缓者,可用丸剂、缓释制剂、混悬剂等。不同的用药部位需有不同剂型,如皮肤病,可用软膏、涂膜剂、搽剂等;腔道疾病如瘘管、痔疮,可用栓剂、膜剂、线剂、条剂等。

剂型应适于特殊用药人群,如老人与儿童常有吞咽困难,应采用液体剂型或易于吞咽的小体积剂型。

为了增强或充分发挥药物疗效,加速或延缓药物作用,或增加药物对某些组织器官的靶向性,以适应临床的需要,需将药物做成各种剂型。如适用于心绞痛发作时的应急用药宽胸气雾剂;起效迅速,有效血药浓度维持时间长的雷公藤双层片;治疗肿瘤的鸦胆子油静脉注射液等。

1.4.2　根据药物的性质选择

中药的性质包括药材中成分的理化性质、处方量的大小及生物药剂学性质等方面的内容。

水中不稳定、有异臭的药一般不宜制成液体剂型,如青霉素制成粉针剂;具有特殊臭味的阿魏、马勃等,做成口服液病人难以接受。在一定条件下易破坏的药,胃肠道不吸收的药不宜制成简单的口服制剂,如胰酶需制成肠溶制剂;胰岛素做成混悬型注射液;胃肠道不易吸收的链霉素制成注射剂。天花粉用于中期妊娠的有效成分是天花粉蛋白,只有肌肉深部注射才有效,水煎液口服无效。

中药成分间易产生沉淀的组方不宜制成注射剂或口服液,如黄连解毒汤。含剧毒,刺激性或具特殊臭味的药宜制成丸剂或缓释制剂。治跌打损伤,恶疮的三黄宝蜡丸处方中有藤黄、黑铅和汞,做成蜡丸,药物释放缓慢,可降低毒性。东莨菪碱治晕动症,口服引起胃肠不适,做成贴膏经皮吸收,副作用大大降低。

对于水溶性、胃肠道吸收好的药物,用于治疗慢性病的药物一般无需制成滴丸。水溶性好、吸收好的药物不宜制成软胶囊。剂量大的药物一般不宜制成滴丸、胶囊剂。咀嚼片一般更适合于儿童用药,或发挥局部治疗作用。

制备制剂应选择生物利用度高的剂型。如银翘解毒糖衣片中绿原酸的体外溶出 50% 所需时间是素片的 6 倍、蜜丸的 3 倍,表明由蜜丸改成糖衣片不利于药效的发挥,现在多改成薄膜衣片。小儿消炎栓是以金银花、连翘、黄芩等药物制成的复方栓剂,以黄酮为检测指标,以静脉注射为对照,在家兔体内进行生物利用度试验,绝对生物利用度可达 83%,达峰时间

45 min。从血药浓度曲线看,曲线开始上升很快,达峰值后,曲线缓慢下降,说明此栓剂起效迅速,维持血药浓度时间长,生物利用度高,是较理想的剂型。

1.4.3 根据五方便的要求选择

应根据服用、携带、生产、运输、贮藏等五方便的要求来选择合适的剂型。生产所选定的剂型,需有符合 GMP 要求的生产车间及设备。如口服制剂需在一定的洁净级别环境下制备,注射剂需在无菌条件下生产。口服制剂服用最为方便,故口服为最广泛的一种给药途径。汤剂是一种重要的传统剂型,但服用量大,味苦,运输储存不便。若改制成片剂、胶囊剂、颗粒剂可改善汤剂的缺点。就携带运输而言,量小而质量稳定的固体剂型优于液体剂型。

甘草产地在西北、东北、内蒙古等地,在制剂中用量很大。如制备复方甘草片等,在产地先做成浸膏外运,则可方便运输。

药物本身的疗效起主要作用,但剂型对疗效的发挥起重要作用。一个理想的剂型应符合三效(高效,速效,长效),三小(剂量小,毒性小,副作用小),五方便的要求。

1.5 中药药剂的工作依据

药品与一般商品不同,是一类特殊的商品,其质量优劣直接关系到人民的生命安全。从事药剂工作必须遵循相关的法律法规,确保药剂工作的科学、规范、合理。目前,中药药剂工作的依据有《中国药典》、《中国药品标准》和其他药品管理法规。

1.5.1 《药典》

1.5.1.1 《药典》的性质与作用

《药典》(pharmacopoeia)是一个国家记载药品标准、规格的法典,由国家药典委员会组织编纂,并由政府颁布施行,具有法律的约束力。

《药典》收载疗效确切,毒副作用小,质量稳定,应用面广的药物和制剂,并规定了药物的质量标准、制备要求、检验方法等。《药典》是药品研制、生产、经营、使用和管理都必须严格遵守的法定依据,是国家药品标准体系的核心,也是开展国际交流合作的重要内容。《药典》在一定程度上反映了国家药物生产、医疗和科技的水平。随着科学的发展,新药和新技术的不断出现,药物的检验方法不断更新。因此《药典》每隔几年就需要修订。

1.5.1.2 《中华人民共和国药典》

1. 中国药典的发展概况

公元 659 年完稿的《新修本草》(又称《唐本草》)是由官府组织编写并颁布施行,为我国第一部药典,也是世界上最早的一部药典。《太平惠民和剂局方》(公元 1151 年)是"太平惠民和济局"的药方,为我国最早的一部制剂规范专著,具有药典的性质。

1930 年国民党卫生部编纂、颁布了《中华药典》第一版,收载药物 718 种,主要参考了英美国家药典。

新中国成立后,已颁布了 1953 版、1963 版、1977 版、1985 版、1990 版、1995 版、2000 版、

2005 版和 2010 版《中国药典》。1953 年版《中国药典》为一册，共收载药品 531 种，包括化学药、植物药与油脂类、动物药、抗生素、生物制品及各类制剂。1957 年出版的《中国药典》为 1953 年版增补本。1963 年版《中国药典》共收载药品 1 310 种，分一、二两部，各有凡例、正文和附录。一部收载常用的中药材和中药成方制剂；二部收载化学药品。此后《中国药典》均采用这种形式。直至 2005 版《中国药典》，分为三部。一部收载常用的中药材和中药成方制剂；二部收载化学原料药及制剂；三部收载生物制品类制剂。

《中国药典》由凡例、正文、附录和索引组成。

"凡例"是解读和正确使用《中国药典》，进行药物质量检定的基本原则，是对正文、附录及质量检定的有关共性问题的统一规定。如正文品种的编排顺序、叙述项目、基本内容、计量单位、溶液浓度表示法、药典中各种术语的含义及使用中的有关规定等。

正文是药典的主要内容，是按照批准的处方来源、生产工艺、贮藏条件等所制定的、用以检测药品质量是否达到用药要求的技术规定，以衡量其质量是否稳定均一。2010 版《中国药典》一部收载药材和饮片、植物油脂和提取物、成方制剂和单味制剂等共计 2 165 种，其中新增 1 019 种，修订 634 种。

附录主要收载制剂通则、通用检测方法和指导原则。制剂通则是按照剂型分类，针对剂型特点所规定的基本技术要求。通用检测方法是指各正文品种进行相同检查项目的检测所应采用的统一设备、程序、方法及限度等。指导原则是指为执行药典、考察药品质量、起草与复核药品标准等所制定的指导性规定。

2015 版的《中国药典》有较大的变动，调整为将凡例、制剂通则与通用方法、药用辅料等单独成卷，独立一卷的名称为"《中国药典》2015 年版总则"，药品正文由一部、二部、三部组成。一部为中药（分上、下两卷），上卷收载中药材、饮片和提取物，下卷收载中药成方制剂。二部为化学药，三部为生物制品。这标志着以《中国药典》为核心的国家药品标准体系更加健全完善，在引导医药产业技术进步和结构优化升级中将发挥更大作用。

2.2015 版《中国药典》的特点

①收载药物品种大大增加，比 2010 版《中国药典》增幅约达 27%。

②通过药典凡例、通则、总论的全面增订、修订，从整体上进一步提升了对药品质量控制的要求，完善了药典标准的技术规定，使药典标准更加系统化、规范化。

③将原来中药、化学药、生物制品三部分别收载的附录（凡例、制剂通则、分析方法、指导原则、药用辅料等）独立成卷，构成《中国药典》四部的主要内容。

④健全了药品标准体系。如药用辅料品种收载数量显著增加，达 260 个，增长率高达 97%。新增药用辅料功能性指标研究指导原则。另外，在归纳、验证和规范的基础上实现了《中国药典》各部共性检测方法的协调统一。

⑤安全性控制项目大幅提升。如对中药，制定了中药材及饮片中二氧化硫残留量限度标准，推进建立和完善重金属及有害元素、黄曲霉毒素、农药残留量等物质的检测限度标准；加强对重金属以及中药材的有毒有害物质的控制等。如在 2015 版《中国药典》中，电感耦合等离子体-质谱法已经成为重金属安全性的检测的重要手段，新增了方法检出限和方法定量限。

⑥进一步加强对药物有效性控制。对中药材加强了专属性鉴别和含量测定项设定，如显微粉末鉴别技术广泛使用，薄层色谱鉴别技术、一测多评技术、多指标成分定量以及特征和指纹图谱技术的有效运用等。增加中药材 DNA 条形码鉴定方法，并增加了"中药材 DNA 条形

码分子鉴定指导原则"。所采取的一系列行之有效的措施,全面提升药品标准的科学性、有效性与实用性,杜绝由于标准的缺陷而出现劣质产品。

1.5.1.3 国外药典简介

世界上各个国家的药典对世界医药科技交流及国际医药贸易具有极大的推动作用。国际上最具影响力的药典是美国药典、英国药典、日本药典(药局方)、欧洲药典及国际药典。

《美国药典》(The Pharmacopoeia of the United States of America,USP)由美国政府所属的美国药典委员会编辑出版。《美国药典》是美国政府对药品质量标准和检定方法做出的技术规定,也是药品生产、使用、管理、检验的法律依据。《美国药典》现行版为《美国药典36/国家处方集31》。USP 于 1820 年出第一版,1950 年以后每 5 年出一次修订版。《国家处方集》(National Formulary,NF)于 1883 年出版第一版,1980 年第 15 版起并入 USP,仍分为两部。2000 年起 USP 与 NF 合并为一册出版。

《英国药典》(British Pharmacopoeia,BP)由英国药典委员会编辑出版,是英国制药标准的重要出处,也是药品质量控制、药品生产许可证管理的重要依据。《英国药典》不仅在本国使用,加拿大、澳大利亚、新西兰、印度、斯里兰卡等英联邦国家也采用。《英国药典》首次于 1864 年出版,2~3 年更新一次,自 1998 年起,每年出一版。

《日本药局方》(The Japanese Pharmacopoeia,JP)由日本药局方编集委员会编写,厚生省颁布执行。自 1886 年颁布第一版起,现行版为 2011 年出版的第 16 版。JP 分两部,合订为一册。第一部收载凡例、制剂总则(即制剂通则)、一般试验方法、医药品各论(化学药品、抗生素、放射性药品以及制剂),第二部主要收载通则、生药总则、制剂总则、一般实验方法、医药品各论(主要为生药、生物制品、调剂用附加剂等)、药品红外光谱集、一般信息等。索引置于最后。

《欧洲药典》(European Pharmacopoeia,EP)由欧洲药品质量管理局负责出版和发行。1977 年出版第一版,现行版为《欧洲药典》第 7 版,为欧洲药品质量检测的指导文献。所有药品和药用原料的生产厂家在欧洲范围内推销和使用的过程中,必须遵循《欧洲药典》的质量标准。

《国际药典》(The International Pharmacopoeia,IP)由联合国世界卫生组织主持编订。第 1 版于 1951 年和 1955 年分两卷用英文、法文、西班牙文出版。2006 年发布了《国际药典》第 4 版,2008 年出了增补 1,2011 年出了增补 2。《国际药典》收载原料药、辅料和制剂的质量标准及其检验方法,供 WHO 成员国参考和应用。《国际药典》中采用的信息是综合了各国实践经验并广泛协商后整理出的。《国际药典》对各国药典的编纂有参考作用,但对各国药典的管理无约束力。

1.5.2 药典外药品标准

除《中国药典》规定了国家药品标准外,还有卫生部颁布的《药品标准》,收载了国内已生产、疗效较好,但尚未载入药典的品种。国家食品药品监督管理局(China Food and Drug Administration,CFDA)成立后,药品标准由 CFDA 颁布,又简称局颁《药品标准》。中药有部颁《药品标准》中药成方制剂 1~20 册;局颁《药品标准》国家中成药标准汇编(中成药地方标准升国家标准部分)等。部颁《药品标准》、局颁《药品标准》的性质与作用与《中国药典》相似,为法定标准,具有法律约束力,可作为药品生产、供应、使用、监督等部门检验药品质量的法定依据。

1.5.3 药品管理规范

1.药品生产质量管理规范

药品生产质量管理规范(Good Manufacture Practice of drug,GMP)指药品生产过程中,用科学、合理、规范化的条件和方法来保证生产优良药品的一整套系统、科学的管理规范。GMP 是药品生产和管理的基本原则,适用于药品制剂生产的全过程和原料药生产中影响成品质量的关键工序。GMP 要求企业从原料、人员、设施设备、生产过程、包装运输、质量控制等方面按国家有关法规达到卫生质量要求,最大限度地避免药品生产过程中的污染和交叉污染,降低各种差错的发生,是提高药品质量的重要措施。

世界卫生组织 20 世纪 60 年代中开始组织制订药品 GMP,我国从 80 年代开始推行。1988 年第一次颁布 GMP,1992 年、1998 年和 2010 年先后三次进行了修订。现行 GMP 为2011 年 3 月 1 日起施行的《药品生产质量管理规范(2010 年修订)》。

2.中药材生产质量管理规范

中药材生产质量管理规范(Good Agricultural Practice for Chinese Crude Drugs,GAP)指为规范中药材生产,保证中药材质量,促进中药标准化、现代化而制订的管理规范,是中药材生产和质量管理的基本准则,适用于中药材生产企业生产中药材(含植物、动物药)的全过程。中药材是中药饮片、中成药生产的基础原料,实施 GAP 对保证中药材、中药饮片和中成药质量具有十分重要的意义,是中药现代化、国际化、标准化的基础,是促进中药材生产产业化、规范化、规模化的重要措施。

我国现行《中药材生产质量管理规范(试行)》已于 2002 年 6 月 1 日由国家食品药品监督管理局发布施行。该规范对中药材生产过程中的各个环节如产地生态环境、种质和繁殖材料、栽培与养殖管理、采收与初加工、包装、运输与贮藏、质量管理、人员和设备、文件管理等方面作出了详细的规定。

3.药物非临床研究质量管理规范

药物非临床研究是指为评价药物安全性,在实验室条件下,用实验系统进行的各种毒性试验,包括单独给药的毒性试验、反复给药的毒性试验、生殖毒性试验、遗传毒性试验、致癌试验、致突变试验、依赖性试验、局部用药的毒性试验、免疫原性试验、毒代动力学试验及与评价药物安全性有关的其他毒性试验。制定药物非临床研究质量管理规范(Good Laboratory Practice for Non-clinical Laboratory Studies,GLP)的目的是为提高药品非临床研究的质量,确保实验资料的真实性、完整性和可靠性,保障人民用药安全。本规范适用于为申请药品注册而进行的非临床研究。从事非临床研究的机构必须遵循 GLP。

国家食品药品监督管理局于 1999 年 11 月 1 日起施行《药品非临床研究质量管理规范(试行)》。现行 GLP 为 2003 年 9 月 1 日起施行。GLP 对药物非临床安全性评价研究机构的组织机构和人员、实验设施、仪器设备和实验材料、标准操作规程、研究工作的实施、资料档案、监督检查等作出详细规定。国家食品药品监督管理局要求自 2007 年 1 月 1 日起各类新药的非临床安全性评价研究必须在经过 GLP 认证、符合 GLP 要求的实验室进行。

4.药物临床研究质量管理规范

制定药物临床研究质量管理规范(Good clinical Practice of drug,GCP)的目的是为保证药物临床试验过程规范,结果科学可靠,保护受试者的权益并保障其安全。GCP 是临床试验全过程的标准规定。内容包括临床试验前的准备与必要条件、受试者的权益保障、试验方案、研究者的职责、申办者的职责、监查员的职责、记录与报告、数据管理与统计分析、试验用药品的管理、质量保证、多中心试验等。

现行《药物临床研究质量管理规范》自 2003 年 9 月 1 日起施行。凡进行各期临床试验、人体生物利用度或生物等效性试验,均须按本规范执行。

5. 药品经营质量管理规范

制定药品经营质量管理规范(Good supplying Practice of drug,GSP)的目的是为加强药品经营质量管理,规范药品经营行为,保障人体用药安全、有效。本规范是药品经营管理和质量控制的基本准则。GSP 于 2000 年 7 月 1 日由国家食品药品监督管理局颁布施行。现版GSP 为新修订的《药品经营质量管理规范》,于 2013 年 6 月 1 日起正式实施。新修订 GSP 共4 章,包括总则、药品批发的质量管理、药品零售的质量管理、附则,共计 187 条。新修订的GSP 全面提升了企业经营的软硬件标准和要求,在保障药品质量的同时,也提高了市场准入门槛,有助于抑制企业低水平重复生产,促进行业结构调整,提高市场集中度。本规范适用于药品经营企业,药品生产企业销售药品、药品流通过程中其他涉及储存与运输药品的工作也应遵守本规范。新规范设置了 3 年过渡期,到 2016 年,仍不能达到新规范要求的企业,将停止其药品经营活动。

思考题

1. 中药药剂学、剂型、制剂的概念是什么?

2. 什么是处方药、非处方药? 非处方药的类型及使用特点是什么?

3. 制备制剂如何选择适宜的剂型?

4.《中国药典》的性质与作用是什么? 我国现行版《中国药典》是哪版?

5. 什么是 GMP、GAP、GLP、GCP、GSP?

第2章 制药卫生

学习要求

1. 掌握常用的灭菌方法和主要防腐剂的正确用法。

2. 熟悉制药卫生的意义和基本要求,预防药剂污染的主要环节,F_0值的含义。

3. 了解制药环境卫生的要求与管理,无菌操作法和无菌检查法。

2.1 概述

2.1.1 制药卫生的概念

制药卫生是药品生产管理的一项重要内容,涉及药品生产的全过程。在药品生产的各个环节,强化制药卫生管理,落实各项制药卫生的措施,是确保药品质量的重要手段,也是实施《药品生产质量管理规范》的具体要求。

药品是直接用于预防、诊断、治疗疾病的特殊制品,其质量优劣直接关系到人体的健康与生命安危。药品一旦受到微生物的污染,在适宜的条件下微生物就会大量生长繁殖,从而导致药品变质、腐败、疗效降低或失效,甚至可能产生对人体有害的物质。

不同的药物剂型,给药途径不同,其相应的卫生标准也有差异,如直接注入机体或用于创伤等的药品,要求不含有微生物,至少不得含有活的微生物;口服给药的糖浆剂、颗粒剂、片剂等和皮肤给药的软膏剂等药品,虽然不需要达到完全无微生物,但要求不得含有致病的微生物,并对微生物的数量有限度要求。由此可见,在药品生产过程中,必须根据药物和剂型的种类、卫生标准的具体要求,有针对性地采取制药卫生措施,以确保药品质量。

中药制剂原料来源复杂,有的以提取物、有效部位、有效成分入药,也有的以生药原粉入药。制剂成品中易出现微生物污染。因此,在生产过程中加强药品卫生管理,采取适当的技术与措施,防止微生物的污染、抑制微生物在成品中的生长繁殖、杀灭或除去药品中微生物,对于提高药品质量,保证药品疗效,确保用药安全有着重要意义。

2.1.2 中药制剂的卫生标准

国家卫生部颁布了《药品卫生标准》以及补充说明。《中国药典》2015 版总则规定了各类剂型的制剂微生物限度标准、检验方法、结果判断依据等具体要求,为药品卫生质量的控制提供了法定依据。

2.1.2.1 热原检查

系将一定剂量的供试品静脉注入家兔体内，在规定时间内，观察家兔体温升高的情况，以判断供试品中所含热原的限度是否符合规定。

2.1.2.2 无菌检查

系用于检查药典要求无菌的药物制剂、原料、辅料及其他药品是否无菌的一种方法。常用薄膜过滤法或直接接种法，详见《中国药典》2015版总则。若供试品符合无菌检查法的规定，则表明供试品在该检验条件下未发现微生物污染。无菌检查要求在环境洁净度 B 级背景下的局部洁净度 A 级的单向流空气区域内或隔离系统中进行，整个过程应严格遵守无菌操作，严防微生物污染，防止污染的措施不得干扰供试品中微生物的检出。

2.1.2.3 微生物限度检查

系指检查非规定灭菌制剂及其原料、辅料受微生物污染程度的方法。

1. 致病菌

口服药品每克或每毫升不得检出大肠埃希菌；含动物药及脏器的药品同时不得检出沙门菌；含药材原粉的制剂及含发酵成分的制剂（豆豉、神曲）大肠菌群每克小于 100 个，每毫升小于 10 个。

局部给药制剂每克或每毫升不得检出铜绿假单胞菌、金黄色葡萄球菌；眼部、直肠、耳、鼻及吸入给药制剂同时不得检出大肠埃希菌；阴道、尿道、创伤、溃疡用制剂不得检出破伤风杆菌。

2. 细菌、真菌、酵母菌

（1）口服给药制剂　口服给药制剂微生物限度标准见表 2-1。

表 2-1　口服给药制剂微生物限度标准

制剂	细菌数	霉菌和酵母菌数	大肠埃希菌	大肠菌群
不含药材原粉的制剂	≤1 000 CFU/g ≤100 CFU/mL	≤100 CFU/g 或 mL	不得检出	不得检出
含药材原粉的制剂	≤10 000 CFU/g ≤500 CFU/mL	≤100 CFU/g 或 mL	不得检出	≤100 CFU/g ≤10 CFU/mL
含发酵成分的制剂	≤100 000 CFU/g ≤1 000 CFU/mL	≤500 CFU/g ≤100 CFU/mL	不得检出	≤100 CFU/g ≤10 CFU/mL

注：CFU 为菌落形成单位，即 colony forming unit 的缩写。

（2）局部给药制剂　局部给药制剂微生物限度标准见表 2-2，其中用于手术、烧伤或严重创伤的局部给药剂型，应符合无菌检查法规定。

（3）兼有用途的制剂　应符合各给药途径的标准。

表 2-2 局部给药制剂微生物限度标准

制剂	细菌数	霉菌和酵母菌数	大肠菌群
表皮或黏膜不完整	≤100 CFU/g 或 10 cm² ≤100 CFU/mL	≤100 CFU/g、mL 或 10 cm²	不得检出
表皮或黏膜完整	≤10 000 CFU/g 或 10 cm² ≤100 CFU/mL	≤100 CFU/g、mL 或 10 cm²	≤100 CFU/g ≤10 CFU/mL
眼部制剂	≤100 CFU/g、mL 或 10 cm²	不得检出	不得检出
耳鼻及呼吸道	≤100 CFU/g、mL 或 10 cm²	≤10 CFU/g、mL 或 cm²	不得检出
阴道、尿道	≤100 CFU/g 或 mL	≤10 CFU/g 或 mL	
直肠	≤1 000 CFU/g ≤100 CFU/mL	≤100 CFU/g、mL 或 cm²	
其他局部	≤100 CFU/g、mL 或 10 cm²	≤100 CFU/g、mL 或 cm²	

2.1.3 预防中药制剂污染的措施

药品生产过程中微生物污染的原因极其复杂，为预防微生物的污染，确保中药制剂符合《药品卫生标准》的要求，必须针对微生物污染的原因，采取积极的防菌、灭菌措施。中药制剂的微生物污染主要来源于原辅料、包装材料、生产过程和贮藏过程。

2.1.3.1 原辅料和包装材料的选择与处理

中药制剂的原料有植物药、矿物药及动物药。原药材不仅本身带有大量的微生物、虫卵及杂质，而且在采集、贮藏、运输过程中还会受到各种污染。若制备含有生药原粉的制剂，肯定会带来中药制剂微生物污染的问题，需对原药材进行洁净处理。应根据药材不同的性质，分别采取适当的方法处理。一般耐热而质地坚硬的药材，可采用水洗、流通蒸汽灭菌、干燥的综合处理方法；对含热敏性成分的药材，可采用酒精喷洒或熏蒸，也可采用环氧乙烷气体灭菌或辐射灭菌的方法处理。

中药制剂制备过程中常会使用各种辅料。如用作洗涤和溶剂的水，有饮用水、去离子水、蒸馏水、注射用水，都应有相应的质量标准。饮用水应符合卫生部生活饮用水标准，纯化水、注射用水应符合《药典》标准。制剂中常用的辅料如蜂蜜、蔗糖、淀粉、糊精等，也可能含有一定数量的微生物，使用前应严格按标准选用并作适当处理，以防止微生物带入制剂。

中药制剂的包装材料种类众多，材料的性质各异，包括容器、盖子、塞子以及容器内的填充物，由金属、橡胶、塑料、玻璃、棉花及纸质材料构成，一般与药品直接接触，如果包装材料本身质量不佳或者保管不当，均有污染微生物的可能，造成中药制剂的污染，因此，应采用适当的方法清洗、洁净，并作相应的灭菌处理。

2.1.3.2 生产过程与贮藏过程的控制

中药制剂在生产过程中，可能因环境空气、设备用具以及操作人员的原因，致使药品被微生物污染。控制生产过程的污染应从以下几个方面考虑，并采取相应的预防措施。

1. 环境卫生和空气的净化

空气中的微生物来自土壤、人和动物的体表及其排泄物,不洁环境的空气中含有大量的尘粒,微生物附于尘粒上,从而污染药物原辅料、制药用具和设备,最终导致中药制剂的污染。因此,应重视制剂生产车间的环境卫生和空气净化,生产区周围应无露土地面和污染源,对不同制剂的生产厂房应根据《药品生产质量管理规范》所规定的要求,达到相应的洁净级别,尘埃粒数和菌落数应控制在限度范围内。

2. 制药设备和用具的处理

制药设备与用具,如粉碎机、搅拌机、制粒机、压片机、包装设备以及盛装容器等,一般直接与药物接触,其表面带有的微生物,会直接污染药品。因此,制药设备和用具,必须采用适当的方法,及时进行洁净与灭菌处理。制药设备和用具使用后,也应尽快按操作规程清洗干净,保持洁净和干燥状态。必要时,临用前应消毒灭菌。

3. 操作人员的卫生管理

药品生产过程中,操作人员是最主要的微生物污染源。人体的外表皮肤、毛发及鞋、帽和衣物均带有微生物,有时还会带有致病菌,这均可能给药品生产造成污染。为防止污染,操作人员必须注意个人卫生,严格执行卫生管理制度,穿戴专用的工作衣物,并定时换洗。同时应按《药品生产质量管理规范》的要求,定期对药品生产的操作人员进行健康检查,进行相关的职业道德、个人卫生管理的教育。

4. 运输与贮存

药品在运输贮存过程中,除了在搬运和贮藏时应注意防止由于包装材料的破损而引起微生物再次污染外,对温度、湿度有要求的制剂应按规定条件运输和贮藏。炮制加工后的净药材应用洁净容器和包装,存放于净料库内;直接用于制剂的中药原粉应采用双层洁净包装、专库存放,并在微生物检查合格后方可投料。

2.2 制药环境的卫生管理

2.2.1 中药制药环境的基本要求

《中华人民共和国药品管理法》、《药品生产质量管理规范》等文件对药品生产企业的环境、布局、厂房和设施等方面提出了基本要求,它是实施制药环境卫生管理的基本准则,药品生产企业的新建、改建和扩建应按上述文件的有关要求执行。中药制药环境的基本要求,主要包括以下几个方面。

1. 生产厂区的环境

制药厂的厂址应选择在自然环境和水质较好,大气含尘、含菌浓度较低的无污染地区。厂区的空地应进行绿化,铺植草坪,种植不产生花絮、绒毛、花粉等对大气有不良影响的植物。厂区内的道路应采用不易起尘的材料铺面。

2. 厂区的合理布局

制药厂的厂区布局应科学合理。厂区的总体布局应根据气候条件、生产品种、规模和工艺等要求,进行功能划分,形成洁净的厂区空间。功能一般可按行政、生活、生产、辅助系统划区布局,不得相互妨碍,非生产区和生产区要严格分开,并保持一定的距离。洁净厂房应布置在厂区内环境清洁、人流货流不穿越或少穿越的地区。中药制剂生产企业,应注意中药材的前处理不得与制剂生产使用同一生产厂房,制剂厂房也应位于中药材前处理厂房的上风侧。厂区内若需实验动物房,应建在偏静处,并要有专用的给排水、排污和空调系统设施。

3.厂房设计和设施要求

制药厂的厂房必须有足够的面积和空间,厂房内应按生产工艺流程及所要求的洁净级别进行设计装修,室内各类管道应安装在夹层内,墙面、地面、顶棚应光滑无缝隙,不易脱落、散发或吸附尘粒,并能耐受清洗和消毒。按生产工艺质量和要求划分的一般生产区和不同级别的洁净区之间要有缓冲区域连接;人流、物流要分开,物流应通过缓冲室,经清洁、灭菌后进入,器具灭菌后通过传递窗传入。厂房的设计还应考虑与生产药品相适应的仓储设施,药材、辅料、包装材料、半成品、成品、不合格品均要有分别专门存放的空间,不得在药品生产车间或厂内空地上任意设置堆放。

2.2.2 空气洁净技术与应用

空气洁净技术是指能创造洁净空气环境的各种技术的总称。制剂车间需要通过空气洁净技术,除去空气中的粉尘、烟雾、蒸汽、不良气体、微生物等,有效地控制空气中的尘粒浓度,降低微生物水平,防止药品被细菌污染或微生物超标的情况发生。目前,主要采用空气过滤器对空气进行净化。根据净化空气的流向安排,空气洁净技术一般可分为非层流洁净技术和层流洁净技术。

1.非层流洁净技术

非层流型洁净技术是使用高度净化的空气将操作室内产生的尘粒稀释的空气净化方式。气流的运动形式是乱流,或称紊流,也称为非单向流洁净技术。

非层流洁净技术一般是在操作室的天棚侧墙上安装一个或几个高效空气过滤器的送风口,回风管安置在侧墙下部或采用走廊回风,空气在室内的运动成乱流状态。其净化空气流程一般为:室外的新风经初效滤过后与洁净室的回风混合,经过滤过,调节温度、湿度,再经滤过器滤过,送入洁净室内。

非层流型空调系统的设备费用低,安装简单,但使用时不易将空气中的尘粒除净,只能达到稀释空气中尘粒浓度的效果。设计较好的装置可使操作室内的洁净度达到 10 万级或 1 万级标准。

2.层流洁净技术

层流洁净技术是采用流向平行、方向单一、速度均匀的气流流过工作区域,将室内尘粒排除的空气净化技术,也称为单向流洁净技术。根据气流的方向不同,可分为水平层流和垂直层流。

(1)水平层流洁净室 以高效滤过器为送风口布满一侧墙面,对应墙面布满回风口,如图 2-1 所示,气流沿水平方向流动,为克服尘粒沉降,断面风速需达 0.35 m/s。

(2)垂直层流洁净室 垂直层流洁净室的构造和工作原理如图 2-2 所示,工作原理与水平层流洁净室相同。洁净空气从天棚沿垂直方向均匀地流向地面回风口,断面风速需达0.25 m/s。

层流洁净技术用于无菌药品生产中,常在 B 级或 C 级洁净区内局部安装洁净工作台、无菌小室等,以达到 A 级洁净度的要求,如输液和注射剂的灌封、粉针剂的分装等。使用局部层流装置可消除人为污染,降低生产成本。洁净工作台的气流方向也可分为水平层流和垂直层流。垂直层流洁净工作台应用较多,效果更好。

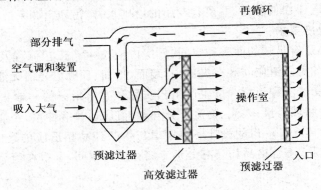

图 2-1　水平层流洁净室构造原理图

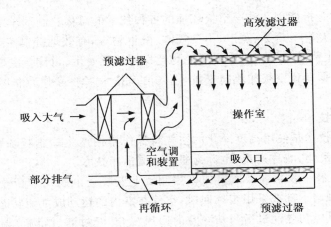

图 2-2　垂直层流洁净室构造原理图

2.2.3　洁净室的卫生与管理

采用空气洁净技术,能使洁净室达到一定的洁净度,可满足制备各类剂型的需要。我国GMP 规定无菌药品生产所需洁净区分为 A、B、C、D 4 个级别:

A 级为高风险操作区,如灌装区,放置胶塞桶、敞口安瓿瓶、敞口西林瓶的区域及无菌装配或连接操作的区域。通常用层流操作台(罩)来维持该区的环境状态。相当于静态 100 级。

B 级为无菌配制和灌装等高风险操作 A 级洁净区所处的背景区域。相当于动态 100 级。

C 级相当于 10 万级净化,对无菌要求不太严的区域,如口服制剂要求在 C 级下配制和分装。

D 级为生产无菌药品过程中重要程度较低的洁净操作区,如对非无菌要求的外用制剂的配制和分装。

保持洁净室的洁净度,对生产出优质药品非常重要。洁净室内应保持整洁,定期清洗及灭菌。药品生产时,进入洁净区的工作人员必须按要求做好清洁工作,通过规定的程序进入。各种物料和器具进入洁净区也应进行必要的处理,如生产中使用的原辅料、包装材料及容器等进入洁净区之前必须经过净化,经气闸或传递窗进入洁净室。

2.3　灭菌方法与无菌操作

灭菌法是指用适当的物理或化学手段将物品中活的微生物杀灭或除去,从而使物品残存活微生物的概率下降至预期的无菌保证水平的方法(sterility assurance level,SAL)。灭菌操作在药品生产过程中具有重要作用。药剂学中灭菌方法的选择应将灭菌效果与药物性质结合起来综合考虑,在达到灭菌效果的同时,不能降低药品成分的稳定性,影响疗效。与灭菌相关的常用术语有:

(1)灭菌(sterilization)　是指用物理或化学方法将所有致病和非致病的微生物繁殖体和芽孢全部杀灭的技术。

(2)除菌(debacteria)　是利用过滤介质或静电法将杂菌予以捕集、截留的技术。

(3)防腐(antisepsis)　是指用物理或化学方法防止和抑制微生物生长繁殖的技术,亦称抑菌。对微生物的生长与繁殖具有抑制作用的物质称抑菌剂或防腐剂。

(4)消毒(disinfection)　是指用物理或化学方法将病原微生物杀死的技术。

2.3.1　F 与 F_0 值在灭菌中的意义与应用

1.D 值

D 值指在一定灭菌温度下被灭菌物品中微生物数减少 90% 所需时间。对微生物死亡的动力学研究表明,用加热、辐射等灭菌后,微生物的死亡速度 $\dfrac{\mathrm{d}N}{\mathrm{d}t}$ 符合一级动力学过程,用式(2-1)、式(2-2)表示:

$$\frac{\mathrm{d}N}{\mathrm{d}t} = -kN \tag{2-1}$$

$$\lg N_t - \lg N_0 = \frac{kt}{2.303} \tag{2-2}$$

式中:N_0 为原始的微生物数;N_t 为灭菌时间 t 时残存的微生物数;k 为微生物致死速度常数,其单位为 min^{-1}。以 $\lg N_t$ 对 t 作图得一直线,直线的斜率$= -\dfrac{k}{2.303} = -\dfrac{\lg N_t - \lg N_0}{t}$,令斜率的负倒数为 D 值,即:

$$D = \frac{2.303}{k} = \frac{t}{\lg N_t - \lg N_0} \tag{2-3}$$

由式(2-3)可知,当 $\lg N_t - \lg N_0 = 1$ 时,$D = t$,即杀灭微生物 90% 所需的时间。D 值愈大,表明微生物耐热性愈强。在一定灭菌条件下,不同微生物具有不同的 D 值。同一微生物在不同灭菌条件下,D 值也不同。对某种特定的微生物而言,在其他条件不变的情况下,D 值随灭菌温度的变化而变化,灭菌温度升高,D 值降低。如含嗜热脂肪芽孢杆菌的 5% 葡萄糖水溶液,121℃ 热压灭菌的 D 值为 2.4 min,105℃ 热压灭菌的 D 值为 87.8 min。

2. Z 值

Z 值指降低一个 lgD 值所需升高的温度数,即灭菌时间减少到原来的 1/10 所需升高的温度数,或在相同的灭菌时间里,杀灭 90% 的微生物所需提高的温度。Z 值的单位为℃。用式(2-4)表示:

$$Z = \frac{T_2 - T_1}{\lg D_1 - \lg D_2} \tag{2-4}$$

式(2-4)重排,得:

$$\frac{D_2}{D_1} = 10^{\frac{T_1 - T_2}{Z}} \tag{2-5}$$

式(2-4)、式(2-5)中:D_2 为温度 T_2 的 D 值;D_1 为温度 T_1 的 D 值。若设 $L = D_2/D_1$,当 Z 值一定时,L 就是灭菌温度 T_2 与灭菌温度 T_1 的灭菌效果的比值,通常称为灭菌效率系数。热压灭菌时,一般把参比温度 T_2 定为 121℃,T_1 为灭菌温度。

3. F 值

F 值指在一定灭菌温度(整个灭菌过程中所经历的各种温度)T 下,给定 Z 值所产生的灭菌效果与在参比温度 T_0 下给定 Z 值所产生的灭菌效果相同时所相当的时间,单位为 min。

$$F = \Delta t \sum 10^{\frac{T - T_0}{Z}} \tag{2-6}$$

式中:Δt 为测量被灭菌物品温度的时间间隔,通常是 0.5~1 min 或更小;T 为 Δt 所测得的被灭菌物品温度。F 值常用于干热灭菌。

4. F_0 值

F_0 值指一定灭菌温度 T、Z 值为 10℃所产生的灭菌效果与 121℃、Z 值为 10℃所产生的灭菌效力相同时所相当的时间。即 F_0 值为所有温度下灭菌时间转化成 121℃下等效灭菌时间,因此称 F_0 值为标准灭菌时间。目前,F_0 仅用于热压灭菌法,单位为 min。

$$F_0 = \Delta t \sum 10^{\frac{T - 121}{10}} \tag{2-7}$$

目前,灭菌设备有程序控制软件可自动记录灭菌过程中的温度和时间,计算出 F_0 值。如灭菌中测定到如下数据,Δt 为 1 min,即每分钟测量一次温度。灭菌过程中不同时间对应的温度见表 2-3。

表 2-3　灭菌过程中不同时间对应的温度

时间/min	0	1	2	3	4	5	6	7	8	9~39	40	41	42	43	44
温度/℃	100	102	104	106	108	110	112	115	114	115	110	108	106	102	100

按表 2-3 中的数据,用式(2-7)计算 F_0 值:

$$F_0 = 1 \times (10^{\frac{100-121}{10}} + 10^{\frac{102-121}{10}} + 10^{\frac{104-121}{10}} + 10^{\frac{106-121}{10}} + 10^{\frac{108-121}{10}} + 10^{\frac{110-121}{10}} + 10^{\frac{112-121}{10}} + 10^{\frac{115-121}{10}} +$$

$$10^{\frac{114-121}{10}} + 10^{\frac{115-121}{10}} \times 30 + 10^{\frac{110-121}{10}} + 10^{\frac{108-121}{10}} + 10^{\frac{106-121}{10}} + 10^{\frac{102-121}{10}} + 10^{\frac{100-121}{10}}) = 8.49(\text{min})$$

计算结果表示 44 min 内一系列温度下灭菌效果相当于该物品在 121℃灭菌 8.49 min 产生的灭菌效果。

F_0 值的计算要求测定灭菌物品内部的实际温度,包括了灭菌过程中的升温、恒温和冷却 3 部分热能对微生物的致死效果。故 F_0 值作为灭菌过程的设计及验证具有重要意义。为了使测定准确,灭菌时应将精密度为 0.1℃的热电偶的探针置于被测物的内部,经灭菌器传到温度记录仪,由计算机程序自动计算 F_0 值。在实际应用中,要注意影响 F_0 值的因素,如容器的大小、形状、热穿透系数、灭菌溶液的黏度、容器的填充量及容器在灭菌器内的数量与分布等。

由于 F_0 值由微生物的 D 值和微生物的初始数及残存数所决定,所以 F_0 值又叫生物 F_0 值。其数学表达式又可写为:

$$F_0 = D_{121} \times (\lg N_0 - \lg N_t) \tag{2-8}$$

式中: N_t 为灭菌后预期达到的微生物残存数,又叫微生物存活概率。对于无菌制剂来说,控制微生物污染是极其重要的,由于终端灭菌的制剂,在生产过程中存在某种程度微生物污染是不可避免的。为此对无菌保证进行数学性评估而提出了"无菌保证水平"(SAL)。通常要求 SAL 为 10^{-6},即当 N_t 为 10^{-6}(原有菌数的百万分之一,或 100 万个制品中只允许有一个制品染菌)则认为达到可靠的灭菌效果。如将含有 200 个嗜热脂肪芽孢杆菌的 5% 葡萄糖水溶液,以 121℃热压灭菌时,其 D 值为 2.4 min,按式(2-8)计算,则:

$$F_0 = 2.4 \times (\lg 200 - \lg 10^{-6}) = 19.92 \, (\text{min})$$

因此,F_0 值也可以认为是相当于 121℃热压灭菌时杀死容器中全部微生物所需要的时间。为保证 F_0 值的灭菌效果,在生产中应尽可能减少各工序微生物的污染,使每个容器的含菌量控制在 10 以下(即 $\lg N_0 \leqslant 1$)。灌封好的药品应尽快灭菌,使初始微生物在最低水平。另外为了达到可靠的灭菌效果,GMP 规定 F_0 值应≥8.0。

2.3.2　物理灭菌法

物理灭菌法是采用物理因素加热、辐射、过滤方法杀灭或除去微生物的技术,包括热灭菌法、紫外线灭菌法、微波灭菌法、辐射灭菌法、过滤灭菌法。

2.3.2.1　热灭菌法

加热可以破坏蛋白质与核酸中的氢键,导致蛋白质变性或凝固,核酸破坏,酶失去活性,致使微生物死亡。热灭菌法可分为干热灭菌法和湿热灭菌法。

1. 干热灭菌法

干热灭菌法是利用火焰或干热空气进行灭菌的方法。

(1)火焰灭菌法　为被灭菌物品置于火焰上直接灼烧达到灭菌目的的方法。该方法简便,灭菌效果可靠,适用于不易被火焰损伤的瓷器、玻璃和金属制品如镊子、玻璃棒、搪瓷桶等器具的灭菌。一些金属或搪瓷的容器,加入少量的高浓度乙醇,点火燃烧,也可灭菌。

(2)干热空气灭菌法　为利用高温干热空气灭菌的方法。一般在干热灭菌器或烘箱、烘房中进行。由于干热空气穿透力差、比热小,必须长时间的高热作用才能杀灭细菌。《药典》规定一般干热灭菌条件为 160~170℃灭菌 2 h 以上、170~180℃灭菌 1 h 以上或 250℃灭菌 45 min 以上。250℃灭菌 45 min 以上可除去无菌产品包装容器及有关生产灌装用具中的热原物质。本法适用于耐高温的玻璃、金属制品以及不允许湿气穿透的油脂类材料和耐高温的粉末材料等,不适于大部分药品及橡胶、塑料制品的灭菌。

2.湿热灭菌法

湿热灭菌法是将物品置于灭菌柜内利用高压饱和水蒸气、过热水喷淋等手段使微生物菌体的蛋白质、核酸发生变异而杀灭微生物的方法,包括热压灭菌、流通蒸汽灭菌、煮沸灭菌和低温间歇灭菌等。由于湿热蒸汽的比热大,穿透力强,容易使蛋白质凝固或变性,因而灭菌效果可靠、操作简单方便,是目前制剂生产中应用最广泛的灭菌方法。

(1)热压灭菌法 是指在高压灭菌器内,利用高压饱和水蒸气杀灭微生物的方法。本法是最可靠的灭菌方法,能杀灭被灭菌物品中的所有细菌繁殖体和芽孢,凡能耐高压蒸汽的药物、玻璃容器、金属容器、瓷器、橡胶塞、膜过滤器等均可采用。热压灭菌通常采用 121℃ 15 min、121℃ 30 min 或 116℃ 40 min 的条件,也可采用其他温度和时间参数,但无论采用何种条件,均应能确保灭菌后的 SAL≤10^{-6}。热压灭菌器的种类很多,但其基本结构相似。目前常用的有手提式热压灭菌器、立式热压灭菌器和卧式热压灭菌柜等。

卧式热压灭菌柜是一种大型的热压灭菌器,其结构如图 2-3 所示,全部用坚固的合金制成,带有夹套的灭菌柜内部备有带轨的格车,分为若干格。灭菌器顶部有两只压力表,一只指示柜内的压力,另一只指示蒸汽夹套的压力。两只压力表中间为温度表,灭菌器的底部还有进气口、排气口、排水口等装置。此外,国内现在使用的有些灭菌器内还附有冷水喷淋装置。热压灭菌完成后,该装置能将冷水以细雾状喷淋到被灭菌的物品上,加速降温,特别适合于输液剂的灭菌。热压灭菌器是一种高压设备,使用时必须严格按照操作规程操作,应注意以下问题:①必须使用饱和蒸汽。②灭菌时须先将灭菌器内的冷空气排出。如果灭菌器内残留空气,压力表上指示的压力就不是单纯的蒸汽压力,而是空气压和蒸汽压之和,造成指示压力已达到预定水平,而温度仍未达到要求,从而影响灭菌效果。同时残留的空气也会使热蒸气传热系数降低,从而降低灭菌质量。③灭菌时间必须从全部待灭菌物品达到预定温度算起,并维持规定的时间。④灭菌完毕后停止加热,待压力表逐渐下降至零,才能放出锅内蒸汽,锅内外压力相等后,开启灭菌器,待被灭菌物品温度下降至约 80℃ 时,才可以把灭菌器的门全部打开,可避免内外压相差太大或冷空气突然进入而造成锅内玻璃瓶炸裂、药液冲出锅外的事故发生。

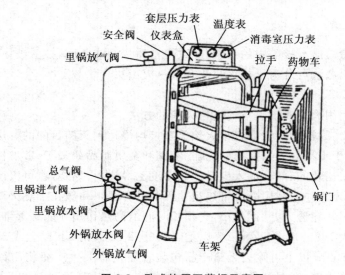

图 2-3 卧式热压灭菌柜示意图

（2）流通蒸汽灭菌和煮沸灭菌　　流通蒸汽灭菌是在常压下使用 100℃ 流通蒸汽加热杀灭微生物的方法，此法适用于不耐高温的药品和 1～2 mL 注射剂的灭菌。煮沸灭菌是把安瓿或其他待灭菌物品放入沸水中加热煮沸灭菌的方法。流通蒸汽灭菌和煮沸灭菌一般加热 30～60 min，不能保证杀灭细菌芽孢。故制备中应尽量避免微生物污染，减少物品中微生物的数量。也可添加适宜的抑菌剂，以确保灭菌效果。

（3）低温间歇灭菌法　　是将待灭菌物品在 60～80℃ 加热 1 h，杀灭细菌的繁殖体，然后在室温或 37℃ 恒温箱中放置 24 h，让其中的芽孢发育成为繁殖体，再进行第二次加热，将其杀灭。如此循环操作 3 次以上，直至杀灭全部细菌繁殖体和芽孢为止。本法适用于必须用加热灭菌但又不耐较高温度的药品，缺点是费时，工效低，杀灭芽孢不完全。因此应用本法灭菌的制剂，须添加适量的抑菌剂。

（4）影响湿热灭菌的因素

①微生物的种类和数量。各种微生物抗热能力不同，不同发育阶段的微生物对热抵抗力也不同，一般繁殖期微生物比衰老期的微生物抗热能力小，细菌芽孢的耐热性较强。被灭菌物品中微生物数量越多，所需完全灭菌的时间越长。因此药品生产中应尽量缩短生产周期，避免微生物污染，如注射剂灌封后应立即灭菌。

②介质的性质。制剂中含有营养物质如糖、蛋白质等，能增强其抗热性。介质的酸碱性亦影响微生物的活性，一般微生物在中性环境中耐热性最大，碱性环境中次之，酸性环境不利于微生物的发育。

③蒸汽的性质。热压灭菌的效果与蒸汽的性质有关，饱和蒸汽的热含量高，潜热大，穿透力较强，灭菌效力高；不饱和蒸汽热含量低，穿透力差，灭菌效率低；过热蒸汽类似于干热空气，虽然温度高，但穿透力差，灭菌效果差。故热压灭菌应采用饱和蒸汽。

④灭菌时间。灭菌时间与灭菌温度呈反比，考虑到药物成分的稳定性，在达到灭菌要求的前提下，可适当降低温度或缩短时间。

2.3.2.2　紫外线灭菌法

紫外线属于电磁波非电离辐射，一般用于灭菌的紫外线波长是 220～300 nm，灭菌力最强的是 254 nm。紫外线可作用于微生物的核酸蛋白，使其变性。同时紫外线照射后，空气产生微量臭氧，共同发挥杀菌作用。紫外线以直线进行传播，穿透力弱，但能穿透清洁的空气和纯净的水，因而广泛用于空气灭菌与表面灭菌。紫外线灭菌时应注意：①普通玻璃可吸收紫外线，玻璃容器中的药物不能用紫外线灭菌；②紫外线对人体有害，直射会引起结膜炎和皮肤烧灼，一般在操作前开启紫外灯 0.5～1 h，操作时关闭；③紫外灯管有使用期限。

2.3.2.3　微波灭菌法

微波通常是指频率在 300 MHz 到 300 kMHz 之间的电磁波。水可强烈地吸收微波，微生物中极性水分子可随微波电场方向改变而高速转动，与周围的分子发生碰撞、摩擦产生热效应，使温度迅速升高而杀灭细菌。同时，微波的强电场可破坏微生物体内的活性结构，影响其自身代谢，导致微生物死亡。由于微波能穿透到介质的深部，具有升温迅速、内外一致、灭菌效果可靠的特点。微波灭菌法可用于中药饮片和固体制剂的灭菌。

2.3.2.4 辐射灭菌法

辐射灭菌法是将灭菌物品置于适宜放射源的 γ 射线杀灭微生物和芽孢的方法。γ-射线产生的能量引起分子的电离，直接破坏微生物的核酸、蛋白质、酶等生命功能物质，导致其死亡。目前常用 ^{60}Co 辐射源产生的 γ 射线灭菌。辐射灭菌的特点：①基本不升高灭菌物品的温度，适用于不耐热药品及含挥发性成分药品的灭菌；②射线穿透力强，可用于密封包装药品的灭菌；③灭菌效率高，可杀灭细菌及芽孢，灭菌效果可靠。

2.3.2.5 过滤除菌法

过滤除菌法是采用特定的无菌过滤器将液体或气体中活的和死的微生物过滤除去的方法。一般仅适用于对热非常不稳定的低黏度药物溶液、气体的除菌处理。

繁殖型微生物大小约 1 μm，芽孢约为 0.5 μm 或更小。生产中的除菌滤膜的孔径一般小于 0.22 μm，由多种材料制成，均具有网状微孔结构，通过毛细管阻留、筛孔阻留和静电吸附等方式，能有效除去介质中的微生物及其他杂质颗粒。灭菌用过滤器应有较高的过滤效率，对滤液的吸附不得影响药品的质量，不得有纤维脱落，应方便清洗，操作方便。通过过滤除菌法达到无菌的产品应在无菌条件下进行过滤操作。相关的设备、包装容器、塞子及其他物品均应采用适当的方法灭菌。目前常用的过滤除菌器有微孔薄膜滤器、垂熔玻璃滤器和砂滤棒。

1. 微孔薄膜滤器

以不同性质不同孔径的高分子微孔薄膜为滤材的滤过装置称为微孔薄膜滤器，是目前应用广泛的滤过除菌器。高分子微孔薄膜的种类很多，常见的有醋酸纤维素膜、硝酸纤维素膜、醋酸纤维与硝酸纤维混合酯膜、聚酰胺膜、聚四氟乙烯膜及聚氯乙烯膜。膜的孔径也可分成多种规格，为 0.025～14 μm，滤过除菌器一般应选用 0.22 μm 或 0.3 μm 以下孔径的滤膜作滤材。

2. 垂熔玻璃滤器

用硬质中性玻璃细粉经高温加热至接近熔点，融合制成均匀孔径的滤板，再粘连于不同形状的玻璃器内制成的滤器称为垂熔玻璃滤器。常见的有垂熔玻璃滤球、垂熔玻璃漏斗和垂熔玻璃滤棒 3 种。垂熔玻璃滤器主要特点是化学性质稳定，除强酸强碱外，一般不受药液的影响，对药物溶液不吸附，不影响药液的 pH，故制剂生产中常用于滤除杂质和细菌。垂熔玻璃滤器的滤板孔径有多种规格，上海玻璃厂的 6 号（孔径 2 μm 以下）、长春玻璃总厂的 G_6 号（孔径 1.5 μm 以下）和天津滤器厂的 IG_6 号（孔径 2 μm 以下）垂熔玻璃滤器可用作过滤除菌器。

3. 砂滤棒

在实际生产中，作为除菌目的使用的现已不多，常作为注射剂生产中的预滤器。国内生产的砂滤棒主要有两种，一种是硅藻土滤棒（苏州滤棒），由糠灰、黏土、白陶土等材料经 1 200℃ 高温烧制而成，有 3 种规格：粗号，孔径 8～12 μm；中号，孔径 5～7 μm；细号，孔径 3～4 μm。细号滤棒可滤除介质中颗粒杂质及一部分细菌。另一种是多孔素瓷滤棒（唐山滤棒），由白陶土、细沙等材料混合烧结而成，按孔径大小有 8 种规格，孔径在 1.3 μm 以下的滤棒可用作滤除细菌。

应用滤过除菌法除菌操作时，为提高除菌效果，保证成品质量，应注意：①药液均应经过预滤处理，一般先用粗滤装置滤除较大颗粒的杂质，再用砂滤棒或 G_5、G_4 号垂熔玻璃滤器滤除微细沉淀物或较大杆菌、酵母菌，最后再用微孔薄膜滤器或 G_6 号垂熔玻璃滤器滤过，并收集滤液及时分装。②必须无菌操作,必要时在滤液中添加防腐剂。③对新使用或已多次重复使用的滤器,须检查滤过除菌的效果,必要时可测定滤器的孔径或采样做细菌学检查。

2.3.3　化学灭菌法

化学灭菌法是使用化学药品杀灭微生物,达到灭菌目的的方法。化学灭菌的目的仅在于减少微生物的数量,以控制一定的无菌状态。化学药品杀菌或抑菌的机制主要是:①使病原体蛋白质变性,发生沉淀;②与细菌的酶系统结合,影响其代谢功能;③降低细菌的表面张力,增加菌体胞浆膜的通透性,使细胞破裂或者溶解。实际工作中应根据灭菌目的以及被灭菌药物的特点,选择合适的化学灭菌方法与灭菌剂。

化学灭菌法一般包括气体灭菌法和浸泡与表面消毒法。

1.气体灭菌法

气体灭菌法是用化学消毒剂形成的气体杀灭微生物的方法。适用于不能采用加热灭菌、滤过除菌的药品、空气及环境的灭菌。常用的化学消毒剂有环氧乙烷、甲醛、臭氧等。

(1)环氧乙烷　制药工业上常用环氧乙烷作为灭菌的气体。环氧乙烷分子式为$(CH_2)_2O$,沸点$10.9℃$,室温下为无色气体,易穿透塑料、纸板及固体粉末,暴露于空气中容易从这些物质中消散。环氧乙烷气体杀菌力强、杀菌谱广,可杀灭各种微生物包括细菌芽孢。常用于不耐热的固体药物、橡胶制品、衣物、敷料及器械的灭菌。

环氧乙烷具有可燃性,灭菌时需用二氧化碳或氮气稀释,常用环氧乙烷10%,二氧化碳90%的混合气体。环氧乙烷灭菌时,一般先将灭菌物品置于灭菌器内,密闭减压排除空气,预热,在减压条件下输入环氧乙烷混合气体,保持一定浓度、湿度和温度,经一定时间后,抽真空排除环氧乙烷混合气体,送入无菌空气,直至将环氧乙烷完全驱除。环氧乙烷灭菌可采用的条件为:温度$(54\pm10)℃$,相对湿度$(60\pm10)\%$,灭菌压力8×10^5 Pa,灭菌时间90 min。灭菌条件应予验证。

(2)甲醛　甲醛是杀菌力很强的广谱杀菌剂。甲醛与环氧乙烷相比,杀菌力更大,但由于穿透力差,只能用于空气杀菌。应用甲醛灭菌时,一般采用气体发生装置,加入甲醛溶液加热,通入需灭菌的空间,每立方米空间用40%甲醛溶液30 mL,室内相对湿度以75%为宜,一般需密闭熏蒸$12\sim14$ h。灭菌后,残余蒸气可由氨气吸收,或通入经处理的无菌空气排除。甲醛熏蒸灭菌法的缺点是灭菌时间长,操作麻烦,耗能高,且甲醛对人体有害。

(3)臭氧　臭氧是一种广谱高效杀菌剂,在一定浓度下,可迅速杀灭细菌繁殖体和芽孢等。完成杀菌消毒功效后自行分解为氧气,无污染、无残留。具有安全方便、环保、灭菌效果好、时间短等特点。一般采用臭氧发生器,与空气净化系统管道连接,对洁净室空气进行灭菌。

(4)其他气体灭菌法　还可用丙二醇、乳酸、三甘醇、过氧醋酸等加热熏蒸用于室内灭菌。

2.浸泡与表面消毒法

本法是以化学药品作为消毒剂,配成有效浓度的液体,通过喷雾、涂抹或者浸泡的方法达到消毒的目的。多数化学消毒剂仅对细菌繁殖体有效,不能杀死芽孢。应用消毒剂的目的在于减少微生物的数量。目前常用的消毒剂有以下几类。

(1)醇类　包括乙醇、异丙醇、氯丁醇等,能使菌体蛋白变性,但杀菌能力较弱,可杀灭细菌繁殖体,不能杀灭芽孢。常用于皮肤消毒和物品表面的消毒。

(2)酚类　包括苯酚、甲酚、氯甲酚、甲酚皂溶液等。苯酚的杀菌力较强,有效浓度为

0.5%，一般用2%～5%浓度，可杀灭细菌繁殖体，但不能杀灭芽孢。常用于浸泡消毒和皮肤黏膜的消毒。

（3）季铵盐类　包括洁尔灭、新洁尔灭、杜灭芬等阳离子表面活性剂。这类化合物对细菌繁殖体有广谱杀菌作用，一般用0.1%～0.2%的浓度。常用于皮肤、内外环境表面和器械消毒。

（4）氧化剂　包括过氧乙酸、过氧化氢、臭氧等。这类化合物都有很强的氧化能力，杀菌作用较强。常用于塑料、玻璃、人造纤维等器具的浸泡消毒。

（5）其他　如一些含氯化合物、含碘化合物、酸类化合物和脂类化合物等也有杀菌消毒功效。

2.3.4　无菌生产工艺

无菌生产工艺系指必须在无菌控制条件下生产无菌制剂的方法。对于不能用加热灭菌或不宜采用其他方法灭菌的无菌制剂制备，均需采用无菌生产工艺。无菌分装及无菌冻干是最常见的无菌生产工艺。另外将不耐热的药物制成注射剂、眼用溶液、眼用软膏、皮试液均需采用无菌生产工艺。采用无菌生产工艺时必须在无菌操作室或无菌操作柜内进行，应严密监控生产环境的洁净度，所用的一切用具、材料以及环境应严格灭菌，操作人员应严格执行洁净室人员行为守则规范。无菌生产工艺应定期进行验证。

1.无菌操作室的灭菌

无菌操作室的空气应定期灭菌，常用乳酸、臭氧、甲醛、丙二醇等蒸气熏蒸。室内的空间、用具、地面、墙壁等用消毒剂喷洒或擦拭。其他用具尽量用加热灭菌法灭菌。每次工作前开启紫外灯1 h，以保持操作环境的无菌状态。

2.无菌操作

操作人员进入无菌操作室前需按规定洗澡和换上无菌的工作衣、帽、口罩和鞋子，内衣与头发不得暴露，以免造成污染。操作过程中所用的容器、用具、器械均要经过灭菌，大量无菌制剂的生产在无菌洁净室内进行；小量无菌制剂的制备，普遍采用在层流洁净工作台中进行。

2.3.5　无菌检查法

无菌检查法是用于检查《药典》要求无菌的药品、原料、辅料及其他品种是否无菌的一种方法。制剂经灭菌或者无菌生产工艺制成后，需经无菌检查法检验证实已无微生物存在方能使用。法定的无菌检查法，包括直接接种法和薄膜滤过法，可按照《中国药典》一部附录ⅩⅢB无菌检查法项下的具体规定和方法检查。薄膜滤过法用于无菌检查的主要优点是可滤过较大量的样品，滤过后的薄膜，既可直接接种于培养基中，也可直接用显微镜观察检验。此法灵敏度高，操作简单，结果可信。无菌检查法一般应在层流洁净工作台中进行。

2.4　防腐与防虫

中药制剂的防腐与防虫是保证中药制剂质量的一个重要环节。中药材、中药饮片、中药制剂由于种种原因，有时会出现霉变、染菌及虫蛀等现象，严重影响药品的质量，造成经济损失，应该引起高度重视。在制剂生产中应该积极采取各种有效预防措施，解决好防腐与防虫的问题。

　　防腐，最重要的是应当注意药品生产过程中防止微生物的污染，防止微生物污染的措施详见本章第一节内容。而实际生产时，往往不能完全杜绝微生物的污染，制剂中有少量微生物的存在，应针对性地选用合适的防腐剂，抑制微生物的生长繁殖，也是中药制剂防腐的有效手段。

　　防虫，主要是防止仓库害虫的危害。许多动、植物药材和中药制剂，由于本身含有可供害虫生长繁殖所需的养分，加上自然界危害中药的害虫种类多，繁殖快，适应能力强，分布广，若加工制作不当，保管不善，中药及其制剂就很容易被害虫感染。这些感染的害虫，在适宜的条件下滋长繁殖，造成虫害。危害中药及其制剂的害虫常见的有米象、大谷盗、药谷盗及螨类等数十种。中药及其制剂被害虫感染的途径主要有：①药材的采收、加工、运输、贮藏过程；②制剂生产所用的辅料、包装材料；③制剂生产与加工过程；④包装不严密；⑤贮藏条件不佳。

2.4.1　防腐剂

　　防腐剂是指能抑制微生物生长繁殖的化学物品，也称抑菌剂。药品生产过程中，为了防止制剂中微生物的生长繁殖，可根据各种剂型各个品种的不同要求，选用合适的防腐剂。理想防腐剂应符合：①用量小，无毒性和刺激性；②溶解度能达到有效抑菌浓度；③抑菌谱广，能抑制多种微生物生长繁殖；④性质稳定，不与制剂中的其他成分起反应，对 pH 和温度变化的适应性较强，贮存时也不改变性状；⑤无特殊的不良气味和味道。常用的防腐剂如下：

　　1. 苯甲酸与苯甲酸钠

　　苯甲酸与苯甲酸钠有较好的抑菌作用，适用于内服和外用制剂，一般用量为 0.15%～0.25%。pH 对苯甲酸类的抑菌作用影响很大，未解离的分子防腐作用强，其离子几乎无抑菌作用。因此苯甲酸在 pH 4 以下作用较好，一般 pH 超过 5 时，用量不得少于 0.5%。由于苯甲酸钠的水溶性较苯甲酸大，在水中更易溶解，因此比苯甲酸更常用。

　　2. 对羟基苯甲酸酯类

　　商品名为尼泊金类，本品是一类优良的防腐剂，对霉菌的抑菌效果较强，对细菌较弱，广泛应用于内服溶液作防腐剂。对羟基苯甲酸酯类有甲酯、乙酯、丙酯和丁酯，其中丁酯的抑菌力最强，水溶性最小。几种酯的合并应用有协同作用，效果更佳，常以乙酯∶丙酯(1∶1)或乙酯∶丁酯(4∶1)合用，一般用量均为 0.01%～0.25%。对羟基苯甲酸酯类化学性质稳定，在酸性溶液中作用最强，在微碱性溶液中作用减弱。

　　对羟基苯甲酸酯类在水中溶解度小，配制时可用下列两种方法：①先将水加热至 80℃ 左右，然后加入，搅拌使溶解；②先将其溶解在少量乙醇中，再加入溶液中搅拌均匀。

　　聚山梨酯类与对羟基苯甲酸酯类同用时可产生络合，防腐作用降低，此时应适当增加对羟基苯甲酸酯的用量。

　　3. 山梨酸

　　山梨酸对细菌、霉菌、酵母菌均有抑制作用，对霉菌的抑制作用强，为一种高效安全的防腐剂。山梨酸在水中溶解度为 0.2%(20℃)，常用浓度为 0.15%～0.2%，对细菌的最低抑菌浓度为 2 mg/mL(pH<6.0 时)，对霉菌或酵母菌的最低抑菌浓度为 0.8～1.2 mg/mL。山梨酸与聚山梨酯也会因络合而降低其防腐效力，但由于其有效抑菌浓度低，因而仍有较好的抑菌作用。山梨酸的抑菌作用随着 pH 升高而降低，在酸性水溶液中效果较好，但在 pH 6 时仍有抑菌能力。山梨酸水溶性小，常用山梨酸钾。本品在水溶液中易氧化，使用时应予以注意。

4. 乙醇

溶液中含 20％以上的乙醇具有防腐作用。如制剂中另含有甘油、挥发油等成分时，低于 20％的乙醇也可防腐，在中性或碱性溶液中含量在 25％以上才能防腐。

5. 酚类及其衍生物

常用作注射剂的抑菌剂。苯酚的有效抑菌浓度为 0.5％，一般用 2％～5％。在低温及碱性溶液中抑菌力较弱，与甘油、油类或醇类共存时抑菌效力降低。甲酚的一般用量为 0.25％～0.3％，抑菌作用比苯酚强 3 倍，毒性及腐蚀性比苯酚小，易溶于油脂。氯甲酚的常用浓度为 0.05％～0.2％，对铜绿假单胞菌的杀菌力较强，对眼睛略有刺激性。

6. 三氯叔丁醇

常用浓度为 0.25％～0.5％，适用于偏酸性注射液或滴眼液，有止痛作用。

7. 苯甲醇

常用浓度为 0.5％～3％，适用于偏碱性注射液，有局部止痛作用。

8. 有机汞类

硝酸苯汞的常用浓度为 0.001％～0.002％，本品在高温下稳定，加热时抑菌力增强。硫柳汞的常用浓度为 0.01％～0.02％，水溶性大，但稳定性差。

9. 季铵盐类

常用作防腐剂的有洁尔灭、新洁尔灭和杜灭芬，用量为 0.1％～0.2％，具有杀菌和防腐作用。洁尔灭、新洁尔灭一般用于外用溶液或器具消毒，杜灭芬可用作口含消毒剂。本类化合物在 pH 小于 5 时作用减弱，遇阴离子表面活性剂时失效。

10. 其他

30％以上的甘油溶液具有防腐作用。挥发油也有防腐作用，如常用 0.01％桂皮醛、0.01％～0.05％桉叶油、0.5％薄荷油等防腐。

2.4.2 防虫措施

首先应当注意杜绝虫源，认真分析害虫感染的可能途径，有目的地采取相应措施，如对中药材、中药饮片、辅料及包装材料进行必要的灭虫处理，对贮藏各类物品的仓库进行科学管理，以防止害虫的感染及滋生繁殖。灭虫处理的方法有物理防虫法和化学防虫法两类，可根据实际情况，合理选用。

思考题

1. 影响湿热灭菌的因素有哪些？
2. 常用的灭菌方法有哪些？灭菌参数 F_0 值的含义与意义是什么？
3. 为什么说苯甲酸或苯甲酸钠在 pH＝4 左右抑菌作用强，pH 升高抑菌作用下降？
4. 简述灭菌制剂与无菌制剂的区别，灭菌制剂与无菌制剂主要包括哪几类？
5. 简述空气洁净度标准及与层流洁净技术的特点。
6. 试述常用的防腐剂种类、作用特点、常用量。
7. 简述滤过除菌法的含义、适用对象、常用除菌滤器。

第3章 粉碎、筛析与混合

学习要求

1. 掌握药料粉碎、筛析与混合的目的、基本原理,常用的粉碎、筛析及混合方法。
2. 熟悉粉碎、筛析与混合常用机械的构造,药筛的种类及规格,药粉的分等。
3. 了解微粉学在药剂中的应用及常用的离析器械。

3.1 粉碎

3.1.1 粉碎的目的

粉碎是指借机械力或其他方法将大块固体物料破碎成适宜程度的碎块或细粉的操作过程。粉碎是中药制药过程中基本的单元操作之一。

药材粉碎后可以增加药物的表面积,促进药物的溶解与吸收,提高药物的生物利用度;可加速药材中有效成分的浸出或溶出;便于调剂和服用;为散剂、片剂、丸剂、胶囊剂等多种剂型的制备奠定基础。

3.1.2 粉碎的基本原理

固体药物的粉碎是利用外加机械力,部分地破坏物质分子间的内聚力,使其变成小颗粒,表面积增大,即将机械能转变成表面能的过程。

药物的性质是影响粉碎效率和决定粉碎方法的主要因素。生石膏、硼砂等极性晶型物质脆性强,易粉碎。樟脑、冰片等非极性晶体物质脆性差,当施加一定的机械力时,易产生变形而阻碍粉碎,通常可加入少量挥发性液体,当液体渗入固体分子间的裂隙时,由于能降低分子间的内聚力,使晶体易从裂隙处碎裂成粉。非晶型药物如树脂、树胶等具有一定的弹性,粉碎时一部分机械能用于引起弹性变形,最后变为热能,因而粉碎效率降低,一般可用降低温度来增加非晶型药物的脆性,以利粉碎。

药物经粉碎后表面积增加,引起表面能增加,稳定性变差,有聚集的倾向。当不同药物混合粉碎时,一种药物适度地渗入到另一种药物中间,使分子内聚力减小,粉末表面能降低而减少粉末的再凝聚。黏性与粉性药物混合粉碎,能缓解其黏性,有利于粉碎。因此,生产中对于粗料药,多采用多种药材混合粉碎的方法。

在粉碎过程,应将已达到细度要求的粉末随时分离移去,使粗粒有充分机会接受机械能,提高粉碎效率,同时避免产生大量不需要的过细粉末,这种粉碎法称为"自由粉碎"。

3.1.3 粉碎的方法

3.1.3.1 干法粉碎

干法粉碎是指将药物适当干燥，使药物中的水分降低到一定限度（一般应少于 5%）再粉碎的方法。除特殊中药外，一般药物均采用干法粉碎。

1. 混合粉碎

将处方中某些性质和硬度相似的中药，全部或部分混合在一起进行粉碎的方法。该法将药物的粉碎与混合结合在一起同时完成，可以克服单独粉碎中的困难。中药材的质地差别很大，有的药材需"另处理"来混合粉碎。药材的"另处理"有 3 种情况，即串料、串油和蒸罐。

（1）串料 将处方中含大量黏液质、糖分或树胶、树脂等成分的黏性药料留下，先将其他药料粉碎成粗粉，然后陆续掺入黏性药料，再粉碎成所需粒度。如六味地黄丸中熟地黄、山萸肉，归脾丸中龙眼肉及乳香、没药、黄精、枸杞、麦冬等药材需采用串料粉碎。

（2）串油 将处方中含有大量油脂性药料留下，先将其他药料混合粉碎成粗粉，然后陆续掺入油性药料，再粉碎至所需粒度。如柏子养心丸中柏子仁、酸枣仁和五味子，麻仁丸中火麻仁、苦杏仁及桃仁、核桃仁等药材需采用串油粉碎。

（3）蒸罐 需蒸罐粉碎的有新鲜动物的皮、肉、筋、骨及某些植物药，如乌鸡、鹿胎、鹿肉、黄精、地黄、何首乌等。蒸罐的目的是使药料由生变熟，增加温补功效，也有利于粉碎。一般方法将处方中其他药料粉碎成粗粉，再将以适当方法蒸制过的动物类或植物药陆续加入，经干燥，再粉碎成所需粒度。在粉碎前需蒸罐的品种有乌鸡白凤丸、全鹿丸、大补阴丸等中成药。

2. 单独粉碎

单独粉碎是将一味药物单独进行粉碎的方法。单独粉碎适用于冰片、麝香、牛黄、羚羊角和人参等贵重细料药；马钱子、轻粉、蟾酥等毒性药、刺激性药；火硝、硫黄、雄黄等氧化性或还原性强的药物；乳香、没药等树脂树胶类药。还有很多情况也需单独粉碎，如需单独提取的药；因质地坚硬不便于与其他药混合粉碎的药，如三七、代赭石等。

3.1.3.2 湿法粉碎

湿法粉碎是在药物中加入适量水或其他液体并与之一起研磨粉碎的方法（即加液研磨法）。选用的液体以药物遇湿不膨胀、两者不起变化、不妨碍药效为原则。樟脑、冰片、薄荷脑等常加入少量乙醇或水研磨，朱砂、珍珠、炉甘石等采用的水飞法，均为湿法粉碎。湿法粉碎是借助水或其他液体以小分子渗入药物颗粒的裂隙，减少其分子间的引力而利于粉碎。湿法粉碎可避免刺激性、毒性药物的粉尘飞扬，有利于劳动保护。

粉碎麝香时常加入少量水，俗称"打潮"，尤其到剩下麝香渣时，"打潮"更易研碎。中药细料药冰片和麝香粉碎时，有"轻研冰片，重研麝香"的粉碎原则。

朱砂、珍珠、炉甘石等采用"水飞法"粉碎，即将药物先打成碎块，除去杂质，放入研钵或电动研钵中，加适量水，用研锤重力研磨。当有部分细粉研成时，倾泻出来，余下的药物再加水反复研磨，倾泻，直至全部研细为止，将研得的混悬液合并，将沉淀得到的湿粉干燥，研散，过筛，即得极细粉。

传统"水飞法"手工操作，费工费力，生产效率低，现在应用球磨机，能保证药粉细度，又提高了生产效率,但需持续转动 60～80 h,才能得到极细粉。

3.1.3.3　低温粉碎

低温时物料脆性增加,易于粉碎。作为一种粉碎的新方法,低温粉碎适用于在常温下粉碎困难的物料,软化点低、熔点低及热可塑性物料,如树脂、树胶、干浸膏等;富含糖分,具一定黏性的药物;可获得更细粉末;能保留挥发性成分。

低温粉碎采取的方法有:物料先行冷却或在低温条件下,迅速通过高速撞击式粉碎机粉碎;粉碎机壳通入低温冷却水,在循环冷却下进行粉碎;待粉碎的物料与干冰或液化氮气混合后再进行粉碎;组合运用上述冷却方法进行粉碎。

3.1.3.4　超细粉碎

超细粉碎也称超微粉碎,是指将物料粉碎至微米级甚至纳米级微粉的操作,在中药粉碎中应用日趋增多。超细粉体通常分为微米级、亚微米级以及纳米级。粉体粒径为 1～100 nm 的称为纳米粉体;粒径为 0.1～1 μm 的称为亚微米粉体;粒径大于 1 μm 称为微米粉体。药物超细粉碎后可提高生物利用度,提高疗效,并为剂型改变创造了条件。

3.1.4　粉碎设备

3.1.4.1　常规粉碎设备

1.研钵

研钵一般用瓷、玻璃、玛瑙、铁或铜制成,以瓷研钵和玻璃研钵最为常用,主要用于小剂量药物的粉碎或实验室规模散剂的制备。

2.柴田式粉碎机

亦称万能粉碎机,由机壳、打板和装在动力轴上的甩盘、刀形的挡板、风扇及分离器等部件组成。粉碎时主要靠六块打板的撞击作用,如图 3-1 所示。在开机粉碎药料时,先调节挡板,可控制药料打碎的细度。当一定细度的药粉通过挡板后,立即被风扇吹出机外,使粗、细粉靠风力得以分离。柴田式粉碎机构造简单,使用方便,粉碎效率高,细粉率高。适用于粉碎含黏性、油脂、纤维性及质地坚硬的各类中药,但油性过多的药料不适用。在各类粉碎机中它的粉碎能力最大,是中药厂普遍应用的粉碎机。

3.万能磨粉机

万能磨粉机是一种应用较广泛的粉碎机,主要由两个带齿的圆盘及环形筛组成,圆盘上的钢齿交错排列。粉碎时药物在钢齿间受到撞击、研磨和撕裂等作用而被粉碎,如图 3-2 所示。

万能磨粉机适用于根、茎、皮类等中药材,干燥的非组织药物,结晶性药物及干浸膏等的粉碎。由于构造上的特点,粉碎中容易产生热量,故不宜用于粉碎含大量挥发性成分、黏性强或软化点低且遇热发黏的药物。

4.球磨机

球磨机主要由不锈钢或陶瓷制成的圆筒形筒体,筒内装入一定数量的不锈钢或陶瓷圆球构成,由轴承带动筒体转动,如图 3-3 所示。当筒体转动时,物料借圆球落下时的撞击作用及圆球与筒壁间、球与球之间的研磨作用而被粉碎。只有在适当的转速条件下,球磨机才能获得

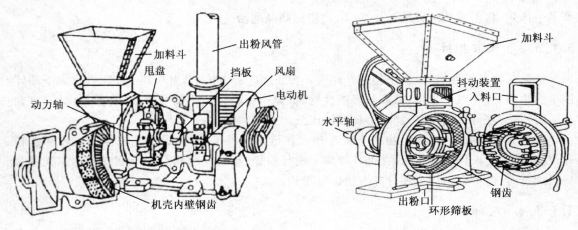

图 3-1 柴田式粉碎机(万能粉碎机)　　　　　图 3-2 万能磨粉机

良好的粉碎效果。当筒体的转速比较小时,由于筒体内壁与圆球间的摩擦作用,将圆球依旋转方向带上,然后沿筒壁滚下[图 3-3(a)],此时主要发生研磨作用。当筒体的转速加大至适宜时,离心力增加,大部分圆球随筒体上升至一定高度,在重力与惯性力作用下沿抛物线落下,此时对粉碎物料有撞击、研磨作用,圆球下落的轨迹如图 3-3(b)所示,此时粉碎效果最好。若筒体的转速过大,则球与物料靠离心力作用紧贴于筒壁随筒体旋转,因此不能粉碎物料,如图 3-3(c)所示。

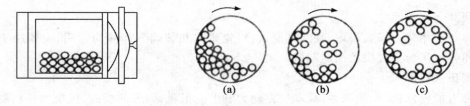

图 3-3 球磨机与球的运动示意
(a)转速过慢　(b)转速适当　(c)转速过快

　　为了有效地粉碎物料,球磨机必须有适宜的转速,生产中适宜转速约为临界转速的 75%～88%。临界转速为球磨机中小球能够随筒体作旋转运动的最小转速。它与球罐的直径有关,可由式(3-1)求出:

$$n = \frac{42.3}{\sqrt{D}} \tag{3-1}$$

式中:n 为临界转速,r/min;D 为球罐直径,m。

　　在实际工作中,球磨机的实际采用转速为临界转速的 75%～88%,即

$$n = \frac{32}{\sqrt{D}} \sim n = \frac{37.2}{\sqrt{D}} \tag{3-2}$$

　　一般影响球磨机粉碎效果的因素有转速、圆球的大小、重量、数量、被粉碎药物的性质等。圆球须有足够的重量和硬度,使能在一定高度落下具有最大的击碎力。圆球的直径应大于

65 mm，且大于被粉碎物料的 4～9 倍。由于操作时圆球不断磨损，部分圆球须经常更换。

　　球罐中装填圆球的数目不宜太多，过多则在运转时上升的球与下降的球发生撞击现象。通常球罐中装填圆球的体积占球罐全容积的 30％～35％。

　　球罐的长度与直径应有一定的比例，球罐过长，仅部分圆球具有作用。被粉碎药料一般不应超过球罐总容量的一半。

　　球磨机粉碎有粉碎效率较低、时间较长、耗能的缺点。但由于其结构简单、密封性能好，劳动条件好，容易达到无菌要求，适于粉碎朱砂、皂矾、硫酸铜等结晶性药物以及桃胶、阿拉伯胶等树胶、松香等树脂及儿茶等中药浸提物；对于蟾酥、芦荟等具有刺激性的药物可防止粉尘飞扬；对大黄浸膏等吸湿性强的浸膏可防止吸潮；对麝香等挥发性药物，羚羊角、鹿茸等贵重药物，以及与铁易起作用的药物均可用瓷质球磨机进行粉碎。球磨机亦可在无菌条件下，进行无菌药粉的粉碎和混合。

　　球磨机也可用于湿法粉碎。实际生产过程中采用球磨机水飞制备的炉甘石、朱砂等粉末可达到七号筛的细度，比干法制备的粉末润滑，且可节省人力。

3.1.4.2　超细粉碎设备

1. 流能磨

　　流能磨又称气流式粉碎机，是利用高速弹性流体（空气、蒸汽或惰性气体）使药物的颗粒之间以及颗粒与室壁之间产生强烈碰撞、冲击、研磨而产生的粉碎作用。图 3-4 为循环管式气流粉碎机示意图。工作时，高压气流自底部喷嘴射入循环管式粉碎区，物料由加料口经高压气体引射进入粉碎区，高速气流夹带颗粒沿循环管运动，相互强烈冲击、碰撞、摩擦而粉碎。由于离心力作用，大颗粒在循环管外层运动，小颗粒靠近内层运动，达到一定细度的粉粒被气流夹带至分级区随气流由出料管排出，大颗粒仍在外层继续循环粉碎。

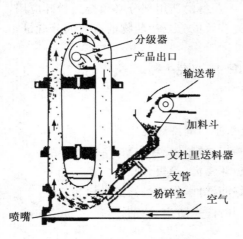

图 3-4　流能磨结构示意

　　流能磨工作时由于高压气流在粉碎室中膨胀时的冷却效应，适用于抗生素、酶、低熔点或其他对热敏感的药物的粉碎；兼具粉碎与筛分的双重作用，可得 5 μm 以下均匀的微粉；设备简单，可用于无菌粉碎；粉碎的费用较高。

2. 振动磨

　　振动磨为一种利用研磨介质（球形、柱形或棒形）在振动磨筒体内作高频振动产生冲击、摩擦、剪切等作用，将物料磨细的粉碎设备。

　　振动磨由筒体、偏心块、弹簧、挠性轴套及电动机等组成，如图 3-5 所示。工作时接通电源，驱动电机通过挠性轴套带动激振器中的偏心块旋转，使筒体在支承弹簧上产生高频振动，筒体产生近似于椭圆形运动轨迹，筒体中的研磨介质和物料强烈地冲击、旋转和摩擦，使物料在冲击、研磨作用下被振碎磨细。

　　振动磨可以干法或湿法工作，在工业上应用时一般是连续操作，即物料连续进入筒体并自筒体排除。与球磨机相比，物料的粉碎比高（10～200）；粉碎时间短；可连续粉碎；还可通过改

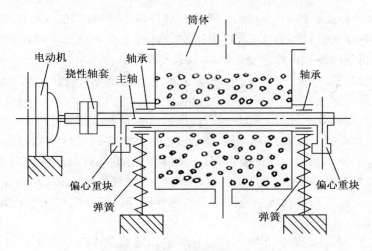

图 3-5　振动磨结构示意

变影响粉碎的因素(如调节振动的振幅、排料口径等)而进行超细粉碎。

3.1.4.3　粉碎规则与粉碎器械的使用保养

1.粉碎规则

①植物性药材粉碎前应尽量干燥。

②根据应用目的和药物剂型控制适宜的粉碎度,以节省能源和减少药物损失。

③在粉碎中,应保持药物的组成和药理作用不变。中药材的药用部分必须全部粉碎应用,叶脉或纤维等较难粉碎的部分,不应随意丢弃,以免损失有效成分或使药物的有效成分含量相对增高。

④粉碎毒性药或刺激性较强的药物时,应注意劳动保护,以免中毒。

⑤粉碎易燃易爆药物时,要注意防火防爆。

2.粉碎器械的使用保养

①粉碎机应放置在较平稳的地方(可用调整脚调整水平),周围环境应清洁、干燥、通风。

②高速运转的粉碎机开动后,待其转速稳定时再加料,否则易烧坏电机。

③药料中不应夹杂硬物,特别是铁钉等,防止硬物破坏钢齿、筛板。

④各种传动机构如轴承、伞形齿轮等,必须保持良好润滑性,保证机器正常运转。

⑤电动机及传动机构等应用防护罩,以保证安全,同时注意防尘,清洁。

3.2　筛析

3.2.1　筛析的目的

筛析是固体粉末的分离技术。筛即过筛,是粉碎后的药粉通过网孔状的工具使粗粉和细粉分离的操作过程;析即离析,是经过粉碎后的药粉借空气或液体流动或旋转之力,使粗粉(重)与细粉(轻)分离的操作过程。

　　筛析的目的：①将粉碎好的药粉或颗粒按粒度分成不同的等级，以制备各种剂型；②过筛操作还起到混合作用，保证药粉组成的均匀性；③将符合细度的药粉及时筛出，可避免过度粉碎，提高粉碎效率。

3.2.2　药筛的种类与规格

　　药筛或称标准药筛，系指按《药典》规定，全国统一用于制剂生产的筛。在生产中，也常使用工业用筛。选用工业用筛时，应与药筛标准相近，且不影响制剂质量。药筛有编织筛与冲眼筛两种。编织筛的筛网由铜丝、铁丝（包括镀锌的）、不锈钢丝、尼龙丝、绢丝编织而成，也有采用马鬃或竹丝编织的。编织筛在使用中筛线易移位，故常将金属筛线交叉处压扁固定。冲眼筛是在金属板上冲压出圆形或多角形的筛孔，常用于高速粉碎过筛联动的机械上及丸剂生产中分档。细粉一般使用编织筛或空气离析等方法筛选。

　　现行版《中国药典》一部所用的药筛，选用国家标准的 R40/3 系列，共规定了 9 种筛号，一号筛的筛孔内径最大，依次减小，九号筛的筛孔内径最小。具体规定见表 3-1。

表 3-1　《中国药典》筛号、筛目、筛孔内径对照表

筛号	筛目/(孔/2.54 cm)	筛孔内径/μm
一号筛	10	2 000±70
二号筛	24	850±29
三号筛	50	355±13
四号筛	65	250±9.9
五号筛	80	180±7.6
六号筛	100	150±6.6
七号筛	120	125±5.8
八号筛	150	90±4.6
九号筛	200	75±4.1

　　目前，制药工业中习惯以目数来表示筛号及粉末的粗细，即每英寸（2.54 cm）长度有多少孔来表示。如每英寸上有 100 个孔的筛号称为 100 目筛，凡能通过 100 目筛的粉末称为 100目粉，目数越大，粉末越细。

3.2.3　粉末的分等

　　为适应医疗和制剂生产的需要，粉碎后的药物粉末必须经过过筛才能得到粒度比较均匀的粉末。过筛的粉末包括所有能通过该药筛筛孔的全部粉粒。例如通过一号筛的粉末，不都是近于 2 mm 直径的粉粒，包括所有能通过二至九号筛甚至更细的粉粒在内。纤维性强的药材粉碎后，有的粉粒成棒状，其直径小于筛孔，而长度则超过筛孔直径，过筛时，这类粉粒也能直立地通过筛网，存在于过筛的粉末中。为了控制粉末的均匀度，现行版《中国药典》规定了 6种粉末规格。粉末的等级标准见表 3-2。

表 3-2　粉末的等级标准

粉末种类	粉末分类描述
最粗粉	指能全部通道一号筛,但混有能通过三号筛不超过 20% 的粉末
粗粉	指能全部通过二号筛,但混有能通过四号筛不超过 40% 的粉末
中粉	指能全部通过四号筛,但混有能超过五号筛不超过 60% 的粉末
细粉	指能全部通过五号筛,并含能通过六号筛不少于 95% 的粉末
最细粉	指能全部通过六号筛,并含能通过七号筛不少于 95% 的粉末
极细粉	指能全部通过八号筛,并含能通过九号筛不少于 95% 的粉末

3.2.4　过筛与离析的器械

3.2.4.1　过筛器械与应用

过筛操作时应根据对粉末粗细的要求、粉末的性质和数量来选用过筛器械。目前,为提高粉碎与过筛效率,保证产品质量,在药厂大生产中,多用粉碎、筛分、空气离析、集尘联动装置。在小批量生产及科学试验中常用手摇筛、振动筛分机、悬挂式偏重筛分机以及电磁簸动筛分机。

　　1.**手摇筛**

手摇筛是由不锈钢丝、铜丝、尼龙丝等编织的筛网,固定在圆形或长方形的竹圈或金属圈上。通常,按照筛号大小依次套叠,故亦称套筛。最粗号在顶上,其上面加盖,最细号在底下,套在接受器上。应用时可取所需号数的药筛,套在接受器上,加入药粉,盖好上盖,用手摇动过筛。手摇筛适用于毒性、刺激性或质轻的药粉,可避免粉尘飞扬,用于小批量生产。

　　2.**振动筛分机**

振动筛分机主要由筛网、重锤、弹簧、电动机等组成,如图 3-6 所示。电动机通轴的上、下两端分别设有偏心重锤,轴的上部穿过筛网并与其相连,筛框以弹簧支承于底座上。工作时通过电机上、下两端的偏心重锤将旋转运动转变为水平、垂直、倾斜的三维运动,传递到旋振筛的筛面上。物料通过进料口加至筛网中心,以一定的曲线轨迹向器壁运动,

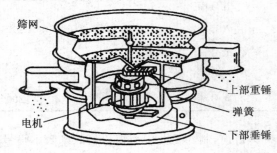

图 3-6　圆形振动筛分机示意

细颗粒通过筛网由下部出料口排出,而粗颗粒由上部出料口排出。振动筛粉机分离效率高,单位面积处理能力大,可连续操作,常用于批量生产的筛分。

　　3.**旋转筛**

旋转筛主要由筛箱、筛筒、主轴、打板、刷板等组成,如图 3-7 所示。圆筒形筛网固定在筛箱中,主轴上固定有打板和刷板,打板的作用是分散和推进物料,刷板的作用是清理筛网和促进筛分。工作时,电动机通过主轴使筛筒以一定速度旋转,物料由推进器从筛筒的一端进入,物料中的细粉通过筛网并汇集至下部出料口排出,粗粉则留于筒内并逐渐汇集于粉末出料口排出。旋转筛操作方便,适应性广,筛网更换容易,筛分效果好,对黏度较大、纤维性强的中药细粉筛分效果较好。

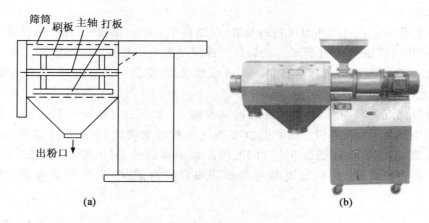

图 3-7　旋转筛

(a)示意图　(b)外观

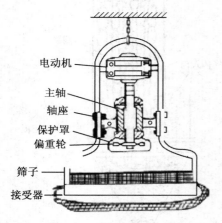

图 3-8　悬挂式偏重筛粉机示意

4.悬挂式偏重筛粉机

筛粉机悬挂于弓形铁架上,利用重轮转动时不平衡惯性而产生簸动,如图 3-8 所示。悬挂式偏重筛粉机构造简单,效率高,适用于矿物药、化学药品或无显著黏性中药粉末的过筛。

5.电磁簸动筛粉机

该机利用较高频率(高达每秒 200 次以上)与较小幅度(其振动幅度在 3 mm 以内)造成簸动。电磁簸动筛粉机是按电磁原理设计,具有较强的振荡性能,适于筛含油或树脂等黏性较强的药粉,且过筛效率高。

过筛时振动的形式、粉末的干燥程度、粉层厚度等因素是影响过筛效果的决定性条件。只有周全考虑过筛时各影响因素,才能提高过筛效率。

3.2.4.2　离析器械与应用

中药厂粉碎药材普遍采用柴田式粉碎机,经过此粉碎机粉碎的细粉被风扇吹出后,常用旋风分离器从气流中分离出细粉。然后再用袋滤器将残余气流中的极细粉分离出来,达到基本分离的目的。常用的离析器械有旋风分离器和袋滤器。

1.旋风分离器

旋风分离器是利用离心力以分离气体中细粉的设备,如图 3-9 所示。工作时,含细粉的气体由圆筒上部入口管的切线方向进入,受器壁的约束而向下作螺旋运动。细粉在惯性离心力作用下被抛向器壁,失去动能而沉降下来,由出粉口落入收集袋中。分离净化后的气体从中心的出气管排出。

旋风分离器构造简单、分离效率高,其分离效率为 70%~90%。缺点是气体中的细粉不能除尽,对气体的流量变动敏感等。为了避免分离效率降低,气体的流量不应太小。

2. 袋滤器

袋滤器是进一步分离气体与细粉的装置,在制药工业中应用较广,在旋风分离器后作为末级除尘设备,其构造如图 3-10 所示。滤袋是用棉织品或毛织品制成的圆形袋。各袋平行以列管形式排列,当含有微粒的气体从滤袋一端进入滤袋后,空气可透过滤袋,而微粒被截留在袋内,待一定时间后清扫滤袋,收集极细粉。

袋滤器的优点是截留气流中微粒的效率很高,一般可达 94%~97%,甚至高达 99%,能截留直径小于 1 μm 的细粉。缺点是滤布磨损和被堵塞较快,不适用于高温潮湿的气流。使用棉织品滤袋,气流不能超过 65℃;用毛织品截留微粒效果好,但不宜超过 60℃。目前,国内中药厂常将粉碎机、旋风分离器与袋滤器串联组合起来,成为药物粉碎、分离的整体设备。

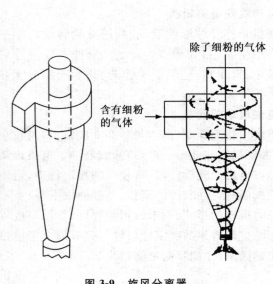

图 3-9　旋风分离器

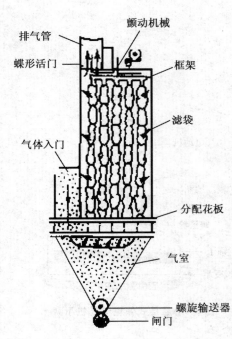

图 3-10　袋滤器

3.3　混合

3.3.1　混合的目的

混合是将两种以上固体粉末相互均匀分散的过程或操作。

为保证多组分物质含量均匀一致,必须采用混合操作。混合操作在制剂生产中应用广泛,混合结果直接关系到制剂的外观及内在质量。如在散剂、片剂等固体制剂的生产中,混合不均匀会出现色斑、崩解时限不合格等现象,甚至影响药效。特别是一些毒性药物如果未混匀,还会影响治疗效果,甚至造成危险。因此,混合操作是保证制剂产品质量的主要措施之一。

3.3.2　混合机理

1. 切变混合

固体粉末的不同组分在机械力作用下，在其界面间发生切变，使不同组分间相互稀释，分离程度降低，如研磨混合。

2. 对流混合

固体粉末靠机械力在混合器械中，从一处转移到另一处，经过多次转移使粉末在对流作用下达到相互混合，如 V 形混合筒。

3. 扩散混合

混合容器内的粉末紊乱运动改变了它们之间的相对位置，使不同粉末间相互渗透，分离程度降低，称为扩散混合。搅拌可使粉末间产生紊乱运动，达到扩散混合，如搅拌型混合机。

在混合操作过程中，实际上常是切变、对流、扩散等作用结合进行，而不是单独某种方式。但所用混合器械和混合方法不同，则以其中某种方式混合为主。

3.3.3　混合方法

1. 搅拌混合

少量药物配制时，可以反复搅拌使之混合。药物量大时该法不易混匀。生产中常用搅拌混合机，经过一定时间混合，可使之均匀。

2. 研磨混合

将药物的粉末在容器中研磨混合，适用于一些结晶体药物，不适于具吸湿性和爆炸性成分的混合。

3. 过筛混合

几种组分的药物也可通过过筛的方法混合均匀。对于密度相差悬殊的组分，过筛以后还须加以搅拌才能混合均匀。

3.3.4　混合机械

1. 槽型混合机

槽型混合机主要部分为混合槽，槽上有盖，均由不锈钢制成，如图 3-11 所示。本机通过机械传动，使 S 形搅拌浆旋转，推动物料往复翻动，混合均匀。槽可绕水平轴转动，以便卸出槽内物料。该机器除适用于各种药粉混合外，还用于颗粒剂、片剂、丸剂、软膏等团块的混合和捏合。

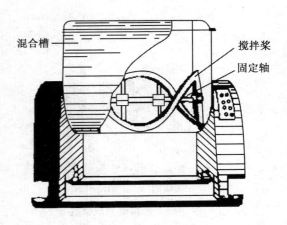

图 3-11　槽型混合机

2. 混合筒

此类设备靠容器本身的旋转作用，带动物料上下运动使物料混合。适用于密度相近的粉末的混合。其形状有 V 字形、双圆锥形及正立方体形等。将轴不对称地固定在筒的两面，由传动装置带动,如图 3-12 所示。但转速有一定限制,如转速太快则由于离心力的作用,使粉末紧贴筒壁而降低混合效果。V 形混合机混合速度快,应用广泛。

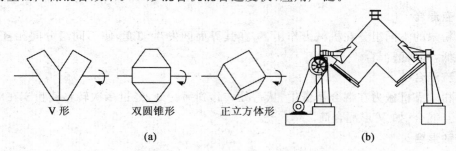

图 3-12　各种形式混合筒示意

(a)各种形式的混合筒　(b)V 形混合筒

3.多向运动混合机

此类混合设备与二维运动的混合筒不同的是设备中有一特殊的多向运行机构,使筒体在三维空间上作独特的转动、平移、摇滚运动,加速物料的流动和扩散,使物料短时间内混合均匀(图 3-13)。该设备装料多,混合均匀度高,混合速度快,适于流动性较好的粉状或颗粒状的物料的混合。

4.双螺旋锥形混合机

双螺旋锥形混合机由锥形容器和内装的螺旋浆、摆动臂和传动部件等组成,如图 3-14 所示。螺旋推进器在容器内既有自转又有公转,自转的速度约为 60 r/min,公转的速度约为 2 r/min。充填量约为 30%。在混合过程中,物料在推进器的作用下自底部上升,又在公转的作用下在全容器内产生旋涡和上下循环运动,使物料在较短时间内混合均匀。

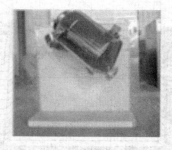

图 3-13　多向运动混合机

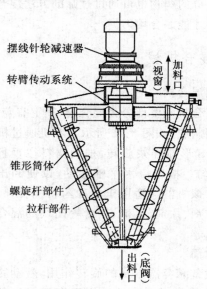

图 3-14　双螺旋锥形混合机结构简图

3.4 粉体学理论在药剂学中的应用

3.4.1 粉体学的概念

粉体系指固体细微粒子的集合体。研究粉体的基本性质及其应用的科学称为粉体学。粒子是粉体运动的最小单元,包括粉末(粒径<100 μm)和颗粒(粒径≥100 μm)。通常说的"粉末"、"粉粒"或"粒子"都属于粉体学的研究范畴。

由于粉体的粒子细小,单位体积(或重量)物质表面积急剧增加,理化性质将发生变化,从而影响药物的粉碎、过筛、混合、干燥等工艺过程及各种剂型的成型。另外,粉体的基本特性如粒径、表面积等亦直接影响药物的释放与疗效。因此,粉体学为药剂学的基础知识,为固体制剂的处方设计、制剂工艺等研究提供了重要的理论依据和试验方法。

3.4.2 粉体的特性

3.4.2.1 粒子大小与测定

1.粒子大小的表示方法

粉体粒子的大小是粉体的最基本性质。粉体粒子大小以粒子直径的微米(μm)数为单位来表示。大部分粉体的形状不规则,其粒径的测定方法不同,物理意义不同,测定值也不同。粉体粒径的表示方法有几何学粒径、有效径、比表面积粒径等。

(1)几何学粒径 是根据几何学方法定义的粒子径,常用显微镜法、库尔特计数法等测定。常用的几何学粒径有定方向径、定方向等分径、外接圆径,见图 3-15。

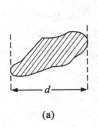
(a)
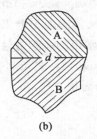
(b)
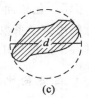
(c)

图 3-15 几何学粒径表示法

定方向径:在粒子投影平面上,某定方向的直线长度,见图 3-15(a)。

定方向等分径:定方向的一条线把粒子投影像面积切成二等分的长度,见图 3-15(b)。

外接圆径:粒子外接圆的直径,见图 3-15(c)。

(2)有效粒径 用沉降法测得的粒径,此粒径相当于在液相中具有相同沉降速度的球形粒子的直径,又称 Stokes 粒径或有效粒径,常用于测定混悬剂的粒径。

(3)比表面积粒径 用吸附法和透过球法求得的粉体的单位表面积的比面积,这种比表面积法是假定所有粒子都为球形求出的粒子径。

2．粒径的测定方法

包括显微镜法、筛分法、沉降法、库尔特计数法、电测法等。

(1)**显微镜法**　将粉粒用适宜的液体分散、涂片,加盖玻片,用光学显微镜可直接观察各个粒子的外观、形状和大小。光学显微镜可测 0.5～500 μm 的粒径。

(2)**筛分法**　是利用筛子由粗到细按照筛号顺序排列,将一定量的粉体样品置于最上层,振动一定时间,称量各个筛号上的粉体重量,求出各筛号上的不同孔径粉粒质量百分数,获得以质量为基准的筛分粒径分布及平均粒径。该法常用于测定 45 μm 以上的粒子。

(3)**沉降法**　是利用粒子在液体介质中的沉降速度与粒子大小的关系,即 Stocks 定律,来测定粒子有效径的方法。具体测定方法有吸管法、天平法和离心法。

(4)**库尔特计数法**　在测定管中装入电解质溶液,将粒子群混悬在电解质溶液中,测定管壁上有一细孔,孔电极间有一定电压,当粒子通过细孔时,由于电阻发生改变使电流变化并记录在记录器上,这种变化的大小和粒子体积呈比例。通过测出粒子变化数值的大小,可求出粒子分布。本法测得的粒径为等体积球径相当,可用于混悬剂、乳剂、脂质体、粉末药物等的测定。

3.4.2.2　粒子形态

粒子形态系指一个粒子的轮廓或表面上各点所构成的图像。粉体的状态属固体粉末,包括形状、大小、分布等。实际中的粉体很多是由粉碎过程而制成的,其形状千差万别。形态规则的粒子,可用球形、立方形、柱形等表示,有些结晶性粒子呈现针状、片状、板状等;形状不规则的及表面粗糙的微粒难以表述。因此,研究出了一些对微粒形状新的表示方法。如测定粒子 3 个轴的长,即长(l)、宽(b)、高(h),并用三者的关系定量地表示其形态,如扁平度(b/l)、延长度(l/b)。若以 d 代表微粒粒径,S 代表粒子的实际表面积,V 代表粒子的实际体积,则微粒的表面状态可用表面形状系数(surface shape factor)$\Phi_s = S/d^2$,粒子的体积形态可用体积形状系数(volume shape factor)$\Phi_v = V/d^3$、比表面形状系数(specific surface shape factor)$\Phi = Sd/V$ 等表示。比表面形状系数是其中常用的表示方法,简称形状系数(shape factor)。表面粗糙的微粒用皱度系数(coefficient of rugosity)表示其表面形状,皱度系数是指粒子的真实表面积与其假设的理想几何形态粒子的表面积之比。

3.4.2.3　粉体的比表面积

比表面积指单位质量或容量微粉所具有的表面积,分为体积比表面积和质量比表面积。微粉的比表面积是粉体粒子重要的基本性质,对粉体的吸附性、溶解性和吸收性等都有重要的影响,因此测定微粉的比表面积是有意义的。

多孔微粒的比表面积常采用气体吸附法或气体透过法检测,无孔微粒的比表面积常测出粒子的统计粒径后再计算求得。

3.4.2.4　粉体的密度与孔隙率

1．粉体的密度

密度系指物质单位体积的质量。根据粉体体积测定法的不同,分为真密度、粒密度、堆密度 3 种。各种密度的定义如下。

（1）真密度（ture density）　微粉质量除以不包括微粒本身的孔隙及粒子之间的空隙占有的体积后求得的密度。常用气体置换法测得。

（2）粒密度（granule density）　除去粒子间的空隙，但不排除粒子本身的细小孔隙，测定其体积而求得的密度称为粒密度，亦即粒子本身的密度。可用液体置换法求得粒密度。一般用汞测定微粉的体积，汞有较大的表面张力，常压下不能透入微细的（20 μm）微孔中，但可透入微粒间的空隙中。用液体置换法测得的体积实际上是微粒的真体积与微粒内部孔隙的体积之和。

（3）堆密度（或称松密度，bulk density）　指单位体积粉体的质量。堆密度所用的体积是包括微粒本身的孔隙以及微粒间的空隙在内的总体积。测定堆密度时，一般是将粉体充填于量筒中，并按一定的方式使其振动，以保证实验条件一致，量得粉体的体积，由质量及体积求得堆密度。

在固体粉末药物中有"轻质"与"重质"之分，则指其堆密度不同，如氧化镁与碳酸镁等。凡堆密度小，亦即堆容积（包括微粒内孔隙及微料间空隙）大的属于轻质；堆密度大，堆容积小的属于重质。微粉的轻质与重质主要与其总孔隙有关，即与堆密度有关，而与其真密度无关。

2.孔隙率

粉体中的孔隙包括微粒本身的孔隙和微粒间的空隙。其孔隙率指微粒中孔隙和微粒间的空隙所占的容积与粉体容积之比。用式（3-3）表示：

$$E_{总} = \frac{V_b - V_p}{V_b} = 1 - \frac{V_p}{V_b} \tag{3-3}$$

式中：$E_{总}$ 为孔隙率；V_b 为微粉的体积；V_p 为微粉本身的体积。

微粉形态、微粉大小、微粉表面的摩擦系数、温度及压力等很多因素直接影响微粉的孔隙率。如果测出药物粉末的真密度，便可以求出总孔隙率。

3.4.2.5　粉体的流动性

流动性是粉体的重要性质之一，在药剂生产与应用中有着重要意义，如散剂分装、胶囊剂充填、片剂压片、分剂量等均受粉体流动性的影响。粉体的流动性不仅与粒子的形状、大小、粒度分布、孔隙率及表面摩擦力等因素有关，还与颗粒之间的范德华力、静电力有关。有些粉末松散并能自由流动，有的则具有黏着性。一般粉体的粒径小于 10 μm 可以产生胶黏性；当把小于 10 μm 的微粒除去或把小于 10 μm 的粒子吸附在较大的微粒上时，其流动性便可以变好。若因粉体湿度大而致流动性不好，干燥后流动性可以改善。

粉体的流动性一般用休止角和流速等表示。

1.休止角

休止角指粉体堆积层的自由斜面在静止的平衡状态下与水平面所形成的最大角。休止角越小，粉体的摩擦力越小，流动性越好。

休止角与粒子表面有关，粒子表面愈粗糙，愈不规则，摩擦力愈大，休止角就愈大，流动性不好。因此片剂压片时颗粒中加入润滑剂滑石粉，目的就是减少颗粒间的摩擦力，改善流动性。

休止角与细粉的百分比有关，百分比大，休止角亦大。休止角还与粒径大小有关，粒径增加,休止角减小。微粉中的水分含量对休止角亦有影响,在一定范围内休止角因水分含量的增加而变大。但当休止角超过 12% 时,则又逐渐变小。研究认为这是由于微粉的孔隙被水分子所充满,以及含水量达到一定限度后水可起润滑作用的综合原因形成的。一般认为休止角≤30°时流动性好,休止角≤40°时可以满足生产过程中流动性的需求。

常用固定漏斗法、固定圆锥底法、倾斜箱法、转动圆柱体法测定休止角。

(1)固定漏斗法 将漏斗固定于水平放置的绘图纸上的适宜高度 H,将粉体倒入漏斗中由下口流出,直到漏斗下形成的圆锥体的顶与漏斗下口相平,H 已知,圆锥体底的直径为 $2R$,如图 3-16(a)所示,则 $tg\alpha = H/R$,α 角即为休止角。

(2)固定圆锥底法 将圆锥底的直径固定,例如可用固定大小的圆盒底或盖来接受由漏斗漏下的微粉,漏斗中不断注入微粉,直至得到最高的圆锥体为止。如图 3-16(b)所示,本法测定结果的重现性较好。

(3)倾斜箱法 于矩形盒内装满微粒,其松实程度适宜,将盒逐步倾斜至微粉开始流出为止。盒子倾斜的角度即为休止角,如图 3-16(c)所示。

(4)转动圆柱体法 在圆柱体中装入半满量的粉体,使在一水平面上按一定速度转动,粉体与水平面所成的角度即为休止角,如图 3-16(d)所示。

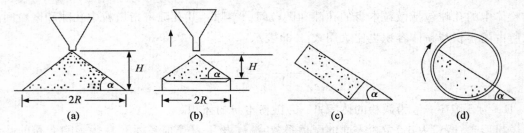

(a)　　　　　(b)　　　　　(c)　　　　　(d)

图 3-16　测定休止角的四种基本方法

2.流速

流速指粉体通过一定孔径的孔或管中流出的速度。流速是粉体的重要性质之一,一般粉体的流速快,流动性好,其流动均匀性也较好。

测定方法是在圆筒容器的底部中心开口(出口大小视微粉粒径而定),把粉体装入容器内,测定单位时间内流出的粉体量。

3.4.2.6 粉体的润湿性与吸湿性

1.润湿性

液滴在固体表面的黏附现象称为润湿,润湿性是指固体界面由固—气界面变成固—液界面的现象。固体的润湿性用接触角表示,当液滴滴在固体表面时,润湿性不同可出现不同形状。液滴在固液接触边缘的切线与固体平面间的夹角称为接触角。接触角的大小可衡量固体表面被液体润湿的程度。接触角小于 90°时易润湿,接触角大于 90°时则不易润湿。

在药剂生产中,原料和辅料的润湿性对制剂工艺以及制剂的质量都有影响。例如,湿法制粒压片、片剂的包衣,液体与原、辅料的混合,混悬液的制备等过程都与润湿性有关。片剂的崩解与溶出,混悬剂的制备及其物理稳定性都与固体药物的接触角有关。片剂要求在 37℃ 的水性介质中快速崩解,若片剂的疏水性强且不易被崩解介质润湿时,则介质不能(或不易)透入片剂的孔隙,使之不能崩解或崩解缓慢。疏水性药物往往溶出较慢,只有改善它的润湿性,才能改善其溶出性。

2. 吸湿性

粉体的吸湿性是指固体表面吸附水分的现象。粉体一般用粉碎方法制得,有巨大的比表面积,蓄积着大量表面能。因此置于空气中可吸收其中的水分,出现吸湿潮解现象,使粉体流动性变差,并可结块、变色等。

药物的吸湿过程及吸湿程度可以用吸湿平衡曲线及临界相对湿度表示。在相对干燥或较低相对湿度环境中,一些药物或辅料不吸湿或很少吸湿。随着环境相对湿度的增大,吸湿量缓慢增加。当相对湿度到达某一定值时,药物的吸湿量急剧上升。这种情况对于水溶性药物表现更为明显。吸湿量急剧上升时的相对湿度即为该药物的临界相对湿度。药物的临界相对湿度越大,则表明该药物不容易吸湿,相反则容易吸湿。了解药物粉体及辅料的吸湿性,有助于合理筛选辅料,选择适宜的制剂成型工艺,选择合适的包装材料,以提高制剂的稳定性。

3.4.3 粉体学在药剂中的应用

3.4.3.1 粉体理化特性对制剂工艺的影响

1. 对混合的影响

混合是固体制剂成型工艺中的重要过程,混合均匀度是混合的重要参数。药物粒径差大、密度差大影响混合均匀度。在混合过程中,粒径较大的颗粒上浮,粒径较小的颗粒下沉;密度较大的颗粒下沉,密度较小的颗粒上浮,给混合过程带来困难,而且已混合好的物料也能在加工、运输过程中再次分离。因此应尽量使混合物料的密度和粒度相接近。粒子形态也与混合均匀度有关,形态不规则、表面不光滑的粒子不易混合均匀,但易于保持混匀状态;但在混合物中的表面光滑的球状颗粒易于分离出。粉粒的含湿量对混合也有很大的影响。

2. 对分剂量的影响

散剂、颗粒剂、胶囊剂的分装以及片剂生产,通常是按容积分剂量。一般是使粉粒自动流满定量容器,粉粒的堆密度对分剂量的准确性影响很大。粉粒的堆密度与药物本身的密度、粒子大小、形态等有关。在一定范围内,粒子大,流动性好;若在流动性好的粒子中加入较多的细粉,则流动性变差。粒子大小分布范围很宽时,小粒子可穿过大粒子间的空隙落到底层,导致堆密度不同。粒子的形态规则,表面光滑,其流动性好。

3. 对片剂可压性的影响

药物细粉的晶形、形态、大小、粒度等是影响片剂可压性的主要因素。表面凹凸不平的晶体,可以相互嵌合,容易压成片。堆密度大的疏松颗粒或粉末,由于在压制过程中其中的空气难以完全释放出来,容易造成松片或裂片。细小、粒度分布均匀的粒子具有较大的比表面积,压片时的可压性好,压制成的片剂硬度大,质量差异小。反之,粗大、粒度分布不均匀的粒子,会导致颗粒充填不均匀,片重差异大,而且使压片机的冲头压力分布不均匀,片剂硬度差,容易产生裂片;当加入微晶纤维素、乳糖等辅料可改善可压性。

4. 对固体制剂崩解的影响

固体制剂的崩解是药物溶出和吸收的先决条件,而崩解的先决条件是制剂本身有足够的孔隙。药物细粉的空隙率及润湿性对固体制剂的崩解有直接影响。中药全浸膏片没有粉性粉末,孔隙率极小,需要加适宜的辅料及崩解剂进行调节。

3.4.3.2 粉体理化特性对制剂疗效的影响

药物的溶解度和溶出速度是大多数药物吸收和发挥作用的限速过程,尤其是难溶性药物。药物经过微粉化处理,可使药物的粒径变小、比表面积增大,进而提高药物的溶解和吸收,有利于药效的发挥。药物的溶出性还与其润湿性有关,疏水性较强的药物仅靠减小粒径、增大比表面积,很难改善药物的溶出性,如果在减小粒径的同时又改善其润湿性,则可取得更好效果。

3.4.3.3 粉体理化特性对制剂稳定性的影响

混悬液属于动力学不稳定体系,在放置中微粒易下沉,根据 Stokes 定律,减小药物的粒径是增加混悬液稳定性,避免或减少沉降、分层等现象的主要措施。粉末气雾剂属于混悬型气雾剂,应防止粒子凝聚。

3.4.3.4 粉体理化特性对制剂安全性的影响

肌内注射混悬型注射剂的粒径应在 15 μm 以下,且 15~20 μm 者不超过 10%;治疗指数低的药物粒径减少后,药物的毒副作用也将增大。

思考题

1.粉碎的目的是什么?
2.常用的粉碎方法和粉碎机械有哪些?
3. 筛析的目的是什么?"目"的概念是什么?
4.《中国药典》对粉末的分等是如何规定的?
5.混合的原则和目的是什么? 常用混合方法与设备有哪些?
5.微粉理化特性对制剂工艺的影响有哪些?
7.什么是休止角? 休止角与流动性的关系如何?
8.什么是真密度、粒密度和堆密度?

第4章 浸提、精制、浓缩、干燥

学习要求

1.掌握中药浸提过程及影响因素,常用的浸提方法及其应用,水提醇沉法的原理及其应用,精制、浓缩和干燥的方法。

2.熟悉常用浸提溶剂及浸提辅助剂的种类,常用的精制、分离方法,浓缩和干燥方法的原理及其应用。

3.了解中药浸提、精制、浓缩和干燥的常用设备。

4.1 概述

4.1.1 中药成分与疗效

为制成所需的药物剂型或降低服药量,多数中药材需要进行浸提。中药浸提过程中所浸出的药材成分的种类与中药制剂的疗效密切相关。中药成分包括有效成分、辅助成分、无效成分和组织成分四类。

4.1.1.1 有效成分

有效成分指化学上的单体化合物,具有一定的理化性质,能用分子式和结构式表示,是发挥药效的主要物质,如生物碱、黄酮、香豆素、有机酸、皂苷等。一种中药往往含有多种有效成分,而一种有效成分又有多方面的药理作用,其作用机制复杂。例如,麻黄中含有麻黄碱、伪麻黄碱、挥发油、鞣质、多糖等多种生物活性成分,而其中仅麻黄碱就具有镇咳、平喘、兴奋中枢神经系统、强心、升压、抑制平滑肌收缩等作用。中药提取时往往得到的是总生物碱、总苷、总黄酮、总挥发油等有效部位。有效部位在药理和临床上能够代表或部分代表原药材或方剂的疗效,有利于发挥其综合效能,符合中医用药的特点。

4.1.1.2 辅助成分

辅助成分指本身无特殊疗效,但能增强或缓和有效成分作用的物质,或有利于有效成分的浸出或增强制剂稳定性的物质。如麦角中的蛋白质分解的组胺、酪胺、乙酰胆碱等,均可以增强麦角生物碱的缩宫作用;大黄中所含的鞣质能缓和大黄的泻下作用;洋地黄中的皂苷可帮助洋地黄苷溶解和促进其吸收。

4.1.1.3 无效成分

无效成分是指无生物活性、不起药效的物质,如蛋白质、鞣质、脂肪、树脂、淀粉、黏液质、果胶等。无效成分可影响中药的浸出效能、制剂的稳定性、外观和药效。

4.1.1.4 组织物质

组织物质指纤维素、栓皮、石细胞等一些构成药材细胞或其他的不溶性物质。

4.1.2 浸提、精制、分离的目的

中药制剂的疗效与中药浸提、精制、分离等方法的选择是否恰当,工艺过程是否科学、合理密切相关。最大限度地浸出有效成分或有效部位,最低限度地浸出无效甚至有害的物质;减少服用量;增加制剂的稳定性;提高疗效是中药浸提、精制、分离的最终目的。

随着科学技术的飞跃发展,有效成分与无效成分的旧有界限正逐步被打破。一些过去认为无效的成分,逐渐发现有了新的生物活性,如人参、麻黄、茯苓等中药中所含的多糖类成分,在增强人体免疫机能、抗癌等方面显示出较强的生物活性;天花粉蛋白质可用于中期妊娠引产;鞣质在注射剂中作为杂质必须去除,而在五倍子、没食子中是收敛作用的有效成分。因此,对中药有效成分和无效成分不应该绝对地划分,在设计中药的提取精制工艺时,应根据中医药理论,结合临床的需要、处方中各组成药物的性质、拟制备的剂型,并结合生产设备条件、经济技术的合理性等,选择和确定最佳提取精制工艺,发挥传统医药的优势。

4.2 浸提

浸提是采用适当的溶剂和方法使中药所含的有效成分或有效部位浸出的操作。矿物类和树脂类中药无细胞结构,其成分可直接溶解或分散悬浮于溶剂中。中药经粉碎后,破碎细胞所含成分可被溶出、胶溶或洗脱下来。对具完好细胞结构的动植物中药来说,细胞内的成分浸出,需经过一个浸提过程。中药的浸提过程一般由浸润、渗透、解吸、溶解、扩散等相互联系的阶段构成。

4.2.1 浸提的过程与影响因素

4.2.1.1 浸提的过程

1.浸润和渗透阶段

浸提的目的是利用适当的溶剂和方法提取出中药中的有效成分。为达到理想的浸提效果,在加入药材后,溶剂必须能够湿润药材的表面,并进一步渗透到药材的内部,即经过一个浸润、渗透阶段。

溶剂能否使中药材表面润湿,与溶剂、药材性质及液体与固体接触的界面有关。如果药材与溶剂之间的亲和力大于溶剂分子间的内聚力,则药材易被润湿。反之,药材不易被润湿。

大多数中药材由于含有极性基团的物质,如蛋白质、果胶、糖类、纤维素等,与常用的浸提溶剂水、醇等极性溶剂有较好的亲和性,因而浸润过程很快完成。当溶剂选择不当,或药材中

含有不易浸出的成分,则润湿会遇到困难,溶剂很难渗透到细胞内部。例如,中药材中含脂肪油较多,若欲浸出水溶性成分,中药材必须进行脱脂处理。用乙醚、石油醚等非极性溶剂浸提脂溶性成分时,药材须先进行干燥。

溶剂渗入药材内部的速度除与药材所含成分的性质有关外,还受药材的质地、粉碎程度等因素的影响。一般药材质地疏松、粒度小或加压提取时,溶剂可较快地渗入药材内部。

为了帮助溶剂润湿药材,有时可于溶剂中加入具有降低界面张力的作用的表面活性剂,加速溶剂对某些药材的浸润与渗透。

2. 解吸和溶解阶段

溶剂进入细胞后,可溶性成分逐渐溶解。随着成分的溶解,组织中药液的浓度逐渐增大,渗透压提高,溶剂继续向细胞内透入,部分细胞壁膨胀破裂,可使已溶解的成分顺利向外扩散。

药材中的成分之间或与细胞壁之间,有一定的亲和性而有相互吸附作用。溶剂渗入药材时,必须首先解除这种吸附作用(即解吸阶段),才能使成分转入溶剂中溶解或分散。溶剂的这种脱吸附作用为解吸作用。

解吸和溶解紧密相连,为了增加脱吸附作用,提高浸出效率,可根据药物理化性质选择溶剂,必要时可在溶剂中加入酸、碱、甘油及表面活性剂等以助解吸,增加有效成分的溶解量。浸提溶剂通过毛细管和细胞间隙进入细胞组织后,已经解吸的各种成分转入溶剂中,此过程为溶解。有效成分能否被溶解,取决于成分结构和溶剂的性质,且遵循"相似相溶"的原理。

3. 浸出成分扩散阶段

当浸提溶剂溶解大量有效成分后,细胞内液体浓度显著增高,细胞内外出现浓度差和渗透压差。所以,细胞外侧纯溶剂或稀溶液向细胞内渗透,细胞内高浓度的液体可不断地向周围低浓度方向扩散,直至内外浓度相等,渗透压平衡,扩散终止。因此,浓度差是渗透或扩散的推动力。物质的扩散速率可借用 Fick's 第一扩散公式来说明:

$$ds = -DF \frac{dc}{dx} dt \tag{4-1}$$

式中:dt 为扩散时间;ds 为在 dt 时间内物质(溶质)扩散量;F 为扩散面积,代表药材的粒度及表面状态;dc/dx 为浓度梯度;D 为扩散系数;负号表示扩散趋向平衡时浓度降低。

扩散系数 D 值随中药材而变化,与浸提溶剂的性质亦有关。可按式(4-2)求得:

$$D = \frac{RT}{N} \times \frac{1}{6\pi r\eta} \tag{4-2}$$

式中:R 为摩尔气体常数;T 为绝对温度;N 为阿伏伽德罗常数;r 为溶质分子半径;η 为溶剂黏度。

以上两式表明,扩散速率与药材的粒度及表面状态、扩散过程中的浓度梯度和温度呈正比;与溶质分子半径和液体的黏度呈反比。但在生产过程中,浸提的关键在于保持最大的浓度梯度。因此,用浸出溶剂或稀浸出液随时置换药材周围的浓浸出液,形成最大的浓度梯度是浸提方法和浸提设备设计的关键。

总之,中药材的浸提是一个复杂的制剂工艺过程,涵盖润湿、渗透、解吸、溶解、扩散等相互联系的阶段。

4.2.1.2　影响浸提的因素

影响中药材浸出因素很多,在选择了适宜的溶剂条件下,主要因素有药材的粒度、药效成分、浸提温度、浸提时间、浓度梯度、浸提压力等。

1.药材粒度

一般情况下,药材粒度小,扩散面积大,溶剂易于渗入药材内部,有利于药物成分溶解扩散。但是,药材粉碎过细,大量细胞被破坏,许多可溶性的高分子物质(如树脂、黏液质等)易溶入浸出液中,增加了提取液的黏度,浸出杂质增加。而且,渗滤提取工艺中,原料粉碎过细,溶剂流动阻力增大,容易造成堵塞,使渗滤不完全或渗滤发生困难,不利于有效成分的浸出,也给后续操作如过滤带来困难。因此,选择药材的粒度,既要考虑提取方法,也要考虑溶剂性质等其他条件。如水为溶剂时,药材粒度可稍大些;乙醇为溶剂时,药材粒度可稍小些。叶、花、草等疏松药材,宜粉碎得粗一些,甚至不粉碎;坚硬的根、茎皮类等药材,宜用薄片。

2.药效成分

药效成分的分子大小与溶解性是影响浸提效果的重要因素。一般溶解性相似的小分子物质比大分子物质先浸出,中药的有效成分大多属于小分子物质,无效成分为大分子物质。但对于易溶性物质,即使其分子大,也能先浸出。

3.浸提温度

从式(4-2)可见,温度高,扩散系数增大,浸提液黏度降低,有利于成分扩散。温度升高,溶剂分子的运动加剧,植物组织软化,促进膨胀,从而加速溶剂的渗透及对药物成分的解吸、溶解,促进药物成分的扩散,浸出效果好,且可使细胞内蛋白质凝固,破坏、杀死微生物,有利于浸出和制剂的稳定性。但浸提温度过高可导致不耐热的或挥发性成分分解、变质或挥发。此外,高温浸提液中,无效杂质也较多,当放置后,由于溶解度降低和胶体变化而出现沉淀或浑浊,从而影响制剂质量和稳定性。因此浸提过程中要适当控制温度。

4.浸提时间

浸提时间与浸出量呈正比。在一定范围内,时间愈长则浸出物愈多。若浸提时间过短,会造成药材成分浸出不完全。但当扩散达到平衡后,浸提时间即不起作用。此外,浸提时间过长,能耗大,且造成某些有效成分的分解,杂质过多。以水为溶剂时,长期浸泡药材易霉变。因此,浸提时间应适当。

5.浓度梯度

浓度梯度是指药材组织内的浓溶液与其外部溶液的浓度差,是扩散作用的主要动力。浓度梯度大,浸出速度快,效率高。浓度梯度大小主要决定于选择的浸出工艺和设备。浸提过程中的不断搅拌,经常更换新溶剂,强制浸出液循环流动,或采用流动溶剂的渗滤法等,均有助于提高浓度梯度。

6.浸提压力

提高浸提压力可加速溶剂对药材的浸润与渗透过程,缩短浸提时间,特别适于坚实难浸润药材的浸出。对组织松软的药材,容易浸润的药材,加压对浸出影响不明显。

此外,浸提中调节溶剂适宜的 pH 有助于药材中某些弱酸、弱碱性成分的解吸和溶解,提高浸提效果;新技术的应用如超声波提取、微波提取、超临界流体提取等能加快浸提过程,提高浸提效果。

4.2.2　常用浸提溶剂与辅助剂

4.2.2.1　常用浸提溶剂

用于药材浸出的液体称浸提溶剂。浸提溶剂的选择与应用直接关系到有效成分的浸出，制剂的有效性、安全性、稳定性及经济效益的合理性。选用的溶剂的要求，应能最大限度地溶解和浸出有效成分，最低限度地浸出无效成分和有害物质；化学性质稳定，亦不影响其稳定性和药效；价廉易得，安全无毒，使用方便。实际工作中，除首选水、乙醇外，还常采用混合溶剂，或在浸提溶剂中加入适宜的浸提辅助剂。

1．水

水为常用的浸出溶剂，极性大、溶解范围广，中药材中的生物碱盐、苷、有机酸盐、鞣质、蛋白质、糖、树胶、色素以及酶和少量的挥发油都能被水浸出。由于中药成分复杂，可能有些成分相互间有"助溶"作用，使本来在水中不溶或难溶的成分在用水浸提时亦能被浸出。水作为浸提溶剂的缺点是浸出范围广，选择性差，容易浸出大量无效成分，给制剂生产带来困难，还能引起某些有效成分的水解，或促进某些化学变化。

2．乙醇

乙醇的溶解性能界于极性与非极性溶剂之间，乙醇既可以溶解水溶性的成分，又能溶解非极性溶剂所溶解的成分，只是溶解度有所不同。乙醇能与水以任意比例混溶。生产中常通过调节乙醇的浓度，选择性地浸出药材中某些有效成分或有效部位。乙醇含量在 90% 以上时，适于浸提挥发油、有机酸、内酯、树脂、叶绿素等；乙醇含量在 50%～70% 时，适于浸提生物碱及苷类化合物；乙醇含量在 50% 以下时，适于浸提蒽醌苷类等化合物；乙醇含量大于 40% 时，能延缓许多药物，如酯类、苷类等成分的水解，增加制剂的稳定性；乙醇含量达 20% 以上时有防腐作用。

乙醇的比热小，沸点低，蒸发浓缩等工艺所消耗的热量较水少。但乙醇具有挥发性、易燃性，生产中应注意安全防护。此外，乙醇还具有一定的药理作用，价格较贵，故使用时乙醇的浓度以能浸出有效成分，满足制备目的为度。

3．其他

乙酸乙酯、乙醚、氯仿等有机溶剂很少用于中药生产的提取，仅用于某些有效成分的纯化精制。使用乙酸乙酯等有机溶剂，最终产品必须进行溶剂残留量的限度测定。

4.2.2.2　浸提辅助剂

浸提辅助剂指为提高浸提效能，增加浸提成分的溶解度，增加制剂的稳定性，去除或减少杂质，加于浸提溶剂中的物质。常用的浸提辅助剂有酸、碱及表面活性剂等。

1．酸

浸提溶剂中加酸的作用：促进生物碱的浸出和提高其稳定性；促进有机酸游离，便于有机溶剂浸提；除去酸不溶性杂质等。常用的酸有硫酸、盐酸、醋酸、酒石酸等。酸的用量以能维持一定的 pH 即可，以防止过量的酸引起不需要的水解或其他不良反应。为发挥所加酸的最佳效能，往往将酸一次加于最初的少量浸提溶剂中，能较好地控制其用量。当酸化溶剂用完后，只需使用单纯的浸提溶剂即可完成浸提操作。例如，在黄连的水提液中加入 0.1% 枸橼酸，所制得的黄连流浸膏中小檗碱含量、稳定性,皆较单用水浸提者为优。

2.碱

加碱的目的是增加有效成分的溶解度和稳定性。例如,浸提远志时,若在水中加入少量氨水,可防止远志酸性皂苷水解,产生沉淀。浸提甘草时,在水中加入少许氨水,能使甘草酸形成可溶性铵盐,保证甘草酸的完全浸出;另外,碱性水溶液可溶解内酯、蒽醌及其苷、香豆素、有机酸、某些酚性成分。但碱性水溶液亦能溶解树脂酸、某些蛋白质,使杂质增加。

氢氧化铵(氨水)为常用的碱。对于特殊的浸提常选用碳酸钙、氢氧化钙、碳酸钠等。碳酸钙为不溶性的碱化剂,使用较安全,且能除去鞣质、有机酸、树脂、色素等杂质,故在浸提生物碱或皂苷时常用。氢氧化钙与碳酸钙作用相似,但前者在水中微溶而有较强的碱性。碳酸钠有较强的碱性,只限用于某些稳定的有效成分的浸提。氢氧化钠碱性过强,易破坏有效成分,一般不使用。动物生化制剂浸提时,有时配成稀溶液用于调节 pH。

3.表面活性剂

在浸提溶剂中加入适宜的表面活性剂,能降低药材与溶剂间的界面张力,使润湿角变小,促进药物表面的润湿,利于某些药材成分的提取。例如,阳离子型表面活性剂的盐酸盐等,有助于生物碱的浸出,但阴离子型表面活性剂对生物碱多有沉淀作用,故不适宜于生物碱的浸出。非离子型表面活性剂一般不与药物有效成分起化学反应,且毒性小,故常选用。如用乙醇回流提取大黄中总蒽醌时,酌加十二烷基硫酸钠可提高大黄中总蒽醌的提取率。表面活性剂虽能提高浸出效能,但浸出液中杂质也较多,其对生产工艺、药剂质量及疗效的影响,需进一步研究。

4.2.3　常用的浸提方法与设备

中药的浸提是制剂制备的基础,是中药生产中的重要操作单元之一。中药浸提方法的选择应根据处方组成、溶剂性质、剂型要求和生产条件等综合因素考虑。常用的浸提方法有煎煮法、浸渍法、渗漉法、回流法、水蒸气蒸馏法,近年来,提取新技术如超临界流体提取法、超声波提取法、微波提取法等在生产及研究中也有应用。

4.2.3.1　煎煮法

煎煮法是用水作溶剂,将药材加热煮沸一定时间浸提成分的方法,又称煎煮提法或水提法。适用于有效成分能溶于水,且对湿、热较稳定的药材。煎煮法符合中医传统用药习惯如汤剂的制备,可提出较多的成分,对有效成分还不清楚的中药或方剂提取时常用煎煮法。该法也是制备中药固体制剂(散剂、丸剂、颗粒剂、片剂)、注射剂或提取某些有效成分的基本方法。

1.操作方法

将中药饮片或粗粉置煎煮器中,加水没过药材,浸泡适宜时间,加热至沸,保持微沸状态一定时间,用筛或纱布滤过,滤液保存。药渣再依法煎煮 1～2 次,合并各次煎出液,供进一步制备制剂。煎煮法有常压煎煮和加压煎煮两种情况,常压煎煮适用于一般性药材的提取,加压煎煮适用于成分在高温下稳定,或在常压下不易煎透的药材。

2.常用设备

(1)一般提取器　中药生产中常采用敞口倾斜式夹层锅,也可用搪玻璃罐或不锈钢罐等,为了强化提取,有的在提取器上加盖,或增设搅拌器、泵、加热蛇管等。

（2）多能式中药提取罐　是一类可调节压力、温度的密闭间歇式提取或蒸馏等多功能设备，如图 4-1 所示，目前在中药生产中广泛采用。本设备具有下述特点：①可进行常压常温提取，也可以加压高温提取或减压低温提取；②有水提、醇提、提油、蒸制、回收药渣中溶剂等多种功能；③采用气压自动排渣，操作方便，安全可靠；④提取时间短，生产效率高；⑤设有集中控制台控制操作，利于流水线生产，降低劳动强度。

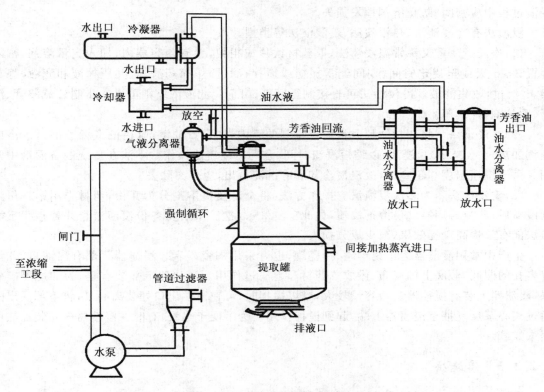

图 4-1　多能式中药提取罐示意

（3）球形煎煮罐　俗称蒸球，多用于驴皮的煎煮。工作中球罐不停地转动，起到翻动搅拌作用。球形煎煮罐见图 4-2。

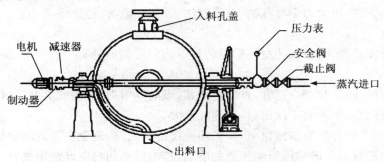

图 4-2　球形煎煮罐示意

4.2.3.2 浸渍法

浸渍法是在一定条件下,将药材用溶剂浸泡提取药效成分的一种方法,适用于黏性药材、无组织结构的药材、新鲜及易于膨胀的药材、价格低廉的芳香性药材;不适于贵重药材、毒性药材及高浓度的制剂。浸渍法所需时间较长,不宜用水做溶剂,通常用不同浓度的乙醇做溶剂。浸渍过程中应密闭,防止溶剂挥发损失。

浸渍法有冷浸渍法、热浸渍法、重浸渍法等类型。

(1)冷浸渍法 又称常温浸渍法,取药材饮片或粗粒,置有盖容器内,加入定量溶剂,密闭静置3~5天或至规定时间,期间经常振摇或搅拌,滤过,压榨药渣,合并压榨液和滤液,静置24 h,滤过,收集滤液。冷浸渍法可直接制得酒剂、酊剂。滤液浓缩则可进一步制备流浸膏、浸膏、颗粒剂、片剂等。

(2)热浸渍法 将药材饮片或粗粒置特制的罐内,加定量的溶剂(白酒或稀乙醇),水浴或蒸汽加热,在40~60℃浸渍,以缩短浸渍时间,余同冷浸渍法操作。本法在传统制备酒剂中常用。由于浸渍温度高于室温,故浸渍冷却后有沉淀析出,应分离除去。

(3)重浸渍法 为多次浸渍法。操作方法:将全部浸提溶剂分为几份,药材先用第一份溶剂浸渍后,药渣再用第二份溶剂浸渍,如此反复2~3次。最后将各份浸渍液合并处理。重浸渍法能有效提高浸提效果,减少成分损失。

生产中常用浸渍器为不锈钢罐、搪瓷罐,也有采用陶瓷罐者。浸渍器下部有出液口,并设有多孔的假底,假底上铺滤布,供放置药材和起滤过作用。浸渍器上部装有盖,为加速浸出效果,浸渍器上装有搅拌器。若容量较大,难以搅拌时,可在下端出口处装离心泵,将下部浸出液通过离心泵反复抽至浸渍器上端,起到搅拌作用。为了便于热浸,有时在浸渍器内安装加热用蒸汽蛇管。

4.2.3.3 渗漉法

渗漉法是将药材粗粉置于渗漉器内,溶剂连续地从渗漉器的上部加入,渗漉液不断地从其下部流出,从而浸出药材中所含成分的方法。渗漉属于动态浸出方法,溶剂利用率高,有效成分浸出完全,可直接收集浸出液。适用于贵重药材、毒性药材及高浓度制剂;也可用于有效成分含量较低的药材的提取。但不适用于新鲜的及易膨胀的药材、无组织结构的药材。渗漉法根据操作方法的不同,可分为单渗漉法、重渗漉法、加压渗漉法、逆流渗漉法。

1.单渗漉法

单渗漉法操作步骤为:粉碎药材→润湿药材→药材装筒→排除气泡→浸渍药材→收集渗漉液。

(1)粉碎药材 药材粒度应适宜,过细易堵塞,吸附性增强,浸提效果差;过粗不易压紧,溶剂与药材的接触面小,也不利于浸出,且溶剂耗量大。

(2)润湿药材 药粉在装渗漉筒前,应先用浸提溶剂润湿,避免在渗漉筒中膨胀造成堵塞,影响渗漉操作的进行。一般加药粉1倍量的溶剂,拌匀后视药材质地密闭放置15 min至6 h,以药粉充分地均匀润湿和膨胀为度。

(3)药材装筒 操作方法:取适量脱脂棉,用溶剂润湿,铺垫在渗漉筒底部,将已润湿膨胀的药粉分次装入渗漉筒中,每次投药后压平。药粉装筒应均匀、松紧一致。装得过松,溶剂很

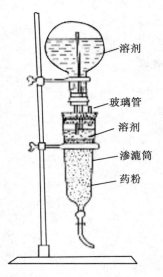

溶剂

玻璃管

溶剂

渗漉筒

药粉

图 4-3　连续渗漉装置示意

快流过药粉,浸出不完全;装得过紧,会使出液口堵塞,无法进行渗漉。渗漉筒中药粉量不宜装得过多,一般装筒容积的 2/3,留一定空间存放溶剂,以便连续渗漉。渗漉装置见图 4-3。

(4)**排除气泡**　药粉填装完毕,先打开渗漉液出口,再加溶剂,排除筒内空气,防止溶剂冲动粉柱,使原有的松紧度改变,影响渗漉效果。加入的溶剂必须始终保持浸没药粉表面,否则渗漉筒内药粉易干涸开裂,再加溶剂,从裂隙间流过而影响渗漉效果。

(5)**浸渍药材**　排除气泡后,待漉液自出口流出时,关闭活塞,流出的漉液倒回筒内。继续添加溶剂至浸没药粉表面数厘米,加盖放置 24~48 h,使溶剂充分渗透扩散。这一措施在制备高浓度制剂时更为重要。

(6)**收集渗漉液**　应控制适当的渗漉速度,速度太快,成分来不及浸出和扩散,药液浓度低;太慢则影响浸出效率。一般 1 000 g 药材的滤速,在每分钟流出 1~3 mL 选择。大生产时,每小时流出液应相当于渗漉容器被利用容积的 1/48~1/24。有效成分是否渗漉完全,可由渗漉液的色、味、嗅以及已知成分的定性反应予以判定。

渗漉液的收集与处理也需注意。若用渗漉法制备流浸膏,应先收集药物量 85% 的初漉液另器保存,续漉液经低温浓缩后与初漉液合并,调整至规定标准;若用渗漉法制备酊剂等浓度较低的浸出制剂时,可直接收集相当于欲制备量的 3/4 的渗漉液,即停止渗漉,压榨药渣,压榨液与渗漉液合并,添加乙醇至规定浓度与容量后,静置,滤过即得。

2.重渗漉法

重渗漉法是将多个渗漉筒串联排列,渗漉液重复用作新药粉的溶剂,进行多次渗漉以提高渗漉液浓度的方法。重渗漉法溶剂利用率高,浸出效率高;渗漉液中有效成分浓度高,可不必加热浓缩,避免了有效成分受热分解或挥发损失;但所占容器多,操作较麻烦。

4.2.3.4　回流法

回流法是采用乙醇等易挥发性有机溶剂提取药材成分,提取液被加热,挥发性溶剂馏出后又被冷凝,重复流回浸出器中浸提药材,周而复始,直至有效成分回流提取完全的方法。该法适用于对热稳定药材的浸提。回流法按提取类型与设备的不同,可分为回流热浸法和回流冷浸法。

1.回流热浸法

药材饮片或粗末装入圆底烧瓶内,添加一定量溶剂,瓶口装冷凝管,通冷凝水,药材浸泡一定时间,水浴加热,回流提取一定时间,滤取药液,药渣添加新溶剂回流 2~3 次,合并各次药液,回收溶剂,即得浓缩液。大生产时常用多能式中药提取罐回流提取。

2.回流冷浸法

少量药材粉末可用索氏提取器提取。大量生产时采用循环回流冷浸装置,见图 4-4 所示,其原理同索氏提取器。

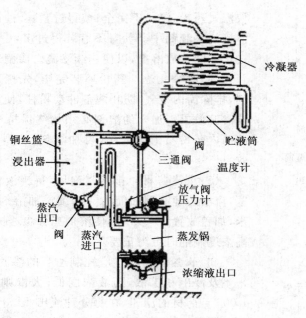

图 4-4　循环回流冷浸装置

4.2.3.5　水蒸气蒸馏法

水蒸气蒸馏法是将含有挥发性成分的中药与水共加热,使挥发性成分随水蒸气一并馏出,并经冷凝分取挥发性成分的一种提取方法。该法适用于具有挥发性,能随水蒸气蒸馏而不被破坏,难溶或不溶于水的化学成分的提取和分离。水蒸气蒸馏法按操作方式的不同分为:共水蒸馏法(直接加热法)、水上蒸馏法及通水蒸气蒸馏法 3 种。操作方法一般是将中药材的粗粉或碎片加水浸泡、润湿,直火加热蒸馏或通入水蒸气蒸馏。也可在多能式中药提取罐中对中药材边煎煮边蒸馏,药材中的挥发性成分随水蒸气蒸馏而带出,冷凝后分层,收集挥发油。为提高馏出液的纯度或浓度,一般需进行重蒸馏、收集重蒸馏液。但蒸馏次数不宜过多,以免挥发油中某些成分氧化或分解。

4.2.3.6　超临界流体萃取法

超临界流体萃取法(supercritical fluid extraction,SFE)是利用超临界流体作为溶剂对药材成分进行萃取和分离的方法。

1.超临界流体提取基本原理

超临界流体是超过临界温度与临界压力的非凝聚性高密度流体,既具有类似气体的黏度和扩散系数,有较强的穿透力;又类似于液体有较大密度和溶剂化能力,能够迅速渗透入物质的孔隙,加快提取速率。另外,超临界流体在超临界点附近压力和温度的微小变化会引起流体密度的很大变化,因此可选择合适的温度和压力,有选择性地溶解目标成分,而不溶解其他成分,达到萃取、分离所需成分的目的。用超临界流体萃取法提取药材成分时,一般用 CO_2 作萃取剂。

2.CO_2 超临界萃取特点

①CO_2 临界温度和临界压力低($T_c=31.1℃$，$P_c=7.38$ MPa)，操作条件温和，可避免热敏性成分破坏；②可同时完成提取与分离，提取效率高；③CO_2 无毒，不污染环境，安全，可循环使用；④适用于小分子、亲脂性物质的提取，当提取药材中极性成分时需加夹带剂如乙醇、丙酮、乙酸乙酯等。

4.2.3.7　超声波提取法

超声波提取法(ultrasonic extraction method，UEM)是利用超声波提取中药有效成分的方法。

超声波提取特点：利用超声波的空化作用、机械作用、热效应等增大物质分子运动频率和速度，增加溶剂穿透力，从而提高药材有效成分浸出率。与煎煮法、浸渍法、渗漉法等传统的提取方法比较，具有省时，节能，提取效率高等优点。

4.2.3.8　微波提取法

微波提取法即微波辅助萃取法(microwave extraction method，MAE)是利用微波对中药与适当溶剂的混合物进行照射处理提取中药成分的一种方法。

微波提取时极性分子(如 H_2O)在微波电磁场中瞬间极化，快速旋转，相互摩擦而发热，温度快速升高，有效成分易溶于溶剂；同时提取物细胞内温度突然升高，压力升高，导致细胞结构破裂，加速有效成分的溶出。

微波提取的特点：对极性分子选择性加热，选择性浸出；微波能量直接作用于被加热物质，加热均匀，热效率较高，提取时间短；微波提取可供选择的溶剂多，用量少，环保；微波提取节省能源，安全易控，便于组建自动化生产线，提高生产率。

4.3　分离与精制

4.3.1　分离

将固体-液体非均相体系用适当方法分开的过程称为固-液分离。中药提取液中往往含有固体沉淀物，常用的分离方法有沉降分离法、离心分离法和滤过分离法。

4.3.1.1　沉降分离法

沉降分离法是利用固体物质与液体介质密度相差悬殊，固体物质靠重力自然下沉，用虹吸法吸取上层澄清液，使固体和液体分离的一种方法。中药浸出液经过静置冷藏一定时间，固体与液体之间分界明显，利于虹吸法分离。沉降分离法适于固体微粒多而质重药液的粗分离，对固体物含量少、粒子细而轻的料液则分离不完全。

4.3.1.2　离心分离法

离心分离法是在离心力作用下，利用浸提液中固体和液体间的密度差进行分离的方法。

由于离心力比重力大 2 000~3 000 倍,分离效率更高,适用于浸出液中固体与液体的分离,或两种密度不同且不相混溶的液体的分离,特别适用于沉降分离法和滤过分离法难以分离的或黏度很大的混合液。操作时将待分离料液置于离心机中高速旋转,将料液中的固体与液体分开。

4.3.1.3　滤过分离法

滤过分离法是将固-液混悬液通过多孔的过滤介质,使固体粒子被介质截留达到固体与液体分离的方法。

1.滤过机制

滤过机制有两种,一是过筛作用,过滤时将粒子截留在滤过介质的表面,如滤纸过滤、薄膜过滤等;二是深层滤过,过滤时粒子截留在滤器的深层,如砂滤棒、垂熔玻璃滤器等。由于粒子在过滤中通过过滤介质内部的不规则孔道时,在孔隙内沉积形成"架桥"或吸附于孔隙,深层滤器所截留的粒子往往小于滤过介质中孔隙的平均大小。

2.影响滤过的因素

料液经滤过后,被截留的固体粒子聚集在过滤介质表面形成致密的滤渣层,假定滤液流过滤渣层中的间隙为均匀的毛细管管束,液体的流动遵循 Poiseuille 公式:

$$V = \frac{P\pi r^4 t}{8\eta l} \tag{4-3}$$

式中:V 为单位面积上的过滤液体积;P 为操作压力,r 为介质层中毛细管半径;l 为毛细管长度;t 为滤过时间;η 为药液黏度。根据公式,结合滤过的实际情况,影响滤过的因素为:

(1)滤渣层两侧的过滤操作压力　压力愈越大,滤速愈快。为提高滤过效果,工作中常用加压或减压滤过。

(2)滤器的面积　在滤过初期,滤过速度与滤器的面积呈正比。

(3)滤材和滤饼毛细管半径　滤速与毛细管半径呈正比。滤材和滤饼毛细管半径越小,过滤阻力越大,滤速越慢。常在料液中加助滤剂,以减少阻力。

(4)毛细管长度　滤速与毛细管长度呈反比。沉积的滤饼越厚,阻力越大,滤速越慢。工作中料液常先经预滤处理,减少滤饼厚度。

(5)料液黏度　滤速与料液黏度呈反比。料液黏性大,滤速慢。生产中常采用的方法是:①趁热滤过或保温滤过;②先滤清液、后滤稠液;③在黏性物料或胶体料液中加助滤剂。

常用的助滤剂有活性炭、滑石粉、硅藻土、滤纸浆等。使用助滤剂的方法是:①先在滤材上铺一层助滤剂,然后加料液滤过;②将助滤剂加入待滤液中,搅拌均匀,在滤过中形成疏松的滤饼,使滤液易于通过并滤清。

3.常用过滤器

实验室中常用过滤器有玻璃漏斗、搪瓷漏斗、布氏漏斗等。生产中常用的过滤器主要有以下几种。

(1)砂滤棒过滤器　国内主要有两种,一种是以硅藻土为原料烧结而成的,质地疏松,适用于黏度高,大量滤液的过滤。另一种是多孔素烧瓷滤棒,由白陶土烧结而成,质地致密,滤速比硅藻土滤器慢,适用于低黏度液体的过滤。

（2）垂熔玻璃滤器 以硬质玻璃细粉烧结成具有一定孔经的滤板，再粘连漏斗、滤球而成。有垂熔玻璃漏斗、垂熔玻璃滤球和垂熔玻璃滤棒 3 种形状，按滤板孔径大小 1～6 有号 6 种规格。3 号多用于常压过滤，4 号多用于减压或加压过滤，以滤除细沉淀物，6 号可滤除细菌。该滤器特点：性质稳定，除强酸与氢氟酸外，一般不受药液影响，不改变药液 pH；过滤时无渣脱落，吸附性低；可热压灭菌；但价格贵，质脆易破碎，滤后处理也较麻烦。垂熔玻璃滤器可用于注射剂、口服液、滴眼液的精滤。

（3）微孔滤膜过滤器 是以微孔滤膜作为过滤介质的滤器。微孔滤膜由高分子材料制成，孔径为 0.03～10 μm，可以透过溶液、截留除去悬浮颗粒，在制药生产中主要用于注射液的过滤。

微孔滤膜过滤器特点：微孔滤膜孔径小，均匀，过滤精度高；孔隙率高、滤膜质地薄，滤速快，吸附性小；滤过时无介质脱落，对药液无污染。缺点是易堵塞，料液必须先经预滤处理。

微孔膜滤器分为平板式和筒式两种类型。平板式膜滤器容纳滤渣容积小，适用于含少量沉淀料液的滤过。筒式膜滤器是将数只微孔滤筒装在耐压的滤过器内，滤过面积大，适于工业化生产。

其他过滤器有板框压滤机和超滤等，板框压滤机是一种在加压下间歇操作的过滤设备，适用于黏度较低，含渣较少的液体滤过。超滤是一种压力驱动的膜过滤器，超滤膜的典型孔径在 0.01～0.1 μm，超滤在中药制剂方面主要用于分离纯化提取液，除去无效成分。

4.3.2 精制

精制是采用适当的方法和设备除去中药提取液中杂质的操作。常用的精制方法有水提醇沉淀法（水醇法）、醇提水沉淀法（醇水法）、大孔树脂吸附法、超滤法、盐析法、酸碱法、澄清剂吸附法、透析法、萃取法等。其中水提醇沉淀法应用最为广泛。超滤法、澄清剂吸附法、大孔树脂吸附法在中药提取液的精制方面有较多的研究和应用。

4.3.2.1 水提醇沉淀法

水提醇沉淀法是将中药的水提取浓缩液用不同浓度的乙醇沉淀去除提取液中杂质的方法。为目前中药制剂中常用的精制方法，可以有效去除杂质，增加制剂的稳定性和澄清度。该法也可用于制备具有生理活性的多糖和糖蛋白。

1.原理

利用多数中药有效成分既溶于水，也溶于适当浓度乙醇，而水提液中的大分子亲水性杂质难溶于乙醇的溶解特性，通过水和不同浓度的乙醇交替处理，可沉淀除去杂质（蛋白质、糊化淀粉、黏液质、油脂、脂溶性色素、树脂、树胶、部分糖类），保留有效成分如生物碱盐类、苷类、氨基酸、有机酸等。一般料液中含乙醇量达 50%～60% 时，可除去淀粉等杂质，含醇量达 75% 以上时，除鞣质、水溶性色素等少数无效成分外，大部分杂质都能除去。

2.操作方法

中药饮片先用水提取，再将提取液浓缩至约每毫升相当于原药材 1～2 g，加入适量乙醇，静置冷藏适当时间，分离去除沉淀，回收乙醇，得到提取物。具体操作注意事项如下：

（1）药液的浓缩 中药水提液应经浓缩后再加乙醇处理，以减少乙醇用量，使杂质沉淀完全。浓缩时最好采用减压浓缩，特别是经水醇反复数次沉淀处理后的药液，不宜用直火加热浓缩。

　　浓缩前后可适当调节 pH,以保留更多的有效成分,尽量除去杂质。例如,黄酮类在弱碱性水溶液中溶解度增大,生物碱在酸性溶液中溶解度增大,而蛋白质在 pH 接近等电点时易沉淀去除。因有些成分在水中溶解度小,药液浓缩程度要适宜,以防止醇沉后,有效成分损失过大。

　　(2)药液温度　加入乙醇时,浓缩液温度一般为室温或室温以下,以防乙醇挥发。

　　(3)加醇的方式　分次醇沉或以梯度递增方式逐步提高乙醇浓度的方法进行醇沉,有利于除去杂质,减少杂质对有效成分的包裹而引起的损失。操作时,应将乙醇慢慢地加入到浓缩药液中,边加边搅拌,使含醇量逐步提高。分次醇沉,在回收乙醇后再加乙醇调至规定含醇量,可减少乙醇的用量,但操作较麻烦;梯度递增法醇沉,操作较方便,但乙醇用量大。

　　(4)含醇量的计算　调药液含醇量达某种浓度时,只能将计算量的乙醇加入到药液中,不能用乙醇计直接测定含醇药液的含醇量。分次醇沉时,每次需达到某种含醇量,应通过计算求得。

　　乙醇计的标准温度为 20℃,测定乙醇本身的浓度时,如果温度不是 20℃,应作温度校正。实验证明,温度每相差 1℃ 所引起的百分浓度误差为 0.4。因此,这个校正值就是温度差与0.4 的乘积。可用式(4-4)求得乙醇本身的浓度。

$$c_{实} = c_{测} + (20 - t) \times 0.4 \tag{4-4}$$

式中:$c_{实}$ 为乙醇的实际浓度,%;$c_{测}$ 为乙醇计测得的浓度,%;t 为测定时乙醇本身的温度,℃。

　　(5)冷藏与处理　浓缩液加至所需含醇量后,应将容器口盖严,以防乙醇挥发。再移至冷库于 5～10℃ 下静置 12～24 h。待醇沉液充分静置冷藏后,先虹吸上清液,再抽滤下层稠液。

　　水提醇沉淀法在实际应用中仍有不少问题值得研究,例如,乙醇沉淀除去的成分是否都是无效杂质;经醇沉回收乙醇后的药液黏度较大,浓缩困难,且其浸膏黏性也大,制粒困难;醇沉处理周期长,成本高等。因此,实际生产中应结合工艺条件采取合理的纯化方法。

4.3.2.2　醇提水沉淀法

　　醇提水沉淀法(醇水法)是将中药醇提液回收乙醇后,加入数倍量的水稀释,放置以沉淀除去树脂、叶绿素、油脂等水不溶性杂质。适用于药效物质在醇水中均有较好溶解性的药材。若有效成分在水中不溶或难溶,则不能用醇提水沉淀法。

4.3.2.3　大孔树脂吸附法

　　大孔树脂吸附法是利用大孔树脂多孔结构和选择性吸附能力将中药提取液中的有效成分吸附,再经适宜溶剂洗脱回收,以除去杂质的一种纯化方法。

　　目前,大孔树脂吸附法在中药有效成分精制纯化,单味中药有效部位的制备,中药复方有效部位的制备等方面显示出极大的优越性。大孔树脂吸附法有如下优点:①精制物纯度高,体积小,药效成分高度富集;②杂质分离率高,降低提取物吸湿性,可增加制剂稳定性;③工艺、设备简单,树脂再生方便,使用周期长,成本低,适于工业化生产。

4.3.2.4　酸碱法

　　酸碱法是根据有效成分的溶解性与酸碱度的有关性质,在溶液中加入适量酸或碱调节

pH 至一定范围,使单体成分溶解或析出,以达到分离的目的。酸碱法适用于生物碱、苷类、有机酸、蒽醌类等物质的分离与纯化。

4.3.2.5 盐析法

盐析法是在中药水提液中加入无机盐至一定浓度或达到饱和状态,使某些成分的溶解度降低沉淀析出,达到分离的方法。主要适用于蛋白质的分离纯化。此外,提取挥发油时,也常用于提高中药蒸馏液中挥发油的含量及蒸馏液中挥发油的分离。盐析法常用的无机盐有氯化钠、硫酸钠、硫酸铵等。

4.3.2.6 澄清剂法

澄清剂法是在中药浸出液中加入一定量的澄清剂,利用它们具有可降解某些高分子杂质,降低药液黏度,或能吸附、包含固体微粒等特性加速药液中悬浮粒子的沉降,经过滤除去沉淀物而获得澄清药液的方法。本法能较好地保留药液中的有效成分,除去杂质,操作简单,成本低。在中药制剂的制备中,主要用于除去药液中粒度较大及有沉淀趋势的悬浮颗粒,可获得澄清的药液。近年来,为克服水醇法在澄清药液方面的不足,在中药制剂澄清工艺研究方面,对多种澄清剂进行了大量的研究。常用的澄清剂如下。

1.壳聚糖

壳聚糖是甲壳素 N-脱乙酰基衍生物,对人体无毒性,可生物降解。壳聚糖为白色或灰白色固体,不溶于水和碱溶液,可溶于大多数稀酸如盐酸、醋酸、苯甲酸等生成盐,但在稀酸中壳聚糖会缓慢水解,因此应新鲜配制。

壳聚糖带有正电荷,加入中药水提液中,可与其中蛋白质、果胶等发生分子间吸附架桥和电荷中和作用而从药液沉降,被分离除去。使用壳聚糖澄清中药提取液时应注意以下问题:药液的浓度为 1 mL 含中药 0.5~1 g 时澄清效果好;壳聚糖加入量一般为药液量的 0.03%~0.3%;处理温度一般为 40~50℃;不宜用于脂溶性有效成分的吸附澄清。

2.101 果汁澄清剂

101 果汁澄清剂是一种新型的食品添加利,安全无毒,处理中不会引入任何杂质,可随处理后形成的絮状沉淀物一并滤除。本品去除中药提取液中蛋白质、鞣质、色素及果胶等大分子杂质时,不影响有效成分的含量,对多糖类有效成分的保留率明显优于水提醇沉淀法。本品通常配制成 5% 水溶液使用,提取液中添加量一般为 2%~20%。

3.ZTC1+1 天然澄清剂

ZTC1+1 天然澄清剂(ZTC-Ⅲ型)为一种新型食品添加剂,由 A、B 两组分组成。应用时,将 A 组分和 B 组分按使用说明书配成 A 1% 的水溶液和 B 1% 的 1% 醋酸溶液。然后将两个组分按一定比例先后加入药液中,静置或冷藏一定时间,离心或滤过,即得澄清的药液。实际操作时,A、B 两组分的最佳浓度、配比及用量可通过预试,根据其加入待处理药液后形成的沉淀的形状、沉降的速度,以及药液的澄清度、指标成分的含量等实验结果进行确定。

4.3.2.7 透析法

透析法是利用小分子物质在溶液中可通过半透膜,而大分子物质不能通过的性质而达到分离的一种方法。可用于除去中药提取液中的鞣质、蛋白质、树脂等高分子杂质,也常用于某些具有生物活性的植物多糖的纯化。

透析时,将预处理过的中药提取液盛装于透析袋内,加温透析并保持一定的液面使被透析的药液始终浸于水中。为使有效成分完全透析出来,操作中要及时更换透析袋外蒸馏水,经常搅拌,保持透析袋内、外有较大的浓度差。

4.4 浓缩

浓缩是使溶液中溶剂蒸发溶液浓度增大的过程。中药提取液经分离纯化后,体积仍然很大,通常不能用于制剂的制备,需通过浓缩缩小体积,以便进一步制成成品。浓缩是中药制剂生产中前处理的重要单元操作。

浓缩大多是通过蒸发或蒸馏完成。此外,还可以采用反渗透法、超滤法等使药液浓缩。

4.4.1 影响浓缩效率的因素

蒸发浓缩是在沸腾状态下进行的,沸腾蒸发的效率常以蒸发器的生产强度来表示,即单位时间、单位传热面积上所蒸发的溶剂或水量。可用式(4-5)表示:

$$U = \frac{W}{A} = \frac{K \cdot \Delta t_{\mathrm{m}}}{r'} \tag{4-5}$$

式中:U 为蒸发器的生产强度,kg/(m² · h);W 为蒸发量,kg/h;A 为蒸发器传热面积,m²;K 为蒸发器传热总系数,kJ/(m² · h · ℃);Δt_{m} 为加热蒸气的饱和温度与溶液沸点之差,℃;r' 为二次蒸气的汽化潜能,kJ/kg。

式(4-5)表明,生产强度与传热温度差及传热系数呈正比,与二次蒸气的汽化潜能呈反比。

1.传热温度差的影响

蒸发量与 Δt_{m} 呈正比,为保持一定的蒸发速度,Δt_{m} 一般应不低于20℃。提高传热温度差的有效方法是:①提高加热蒸汽压力以提高蒸汽的温度,但过高可导致热敏成分破坏。②减压浓缩可降低溶液的沸点。但过度减压,料液沸点低,溶液黏度增加,传热系数 K 降低,成本也高。

蒸发中应注意:①在蒸发过程中,料液的沸点随浓度增加而逐渐升高,致使 Δt_{m} 变小,蒸发速度变慢。②需控制适宜的液层深度。因为下部溶液所受的压力(液柱静压力)比液面处高,相应地下部溶液的沸点高于液面处溶液的沸点。沸腾蒸发可以改善液柱静压力的影响。

2.传热系数的影响

提高 K 值是提高蒸发器效率的主要因素,提高传热系数的有效方法是减少各部分的热阻,方法有:①及时除去蒸发所产生的溶剂蒸气,减小热阻;②减少料液侧垢层热阻,蒸发中要加强搅拌和定期除垢,还可从设备结构上改进;③料液加热至沸点后进入蒸发器可减少预热的热阻;④增加蒸发面积,减少液层厚度,也可减少热阻。

4.4.2 浓缩方法与设备

中药提取液的成分、状态、性质各不相同,有的稀,有的黏;有的对热稳定,有的不稳定;有的易产生泡沫,有的易结晶等等。需根据中药提取液的性质与蒸发浓缩的要求,选择适宜的浓缩方法与设备。

4.4.2.1　常压蒸发

　　常压蒸发又称常压浓缩,是提取液在一个大气压下进行蒸发的方法,适用于有效成分耐热的水提液的浓缩。常采用敞口倾倒式夹层蒸发锅,进行常压蒸发浓缩。常压浓缩速度慢,时间长,药物成分易破坏,含热敏性成分的药液不适用。常压浓缩时应注意搅拌,避免料液表面结膜而影响蒸发,用排风设备随时排走蒸发中产生的大量水蒸气。

4.4.2.2　减压蒸发

　　减压蒸发是在密闭的容器内,抽真空降低内部压力,使药液的沸点降低而进行沸腾蒸发的方法。减压蒸发温度低,蒸发中不断排除溶剂蒸气,蒸发速度快,适用于对热不稳定药液的蒸发。减压蒸发设备有真空浓缩罐(图 4-5)、减压蒸馏装置(图 4-6)等。两者不同之处在于前者适用于水提液的浓缩,后者在浓缩中可回收有机溶剂。

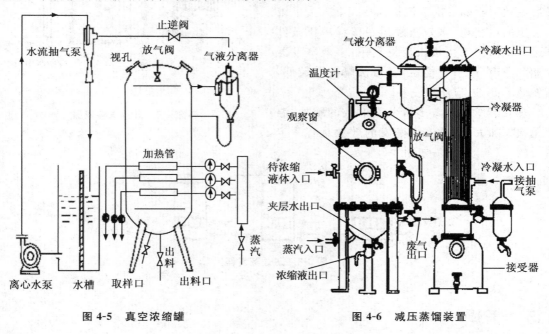

图 4-5　真空浓缩罐　　　　　　　　　　图 4-6　减压蒸馏装置

4.4.2.3　薄膜蒸发

　　薄膜蒸发是使料液在蒸发时形成液膜,增加气化表面积进行蒸发的方法。薄膜蒸发的特点是不受料液静压和过热影响,蒸发速度快且均匀,受热时间短,适于热敏性物质的浓缩;可在常压或减压下连续操作;溶剂能回收重复利用。

　　薄膜蒸发的方式有两种:一种是使药液以薄膜形式快速流过加热面进行蒸发;另一种是使药液剧烈地沸腾而产生大量泡沫,以泡沫的内外表面为蒸发面进行蒸发。目前以后者使用较多,如升膜式蒸发器(图 4-7),预热的药液经列管式蒸发器底部进入,受热立即沸腾汽化生成大量泡沫及二次蒸汽,沿加热管高速上升,通过加热管并在内壁上形成液膜,被快速蒸发浓缩。

升膜式薄膜蒸发适用于蒸发量较大，热敏性、黏度适中和易产生泡沫的料液；不适用于高黏度、有结晶析出或易结垢的料液。一般中药水提液可浓缩达相对密度 1.05～1.10。其他薄膜浓缩设备还有降膜式蒸发器、刮板式薄膜蒸发器、离心式薄膜蒸发器。

4.4.2.4　多效蒸发

多效蒸发器是将两个或多个减压蒸发器串联运行的浓缩设备。操作时，药液进入减压蒸发器后，给第一个减压蒸发器提供加热蒸汽，药液加热沸腾，产生的二次蒸汽引入下一效蒸发器作为加热蒸汽用，依此类推组成多效蒸发器。最后一效引出的二次蒸汽进入冷凝器。为了维持一定的温度差，多效蒸发器一般在减压条件下进行。由于二次蒸汽反复利用，多效蒸发器热能利用充分，节省能源，药液沸腾温度较低，蒸发效率高，属节能型设备。

多效蒸发中随着多效蒸发效数的增加，温度差损失加大，因此多效蒸发的效数是有一定限制的，以三效较多，如图 4-8 所示。

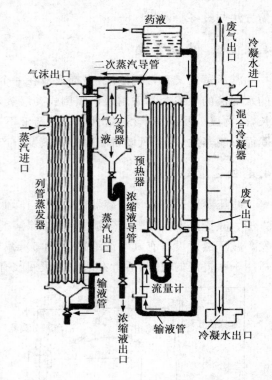

图 4-7　升膜式蒸发器

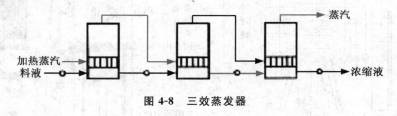

图 4-8　三效蒸发器

4.5　干燥

干燥是利用热能除去湿物料中的湿分（水或其他溶剂）获得干燥物品的工艺操作。在制剂生产中，新鲜药材除水，原辅料除湿，颗粒剂、片剂、丸剂等的制备需用到干燥工艺。干燥的目的是：①控制原料及制剂的规格；②便于制剂成型；③提高半成品及制剂的稳定性。

4.5.1　干燥的基本理论

4.5.1.1　干燥原理

湿物料进行干燥时，同时进行着两个过程：①传热过程，热能由热空气传递给物料表面，再由表面传至物料内部；②传质过程，湿物料表面得到热量后，表面的水分立即汽化，物料内部水分以液态或气态扩散透过物料层而达到表面,并不断汽化,扩散至热空气的主体中,由热气流带走。因此,在干燥过程中同时进行着传热和传质两个相反的过程。干燥过程得以进行的必要条件是必须具有传热和传质的推动力,即物料表面蒸汽分压一定要大于干燥介质(空气)中的蒸汽分压,压差越大,干燥过程进行得越快。

4.5.1.2　物料中水分的性质

1.结晶水

结晶水是化学结合水,可用风化方法去除,一般不视为干燥过程。如芒硝(NaSO$_4$ · 10H$_2$O)经风化,失去结晶水而成玄明粉(NaSO$_4$)。

2.结合水

结合水指存在于细小毛细管中的水分和渗透到物料细胞中的水分。结合水以化学或物理化学力与物料结合,产生的蒸汽压低于同温度下的水的蒸汽压,难以从物料中去除。

3.非结合水

非结合水指存在于物料表面的水分、粗大毛细管中的水分和物料孔隙中的水分。非结合水分与物料结合力弱,易于去除。

4.平衡水分与自由水分

物料在一定温度、湿度下,最后排除水分或吸收的水分将达一定值,物料中的水分与空气处于动态平衡状态,此时物料中所含的水分称为该空气状态下物料的平衡水分。物料中含有的高于平衡水分的水分称自由水分。

物料中所含的总水分为自由水分与平衡水分之和,在干燥过程中可以除去的水分只能是自由水分(包括全部非结合水和部分结合水),不能除去平衡水分,如图 4-9 所示。干燥效率不仅与物料中所含水分的性质有关,而且还决定于干燥速率。

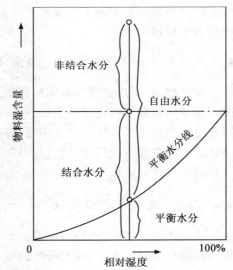

图 4-9　固体物料中所含水分的相互关系

4.5.1.3　干燥速率与干燥速率曲线

干燥速率是指在单位时间内,在单位干燥面积上被干燥物料中水分的汽化量。可用以下微分形式表示:

$$U = \frac{\mathrm{d}w'}{S\mathrm{d}t}$$

(4-6)

式中:U 为干燥速率,kg/(m^2 · s);S 为干燥面积,m^2;w' 为汽化水分量,kg;t 为干燥时间,s。

物料干燥过程是被汽化的水分连续进行内部扩散和表面汽化的过程。所以,干燥速率取决于内部扩散和表面汽化速率,可以用干燥速率曲线来说明。图 4-10 为干燥介质状态恒定时典型的干燥速率曲线,其横坐标为物料的湿含量 C,纵坐标为干燥速率 U。从干燥曲线可以看出,干燥过程明显地分成两个阶段:等速阶段和降速阶段。在等速阶段,干燥速率与物料湿含量无关。在降速阶段,干燥速率近似地与物料湿含量呈正比。干燥曲线的折点所示的物料湿

含量是临界湿含量 C_0，与横轴交点所示的物料湿含量是平衡水分 $C_平$。因此，当物料湿含量大于 C_0 时，由于水分从物料内部扩散速率大于表面汽化速率，干燥过程属于等速阶段；当物料湿含量小于 C_0 时，水分从物料内部扩散速率小于表面汽化速率，干燥过程属于降速阶段。在等速阶段中，干燥速率决定于表面汽化速率，故凡影响表面汽化速率的因素，如干燥介质的温度、湿度、流动情况等都可影响干燥速度。在降速阶段中，干燥速率主要与内部扩散有关，即与物料层的厚度、干燥的温度等有关。

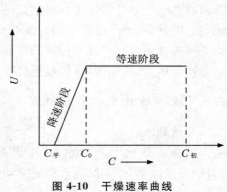

图 4-10　干燥速率曲线

4.5.2　影响干燥的因素

4.5.2.1　物料的性质

被干燥物料的性质是影响干燥速率的最主要因素。湿物料的形状、大小及料层的薄厚、水分的结合方式都会影响干燥速率。一般物料呈结晶状、颗粒状、堆积薄者，较粉末状及膏状、堆积厚者干燥速率快。

4.5.2.2　干燥介质的温度、湿度与流速

温度越高，干燥介质与湿物料间温度差越大，传热速率越高，干燥速度越快，但应在有效成分不破坏的前提下提高干燥温度。空气的相对湿度越低，干燥速率越大。降低有限空间的相对湿度可提高干燥效率。生产中常采用生石灰、硅胶等吸湿剂吸除空间水蒸气，或采用排风、鼓风装置等更新空间气流，将气化湿气及时除去。空气的流速越大，干燥速率越快。但空气的流速对降速干燥阶段几乎无影响。

4.5.2.3　速度与干燥方法

干燥速度过快时，容易形成假干燥现象。原因是物料表面的蒸发速度大大超过内部液体扩散到物料表面的速度，致使表面粉粒黏着，甚至熔化结壳，从而阻碍了内部水分的扩散和蒸发。干燥方式与干燥速率也有较大关系。在静态干燥下，干燥暴露面积小，干燥效率低，温度应逐渐升高，以避免出现假干燥现象。在动态下，物料处于跳动、悬浮状态，大大增加了干燥暴露面积，干燥速率快，效率高，但必须及时提供足够的热能。

4.5.2.4　压力

压力与蒸发量呈反比，因而减压是改善蒸发、加快干燥的有效措施。真空干燥能降低干燥温度，加快蒸发速度，提高干燥效率，且产品疏松易碎，质量稳定。

4.5.3　干燥的方法与设备

干燥方法按操作方式可分为连续式和间歇式干燥；按操作压力（温度）可分为常压干燥和真空干燥；按照热能传给湿物料的方式，可分为对流干燥、传导干燥、辐射干燥和介电加热干

燥。在制药生产中,由于被干燥物料的形状、性质、产品的最终状态不同,应选用相应的干燥方法和设备。下面重点介绍常用的干燥方法与设备类型。

4.5.3.1 烘干法

烘干法是指将湿物料放在烘盘内,利用热的干燥气流使湿物料水分汽化进行干燥的方法。烘干法属于静态干燥,干燥速率较慢。常用的有烘箱和烘房。

1.烘箱

烘箱又称干燥箱,适用于各类物料的干燥或干热灭菌。烘箱属于间歇式操作,若无鼓风设备,上、下温差大,应经常将烘盘上、下对调位置。

2.烘房

烘房为供大量生产用的烘箱,其结构原理与烘箱一致,但由于容量加大,在设计上更应注意温度、气流路线及流速等因素间的相互影响,以保证干燥效率。

4.5.3.2 减压干燥

减压干燥又称真空干燥,是指在负压条件下干燥的方法。常用设备为减压干燥器。减压干燥的特点是:干燥温度低,速度快;减少物料与空气的接触,避免污染或氧化变质;产品呈松脆的海绵状,易于粉碎;适于热敏性物料或高温下易氧化的物料。但这是一种间歇干燥操作,生产能力小,劳动强度大。干燥中真空度的高低、干燥物料的堆积厚度影响干燥效果。

4.5.3.3 喷雾干燥法

喷雾干燥是流化技术用于液态物料干燥的较好方法。生产用设备是喷雾干燥器,工作时,提取浓缩液喷雾于干燥器内,细小雾滴分散于热气流中,水分迅速汽化,获得干燥粉末或颗粒。本法的特点是:干燥物料受热面积大,几秒钟内可完成干燥,特别适用于热敏性物料;产品质地松脆,溶解性好,能保持原有的色香味;可根据需要调节和控制产品的粗细度、含水量。但喷雾干燥能耗高,工作条件控制不当会出现黏壁现象,成品收率低,设备清洗较麻烦。

喷雾器是喷雾干燥设备的关键组成部分,其影响产品的质量和能量消耗。常用喷雾器形式有压力式、气流式、离心式3类。喷雾干燥器示意图见图4-11。

4.5.3.4 沸腾干燥法

沸腾干燥又称流床干燥,是利用热空气流使湿颗粒悬浮呈流态化,似"沸腾状",热空气在湿颗粒间通过,在动态下进行热交换,带走水气而达到干燥的方法。主要用于湿粒性物料的干燥,如湿颗粒和水丸。沸腾干燥的气流阻力较小,物料磨损较轻,热利用率较高;干燥速度快,产品质量好,一般湿颗粒流化干燥时间为 20 min 左右,制品干燥均匀;干燥时不需翻料,且能自动出料,适于大规模生产。但热能消耗大,清洁设备较麻烦。

在制药工业生产中应用较多的为负压卧式沸腾干燥装置,如图4-12所示。此种沸腾干燥床流体阻力较低,操作稳定可靠,产品的干燥程度均匀,物料的破碎率低。其主要结构由空气预热器、沸腾干燥室、旋风分离器、细粉捕集室和排风机等组成。

4.5.3.5 冷冻干燥法

冷冻干燥法又称升华干燥法,是将被干燥液体物料冷冻成固体,在低温减压条件下将水升

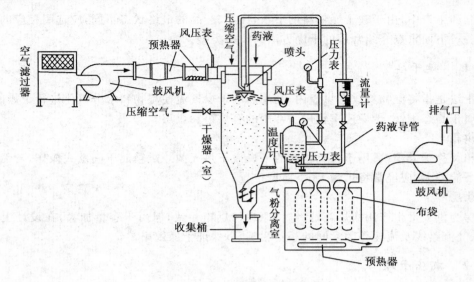

图 4-11　喷雾干燥器

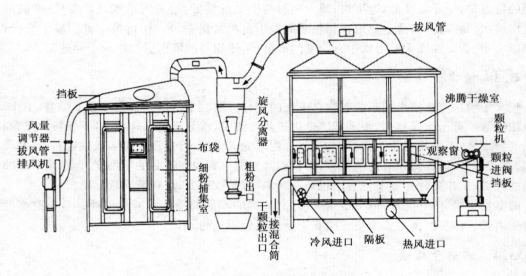

图 4-12　负压卧式沸腾干燥装置

华除去的干燥方法。冷冻干燥法的优点是物料在高真空及低温条件下干燥,能避免药物因高温分解变质,适用于极不耐热物品的干燥,如中药粉针、淀粉止血海绵、抗生素、生物制品等;干燥制品多孔疏松,易于溶解;含水量低,一般为 1%~3%,利于药品长期贮存。冷冻干燥需要高度真空与低温,耗能大,成本高。

4.5.3.6　红外线干燥法

红外线干燥是利用红外线辐射器产生的电磁波被含水物料吸收后,直接转变为热能,使物料中水分汽化而干燥的一种方法。红外线干燥属于辐射加热干燥。

在红外线干燥法中,当一定频率的红外线辐射到物体上,且红外辐射的频率和物体分子热运动频率一致时,分子会很快吸收红外线,引起分子强烈振动,温度迅速升高而使水分蒸发,达到干燥。水、有机物和高分子物质能强烈吸收远红外线,因此,远红外干燥广泛用于制药、食品等行业。远红外线干燥具有干燥效率高(为近红外干燥的 2 倍,热风干燥的 10 倍),节约能源,装置简单,干燥质量好等优点,适用于热敏性药物的干燥,特别适宜于熔点低、吸湿性强的药物,以及某些物体表层(如橡胶硬膏)的干燥。常用干燥设备是振动式远红外干燥机和隧道式红外线烘箱。

4.5.3.7　微波干燥法

微波干燥是把物料置于高频交变电场内,从物料内部均匀加热,迅速干燥的一种方法。制药工业上微波加热干燥采用 915 MHz 和 2 450 MHz 两个频率。

介电常数不同的物质对微波吸收的程度不同。水的介电常数大,可强烈吸收微波,因此,物料含水量越多,微波发挥的效能越大。微波干燥法的特点是:微波穿透力强,内外同时加热,受热均匀;加热效率高,干燥时间短,产品质量好;微波干燥的同时有杀虫灭菌作用,适用于含有一定水分且对热稳定药物的干燥和灭菌。中药行业中多用于饮片、药物粉末、丸剂及浸膏的干燥。

4.5.3.8　其他干燥法

1.鼓式干燥

鼓式干燥是将湿物料黏附在金属转鼓上,利用传导方式提供汽化所需热量,使物料干燥的一种方法。适用于浓缩药液、黏稠液体的干燥。如中药浸膏、膜剂的干燥。工作时由于药液在鼓的表面形成薄膜状,因此干燥速度快,干燥产品呈薄片状而易于粉碎。

2.吸湿干燥法

吸湿干燥法是将湿物料置于干燥器中,用吸水性很强的物质作为干燥剂,使物料干燥的方法。适用于数量小,含水量较低的药物的干燥。干燥器可分为常压干燥器和减压干燥器,小型的干燥器多为玻璃制成。常用的干燥剂有硅胶、氧化钙、粒状无水氯化钙、五氧化二磷、浓硫酸等。

思考题

1.中药材的浸提过程有哪几个阶段?影响浸提的因素有哪些?

2.常用的中药浸提方法有几种?对于不同的中药材如何选择适宜的浸提方法?

3.什么是超临界流体萃取?有何特点?

4. 常用的分离方法有哪些?

5.常用的纯化方法有哪些?试述水提醇沉淀法的操作要点。

6.常用的浓缩方法有哪些?其适用范围是什么?

7.常用的干燥方法有哪些?

第5章　浸出药剂

学习要求

1. 掌握汤剂、合剂、糖浆剂、煎膏剂、流浸膏剂、浸膏剂的制备方法与操作关键。
2. 熟悉浸出药剂的含义、特点及分类，各浸出剂型的含义、特点，酒剂、酊剂、茶剂的制备。
3. 了解浸出药剂各种剂型的质量要求。

5.1　概述

5.1.1　浸出药剂的含义与特点

浸出药剂是采用适宜的溶剂和方法浸提饮片中有效成分制成的可供内服或外用的一类制剂，包括汤剂、合剂、糖浆剂、煎膏剂、酒剂、酊剂、流浸膏剂、浸膏剂和茶剂等。浸出药剂在临床上应用广泛，大部分直接应用，有的可作为其他制剂的原料如流浸膏剂和浸膏剂。浸出药剂是中药各类制剂的基础，也是中药现代化的重要途径。

浸出药剂具有以下主要特点：

1. 具有中药多成分的综合疗效与特点

浸出药剂主要源自古代中医临床，符合中医药理论，保留了中药各种成分的综合疗效。与同一药材提取的单体化合物相比，浸出药剂能发挥多种成分的综合疗效。如阿片酊中含多种生物碱，既有镇痛又有止泻功效，而从阿片粉中提取出的吗啡虽然有很强的镇痛作用，并未呈现止泻功效。又如芒果叶浸膏有较好的镇咳作用，而从其分离出较纯的芒果苷，则镇咳作用降低，甚至消失。对于复方制剂，中药多成分的综合作用更为突出。例如，补中益气汤有调整小肠蠕动的作用，但若从该方中去除柴胡、升麻，则调整小肠蠕动的作用明显减弱，而这两味药对肠蠕动无直接作用。同时，补中益气汤还呈现"适应原"样作用，对肠管松弛者有促进蠕动作用，对肠管蠕动功能亢进者有抑制作用，既能治疗慢性结肠炎引起的泄泻，又能治疗内脏下垂引起的便秘等。

2. 作用缓和持久，毒性低

中药复方制剂，由于多种成分的相辅相成或相互制约，可以增强疗效，降低毒性。如四逆汤的强心升压作用优于方中各单味药，且能减慢窦性心律，避免单味附子所产生的异位心律失常的副作用。

3. 可减少服用量

由于浸出药剂除去了部分无效成分和组织物质，提高了有效成分的浓度，与原方药相比，减少服用量，便于服用。

4. 部分浸出药剂可作为其他制剂的原料

浸出药剂中的汤剂、酒剂、酊剂等可由提取液直接制得,多数情况下提取液需经浓缩等处理制成流浸膏、浸膏,作为进一步制备其他制剂的原料如丸剂、片剂、胶囊剂等。

5.1.2　浸出药剂的分类

浸出药剂按浸提过程或成品情况主要可以分成以下 3 种类型。

1. 水浸出剂型

水浸出剂型是以水为溶剂浸提中药成分,制得的含水中药制剂。如汤剂、中药合剂(口服液)等。

2. 含醇浸出剂型

含醇浸出剂型是以适宜浓度的乙醇或蒸馏酒为溶剂浸提中药成分,制得的含醇中药制剂。如药酒、酊剂、流浸膏等。有些流浸膏虽需用水浸提,但成品中仍需加适量乙醇。

3. 含糖浸出剂型

含糖浸出剂型是在水浸出药剂的基础上,将水提液浓缩处理,加入适量蔗糖或蜂蜜制成,如煎膏剂、糖浆剂等。

当中药饮片以适当溶剂浸提,浸出液经精制、成型处理而制得的剂型如注射剂、片剂、胶囊、滴丸等在相关章节介绍。

5.2　汤剂

5.2.1　概述

汤剂是指将中药饮片或粗颗粒加水煎煮,去渣取汁服用的液体剂型。以中药粗颗粒加水煎煮,去渣取汁制成的液体药剂称为"煮散"。以沸水浸泡药物,服用剂量与时间不定或宜冷饮者,称为"饮",如香薷饮等。汤剂主要供内服,也可供熏蒸、洗浴、含漱等外用,分别称为熏蒸剂、浴剂及含漱剂。

汤剂在我国已有数千年历史,也是目前中医临床应用最广泛的剂型,具有以下特点:

(1)汤剂可充分发挥方药多种成分的综合疗效。

(2)适应中医辨证施治需要,可随证加减,用药灵活。

(3)汤剂为液体剂型,吸收快,奏效迅速;溶剂价廉易得、制备简单。

但汤剂也存在一定的缺点:需临用新制,久置易发霉变质;药液味苦量大,不便携带;脂溶性、难溶性成分不易提取完全等。因此,从 20 世纪 50 年代始一直在对汤剂进行剂型改革,如中药合剂、颗粒剂、糖浆剂等都是在汤剂基础上发展起来的现代剂型。

5.2.2　汤剂的制备

5.2.2.1　一般煎药法

汤剂的制备多用煎煮法,一般操作为中药饮片加适量水浸泡一定时间,加热至沸,保持微沸状态一定时间,滤取煎出液,药渣再加水煎煮 1～2 次,合并各次煎液,即得。一般汤剂每剂煎出液按两份等量分装，分早晚两次服用，或遵医嘱。

汤剂的质量受多种因素的影响，在使用正确的饮片品种、合格的炮制品前提下，汤剂的质量与饮片粒径、煎药器具、煎药火候、煎煮水量、煎煮次数、煎煮时间等因素密切相关。

1. 饮片大小

从理论上讲，中药饮片的粒径越小，有效成分浸出率越高。但是粉粒过细，会使滤过困难。实际制备时，全草、花、叶及质地疏松的根及根茎类中药，可直接入煎或切成段、厚片入煎；质地坚硬且致密的根及根茎类中药，应切成薄片或粉碎成粗颗粒入煎；对含黏液质、淀粉质较多的中药，也宜切片入煎，避免因煎液黏度增大，妨碍成分扩散，甚至焦化糊底。

2. 煎药容器

历代医药学家对煎煮容器的选择都很重视。李时珍说："煎药并忌用铜铁器，宜银器、瓦罐"。目前一般选用化学性质稳定、传热均匀的器皿，如砂锅、不锈钢锅、搪瓷锅等。砂锅导热均匀，保温性强，水分蒸发量小。搪瓷器皿和不锈钢锅抗酸碱，可避免与中药成分发生化学变化，大量制备时多选用。铝锅不耐强酸和强碱，但对酸碱性不很强的复方汤剂仍可选用。

铁质煎煮容器虽然传热快，但其化学性质不稳定，易氧化，煎煮时能与多种中药成分发生化学反应，如与鞣质生成鞣酸铁，使汤液色泽加深，与黄酮类成分生成难溶性络合物，与有机酸生成盐类等，均可影响汤剂质量。铜器煎药或镀锡锅煎药在煎出液中可检测出微量铜离子或锡离子，能与中药某些成分起化学变化，影响制剂的稳定性和药效。故一般认为铁、铜、镀锡器具不宜用于煎药。

目前医院煎药多用自动中药煎药机，采用不锈钢内胆全密闭作业。近年来研制生产的多种煎药包装组合机，使煎药、滤过、煎液包装在一台机器上完成，适合医院、药店使用。

3. 浸泡

浸泡和煎药应用符合国家卫生标准的饮用水。待煎药物应先浸泡，使水分充分浸入饮片组织，便于浸出有效成分。一般浸泡时间不少于 30 min，如以根、种子、果实为主的饮片或块大片厚、质地坚硬的药材，可浸泡时间 40～60 min。浸泡时间也不宜过久，以免引起药物长霉。

4. 加水量

水的用量一般应浸泡后水面高出饮片 2～5 cm，或为中药量的 5～8 倍，以每剂得到煎出液 150～200 mL 为宜。含花、草、叶为主的饮片一般吸水量大，应酌情多加水。

5. 煎药火候

一般采用沸前"武火"，沸后"文火"的煎煮法。煎煮时应避免药液溢出、煎干或煮焦。煎干或煮焦者不能药用。

6. 煎煮时间

煎煮时间应根据方剂的主治功能和药物的功效确定。一般药物第一煎煮沸后再煎煮20～30 min；解表类、清热类、芳香类药物不宜久煎，煮沸后再煎煮 15～20 min；滋补类药物煮沸后，改用文火慢煎 40～60 min。第二煎的煎煮时间应比第一煎时间略短。煎药过程中应搅拌药料 2～3 次。

7. 煎煮次数

一般煎煮 2～3 次。当饮片质地坚硬致密、有效成分难溶时，可酌情增加煎煮次数或延长煎煮时间。

5.2.2.2　特殊中药的处理

在汤剂处方中有些饮片不宜与方中其他药物同时入煎,应按情况区别对待。

1.先煎

质地坚硬,有效成分不易煎出的矿石类、贝壳类、动物角甲类中药应打碎先煎,如寒水石、赤石脂、牡蛎、珍珠母、龟板、鳖甲、水牛角等。一般先煎药煮沸 10～15 min 后,再加入已先行浸泡的其他药料同煎。

有毒的饮片先煎、久煎能达到减毒或去毒的目的,如乌头、附子、商陆、雪上一枝蒿等,一般需先煎 0.5～2 h。如含毒性成分乌头碱的乌头类中药,经 0.5～2 h 煎煮,可使乌头碱分解为乌头次碱,进而分解为乌头原碱,毒性大为降低。

有些中药需先煎才有效,如石斛、天竺黄等。石斛含内酯类生物碱,需久煎内酯开环后的水解产物才能起治疗作用。

2.后下

气味芳香,含挥发性成分的饮片应后下,以避免挥发性成分的损失。一般在其他药煎好前 5～10 min 入煎,如薄荷、细辛、沉香、藿香、青蒿、砂仁等。

久煎有效成分易破坏的饮片需后下。一般在第一煎煎好前 10～15 min 入煎,如钩藤、苦杏仁、大黄、番泻叶等。大黄含大黄蒽醌苷类化合物,泻下作用比苷元强,故不宜久煎。钩藤中含有钩藤碱,一般煎 20 min 以上,含量降低,降压作用减弱。

3.包煎

包煎药应当装入包煎袋中闭合后,与其他药物同煎。需包煎的药物有:①含淀粉、黏液质较多的中药饮片,避免在煎煮过程中糊锅粘底,如浮小麦、秫米、车前子等;②附绒毛饮片,避免脱落的绒毛混入汤液中刺激咽喉,引起咳嗽,如旋覆花等;③花粉类及药物细粉类,避免漂浮于液面或下沉于锅底,煎出不完全,如蒲黄、松花粉、六一散、黛蛤散等。

4.烊化与溶化

胶类、糖类中药为避免损失宜用烊化方法,即取其他群药煎液将胶类、糖类药物烊化后服用;或加入其他群药煎液,微火煎煮,搅拌,至溶解即可,如龟甲胶、鸡血藤膏、阿胶、鹿角胶、龟鹿二仙胶、蜂蜜、饴糖等。

5.另煎

贵重药为使有效成分充分溶出,避免其他药渣吸附成分引起损失,可另煎或另炖后取汁,兑入煎好的汤液中服用,如人参、西洋参、鹿茸等。另煎药应切成薄片煎煮约 2 h 取汁;另炖药放入有盖容器内,加入约 10 倍量冷水,隔水炖 2～3 h,取汁。

6.冲服

为避免有效成分被其他药渣吸附,一些贵重药、用量少的药需研成极细粉,用汤液冲服,如牛黄、三七、麝香、羚羊角、朱砂、琥珀、雷丸和沉香等。

5.2.3　煎煮过程对药效的影响

中药汤剂多为复方,不同药味配伍合煎中,会对某些化学成分的溶解度有影响,方药中药味单煎合并液和复方群药合煎液所含的化学成分会有差异,药效也不完全相同。群药合煎可因成分挥发或沉淀而减效,因增溶而增效,也能降低或消除某些药物的毒副作用,甚至产生新的化合物。

1. 成分增溶而增效

成分与成分之间相互影响使方药在合煎时有效成分溶出量增大。如柴胡皂苷 d 含有醚环,在酸性溶液中不稳定,易开环转变为柴胡皂苷 b_2。但在含柴胡方剂中若同时含有牡蛎、龙骨,由于它们能中和汤液中的酸性物质,抑制了柴胡皂苷 d 向 b_2 的转变,柴胡皂苷 d 的含量明显增高。1％的葛根淀粉可使芦丁在水中溶解度增加 3.8 倍,苍术中菊糖能增大芦丁溶解度 2.5 倍,特别是二甲基七叶内酯水中溶解度小,而在茵陈蒿汤中竟能溶解 75％。测定当归承气汤煎液中不同磷脂含量对大黄总蒽醌溶出率的影响,结果表明,加大当归用量,汤液中磷脂含量随之升高,而大黄总蒽醌的溶出率也随之增大。选用麻黄、银花、当归组方,通过改变当归用量来控制煎液中磷脂的含量,从而观察磷脂对麻黄碱、绿原酸溶出率的影响。结果表明,增加当归用量,麻黄碱和绿原酸的溶出率也随之增大,比无当归组增加 80％～100％。其原因与磷脂成分中含有极性的磷酰基及非极性的酯酰基是天然表面活性剂有关。

2. 成分挥发或沉淀而减效

含有挥发油或其他挥发性成分的中药,在煎煮过程中挥发性成分易挥发损失,煎煮浓缩的时间越长,损失量越大。如柴胡桂枝汤中桂皮醛的煎出量通常为原中药含量的 5％ 以下,但如果采用回流煎煮,含量可达 54.0％,表明回流煎煮可以减少挥发性成分的损失。

煎煮过程中产生的沉淀,可能是有效成分,也可能是无效成分,如果为有效成分,与药渣一起滤除,则药效降低。例如,黄连和甘草共煎,苦味减弱,产生沉淀是由于 2 分子小檗碱和 1 分子甘草酸结合成盐。黄连、黄柏所含的小檗碱与黄芩中的黄芩苷、大黄中的鞣质均能产生沉淀反应,如滤除沉淀,则药效降低。

3. 消除或降低毒副作用

附子含有生物碱,单用时附子强心升压作用不强,还有可能导致异位性心律失常;单味甘草、干姜也无强心作用,但以甘草、干姜和附子组成的四逆汤强心升压作用显著,且能减慢窦性心律,避免单味附子产生的异位性心律失常。四逆汤的毒性与单味附子比较降低 3/4,而各单味药分煎合并液不能降低其毒性。

4. 产生新的化合物

汤剂群药合煎时,溶出成分能相互作用从而产生新的化合物。麻黄汤中的麻黄碱能与桂皮醛、氰基苯甲醛等醛类成分相互作用生成新化合物,目前已分离出单体,并且与各原成分有相似的药理作用。

某些成分在汤剂煎煮的过程中还能发生水解转化。生脉散群药合煎液中,原为微量成分的人参皂苷 R_{g3}、R_{h1}、R_{h2} 的含量明显增加,转化为主要有效成分,其量分别高出单味人参煎剂含量的 54.83％、52.40％、113.64％。尽管生脉散合煎液中人参总皂苷含量低于分煎液,但前者的疗效与药理作用都比后者强。

总而言之,汤剂在煎煮过程中可能会发生水解、酸碱中和、缩合、聚合、氧化、变性等化学反应,汤剂群药合煎是一个极复杂的过程,方药单煎合并使用不完全等效于方药的群煎使用,这也是汤剂剂型改进的难点之一。

5.2.4　举例

旋覆代赭汤

【处方】旋覆花 9 g　人参 6 g　生姜 15 g　代赭石 9 g　炙甘草 6 g　半夏 9 g　大枣 4 枚

【制法】代赭石置煎药锅内,加水 350 mL,煎 1 h,再将旋覆花置包煎袋内,与其他五味药物置煎锅内,共煎 30 min,滤取药液。药渣再加水 250 mL,煎 20 min,滤取药液。将两次煎出液合并,即得。

【功能与主治】降逆化痰,益气和胃。用于胃虚气逆,痰浊内阻所致的噫气频作,胃脘痞硬,反胃呕恶或吐涎沫等症。

【用法与用量】口服,分 2 次温服。

【注解】代赭石为矿物药,质硬,需先煎;旋覆花有绒毛需包煎;大枣需掰开后煎煮,有利于成分的溶出。

5.3　合剂(附口服液)

5.3.1　概述

合剂是指饮片用水或其他溶剂,采用适宜方法提取制成的内服液体制剂,单剂量灌装者也可称为口服液。

中药合剂是在汤剂的基础上发展起来的现代剂型,一般选用疗效可靠、应用广泛的方剂制备。中药合剂的特点是:吸收快,奏效迅速同汤剂;能浸出中药的多种有效成分,保持方剂的综合疗效;可大量生产,免去临用煎药的麻烦;剂量小,便于服用、携带和保存。但合剂处方固定,不能随证加减,不能取代汤剂。

合剂在生产与贮藏期间均应符合下列有关规定:

①饮片应按规定方法提取、纯化、浓缩至一定体积;除另有规定外,含有挥发性成分的饮片宜先提取挥发性成分,再与余药共同煎煮。

②合剂中可加入适宜的附加剂、防腐剂。如加入防腐剂,山梨酸、苯甲酸的用量不得超过 0.3%(其钠盐、钾盐的用量分别按酸计),羟苯酯类的用量不得超过 0.05%。如加入其他附加剂,其品种与用量应符合国家标准的有关规定,不得影响成品的稳定性,并注意避免对检验产生干扰,必要时亦可加入适量的乙醇。

③合剂中若加蔗糖,除另有规定外,含蔗糖量应不高于 20%(g/mL)。

5.3.2　合剂的制备

合剂制备工艺流程为:

浸提→纯化→浓缩→配液→分装→灭菌→成品

1.浸提

一般情况下,按汤剂的制备方法进行浸提。药材加水煎煮 2~3 次,每次 1~2 h。如处方中含有挥发性成分的药材如薄荷、菊花、肉桂等,可用双提法提取,即先用水蒸气蒸馏法提取挥发油,另器保存,药渣再与其他饮片一起煎煮。此外,也可根据药材有效成分的性质,选用不同浓度的乙醇,采用回流、渗漉等方法提取。

2. 纯化

采用适宜的纯化工艺处理浸提液,可减少服用量,改善合剂的稳定性。药液可经滤过或高速离心除去沉淀,或用水提醇沉淀法进行纯化。近年也有用吸附澄清法除去提取液中杂质,提高合剂的稳定性。

3. 浓缩

纯化液常用减压法进行浓缩。浓缩程度一般以每日服用量在 30~60 mL 为宜。经醇沉处理的提取液,应先回收乙醇,再浓缩,每日服用量应控制在 20~40 mL。

4. 配液

合剂应在清洁避菌的环境中配制,药液浓缩至一定体积后,可加入适当的矫味剂和防腐剂,根据需要调节适宜的 pH 值,用纯化水调整药液至规定体积,搅拌均匀。

5. 分装

配制好的药液应尽快过滤、分装。合剂一般灌装于洁净干燥的玻璃瓶中,口服液灌装于指形管或其他适宜容器中,盖好胶塞,轧盖封口。

6. 灭菌

合剂封口后应立刻灭菌。一般采用流通蒸汽灭菌法、煮沸灭菌法或热压灭菌法。成品应贮存于阴凉干燥处。

5.3.3 合剂的质量检查

除另有规定外,合剂应澄清,贮存期间不得有发霉、酸败、异物、变色、产生气体或其他变质现象,允许有少量摇之易散的沉淀。

1. 相对密度

按《中国药典》2015 版【相对密度测定法】(通则 0601)检查,应符合规定。

2. pH 值

按《中国药典》2015 版【pH 值测定法】(通则 0631)检查,应符合规定。

3. 装量

单剂量灌装的合剂,取供试品 5 支,将内容物分别倒入经标化的量入式量筒内,在室温下检视,每支装量与标示量相比较,少于标示装量的不得多于 1 支,并不得少于标示量的 95%。多剂量灌装的合剂,按《中国药典》2015 版【最低装量检查法】(通则 0942)检查,应符合规定。

4. 微生物限度

按《中国药典》2015 版非无菌产品【微生物限度】检查法检查,应符合规定。

5.3.4 举例

小儿肺热咳喘口服液

【处方】麻黄 50 g　苦杏仁 100 g　石膏 400 g　甘草 50 g　金银花 167 g　连翘 167 g　知母 167 g　黄芩 167 g　板蓝根 167　麦冬 167 g　鱼腥草 167 g

【制法】以上 11 味,石膏加水煎煮 0.5 h,加入麻黄等 10 味,加水煎煮两次,每次 1 h,合并煎液,滤过,滤液浓缩至相对密度为 1.10~1.15(80℃)的清膏,放冷,加乙醇使含醇量达 75%,

搅匀,静置 24 h,滤过,滤液回收乙醇并浓缩至相对密度为 1.20～1.25(80℃)的清膏,加水约至 1 000 mL,搅匀,冷藏(4～7℃)96 h,滤过,滤液加入适量的防腐剂和矫味剂,加水至 1 000 mL,搅匀,灌装,灭菌,即得。

【性状】本品为棕红色液体,久置有少量沉淀;味苦、微甜。

【功能与主治】清热解毒,宣肺化痰,用于热邪犯于肺卫所致发热、汗出、微恶风寒、咳嗽、痰黄,或兼喘息、口干而渴。

【用法与用量】口服,1～3 岁一次 10 mL,一日 3 次;4～7 岁一次 10 mL,一日 4 次;8～12 岁每次 20 mL,一日 3 次,或遵医嘱。

【注解】本品以传统汤剂的提取方法提取,石膏先煎,再与余药群煎,采用水提醇沉法纯化提取液。

本品的相对密度应为 1.07～1.12。

玉屏风口服液

【处方】黄芪 600 g　防风 200 g　白术(炒)200 g

【制法】以上 3 味,将防风酌予碎断,提取挥发油,蒸馏后的药液另器收集,药渣与其余 2 味中药混合,加水煎煮两次,第一次 1.5 h,第二次 1 h,合并煎液,滤过,滤液浓缩至适量,加适量乙醇使沉淀,取上清液减压回收乙醇,加水搅匀,静置,取上清液滤过,滤液浓缩。取蔗糖 400 g 制成糖浆,与上述浓缩液合并,再加入挥发油及蒸馏后的药液,调整总量至 1 000 mL,搅匀,滤过,灌装,每支 10 mL,灭菌,即得。

【性状】本品为棕红色至棕褐色液体;味甜、微苦、涩。

【功能与主治】益气,固表,止汗。用于表虚不固,自汗恶风。面色㿠白,或体虚易感风邪者。

【用法与用量】口服,一次 10 mL,一日 3 次。

【注解】防风含有挥发油,故本品用双提法提取,水提醇沉淀法纯化提取液。本品的相对密度应不低于 1.16。

5.4　糖浆剂

5.4.1　概述

糖浆剂系指含有药物的浓蔗糖水溶液。

糖浆剂中含糖量高,常含有芳香性矫味剂,可以掩盖药物的咸、苦等不适气味,改善口感,便于服用,因此糖浆剂常用于儿童制剂。

中药糖浆剂含蔗糖量应不低于 45%(g/mL)。因糖浆剂中含糖等营养成分,易被微生物污染,导致发霉变质,常加入防腐剂抑制微生物的生长。防腐剂的用量要求与合剂相同。药液的 pH 对防腐剂的防腐效果影响很大,需根据糖浆剂的 pH 选择适宜的品种和浓度,也常使用混合防腐剂以增强防腐效能。糖浆剂中常加入芳香挥发油作矫味剂,也有一定的防腐作用。

除另有规定外,糖浆剂应澄清。在贮存期间不得有发霉、酸败、产生气体或其他变质现象,允许有少量摇之易散的沉淀。糖浆剂应在清洁避菌的环境中配制,及时灌装于灭菌的洁净干燥容器中,密封,置阴凉处保存。

根据组成和用途不同,糖浆剂可分为单糖浆、芳香糖浆和药用糖浆 3 类。

(1)单糖浆　为蔗糖的近饱和水溶液,浓度为 85.0%(g/mL)或 64.7%(g/g)。单糖浆除制备含药糖浆外,还可用作矫味剂及不溶性成分的助悬剂,丸剂、片剂等的黏合剂。

(2)芳香糖浆　为含芳香性物质或果汁的浓蔗糖水溶液。主要用于液体制剂的矫味,如橙皮糖浆等。

(3)药用糖浆　为含药物或中药提取物的浓蔗糖水溶液,具有相应的治疗作用,如小儿止咳糖浆、芩芷鼻炎糖浆。

5.4.2　糖浆剂的制备

中药糖浆剂制备工艺流程为:

浸提→纯化→浓缩→配制→滤过→分装→成品

制备糖浆所用的蔗糖应是白色或无色的干燥结晶品。蔗糖极易溶于水且水溶液较稳定。但在加热时特别是在酸性条件下,易水解转化为果糖和葡萄糖,这两种单糖的等分子混合物称为转化糖,其甜度比蔗糖高,可延缓某些易氧化药物的变质。但果糖易使制剂的颜色变深,微生物在单糖中比在双糖中更易生长。

中药糖浆剂饮片的浸提、提取液的纯化及浓缩与"中药合剂"基本相同。根据药物性质不同,糖浆剂的配制方法一般有 3 种。

1.热溶法

将蔗糖加入煮沸的中药浸提浓缩液或纯化水中,加热使其溶解,再加入可溶性药物及附加剂,混合溶解后滤过,从滤器上加蒸馏水至规定体积,即得。

热溶法的优点是蔗糖易于溶解,糖浆易于滤过,蔗糖中所含少量蛋白质可被加热凝固而滤除,同时可杀灭微生物,利于糖浆的保存。但加热温度不宜超过 100℃,时间不可过长,一般煮沸 5 min,溶后马上趁热保温滤过。否则转化糖量过高,制品颜色变深。热溶法适用于制备单糖浆、不含挥发性成分的糖浆、受热较稳定的药物糖浆和有色糖浆。

2.冷溶法

在室温下将蔗糖加入纯化水或药物溶液中,充分搅拌,待完全溶解后,滤过,即得。冷溶法的优点是制得的糖浆色泽较浅或无色,转化糖少。但因糖的溶解时间较长,生产中易污染微生物,故应用较少。冷溶法适于制备对热不稳定或含挥发性药物的糖浆。

3.混合法

是将药物溶液与单糖浆直接混合,充分搅匀后,加纯化水至规定量,静置、滤过,即得。中药糖浆剂多用混合法制备。根据药物性质和状态有以下混合方法:

(1)药物为水溶性固体　可先用少量纯化水制成浓溶液,再与计算量的单糖浆混匀。在水中溶解度较小者,可酌情加入适宜的溶剂溶解后再与计算量单糖浆混合。

(2)药物为可溶性液体　可直接与单糖浆混匀,必要时过滤。如为挥发油时,可先溶于少量乙醇等辅助溶剂或增溶剂,溶解后再与单糖浆混匀。

(3)药物为含乙醇的制剂　如流浸膏剂、酊剂、醑剂等,当与单糖浆混合时往往会发生浑浊而不易澄清,可加适量甘油助溶,或加滑石粉等助滤剂滤净。

（4）药物为水浸出制剂　由于含黏液质、蛋白质等易致发酵，长霉变质，可先加热至沸后5 min 使其凝固滤除，滤液与单糖浆混合。必要时浓缩后醇沉处理一次，回收乙醇后的母液加入单糖浆混匀。

（5）药物为干浸膏　应先粉碎成细粉后再加入少量甘油或其他适宜稀释剂，在无菌研钵中研匀后，再与单糖浆混匀。

中药糖浆剂通常是从饮片开始制备，经浸提、净化、浓缩至适当程度，采用上述 3 种方法中的一种，加入单糖浆和附加剂混合均匀，加水至全量，静置 24 h 后，滤过，即得。

5.4.3　糖浆剂的质量检查

除另有规定外，糖浆剂应为澄清的液体，在贮存期间不得有发霉、酸败、产生气体或其他变质现象，允许有少量摇之易散的沉淀。

（1）相对密度　按《中国药典》2015 版【相对密度测定法】（通则 0601）检查，应符合规定。

（2）pH 值　按《中国药典》2015 版【pH 值测定法】（通则 0631）检查，应符合规定。

（3）装量　单剂量灌装的糖浆剂，取供试品 5 支，将内容物分别倒入经标化的量入式量筒内，尽量倾尽。在室温下检视，每支装量与标示量相比较，少于标示装量的应不得多于 1 支，并不得少于标示装量的 95%。多剂量灌装的糖浆剂，按《中国药典》2015 版【最低装量检查法】（通则 0942）检查，应符合规定。

（4）微生物限度　按《中国药典》2015 版非无菌产品【微生物限度】检查法检查，应符合规定。

5.4.4　举例

单糖浆

【处方】蔗糖 850 g　蒸馏水加至 1 000 mL

【制法】取蒸馏水 450 mL 煮沸，加入蔗糖，搅拌溶解后，加热至 100℃，沸后趁热用脱脂棉或白布滤过，自滤器上添加适量的热蒸馏水，使成 1 000 mL，混匀即得。

【用途】本品常用作液体药剂中的矫味剂，或用于制备其他含药糖浆。一般矫味用 20%，小儿用药为 20%～40%，也可作片剂、丸剂的黏合剂。

【注解】

①本品可用热溶法制备，也可用冷溶法制备。热溶法制得的成品因含较多的转化糖，长期贮存后，色泽易变深，制备时注意控制加热时间。

②盛装本品的容器，在装瓶前药瓶及瓶塞均应灭菌，以防染菌。盛满密封，置阴凉处。

③原料蔗糖应选用洁净的无色或白色的干燥结晶品。

小儿腹泻宁糖浆

【处方】党参 150 g　白术 200 g　茯苓 200 g　葛根 250 g　甘草 50 g　广藿香 50 g　木香 50 g

【制法】以上 7 味中，白术、广藿香、木香加水蒸馏，收集馏出液；药渣与其余党参等 4 味加水煎煮两次，每次 2 h，合并煎液，滤过，滤液浓缩至适量，放冷，加入乙醇使含醇量达 50%，静置，滤过，滤液回收乙醇，加蔗糖 610 g 及山梨酸 3 g，煮沸使溶解，滤过，滤液加入上述馏出液，搅匀,制成1 000 mL,即得。

【性状】本品为深棕色的黏稠液体;气香,味甜、微涩。

【功能与主治】健脾和胃,生津止泻。用于脾胃气虚所致的泄泻,症见大便泄泻、腹胀腹痛、纳减、呕吐、口干、倦怠乏力、舌淡苔白。

【用法与用量】口服,10岁以上儿童一次10 mL,一日2次,10岁以下儿童酌减。

【注解】本品用双提法提取,提取浓缩液用醇沉纯化处理除杂。本品用热溶法制备,挥发油的馏出液后加,以避免挥发性成分的损失。本品相对密度应为1.24~1.28。

川贝枇杷糖浆

【处方】川贝母流浸膏45 mL 桔梗45 g 枇杷叶300 g 薄荷脑0.34 g

【制法】以上4味,川贝母流浸膏系取川贝母45 g,按照渗漉法制得。桔梗和枇杷叶加水煎煮两次,第一次2.5 h,第二次2 h,合并煎液,滤过,滤液浓缩至适量,加入蔗糖400 g及防腐剂适量,煮沸使溶解,滤过,滤液与川贝母流浸膏混合,放冷,加入薄荷脑和含适量杏仁香精的乙醇溶液,随加随搅拌,加水至1 000 mL,搅匀,即得。

【性状】本品为棕红色的黏稠液体,气香,味甜、微苦、凉。

【功能与主治】清热宣肺,化痰止咳。用于风热犯肺、痰热内阻所致的咳嗽痰黄或咯痰不爽、咽喉肿痛、胸闷胀痛;感冒、支气管炎见上述证候者。

【用法与用量】口服,一次10 mL,一日3次。

【注解】挥发性药物和芳香矫味剂待药液冷后加入,可避免挥发性成分挥发损失。本品的相对密度应不低于1.13。

5.5 煎膏剂(膏滋)

5.5.1 概述

煎膏剂是指饮片用水煎煮,取煎煮液浓缩,加炼蜜或糖(或转化糖)制成的半流体或半固体状制剂。

传统上将加入糖的称糖膏,加蜂蜜的称蜜膏。煎膏剂具有药物浓度高,体积小,易保存,便于服用等诸多优点。煎膏剂以滋补作用为主,兼有缓和的治疗作用,药性滋润,又称膏滋,多用于慢性疾病的治疗,如益母草膏用于妇女活血调经,养阴清肺膏用于阴虚肺燥,干咳少痰等症。受热易变质及以挥发性为主要成分的中药不宜制成煎膏剂。

5.5.2 煎膏剂的制备

煎膏剂制备工艺流程为:

$$煎煮 \rightarrow 浓缩 \xrightarrow{加炼糖或炼蜜} 收膏 \rightarrow 分装 \rightarrow 成品$$

1.煎煮

煎膏剂一般以煎煮法提取。饮片加水煎煮2~3次,每次2~3 h,滤取煎液,药渣压榨,取压榨液与滤液合并,静置。若为新鲜果类,应洗净后榨取果汁,果渣加水煎煮,果汁与煎液合并,滤过备用。

2.浓缩

将上述滤液加热浓缩,浓缩中捞除浮沫,浓缩至规定的相对密度,即得清膏。传统经验是用搅拌棒趁热蘸取浓缩液后滴于桑皮纸上,以液滴的周围没有渗出水迹为度。

3.炼糖(或炼蜜)

(1)糖的选择与炼制　除另有规定外,制备煎膏剂所用的糖应使用《中国药典》收载的蔗糖,根据煎膏剂的功效选用不同品质的糖。常用食用糖有冰糖、白糖、红糖等,主要成分均为蔗糖,其中含蔗糖纯度依次降低。冰糖是砂糖的结晶再制品,纯度高,品质优于白砂糖。白糖分为绵白糖和白砂糖两类,绵白糖中含有部分果糖,纯度比白砂糖低,味道较甜,有一定的吸湿性。白糖味甘,性寒,具有润肺生津、和中益肺、舒缓肝气的功效。红糖是未经精炼的粗糖,除含有 95%左右的蔗糖外,还含有维生素和铁、锌、锰、铬等微量元素,营养成分比白糖高。红糖性温、味甘,有益气补血、健脾暖胃、缓中止痛、活血化瘀等功效。尤其适用于产妇、儿童以及贫血者食用,起矫味、营养和辅助治疗作用。饴糖也称麦芽糖,是大米、玉米等粮食经发酵糖化制成的一种黄褐色稠厚液体,味甘,性温,有缓中,补虚,生津,润燥功效。各种糖在有水分存在的时候,会有不同程度的发酵、变质,因此使用前应炼制。

炼糖的目的是除去杂质,杀死微生物、减少水分、控制糖的适宜转化率,以防止煎膏剂的"返砂"现象。

炼糖的方法:取蔗糖一定量,加入蔗糖 50%的水及糖量 0.1%～0.3%的枸橼酸或酒石酸,加热溶解,保持微沸,炼至"滴水成珠,脆不粘牙,色泽金黄",使糖的转化率在 40%～50%,即可供用。炼制中加入适量的枸橼酸或酒石酸,可促进糖的转化。红糖含有杂质较多,转化后通常加糖量两倍的水进行稀释,静置适当的时间,除去沉淀后备用。饴糖含水量较多,炼制时可不加水或少加,炼制的时间较长。

(2)炼蜜　制备煎膏剂所用的蜂蜜须经炼制,蜂蜜的选择和炼制见本教材第 9 章 9.3.2 节。

4.收膏

取清膏,加入规定量的炼糖或炼蜜,继续加热熬炼,不断搅拌,掠去液面上的浮沫,熬炼至规定的相对密度。

除另有规定外,一般加入糖或蜜的量应不超过清膏量的 3 倍。收膏时随着稠度的增加,加热温度可相应降低。收膏稠度根据品种而定,一般相对密度在 1.4 左右。少量制备时常以传统经验判断,将膏液滴于食指,与拇指共捻能拉出白丝,俗称"打白丝"即可。

处方中若含胶类中药如阿胶、鹿角胶等,应在烊化后在收膏时加入。贵重细料药应粉碎成细粉,待收膏完毕,在膏滋相对密度和不溶物检查合格、冷却后加入,搅拌均匀。

5.分装与贮存

煎膏剂应分装在洁净、干燥、灭菌的大口容器中,待充分冷却后加盖密闭,以免水蒸气冷凝后流回膏滋表面,久贮后表面易长霉。煎膏剂应密封,置阴凉处贮藏。

有的煎膏剂在储存一定时间后,会有糖结晶析出,俗称"返砂"。返砂的原因与煎膏剂的总糖量和转化糖量有关。研究结果表明,煎膏剂的总含糖量控制在 85%以下为宜,否则易析出结晶。糖的转化程度并非越高越好,转化率在 40%～50%为好。为防止在收膏时,蔗糖进一步转化,应尽量缩短加热时间,降低加热温度,还可适当地调高 pH。

5.5.3　煎膏剂的质量检查

煎膏剂应为稠厚的半流体,应无焦臭、异味,无糖的结晶析出。煎膏剂应作以下检查。

(1)相对密度　除另有规定外,取供试品适量,精密称定,加水约 2 倍,精密称定,混匀,作为供试品溶液。按《中国药典》2015 版【相对密度测定法】(通则 0601)测定,应符合各品种项下的有关规定。凡加入饮片细粉的煎膏剂,不检查相对密度。

(2)不溶物　取供试品 5 g,加热水 200 mL,搅拌使溶解,放置 3 min 后观察,不得有焦屑等异物。加饮片细粉的煎膏剂,应在未加入药粉前检查,符合规定后方可加入药粉,加入药粉后不再检查不溶物。

(3)装量　按《中国药典》2015 版【最低装量检查法】(通则 0942)检查,应符合规定。

(4)微生物　按《中国药典》2015 版非无菌产品【微生物限度】检查法检查,应符合规定。

5.5.4　举例

枇杷叶膏

【处方】枇杷叶 200 g　炼蜜或蔗糖适量

【制法】取枇杷叶,加水煎煮 3 次,煎液滤过,滤液合并,浓缩成相对密度为 1.21～1.25 (80℃)的清膏。每 100 g 清膏加炼蜜 200 g 或蔗糖 200 g,加热溶化,混匀,浓缩至规定的相对密度,即得。

【性状】本品为黑褐色稠厚的半流体;味甜、微涩。

【功能与主治】清肺润燥,止咳化痰。用于肺热燥咳,痰少咽干。

【用法与用量】口服,一次 9～15 g,一日 2 次。

【注解】本品适用于燥热伤肺所致的咳嗽,临床表现为痰少质黏,咯痰不爽,或干咳,咽干鼻燥,舌红,苔黄或稍干,脉数。本品的相对密度应为 1.42～1.46。

5.6　酒剂与酊剂

5.6.1　概述

酒剂(medicinal liquor)也称药酒,系指饮片用蒸馏酒提取、调配而成的澄清液体制剂。药酒多用于内服,也可外用,并加蜂蜜或糖着色和矫味。

在我国最早的医药典籍《内经·素问》中记载有"上古圣人作汤液醪醴","醪醴"即为能治病的药酒。酒甘辛大热,能通血脉,行药势,散寒,是一种良好的提取溶剂,中药的多种成分易溶解于白酒中,故一些治疗风寒湿痹,祛风活血、散瘀止痛的方剂制成酒剂应用。

生产酒剂的溶剂是白酒,内服药酒应以谷类酒为原料。酒剂应澄清,贮存期间允许有少量摇之易散的沉淀。

酊剂系指原料药物用规定浓度的乙醇提取或溶解而制成的澄清液体制剂,也可用流浸膏稀释制成。酊剂多供内服,少数外用。酊剂不加蜂蜜或糖矫味和着色。酊剂的药物浓度随饮片性质而定,除另有规定外,含有毒性药品的酊剂,每 100 mL 应相当于原饮片 10 g,其有效成分明确者,应根据其半成品的含量加以调整,使符合各酊剂项下的规定。其他酊剂,每 100 mL 相当于原饮片 20 g。

一般酊剂应置遮光容器内密封,在阴凉处贮存,防止因乙醇挥发、溶剂含醇量改变而致成分析出沉淀。久置产生沉淀时,在乙醇量和有效成分含量符合各品种项下规定的情况下,可滤过除去沉淀。

酒剂和酊剂均为含醇型浸出制剂,制备简单,易于保存。但心脏病、高血压、儿童及孕妇患者不宜服用。

5.6.2 酒剂和酊剂的制备

5.6.2.1 酒剂的制备

酒剂可用浸渍法、渗漉法或其他适宜的方法制备。蒸馏酒的浓度及用量,浸渍温度和时间,渗漉速度以及成品含醇量等,均应符合规定。

1.冷浸法

饮片置容器中,加规定量的白酒,密闭浸渍,定期搅拌,一般浸渍 30 日以上。取上清液,压榨药渣,压榨液与上清液合并,必要时加入适量蜂蜜或糖调味,搅拌溶解,再密封静置 14 日以上,滤清,灌装即得。如人参天麻药酒。

2.热浸法

热浸法为传统制备酒剂的方法。将饮片置有盖容器中,加规定量的白酒密闭。蒸汽或水浴加热至酒沸后,立即取下,倒入另一有盖容器中,密闭浸渍 30 日以上,定期搅拌。取上清液,压榨药渣,压榨液与上清液合并,根据需要加入糖或蜜,搅匀,静置 1~2 周,滤过,灌装即得。如枸杞药酒。

3.渗漉法

以白酒为溶剂,取适当粉碎的饮片,按渗漉法操作,收集渗漉液。若处方中需加糖或蜜矫味者,可加至渗漉液中,搅拌均匀,密闭,静置适当时间,滤过灌装即得。如蕲蛇药酒等。

4.回流热浸法

饮片加入白酒按回流热浸法提取,提取至酒变为无色,合并回流液,加入炼蜜或糖,搅拌溶解,密闭静置一定时间,滤过,分装,即得。如参茸多鞭酒。

5.6.2.2 酊剂的制备

酊剂可用稀释法、溶解法、浸渍法、渗漉法制备。

1.溶解法

取药物粉末,加规定浓度的乙醇适量,溶解药物,并调整至规定体积,静置,必要时滤过,即得。此法适用于化学药物及中药有效部位或提纯品酊剂的制备,如复方樟脑酊。

2.稀释法

以药物的流浸膏、浸膏为原料,加规定浓度的乙醇,稀释至所需体积,混合,静置至澄清,虹吸上清液,残渣滤过,合并上清液及滤液,即得。此法适用于以流浸膏、浸膏为原料制备酊剂,如远志酊。

3.浸渍法

取适当粉碎的饮片置有盖容器中,加入规定浓度的乙醇适量为溶剂,密闭,定期搅拌或振摇,浸渍 3～5 日或规定的时间,倾取上清液。药渣中再加入溶剂适量,依法浸渍至有效成分充分浸出,合并浸出液,加溶剂至规定体积,静置 24 h,滤过,即得。此法适用于处方中含树脂类、新鲜易膨胀及价格低廉的芳香性药料制备酊剂,如十滴水。

4.渗漉法

取适当粉碎的饮片,按渗漉法操作,在多数情况下,收集渗漉液至酊剂全量的 85%,初漉液另器保存,继续渗漉至提取完全,续渗漉液减压浓缩,浓缩液与初漉液合并,添加适量溶剂至所需量,静置一定时间,分取上清液,下层液滤过,合并即得。如饮片为剧毒性药物时,收集渗漉液后应测定有效成分含量,再加适量溶剂调整至规定标准,如颠茄酊。

5.6.3　酒剂和酊剂的质量检查

酒剂和酊剂均为澄清的液体。酒剂在贮藏期间允许有少量摇之易散的沉淀。酊剂久置后产生沉淀应先测定并调整含醇量,在乙醇和有效成分含量符合各品种项下规定的情况下,可滤除沉淀。

1.乙醇量

酒剂和酊剂应检查乙醇量。按《中国药典》2015 版【乙醇量检查法】(通则 0711)检查,应符合规定。

2.总固体量

酒剂应测定总固体量。含糖、蜂蜜的酒剂按第一法测定,不含糖、蜂蜜的酒剂按第二法测定。

第一法:含糖、蜂蜜的酒剂,精密量取供试品上清液 50 mL,置蒸发皿中,水浴上蒸至稠膏状,除另有规定外,加无水乙醇搅拌提取 4 次,每次 10 mL,滤过,合并滤液,置已干燥至恒重的蒸发皿中,蒸至近干,精密加入硅藻土 1 g(经 105℃干燥 3 h,移置干燥器中,冷却 30 min),搅匀,在 105℃干燥 3 h,移置干燥器中,冷却 30 min,迅速精密称定重量,扣除加入的硅藻土量,遗留残渣应符合各品种项下的有关规定。

第二法:不含糖、蜂蜜的酒剂,精密量取供试品上清液 50 mL,置已干燥至恒重的蒸发皿中,水浴蒸干,在 105℃干燥 3 h,移置干燥器中,冷却 30 min,迅速精密称定重量,遗留残渣应符合各品种项下的有关规定。

3.甲醇量

酒剂和酊剂应检查甲醇量。按《中国药典》2015 版【甲醇量检查法】(通则 0871)检查,应符合规定。

4.装量

酒剂和酊剂按《中国药典》2015 版【最低装量检查法】(通则 0942)检查,应符合规定。

5.微生物限度

按《中国药典》2015 版非无菌产品【微生物限度】检查法检查,酊剂应符合规定;酒剂细菌数每 1 mL 不得过 500 CFU,霉菌和酵母菌 1 mL 不得过 100 CFU,其他应符合规定。

5.6.4　举例

三两半药酒

【处方】当归 100 g　炙黄芪 100 g　牛膝 100 g　防风 50 g

【制法】以上 4 味,粉碎成粗粉,按渗漉法,用白酒 2 400 mL 与黄酒 8 000 mL 的混合液作溶剂,浸渍 48 h 后,缓缓渗漉,在漉液中加入蔗糖 840 g 搅拌使溶解后,静置,滤过,即得。

【性状】本品为黄棕色的澄清液体。气香,味微甜、微辛。

【功能与主治】益气活血,祛风通络。用于气血不和、感受风湿所致的痹病,症见四肢疼痛、筋脉拘挛。

【用法与用量】口服,一次 30～60 mL,一日 3 次。

【注解】本品含乙醇量为 20%～25%,总固体量不得少于 1.0%,采用薄层色谱法可鉴别当归、黄芪及活性成分齐墩果酸。

国公酒

【处方】当归　羌活　牛膝　防风　独活　牡丹皮　广藿香　槟榔　麦冬　陈皮　五加皮姜厚朴　红花　制天南星　枸杞子　白芷　白芍　紫草　盐补骨脂　醋青皮　炒白术　川芎　木瓜　栀子　麸炒苍术　麸炒枳壳　乌药　佛手　红花　玉竹

【制法】以上 30 味与适量的蜂蜜与红糖用白酒回流提取 3 次,第一次 40 min,第二、三次每次 30 min,滤过,合并滤液,静置 3～4 个月,吸取上清液,滤过,灌封,即得。

【性状】本品为深红色的澄清液体;气清香,味辛、甜、微苦。

【功能与主治】散风祛湿,舒筋活络。用于风寒湿邪闭阻所致的痹病,症见关节疼痛、沉重、屈伸不利、手足麻木,腰腿疼痛;也用于经络不和所致的半身不遂、口眼歪斜、下肢痿软、行走无力。

【用法与用量】口服,一次 10 mL,一日 2 次。

【注解】本品的乙醇量为 55%～60%,总固体量不得少于 0.6%,采用薄层层析可鉴别活性成分橙皮苷和辛弗林。

祛伤消肿酊

【处方】连钱草　生草乌　冰片　莪术　红花　血竭　川芎　桂枝　威灵仙　茅膏菜了哥王　海风藤　野木瓜　两面针　天南星　白芷　栀子　酢酱草　樟脑　薄荷脑

【制法】以上 20 味,除冰片、血竭、樟脑、薄荷脑外,其余 16 味粉碎成粗粉,混匀,用 75%乙醇作溶剂,浸渍 48 h 后,以每分钟 1～3 mL 速度缓缓渗漉,收集渗漉液备用。继续渗漉,渗漉液作下批渗漉溶剂。另取冰片、血竭、樟脑、薄荷脑 4 味加适量上述渗漉液溶解后,加入上述渗漉液中,搅拌均匀,静置 24 h,滤过,滤液用 75%乙醇调整至 1 000 mL,分装,即得。

【性状】本品为黄棕色液体;气芳香。

【功能与主治】活血化瘀,消肿止痛。用于跌打损伤,急性扭挫伤见有皮肤青紫瘀斑、肿胀疼痛、关节屈伸不利等属于瘀血肿痛者。

【用法与用量】外用,用棉花浸取药液除擦患处,每日 3 次。

【注解】本品乙醇含量应为 50%～60%,含总固体不得少于 2%。采用薄层色谱法可鉴别川芎及活性成分熊果酸和栀子苷,并对乌头碱进行限量检查。采用高效液相色谱法对樟脑及冰片中的龙脑进行含量测定。

5.7 流浸膏剂与浸膏剂

5.7.1 概述

流浸膏剂、浸膏剂系指饮片用适宜的溶剂提取,蒸去部分或全部溶剂,调整至规定浓度而成的制剂。蒸去部分溶剂者为流浸膏;蒸去全部溶剂者为浸膏剂。除另有规定外,流浸膏剂每 1 mL 相当于原饮片 1 g;浸膏剂每 1 g 相当于原饮片 2~5 g。浸膏剂又分为稠浸膏剂和干浸膏剂,稠浸膏为半固体状,一般含水量为 15%~20%;干浸膏为粉末状或块状,含水量约为 5%。

流浸膏剂、浸膏剂大多以不同浓度的乙醇为溶剂,也有以水为溶剂者。以水为溶剂的流浸膏中应加乙醇至 20%~25%作防腐剂,便于贮存。流浸膏剂可直接服用,也常用作配制酊剂、合剂、糖浆剂及其他制剂的中间体。浸膏剂不含或含少量的溶剂,有效成分含量高,一般多用作制备丸剂、颗粒剂、胶囊、片剂等的中间体。

5.7.2 流浸膏剂与浸膏剂的制备

5.7.2.1 流浸膏剂的制备

流浸膏剂多用渗漉法制备。饮片适当粉碎,以适宜浓度的乙醇为溶剂进行渗漉,溶剂的用量通常是饮片量的 4~8 倍,收集 85%饮片量的初漉液另器保存,续漉液经低温浓缩后与初漉液合并,测定有效成分含量和乙醇量,用溶剂调整至规定的标准。药液静置 24 h 以上,滤过,分装,即得。

流浸膏剂还可用浸膏剂稀释制成,如甘草流浸膏;流浸膏剂也可用煎煮法提取制备,如益母草流浸膏、贝母花流浸膏。

5.7.2.2 浸膏剂的制备

浸膏剂的制备多采用煎煮法、渗漉法,也可采用回流法或浸渍法。在实际生产中,应根据饮片的有效成分性质,选用适宜的溶剂和方法提取。提取液纯化后低温浓缩至稠膏状,加入适量的稀释剂调整含量即可制得稠浸膏;或将稠膏减压干燥、粉碎制得干浸膏。饮片浸提浓缩液也可经喷雾干燥直接制得干浸膏粉。

一般干浸膏的吸湿性较强,为改善其稳定性,提取液可经纯化除杂,降低吸湿性;也可加入降低吸湿性的稀释剂。干浸膏制成后,应尽快采用防潮性能好的材料包装,密闭保存。

5.7.3 流浸膏剂和浸膏剂的质量检查

1.乙醇量

含乙醇的流浸膏剂应检查乙醇量。按《中国药典》2015 版【乙醇量检查法】(通则 0711)检查,应符合规定。

2. 装量

流浸膏剂和浸膏剂按《中国药典》2015 版【最低装量检查法】(通则 0942)检查,应符合规定。

3. 微生物限度

流浸膏剂和浸膏剂按《中国药典》2015 版非无菌产品【微生物限度】检查法检查,应符合规定。

5.7.4　举例

大黄流浸膏

【处方】大黄 1 000 g　60%乙醇适量

【制法】取大黄粉碎成最粗粉,用 60%乙醇作溶剂,浸渍 24 h 后,以每分钟 1~3 mL 的速度缓缓渗漉,收集初漉液 850 mL,另器保存,继续渗漉,至渗漉液色淡为止,收集续漉液,浓缩至稠膏状,加入初漉液,混匀,用 60%乙醇稀释至 1 000 mL,静置,澄清,滤过,即得。

【性状】本品为棕色的液体;味苦而涩。

【贮藏】密封。

【注解】本品乙醇含量应为 40%~50%,总固体不得少于 30.0%。采用薄层色谱法鉴别活性成分大黄酸。HPLC 法测定大黄素和大黄酚,本品含大黄素和大黄酚的总量不得低于 0.45%。

甘草流浸膏

【制法】甘草浸膏 300~400 g　85%乙醇适量

【制法】取甘草浸膏 300~400 g,加水适量,不断搅拌,并加热使溶化,滤过,在滤液中缓缓加入 85%乙醇,随加随搅拌,直至溶液中含乙醇量达 65%左右,静置过夜,小心取出上清液,遗留沉淀再加 65%的乙醇,充分搅拌,静置过夜,取出上清液,沉淀再用 65%乙醇提取一次,合并 3 次提取液,滤过,回收乙醇,测定甘草酸含量后,加水与乙醇适量,使甘草酸和乙醇量均符合规定,加浓氨试液适量调节 pH,静置使澄清,取出上清液,滤过,即得。

【性状】本品为棕色或红褐色的液体;味甜、略苦、涩。

【功能与主治】缓和药,常与化痰止咳药配伍应用,能减轻对咽部黏膜的刺激,并有缓解胃肠平滑肌痉挛与去氧皮质酮样作用。用于支气管炎,咽喉炎,支气管哮喘,慢性肾上腺皮质功能减退症。

【用法与用量】口服,一次 2~5 mL,一日 6~15 mL。

【注解】

①本品 pH 应为 7.5~8.5,乙醇含量应为 20%~25%,含甘草酸不得少于 1.8%(g/mL)。

②甘草酸的铵盐易溶于水,甜味大,且较稳定。故制备甘草流浸膏中须加适量氨溶液,使甘草酸转变为甘草酸铵,不易沉淀。

甘草浸膏

【处方】甘草适量

【制法】取甘草,润透,切片,加水煎煮 3 次,每次 2h,合并煎液,放置过夜使沉淀,取上清液浓缩至稠膏状,取出适量,以高效液相色谱法测定甘草酸含量,调节使符合规定,即得;或干燥,使成细粉,即得。

【性状】本品为棕褐色的固体;有微弱的特殊臭气和持久的特殊甜味。

【注解】

①本品含水量块状固体不得超过 13.5%,粉末不得超过 10.0%。

②本品按干燥品计算,甘草苷含量不得少于 0.5%,甘草酸含量不得少于 7.0%。

5.8 茶剂

5.8.1 概述

茶剂系指饮片或提取物(液)与茶叶或其他辅料混合制成的内服制剂,可分为块状茶剂、袋装茶剂和煎煮茶剂。

块状茶剂可分为不含糖块状茶剂和含糖块状茶剂。不含糖块状茶剂系指饮片粗粉、碎片与茶叶或适宜的黏合剂压制成块状的茶剂;含糖块状茶剂系指提取物、饮片细粉与蔗糖等辅料压制成块状的茶剂。

袋装茶剂系指茶叶、饮片粗粉或部分饮片粗粉吸收提取液经干燥后,装入袋的茶剂,其中装入饮用茶袋的又称袋泡茶剂。

煎煮茶剂系指将饮片适当碎断后,装入袋中,供煎服的茶剂。

茶剂是一种传统剂型。传统的茶剂多用于治疗感冒咳嗽、食积停滞等症,如利胆茶、午时茶、消滞茶等。近年来茶剂在包装材料和制备方法上大有改进和提高,品种增多,除治疗作用的茶剂外,还有保健品茶剂,如人参茶、减肥茶等。目前的茶剂多为袋装茶,药茶装入滤袋中,用时沸水冲泡,可避免药茶漂浮,习称"袋泡茶"。

茶剂的特点是体积小,利于贮藏,便于携带,使用方便。袋泡茶适用于质地疏松,体质较轻,有效成分易于浸出的饮片,特别适于含挥发性成分的中药,能较多地保留药效。

5.8.2 茶剂的制备

1.块状茶剂

将处方中的饮片粉碎成粗粉或碎片,以面粉糊为黏合剂;也可将部分中药提取制成稠膏作黏合剂,与其余药物粗末混合均匀,制成适宜的颗粒或软材,以压茶机或模具压制成块状,低温干燥,即得。

2.袋装茶剂

可分为半生药型和全生药型两种袋装茶。半生药型是将部分饮片粉碎成粗粉,部分饮片煎汁,浓缩成浸膏后吸收到饮片粗粉中,经干燥、灭菌后,分装入茶袋中,即得。全生药型是将方中饮片粉碎成粗粉,经干燥、灭菌后,分装入茶袋,即得。

3.煎煮茶剂

将方中饮片加工制成片、块、段、丝或粗粉,分装入袋,供煎煮取汁服用。

茶剂在生产及贮存中应注意:①茶剂中使用的茶叶和茶袋均应符合饮用茶标准的要求。②饮片需按规定粉碎,混合均匀。如需喷洒提取液,要喷洒均匀。饮片及提取物在加入黏合或蔗糖等辅料时,应混合均匀。③茶剂一般应在 80℃ 以下干燥,含挥发性成分较多的应在 60℃ 以下干燥,不能加热干燥的应选用其他适宜的方法干燥。④茶剂应密闭贮藏,含挥发性及易吸潮的茶剂应密封贮藏。

5.8.3　茶剂的质量检查

1. 水分

按《中国药典》2015 版【水分测定法】(通则 0832)测定,除另有规定外,不含糖块状茶剂(应研碎)、袋装茶剂和煎煮茶剂的含水量不得过 12.0%;含糖块状茶剂(破碎成直径约为 3 mm 的颗粒)不得过 3.0%。

2. 溶化性

含糖块状茶剂,取供试品 1 块,称定重量,加 20 倍量的热水,搅拌 5 min,应全部溶化,可有轻微浑浊,不得有焦屑等。

3. 重量差异

块状茶剂,取供试品 10 块,分别称定重量,每块的重量与标示重量相比较,超出重量差异限度的不得多于 2 块,并不得有 1 块超出限度 1 倍。重量差异限度参见《中国药典》2015 版制剂通则茶剂项下的有关规定。

4. 装量差异

袋装茶剂与煎煮茶剂,取供试品 10 袋(盒),分别称定每袋(盒)内容物的重量,每袋(盒)的装量与标示装量相比较,超出装量差异限度的不得多于 2 袋(盒),并不得有 1 袋(盒)超出限度 1 倍。装量差异限度参见《中国药典》2015 版制剂通则茶剂项下的有关规定。

5. 微生物限度

除煎煮茶外,按《中国药典》2015 版非无菌产品【微生物限度】检查法检查,应符合规定。

5.8.4　举例

清热明目茶

【处方】决明子(炒)270 g　菊花 10 g　甜叶菊 20 g

【制法】以上 3 味,粉碎成粗末,过筛,混匀,装袋,每袋重 3 g,灭菌,即得。

【性状】本品为黄褐色的粗粉;气香,味甜。

【功能与主治】清热祛风,平肝明目。用于头眩,头痛,目赤目糊等症。

【用法与用量】连袋用开水泡服,一次 1 袋。

【注解】

①本品应餐后服用,服药期间少吃生冷及油腻难消化的食品。

②有高血压、心脏病、糖尿病、肝病、肾病等慢性病严重者应在医师指导下服用。

小儿感冒茶

【处方】广藿香 75 g　菊花 75 g　连翘 75 g　大青叶 125 g　板蓝根 75 g　地黄 75 g　地骨皮 75 g　白薇 75 g　薄荷 50 g　石膏 125 g

【制法】以上 10 味,取石膏 25 g、板蓝根粉碎成细粉;地黄、白薇、地骨皮、石膏 100 g 加水煎煮 2 次,第一次 3 h,第二次 1 h,合并煎液,滤过;菊花、大青叶热浸 2 次,第一次 2 h,第二次

1 h,合并浸出液,滤过;广藿香、薄荷、连翘提取挥发油,其水溶液滤过,滤液与以上两液合并,浓缩至相对密度为 1.30～1.35(50℃)的清膏;取清膏 1 份、蔗糖粉 2 份、糊精 1 份,与上述细粉混匀,制成颗粒,干燥,加入挥发油,混匀,压块,即得。

【性状】本品为浅棕色的块状茶剂;味甜、微苦。

【功能与主治】疏风解表,清热解毒。用于小儿风热感冒,症见发热重、头胀痛、咳嗽痰黏、咽喉肿痛;流感见上述证候者。

【用法与用量】开水冲服,1 岁以内一次 6 g,1～3 岁一次 6～12 g,4～7 岁一次 12～18 g,8～12 岁一次 24 g,一日 2 次。

【注解】方中广藿香、菊花和连翘采用双提法提取,可提取挥发性成分和水溶性成分。挥发油加入已干燥的颗粒中再压块,可避免挥发油的损失。

思考题

1.如何用所学知识理解"汤者,荡也。去大病用之。"

2.试述汤剂的制法及影响因素。

3.煎膏剂返砂的原因,如何防止煎膏剂的返砂?

4.酒剂与酊剂有什么区别?

5.比较流浸膏剂与浸膏剂的异同点。

第6章　液体药剂

学习要求

1. 掌握液体药剂的含义、分类、应用特点,表面活性剂的基本性质与选用,各种液体药剂的特点与制法。

2. 熟悉溶解、增溶、乳化、混悬的含义,增加药物溶解度的方法,乳剂形成理论及其稳定性,乳化剂的选用,混悬剂的稳定性。

3. 了解液体药剂的质量检查,液体药剂的色、香、味及包装贮藏,其他液体药剂的含义与应用。

6.1　概述

6.1.1　液体药剂的含义与特点

液体药剂系指药物分散在适宜的液体分散介质中制成的液体形态剂型,可供内服或外用。液体药剂中被分散的药物称为分散相,分散介质称为分散媒,溶液剂、高分子溶液剂的分散媒亦是溶剂。液体制剂的理化性质、稳定性、药效和安全性与药物的分散程度密切相关。

液体药剂品种多,临床上应用广泛,具有以下优点:

①吸收快,作用较迅速。有些药物制成液体药剂后能提高生物利用度。

②给药途径多,应用方便。液体药剂可内服,也可外用,如用于皮肤、腔道、黏膜等。

③便于分剂量,服用方便。尤其适用于婴幼儿和老年患者。

④能减少药物的刺激性,避免固体药物服用时局部浓度过高对胃肠道的刺激性。

但液体药剂存在以下缺点:药物分散度大,易引起药物的化学降解,药效降低,甚至失效;体积较大,携带、运输、贮存不便;水性液体药剂容易霉变。

6.1.2　液体药剂的分类

6.1.2.1　按分散系统分类

1.均相液体药剂

药物以分子或离子状态分散在分散介质中形成的澄明溶液,为热力学稳定体系,包括溶液剂和高分子溶液剂。

(1)溶液剂　药物以小分子或离子分散于分散介质中形成的液体制剂。

(2)高分子溶液剂　药物以高分子分散于分散介质中形成的液体制剂,属于胶体溶液。

2.非均相液体药剂

药物以微粒状态分散在分散介质中形成的液体制剂,为多相分散体系,为热力学不稳定体系。

(1)溶胶剂 药物以多分子聚集体分散于分散介质中形成的液体制剂。

(2)乳剂 不溶性液体药物以液滴分散在分散介质中形成的液体制剂。

(3)混悬剂 不溶性固体药物以微粒分散在分散介质中形成的液体制剂。

液体药剂的分散体系分类及特征见表6-1。

表 6-1　不同分散体系中分散质点大小与特征

液体类型	微粒大小/nm	特　征
均相液体药剂		
溶液剂	<1	分子、离子状态分散,澄明,体系稳定
高分子溶液剂	1～100	分子、离子状态分散,澄明,热力学稳定体系
非均相液体药剂		
溶胶剂	1～100	以多分子聚集体分散,多相,热力学不稳定
乳剂	>100	多相,液滴分散,热力学和动力学不稳定
混悬剂	>500	多相,微粒分散,热力学和动力学不稳定

6.1.2.2　按给药途径分类

1.内服液体药剂

如合剂、糖浆剂、口服乳剂、混悬剂等。

2.外用液体药剂

(1)皮肤用液体药剂 如洗剂、搽剂等。

(2)五官科用液体药剂 如滴鼻剂、滴耳剂、滴牙剂、含漱剂等。

(3)直肠、阴道、尿道用液体药剂 如灌肠剂、灌洗剂等。

6.1.3　液体药剂的常用溶剂

液体药剂的溶剂对药物起溶解和分散作用,直接影响制剂的分散状态和稳定性。液体药剂的溶剂应对药物有良好的溶解性和分散性;化学性质稳定、不影响主药的作用和含量测定;毒性小,无不适臭味,成本低。应根据药物性质、制剂要求和临床用途选择合适的溶剂。

1.水

水是最常用的溶剂,能与乙醇、甘油、丙二醇等溶剂任意比例混合,能溶解绝大多数的无机盐和极性大的有机药物、药材中的生物碱盐、苷类、蛋白质、糖类、树胶,黏液质、鞣质、有机酸及色素等。但易水解的药物不宜制成水性液体制剂,药物水溶液易长霉,不宜长久贮存。配制水性液体制剂时应用纯化水。

2.乙醇

没有特殊说明时,乙醇是指95%(体积分数)乙醇。乙醇可与水、甘油、丙二醇等以任意比例混合,能溶解大部分有机药物和药材中的有效成分,如生物碱及其盐类、苷类、挥发油、树脂、鞣质、有机酸和色素等。20％以上乙醇有防腐作用。乙醇有一定的生理作用,有易挥发、易燃烧等缺点。

3.甘油

甘油为无色稠黏性液体,味甜,毒性小,能与水、乙醇、丙二醇混溶,对酚类物质溶解度大,如苯酚、鞣质等。制剂中含甘油30％以上时有防腐作用,可内服或外用。甘油的吸水性强,黏度大,在外用制剂中有保湿作用,常将一些外用药物制成甘油剂。

4.丙二醇

药用丙二醇(propylene glycol)为1,2-丙二醇,性质与甘油相似,黏度较小,毒性、刺激性小,能溶解维生素A、维生素D及性激素等很多有机药物,可作为内服或肌注的溶剂。一定比例的丙二醇与水的混合液能延缓某些药物的水解,增加制剂稳定性。

5.聚乙二醇

相对分子质量在1 000以下的聚乙二醇(glycol,PEG)为无色澄明或淡黄色液体,液体制剂中常用PEG 300～600,能与水、乙醇、甘油等任意混溶,能溶解许多水溶性无机盐和水不溶性有机药物。本品对易水解的药物有一定的稳定作用,也有类似甘油的保湿作用。

6.脂肪油

脂肪油(fatty oil)为非极性溶剂,常用麻油、大豆油、花生油、橄榄油等,不能与极性溶剂混合,能溶解生物碱、挥发油及许多芳香族化合物。多用于外用制剂,如洗剂、搽剂等。但脂肪油易氧化,与碱性药物易发生皂化反应。

7.液状石蜡

液状石蜡(liquid paraffin)为从石油产品中分离得到的液状烃类化合物,无色、无味,能与非极性溶剂混合,化学性质稳定。液状石蜡分重质和轻质两种,前者密度为0.845～0.905 g/mL,可用于软膏剂;后者密度为0.818～0.880 g/mL,多用于外用液体药剂。

8.油酸乙酯

油酸乙酯(ethyl oleate)为脂肪油的代用品。本品为无色或淡黄色油状液体,是甾族化合物及其他油溶性药物的常用溶剂,在空气中易氧化、变色,使用时常加入抗氧剂。

液体药剂在制备中,根据药物及剂型的需要,还应选用各类附加剂,起到增溶、助溶、乳化、助悬、润湿以及矫味(嗅)、着色等作用。

6.2　表面活性剂

6.2.1　表面活性剂的含义、组成与特点

在自然界物体相与相之间的交界处称为界面,习惯上把液体或固体与气体间的界面通常又称为表面。在界面或表面发生的一切物理化学现象称为界面或表面现象。在液体表面的分子层由于四周受力不均匀,受到一种垂直于表面向内的力,使表面分子有向内运动的趋势,使表面自动收缩至最小面积,这种力就称为表面张力。凡能显著降低两相间表面张力的物质称为表面活性剂。

1.表面活性剂的组成

表面活性剂能显著降低表面张力,主要取决于其结构组成上的特点。表面活性剂大都

是长链的有机化合物,长链的两端分别含有亲水基团和疏水基团。亲水基团易溶于水或易被水湿润,如羧酸或磺酸及其盐、硫酸酯及其可溶性盐、磷酸酯基、氨基或胺基及其盐、羟基、醚基、酰胺键等;疏水基团具有亲油性,也称亲油基,与油的相溶性好,多为 8 个碳原子以上的烃链。如硬脂酸钠分子中的亲水基为—COONa,亲油基为 $C_{17}H_{35}$—,钠肥皂的结构如图 6-1 所示。

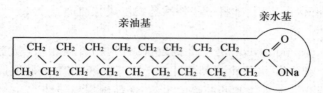

图 6-1　表面活性剂的化学结构示意

2.表面活性剂的特点

将表面活性剂加入水中,低浓度时亲水基朝向水中,亲油基朝向空气中,在表面定向排列,改变了液体的表面性质,使表面张力降低。表面活性剂在溶液表面层的浓度大大高于溶液中的浓度,如图 6-2 所示。当继续加表面活性剂,由于表面已达饱和,表面活性剂转向溶液内部。表面活性剂的这种表面吸附性在制剂中能起到润湿、乳化、增溶、消泡等作用。

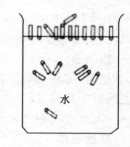

图 6-2　表面活性剂分子在水—空气界面的吸附作用

6.2.2　常用的表面活性剂

表面活性剂种类繁多,通常按其解离情况分为离子型和非离子型两大类,离子型表面活性剂又可按离子的种类分为阴离子型表面活性剂、阳离子型表面活性剂和两性离子型表面活性剂。

6.2.2.1　阴离子型表面活性剂

阴离子型表面活性剂中起表面活性作用部分是阴离子,即带负电荷。

1.肥皂类

肥皂类系高级脂肪酸的盐,通式为 $(RCOO^-)_nM^{n+}$。其脂肪酸烃链一般为 $C_{11} \sim C_{18}$,以硬脂酸、油酸、月桂酸等较常用。根据 M 的不同,有碱金属皂(一价皂)、碱土金属皂(二价皂)和有机胺皂(三乙醇胺皂)等。肥皂类都有良好的乳化能力和分散油的能力,但易被酸破坏,碱金属皂还可被钙、镁盐等破坏,电解质使之盐析,均有一定的刺激性,一般用于外用制剂。

2.硫酸化物

主要是硫酸化油和高级脂肪醇硫酸酯类,通式为 $R \cdot O \cdot SO_3^- M^+$,其中脂肪烃链 R 为 $C_{12} \sim C_{18}$。硫酸化油的代表是硫酸化蓖麻油,俗称土耳其红油,为黄色或橘黄色黏稠液,有微臭,为无刺激性的去污剂和润湿剂,可代替肥皂洗涤皮肤,也可用于挥发油或水不溶杀菌剂的增溶。高级脂肪醇硫酸酯类中常用的是十二烷基硫酸钠(月桂醇硫酸钠)、十六烷基硫酸钠(鲸蜡醇硫酸钠)、十八烷基硫酸钠(硬脂醇硫酸钠)等,乳化性较强,且较肥皂类稳定,主要用作外用软膏的乳化剂。

3.磺酸化物

系指脂肪族磺酸化物、烷基芳基磺酸化物和烷基萘磺酸化物等,通式为 $R \cdot SO_3^- M^+$,常用品种有二辛基琥珀酸磺酸钠(商品名阿洛索-OT)、二己基琥珀酸磺酸钠、十二烷基苯磺酸钠,均为目前广泛应用的洗涤剂。

6.2.2.2　阳离子型表面活性剂

起表面活性作用的是阳离子部分,分子结构的主要部分是一个五价的氮原子,故又称季胺化合物。其特点是水溶性大,在酸性与碱性溶液中较稳定,具有良好的表面活性作用和杀菌、防腐作用。阳离子型表面活性剂毒性较大,主要用于杀菌与防腐,如临床上用于皮肤、黏膜和手术器材的消毒。常用品种有氯苄烷铵(洁尔灭)、溴苄烷铵(新洁尔灭)和度米芬。

6.2.2.3　两性离子型表面活性剂

两性离子型表面活性剂的分子中同时具有正、负电荷基团,随着溶液 pH 变化呈现阳离子或阴离子表面活性剂的性质。

1.天然的两性离子型表面活性剂

主要是卵磷脂,来源于蛋黄(卵磷脂)和大豆(豆磷脂),由磷酸型的阴离子部分和季铵盐型的阳离子部分所组成,其结构式如下:

$$
\begin{array}{l}
CH_2-OOCR_1 \\
CH-OOCR_2 \qquad\qquad\qquad\qquad\ CH_3 \\
\qquad\qquad\ \ O \qquad\qquad\qquad\qquad\quad | \\
CH_2-O-P-O-CH_2-CH_2-N^+-CH_3 \\
\qquad\qquad\ \ O^- \qquad\qquad\qquad\qquad\ CH_3
\end{array}
$$

磷酸酯盐型阴离子部分　　　季铵盐型阳离子部分

由于卵磷脂有 R_1 和 R_2 两个疏水基团,故不溶于水,但对油脂的乳化作用很强,可制成油滴很小、不易破坏的乳剂。目前是制备注射用乳剂的主要附加剂。

2.合成的两性离子型表面活性剂

这类表面活性剂的阴离子部分主要是羧酸盐,阳离子部分是季铵盐或胺盐。由季铵盐构成者为甜菜碱型,由胺盐构成者为氨基酸型。甜菜碱型在酸性、中性及碱性水溶液均易溶,等电点时无沉淀,适用于任何 pH,渗透力、去污力及抗静电等性能也较好,是较好的乳化剂、柔软剂。氨基酸型在等电点时产生沉淀。两性离子型表面活性剂在等电点以上呈阴离子表面活性剂性质,起泡性良好,去污力强;等电点以下呈阳离子表面活性剂性质,杀菌力强,但毒性小,如氨基酸型两性离子型表面活性剂 Tego 类杀菌力强,毒性小于阳离子型表面活性剂,可用于食品消毒。

6.2.2.4　非离子型表面活性剂

非离子型表面活性剂是在水溶液中不解离的一类表面活性剂,其分子中构成亲水基团的是甘油、聚乙二醇和山梨醇等多元醇,构成亲油基团的是长链脂肪酸或长链脂肪醇以及烷基或芳基等,亲水基团和亲油基团以酯键或醚键结合。由于非离子型表面活性剂不解离,具有不受电解质和溶液 pH 影响,毒性和溶血性小,能与大多数药物配伍等优点。在药剂上应用较广,常用作增溶剂、分散剂、乳化剂或混悬剂等。可供口服、外用,个别品种还可用于注射剂。

1.脂肪酸山梨坦类

为脱水山梨醇脂肪酸酯类,是由山梨醇与各种不同的高级脂肪酸缩合而成的酯类化合物,商品名为司盘(Span),其基本结构如下(RCOO 为脂肪酸根):

根据反应的脂肪酸的不同,有不同的品种,常用的有月桂酸山梨坦(Span 20)、棕榈酸山梨坦(Span 40)、硬脂酸山梨坦(Span 60)、油酸山梨坦(Span 80)等。脂肪酸山梨坦的亲油性较强,常用作油包水(W/O)型乳化剂,或水包油(O/W)型乳剂的辅助乳化剂。

2.聚山梨酯类

为聚氧乙烯脱水山梨醇脂肪酸酯类,商品名为吐温(Tween)。这类表面活性剂是在司盘类的剩余—OH 基上,结合聚氧乙烯基而制得的醚类化合物,其基本结构如下:

式中:—$(C_2H_4O)_nO$ 为聚氧乙烯基。

聚山梨酯类与司盘类的命名相对应,根据脂肪酸种类和数量的不同有多个品种。常用的有聚山梨酯-20(Tween-20)、聚山梨酯-40(Tween-40)、聚山梨酯-60(Tween-60)、聚山梨酯-80(Tween-80)等。由于聚山梨酯类分子中增加了亲水性的聚氧乙烯基,亲水性大大增加,易溶于水和乙醇,主要用作增溶剂、O/W 型乳化剂、分散剂和润湿剂。

3.聚氧乙烯脂肪酸酯类

为由聚乙二醇与长链脂肪酸缩合而成的酯,商品名为卖泽(Myrij),通式为 $RCOO(CH_2CH_2O)_nH$,其中 n 是聚合度。常用的品种有聚氧乙烯 40 硬脂酸酯(s-40)。这类表面活性剂水溶性强,乳化能力强,为 O/W 型乳化剂。

4.聚氧乙烯脂肪醇醚类

为由聚乙二醇与脂肪醇缩合而成的醚,商品名为苄泽(Brij)类,通式为 $RO(CH_2OCH_2)_nH$。常用的有 Brij30 和 Brij35,分别为不同相对分子质量的聚乙二醇与月桂醇的缩合物。此类表面活性剂水溶性强,药剂上常用作 O/W 型乳化剂或增溶剂。

5.聚氧乙烯-聚氧丙烯共聚物

为由聚氧乙烯和聚氧丙烯聚合而成,本品称泊洛沙姆(Poloxamer),商品名为普流罗尼克(Pluronic)。通式为 $HO(C_2H_4O)_a\cdot(C_3H_6O)_b\cdot(C_2H_4O)_cH$,其中下标 a、b、c 表示不同的聚合度。泊洛沙姆的相对分子质量在 1 000～10 000 之间,随着相对分子质量的增加,由液体变为固体。分子中聚氧乙烯基比例增加,亲水性增强;相反,聚氧丙烯基增加,则亲油性增强。此类表面活性剂毒性小,有乳化、润湿、分散、起泡、消泡等多种优良性能,但增溶能力较弱。最常用的普流罗尼克 F-68,为 O/W 型乳化剂,可用于静脉乳剂。

6.2.3　表面活性剂的基本性质

6.2.3.1　胶束与临界胶束浓度

当表面活性剂在水溶液的表面吸附达到饱和后继续加入表面活性剂,表面活性剂转向溶液中,由于亲油基与水的互相排斥作用,使表面活性剂在水中不能稳定存在。只有当分子的疏水基相互吸引,形成亲油基团向内、亲水基团向外的缔合体,表面活性剂才能在水中稳定分散。这种缔合体称为胶束(micelle)或胶团。

表面活性剂在溶液中开始缔合形成胶束时的浓度称为临界胶束浓度(critical micelle concentration,CMC)。CMC 和表面活性剂的结构与组成有关,不同的表面活性剂的临界胶束浓度不同。如十二烷基硫酸钠 CMC 为 0.232% g/mL,胶束的分子数约为 125 个。CMC 是表面活性剂表面活性的一个指标,溶液的物理化学性质在 CMC 时有一突变,如溶液的表面活性突然降至最小,增溶能力、去污力达到最大等。

在一定浓度范围内,表面活性剂的胶束呈球形结构。当浓度更大时,则转成棒状,甚至六角形束状、板状或层状等,如图 6-3 所示。

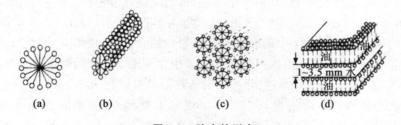

图 6-3　胶束的形态
(a)环状胶束　(b)棒状胶束　(c)束状胶束　(d)层状胶束

6.2.3.2　亲水亲油平衡值

表面活性剂分子由亲水基团和亲油基团组成,其亲水亲油性的强弱,可以用亲水亲油平衡值(hydrophilic lipophilic balance value,HLB 值)表示。

HLB 值是一个相对值,根据规定将表面活性剂的 HLB 值范围限定在 0～40,非离子型表面活性剂的 HLB 值范围为 0～20,完全是疏水性碳氢链组成的石蜡分子的 HLB 值为 0;完全亲水性的聚氧乙烯的 HLB 值为 20,以此标准制定出其他表面活性剂的 HLB 值。HLB 值越小,亲油性越强;反之,亲水性越强。不同 HLB 值的表面活性剂有不同的用途,如去污剂 HLB 值为 13～16;增溶剂 HLB 值的最适范围为 15～18 及以上;W/O 乳化剂 HLB 值为 3～8;O/W 乳化剂 HLB 值为 8～16 等,如图 6-4 所示。

非离子型表面活性剂的 HLB 值有加和性,简单的二组分非离子型表面活性剂的 HLB 值可按下式计算：

$$\text{HLB}_{混合乳化剂} = \frac{W_A \cdot \text{HLB}_A + W_B \cdot \text{HLB}_B}{W_A + W_B} \qquad (6\text{-}1)$$

式中：HLB_A、HLB_B 分别为乳化剂 A、B 的 HLB 值；W_A、W_B：分别是乳化剂 A、B 的质量。

6.2.3.3　kraff 点

离子型表面活性剂一般随着温度升高，水中溶解度增大，当温度升高至某一值时，其溶解度急剧升高，此温度称为 kraff 点。kraff 点相对应的溶解度即为该离子型表面活性剂的临界胶束浓度。kraff 点是离子型表面活性剂的特征值，只有当温度高于 kraff 点时，表面活性剂才能很好地发挥作用。如十二烷基硫酸钠和十二烷基磺酸钠 kraff 点分别为 28℃ 和 70℃，因此后者在室温下表面活性作用不够理想。

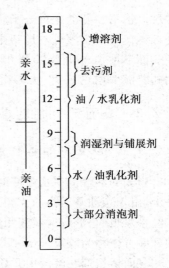

图 6-4　表面活性剂的 HLB 值

6.2.3.4　起昙与昙点

含有聚氧乙烯基的非离子型表面活性剂的溶解度开始随温度上升而加大，达到某一温度时，溶解度急剧下降，溶液变混浊，甚至产生分层，冷后又能恢复澄明。这种由澄明变混浊的现象称为起昙（clouding formation），转变点的温度称为昙点（cloud point）。产生起昙的原因是含聚氧乙烯基的表面活性剂分子中的醚键与水呈氢键结合，溶解度增大，当温度升高达到昙点后，氢键断裂，溶解度急剧下降，出现混浊或沉淀。聚山梨酯-20、聚山梨酯-60，聚山梨酯-80 的昙点分别是 95℃、76℃、93℃。大多数此类表面活性剂的昙点在 70～100℃。

有些含聚氧乙烯基的表面活性剂在常压下观察不到昙点，如聚氧乙烯聚氧丙烯共聚物 pluronicF-68 极易溶于水，甚至达沸点时也没有起昙现象。含有昙点表面活性剂的制剂，由于在达到昙点时析出表面活性剂，被增溶的物质可能析出，或乳剂可能遭到破坏。有的可能在温度下降后恢复原状，有的则难以恢复。因此需加热灭菌的这类制剂应格外注意。

6.2.3.5　表面活性剂的毒性

一般阳离子型表面活性剂毒性最大，阴离子型表面活性剂次之，非离子型表面活性剂毒性最小。同类表面活性剂以静脉注射时的毒性较大。

阳离子型、阴离子型表面活性剂有较强的溶血作用，非离子型表面活性剂的溶血作用较轻微。含聚氧乙烯基的非离子型表面活性剂中，聚山梨酯的溶血作用最小，溶血顺序为：聚氧乙烯烷基醚＞聚氧乙烯烷芳基醚＞聚氧乙烯脂肪酸酯＞聚山梨酯类。聚山梨酯类溶血作用的顺序为：聚山梨酯-20＞聚山梨酯-60＞聚山梨酯-40＞聚山梨酯-80。聚山梨酯-80 可用于肌内注射。

外用时表面活性剂呈现的毒性较小，其中以非离子型表面活性剂对皮肤的刺激性最小，阳离子型、阴离子型表面活性剂的刺激性较大。如季铵盐类化合物浓度高于 1％即对皮肤产生损害,十二烷基硫酸钠使皮肤受损浓度在 20%;吐温类对皮肤和黏膜的刺激性很小。

6.2.4　表面活性剂在中药制剂中的应用

表面活性剂常用做增溶剂、乳化剂、润湿剂、起泡剂和消泡剂、抑菌剂或消毒剂等。

6.2.4.1　增溶剂

难溶性药物在表面活性剂的作用下增加溶解度的过程称为增溶。具有增溶作用的表面活性剂称为增溶剂。

1.增溶的原理

表面活性剂在水中形成胶束,吸附或包藏难溶性药物,使溶解度增大。被增溶的物质,以不同方式与胶束结合。如图 6-5 所示。非极性物质苯、甲苯等,药物分子可完全进入胶团的内核被增溶;对于半极性药物,如既有极性又有非极性基团的水杨酸,其分子中非极性基团(如苯环)插入胶团的内核中,极性基团则伸入到表面活性剂的聚氧乙烯链中;极性物质对羟基苯甲酸等能完全吸附于胶团表面的亲水基之间被增溶。

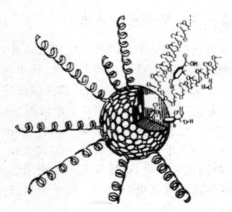

图 6-5　表面活性剂的球形胶束及其增溶模型

2.影响增溶的因素

(1)增溶剂的种类　不同种类的增溶剂增溶量不同。同系物的增溶剂碳链愈长,增溶量愈大。一般最适增溶剂的 HLB 值在 15~18。

(2)药物的性质　被增溶药物的同系物,相对分子质量愈大被增溶量通常愈小。

(3)增溶剂的加入顺序　应先将药物与增溶剂混合溶解,再加水稀释,则增溶效果好。

3.增溶在中药药剂中的应用

(1)增加难溶性成分的溶解度　难溶性成分如乌头中提取的乌头碱,蟾酥中提取的脂溶性甾体,以及丹参酮、大黄素及挥发油成分,制成液体药剂有一定难度,加入聚山梨酯-80 后可制成澄明的液体药剂。

(2)用于中草药有效成分的提取　表面活性剂可降低表面张力,增加溶剂对植物细胞的润湿、渗透、溶解或增溶有效成分,尤其是非离子型表面活性剂不与成分起作用,毒性低,适用于作各种成分的提取辅助剂,如聚山梨酯-80 可使薰衣草油提取率增加 20%。

(3)改善中药注射剂澄明度　中药注射液中加入表面活性剂可提高澄明度,如板蓝根注射液、乌头总碱注射液中均加入聚山梨酯-80。

6.2.4.2　乳化剂

在两种互不相溶的液体体系中,由于第三种物质的加入,使其中一种液体以细小液滴的形式分散在另一种液体中的过程称为乳化。具有乳化作用的物质称为乳化剂。在药剂制备中,常用表面活性剂作乳化剂。在液体制剂、注射剂、栓剂、气雾剂、软膏剂等剂型中均存在着乳剂型制剂。HLB 值在 3~8 的表面活性剂作 W/O 型乳化剂,HLB 值在 15~18 的表面活性剂作

O/W 型乳化剂。

6.2.4.3　润湿剂

促进液体在固体表面铺展或渗透作用的表面活性剂称为润湿剂。表面活性剂能定向吸附在固—液界面,降低表面张力,减小接触角,改善固体的润湿性。如疏水性药物制备混悬液需加润湿剂,以助药物粉粒的分散,增加混悬液的稳定性;难溶性药物崩解困难,可加润湿剂改善。常用的润湿剂为聚山梨酯类、聚氧乙烯蓖麻油类、磷脂、泊洛沙姆等。润湿剂 HLB 值为 7～9。

6.2.4.4　起泡剂和消泡剂

泡沫是一层很薄的液膜包围着气体,是气体分散在液体中的分散体系。通常含有表面活性剂或具有表面活性物质的溶液,如中药的乙醇或水浸出液,含有皂苷、蛋白质、树胶以及其他高分子化合物的溶液,当剧烈搅拌或蒸发浓缩时,可产生稳定的泡沫。这些物质称为起泡剂。一般起泡剂亲水性较强,HLB 值较高。

在产生稳定泡沫的情况下,加入一些 HLB 值为 1～3 的亲油性较强的表面活性剂,可与泡沫液层争夺液膜表面而吸附在泡沫表面上,代替原来的起泡剂,其本身并不能形成稳定的液膜,故使泡沫破坏,这种用来消除泡沫的表面活性剂称为"消泡剂"。少量的辛醇、戊醇、醚类、硅酮等也可起到类似作用。抗生素生产过程中需消泡剂消除发酵产生的泡沫。

6.2.4.5　杀菌剂

大多数阳离子型表面活性剂、两性离子型表面活性剂及少数阴离子型表面活性剂可起杀菌作用,如苯扎溴铵、甲酚皂等,可用于手术前皮肤、伤口、黏膜消毒及器械、环境消毒。杀菌机理为表面活性剂与生物膜蛋白质作用,使其变性或破坏。

6.2.4.6　去污剂(洗涤剂)

去污剂是用于去除污垢的表面活性剂,HLB 值一般为 13～16。常用去污剂为钠肥皂,十二烷基硫酸钠、十二烷基苯磺酸钠等阴离子型表面活性剂。去污的机理是对污物表面的润湿、分散、乳化、增溶、起泡等多种过程的综合作用。

6.3　增加药物溶解度的方法

6.3.1　增溶

难溶性药物在表面活性剂的作用下增加溶解度的过程称为增溶。有关增溶内容详见本章6.2.4.1 小节。

6.3.2　助溶

一些难溶于水的药物由于加入另一种物质形成络合物而增加其在水中的溶解度的现象,称为助溶,加入的物质称为助溶剂。

　　助溶剂多为低分子化合物,主要有 3 类:①某些有机酸及其钠盐,如苯甲酸钠、水杨酸钠、对氨基苯甲酸钠等;②酰胺化合物,如乌拉坦、尿素、烟酰胺、乙酰胺等;③某些无机化合物如碘化钾。水中难溶的碘在 10% 的碘化钾水溶液中可制成含碘达 5% 的水溶液;咖啡因在水中的溶解度为 1:50,用苯甲酸钠助溶,形成苯甲酸钠咖啡因,溶解度增大到 1:1.2。

6.3.3　制成盐类

　　一些难溶性弱酸、弱碱,可制成盐而增加其溶解度。选用盐类时除考虑溶解度因素满足临床要求外,还需考虑稳定性、吸湿性、毒性及刺激性等因素。例如黄芩苷元因脂溶性强影响其溶解、吸收与活性,因此常制成钠盐、铝盐、有机胺盐及磷酸酯钠盐等使用。

6.3.4　使用混合溶剂

　　难溶性药物在混合溶剂中且各溶剂达到某一比例时,药物的溶解度出现极大值,这种现象称为潜溶,这种混合溶剂称潜溶剂。与水形成潜溶剂的有乙醇、丙二醇、聚乙二醇 300 或 400 等。如洋地黄毒苷可溶于水和乙醇的混合溶剂。苯巴比妥难溶于水,用聚乙二醇-水的混合溶剂,溶解度增大且稳定,可制成注射剂。

　　此外,提高药物溶解度的方法还有应用微粉化技术减小药物粒径,应用包合技术、固体分散体技术等。

6.4　真溶液型液体药剂

　　真溶液型液体药剂系指药物以分子或离子状态分散在溶剂中形成的供内服或外用的真溶液。主要有溶液剂、芳香水剂、甘油剂、醑剂等剂型。真溶液型液体药剂为澄明液体,药物分散程度高,药物吸收快。

6.4.1　溶液剂

　　溶液剂(solutions)的制备方法有:溶解法、稀释法与化学反应法。

1.溶解法

　　一般溶液剂的配制程序为溶解,滤过,再加溶剂使成足量,搅匀,即得。具体方法为取处方总量 1/2～3/4 量的溶剂,加入药物,搅拌使溶解,过滤,通过滤器加溶剂至全量。

2.稀释法

　　先将药物配制成高浓度溶液,临用前稀释至所需浓度,搅匀,即得。

3.化学反应法

　　配制时除有特殊规定者外,应先将相互反应的药物分别溶解在适量的溶剂中,然后将其中之一慢慢地加入到另一种药物溶液中,随加随搅拌,待化学反应完成,滤过,自滤器上添加适量的溶剂使成全量,搅匀,即得。

4.举例

复方碘溶液

【处方】碘 5 g　碘化钾 10 g　蒸馏水加至 100 mL

【制法】取处方量碘化钾 10 g 置于适宜的容器中,加蒸馏水约 10 mL 溶解,加入碘 5 g,随加随搅拌,使溶解后,再加蒸馏水至 100 mL,振摇均匀,即得。

【作用与用途】调节甲状腺功能,用于甲状腺功能亢进的辅助治疗。外用作黏膜消毒剂。

【用法与用量】口服每次 0.1～0.5 mL,一日 0.3～0.8 mL;极量每次 1 mL,一日 3 mL。

【注解】

①本品中碘化钾为助溶剂,与碘形成可溶性络合物 KI_3,增加碘在水中的溶解度。

②本品内服时可用水稀释 5～10 倍,以减少其对黏膜的刺激性。

6.4.2　芳香水剂与露剂

芳香水剂(aromatic water)系指挥发油或其他挥发性芳香药物的饱和或近饱和的澄明水溶液。个别芳香水剂可用水和乙醇的混合液作溶剂。

含挥发性成分的饮片用水蒸气蒸馏法制成的芳香水剂称露剂或药露(distillates)。

芳香水剂与露剂应澄清,不得有异物、酸败等现象。根据需要可加入适宜的防腐剂、矫味剂。

芳香水剂的制备方法因原料的不同而异。纯净的挥发油或化学药物多用溶解法或稀释法,含挥发性成分的植物药材多用蒸馏法。通常制成浓芳香水剂,临用时再稀释。

1. 溶解法

取挥发油 2 mL,置大玻璃瓶中,加蒸馏 1 000 mL,用力振摇约 15 min 使成饱和溶液后放置,用纯化水润湿的滤纸滤过,自滤纸上添加适量纯化水至 1 000 mL,即得。

也可在挥发油 2 mL 中加精制滑石粉 15 g(或适量滤纸浆),研匀,移至大玻璃瓶中,加纯化水 1 000 mL,振摇约 10 min;用润湿的滤纸滤过。初滤液如显浑浊,应回滤,再自滤器上添加纯化水至 1 000 mL,即得。滑石粉为分散剂,可增加挥发油或挥发性物质的分散度,加速其溶解,并可吸附剩余的挥发油或挥发性物质及杂质,以利于溶液的澄明。

2. 稀释法

取浓芳香水剂 1 份,加蒸馏水若干份稀释而成。

3. 水蒸气蒸馏法

取含挥发性成分的中药饮片适量,洗净,适当粉碎,置蒸馏器中,加适量纯化水浸泡一定时间,进行蒸馏或通入蒸汽蒸馏,一般收集约药材重量 6～10 倍的馏液,除去过量的挥发性物质或重蒸馏一次。必要时以润湿的滤纸滤过,使澄明,即得。

4. 举例

薄荷水

【处方】薄荷油 2 mL　　滑石粉 15 g　　加蒸馏水至 1 000 mL

【制法】取薄荷油,加滑石粉,置研钵中研匀,移至细口瓶中,加入蒸馏水,加盖,振摇10 min 后,滤过至澄明,再由滤器上添加适量蒸馏水,使成 1 000 mL,即得。

【作用与用途】芳香矫味与祛风药。用于胃肠胀气,亦可用作药剂的溶剂。

【用法与用量】口服,一次 10～15 mL,一日 3 次。

金银花露

【处方】金银花 62.5 g　制成 1 000 mL

【制法】取金银花,用水蒸气蒸馏,收集蒸馏液约 1 000 mL,取蒸馏液,调节 pH 至约 4.5,加矫味剂适量,滤过,制成 1 000 mL,灌封,灭菌,即得。

【性状】本品为无色透明的液体;气芳香,味微甜。

【功能与主治】清热解毒。用于暑热内犯肺胃所致的中暑、痱疹,疖肿,症见发热口渴、咽喉肿痛、痱疹鲜红、头部疖肿。

【用法与用量】口服,一次 60～120 mL,一日 2～3 次。

6.4.3　甘油剂

甘油剂(glycerins)系指药物的甘油溶液,专供外用。

甘油具有黏稠性、防腐性和吸湿性,对皮肤黏膜有柔润和保护作用,附着于皮肤黏膜能使药物滞留患处而起延效作用,且具有一定的防腐作用,常用于口腔、鼻腔、耳腔与咽喉患处。甘油对碘、酚、硼酸、鞣酸等药物有较好的溶解能力,制成的溶液也较稳定。例如鱼石脂(10%)、干燥硫酸镁(45%)常制成甘油剂外用于脓毒性疮疖等疾患。

甘油剂的引湿性较大,应密闭保存。

制备甘油剂常用溶解法如碘甘油,或化学反应法如硼酸甘油。

6.4.4　醑剂

醑剂(spirits)系指挥发性药物的浓乙醇溶液,供内服或外用。凡用于制备芳香水剂的药物一般都可以制成醑剂。挥发性药物在乙醇中的溶解度比水中大,所以醑剂中挥发性成分浓度比芳香水剂大得多。醑剂含乙醇量一般为 60%～90%。当醑剂与以水为溶剂的制剂混合时会发生浑浊。

醑剂可用作治疗如亚硝酸乙酯醑,樟脑醑等,也可用作芳香剂如复方橙皮醑,薄荷醑等。

由于醑剂中的挥发油易氧化、酯化或聚合,久贮易变色,甚至出现黏性树脂物沉淀,醑剂应贮藏于密闭容器中,置冷暗处保存,且不宜长期贮藏。

醑剂常用溶解法及蒸馏法制备,所用器械应干燥,滤器与滤纸宜先用乙醇润湿,以防挥发性成分析出而使滤液浑浊。成品应规定含醇量。

6.5　胶体溶液型液体药剂

胶体溶液型液体药剂系指质点大小在 1～100 nm 范围的分散相分散在分散媒中所形成的溶液。分散媒大多为水,少数为非水溶剂。胶体溶液型液体药剂分为高分子溶液剂和溶胶剂两类。

6.5.1　高分子溶液剂

高分子溶液剂系指高分子化合物溶解于溶剂中形成的均相分散体系。以水为溶剂的高分子溶液剂称为亲水胶体溶液或胶浆剂,如纤维素类溶液、右旋糖苷、聚乙烯醇溶液等。亲水胶体溶液在制剂中应用较多。以非水溶剂制备的高分子溶液剂称为高分子非水溶液,如玉米朊乙醇溶液。

6.5.1.1　亲水胶体溶液的性质

1.带电性

溶液中高分子化合物因解离而带电,有的带正电荷,有的带负电荷。带正电荷的有琼脂、明胶、血浆蛋白等。带负电荷的有淀粉、阿拉伯胶、西黄芪胶、磷脂、海藻酸钠等。某些高分子化合物所带电荷受溶液 pH 影响,如蛋白质分子中含有羧基和氨基,在水溶液中,当溶液的 pH 大于等电点时,蛋白质带负电荷;pH 小于等电点时,蛋白质带正电荷;在等电点时,蛋白质不荷电,这时高分子溶液的黏度、渗透压、溶解度、电导等都变为最小值。高分子溶液的这种性质在制剂制备中非常有用。

2.渗透压

亲水性高分子溶液有较高的渗透压,渗透压的大小与高分子溶液中所含的粒子数呈正比。

3.黏性

高分子溶液是黏稠性溶液,可根据高分子溶液的黏性来测定高分子化合物的相对分子质量。一般对同一类高分子聚合物来说,相对分子质量越大,其溶液黏度越大。

4.高分子溶液的稳定性

高分子化合物分子中含大量的亲水基,能与水形成牢固的水化膜,可阻碍高分子化合物之间的相互凝聚,使溶液稳定。若外界因素可破坏水化膜,则高分子物质易出现聚集产生沉淀。常见的外界因素有:①加入乙醇、丙酮等脱水剂可破坏水化膜;②溶液中加入大量电解质,电解质有强烈的水化作用,破坏高分子的水化膜使高分子沉淀,此过程也称为盐析;③其他因素,如光线、空气、盐类、pH 等,使高分子化合物聚集沉淀,含中药提取物的制剂在放置过程中会经常发生;④带相反电荷的两种高分子溶液混合时,由于相反电荷中和会产生凝聚沉淀。

6.5.1.2　高分子溶液的制备

高分子溶液制备多采用溶解法,制备时首先要经过溶胀过程。溶胀是指水分子渗入到高分子化合物分子间的空隙中,与高分子的亲水基团发生水化作用而使体积膨胀,这一过程称为有限溶胀。由于高分子空隙间存在水分子,降低了高分子分子间的作用力(范德华力),溶胀过程继续,最后高分子化合物完全分散在水中形成高分子溶液,这一过程称为无限溶胀。无限溶胀过程常需加以搅拌或加热等步骤才能完成。例如,制备明胶溶液,将明胶碎成小块,放于水中浸泡 3～4 h,使其吸水膨胀,这是有限溶胀过程,然后加热并搅拌使其形成明胶溶液,这是无限溶胀过程。琼脂、阿拉伯胶,西黄芪胶、羧甲基纤维素钠等在水中的溶解与明胶相同。甲基纤维素需在冷水中完成这一过程。淀粉遇水立刻膨胀,但无限溶胀必须加热至 $60～70℃$ 才能完成。

6.5.2 溶胶剂

溶胶剂指多分子聚集的微粒分散于水中形成的非均相分散体系,又称疏水胶体溶液。如氧化银溶胶。将药物制成溶胶分散体系,可改善药物的吸收,使药效增大或异常,如粉末状的硫肠道不吸收,但胶体硫极易吸收,甚至中毒死亡。

6.5.2.1 溶胶的性质

1.光学性质

由于胶粒粒子小于自然光,对光线有散射作用。当一束强光通过溶胶剂时,从侧面可见到圆锥形光束,称为丁铎尔效应。

2.电学性质

溶胶由于双电层结构而荷电,在电场作用下胶粒或分散介质发生移动,产生电位差,这种现象称为界面动电现象。溶胶的电泳现象是界面动电现象引起的。

3.动力学性质

溶胶剂中的胶粒在分散介质中有不规则的运动,这种运动称为布朗运动。布朗运动是由于胶粒受分散介质水分子的不规则撞击产生。胶粒愈小,运动速度愈大。溶胶粒子的扩散速度、沉降速度及分散介质的黏度等都与溶胶的动力学性质有关。

4.稳定性

溶胶剂属于热力学和动力学不稳定体系。热力学不稳定表现为胶粒有聚结现象,但胶粒表面电荷的静电斥力及胶粒荷电形成的水化膜均可增加溶胶的聚结稳定性。动力学不稳定性表现为胶粒的沉降,由于胶粒的布朗运动使其沉降变得缓慢,增加了溶胶的动力学稳定性。

溶胶剂的稳定性受多种因素的影响,主要有①电解质或相反电荷的溶胶的作用:加入电解质或相反电荷的溶胶可中和胶粒的电荷,降低 ζ 电位,同时也减少了水化层厚度,使胶粒凝聚而沉淀;②保护胶的作用:向溶胶剂加入亲水性高分子溶液,使溶胶剂具有亲水胶体的性质而增加稳定性,这种胶体称为保护胶体。

6.5.2.2 溶胶剂的制备

1.分散法

(1)机械分散法 适用于脆而易碎的药物。常用胶体磨,将药物、分散介质、附加剂加至胶体磨中,以转速 10 000 r/min 将药物粉碎至胶体粒子范围。

(2)胶溶法 是将聚结起来的粗粒重新分散的方法。

(3)超声波分散法 利用超声波(频率大于 20 000 Hz)所产生的能量使粗分散相粒子分散成溶胶剂的方法。

2.凝聚法

(1)物理凝聚法 通过改变分散介质的性质使溶解的药物凝聚成溶胶。

(2)化学凝聚法 通过氧化、还原及复分解反应制备溶胶的方法。

6.6 乳状液型液体药剂

6.6.1 概述

乳状液型液体药剂也称乳剂(emulsions),是互不相溶的两种液体混合,其中一相液体以液滴状态分散于另一相液体中形成的非均相液体制剂。其中形成液滴的液体称为分散相、内相或不连续相。另一相液体称为分散介质、外相或连续相。

1.乳剂的组成

乳剂中一相为水或水溶液称为水相,用 W 表示;另一相与水不相混溶的液体称为油相,用 O 表示。乳剂由水相(W)、油相(O)和乳化剂组成。乳剂的基本类型有两种:水包油型(O/W)型和油包水型(W/O)。

2.乳剂的分类

(1)普通乳(emulsions) 液滴粒径大小在 1~100 mm,外观为乳白色不透明液体。

(2)亚微乳(submicroemulsions) 液滴粒径大小在 0.1~1.0 mm,静脉注射乳剂为亚微乳,粒径应控制在 0.25~0.4 mm 范围内。

(3)纳米乳(microemulsions) 也称为微乳,液滴粒径大小在 10~100 nm,纳米乳分散度很大,外观呈透明或半透明液体,为热力学稳定体系。

3.乳剂的特点

①乳剂中液滴的分散度很大,药物吸收快,生物利用度高;

②油性药物制成乳剂能保证剂量准确;

③水包油型乳剂可掩盖药物的不良嗅味;

④外用乳剂能改善药物对皮肤、黏膜的渗透性、降低刺激性;

⑤静脉乳剂在体内分布快,药效高,有靶向性。

4.乳剂的形成理论

稳定乳剂的形成,需提供足够的能量使分散相分散成微小的乳滴,另外需提供合适的乳化剂使分散的乳滴稳定。

(1)界面张力学说 乳剂的形成需要对体系做功,使体系界面积大大增加,增加了界面能,这是乳剂不稳定的原因。乳化剂是表面活性剂,可显著降低界面张力,从而使乳剂稳定。

(2)乳化膜学说 在乳剂形成中,乳化剂吸附在油水两相界面定向排列,形成牢固的乳化膜,有一定的机械强度,可阻止乳滴的合并,且降低了界面张力,因此使乳剂稳定。

6.6.2 常用的乳化剂

乳化剂指在乳剂中能使一相液体以细小液滴的形式分散在另一相不相混溶液体中形成乳状液的附加剂。

6.6.2.1 乳化剂的种类

1.表面活性剂

此类乳化剂乳化能力强,性质较稳定,易在乳滴界面形成单分子乳化膜,乳化剂混合使用效果更好。常用的 O/W 型表面活性剂有硬脂酸钠(钾)、油酸钠(钾)、硬脂酸三乙醇胺皂、十二烷基硫酸钠、十六烷基硫酸钠、聚山梨酯类、卖泽类、泊洛沙姆等。W/O 型表面活性剂有硬脂酸钙(铝)、单硬脂酸甘油酯、脂肪酸山梨坦等。

2.天然乳化剂

此类乳化剂能形成 O/W 型乳剂,在乳剂形成时被吸附于乳滴的表面,形成多分子乳化膜。天然乳化剂相对分子质量大,黏度高,能增加乳剂的稳定性,使用时需加入防腐剂。

(1)阿拉伯胶　为阿拉伯酸的钾、钙、镁盐的混合物,常用量为 $10\%\sim15\%$,适用于乳化植物油和挥发油,常用于内服乳剂。

(2)西黄芪胶　其水溶液黏度较高,乳化能力较差,常与阿拉伯胶合用以增加乳剂的黏度。

(3)明胶　其用量为油的 $1\%\sim2\%$,易受溶液 pH 及电解质的影响产生凝聚,常与阿拉伯胶同用。使用时须加防腐剂。

(4)磷脂　乳化作用较强,可形成 O/W 型乳剂,一般用量为 $1\%\sim3\%$,可供内服或外用,纯品可作注射用。

(5)其他天然乳化剂　还有白及胶、酪蛋白、果胶、琼脂、海藻酸盐等。

3.固体粉末乳化剂

某些溶解度小、颗粒细微的固体粉末,乳化时能被油水两相润湿到一定程度,吸附于油水界面,排列成固体微粒膜,防止乳滴合并,且不受电解质的影响。常用的 O/W 型乳化剂有氢氧化镁、氢氧化铝、二氧化硅、硅藻土、白陶土等亲水性固体粉末;W/O 型乳化剂有氢氧化钙,氢氧化锌、硬脂酸镁、炭黑等亲油性固体粉末。

6.6.2.2　乳化剂的选择

选择适宜的乳化剂是配制稳定乳剂的重要环节,应根据药物的性质、处方组成、需制备的乳剂类型、乳化方法等因素综合考虑。

1.根据乳剂的类型选择

根据所确定的乳剂类型,O/W 型乳剂应选用 O/W 型乳化剂,W/O 乳剂应选用 W/O 型乳化剂。

2.根据给药途径选择

口服乳剂应选择无毒的天然乳化剂或亲水性高分子乳化剂。外用乳剂应选择无刺激性、长期使用无毒性的乳化剂。注射应选用无毒、无溶血作用的磷脂、泊洛沙姆等乳化剂。

3.根据乳化剂性能选择

乳化剂种类很多,性质各不相同,应选择乳化性能强、性质稳定、受外界因素影响小、无毒、无刺激性的乳化剂。

4.混合乳化剂的选择

使用混合乳化剂具有的优点:①能合理调节 HLB 值,以符合油相对 HLB 值的要求;②增加界面膜的强度;③增加乳剂的稳定性。常将几种乳化剂混合使用,混合乳化剂的 HLB 值具有加合性,可按本章 6.2.3.2 小节式(6-1)计算。

使用混合乳化剂时应注意:①阴离子型和阳离子型表面活性剂不能混合使用;②类型相反的离子型表面活性剂不能混合使用;③非离子型表面活性剂可与其他乳化剂合用。

6.6.3　乳剂的稳定性

6.6.3.1　影响乳剂稳定性的因素

1. 乳化剂的性质与用量

应选用能显著降低界面张力或能形成牢固乳化膜的乳化剂。一般乳化剂用量越多，乳剂越易于形成且稳定。但用量过多，往往造成外相过于黏稠，不易倾倒，且造成浪费。乳化剂用量一般为乳剂的 0.5%～10%。

2. 分散相的浓度与乳滴大小

根据经验，一般最稳定的乳剂分散相浓度为 50% 左右，25% 以下和 74% 以上时均易发生不稳定现象。乳剂的稳定性还与乳滴的大小有关，乳滴越小乳剂越稳定。为了保持乳剂稳定，制备乳剂时应尽可能保持乳滴大小的均匀性。

3. 黏度与温度

乳剂的黏度越大越稳定，但所需乳化的功亦大。制备乳剂最适宜的温度为 50～70℃。乳剂贮存温度以室温为佳，温度升高可促进分层。

6.6.3.2　乳剂不稳定的现象

乳状液属于热力学不稳定的非均相体系，乳剂常发生下列不稳定性现象。

1. 分层

乳剂在放置过程中出现的分散相液滴逐渐集中在顶部或底部的现象叫做分层，又称为乳析。分层的乳剂经振摇，能很快再均匀分散。乳剂的分层速度符合 Stokes 定律，如：减小乳滴的粒径，增加连续相的黏度，降低分散相与连续相之间的密度差均能降低分层速度。

2. 转相

O/W 型乳剂转成 W/O 型或者相反的变化称为转相。转相通常是由于外加物质使乳化剂的性质改变而引起的。例如，钠肥皂可以形成 O/W 型乳剂，但加入足量的氯化钙溶液后，生成的钙肥皂可使其转变成 W/O 型。

3. 絮凝

絮凝是指乳剂中分散相液滴发生的聚集现象。絮凝时仍保持乳滴及其乳化膜的完整性，乳滴的聚集和分散是可逆的，但絮凝的出现说明乳剂的稳定性已降低，通常是乳剂破裂的前期。

4. 合并与破裂

乳剂中乳滴周围的乳化膜破坏导致乳滴变大，称为合并。合并进一步发展成为油水两相称为破裂，破裂是不可逆的。防止合并与破裂的措施是在制备中尽可能保持乳滴大小均匀；增加分散介质黏度；选用合适的乳化剂。

5. 酸败

乳剂受外界因素光、热、空气及微生物作用，使油相或乳化剂发生变质的现象称为酸败。通常乳剂中加抗氧剂、防腐剂以防止乳剂的酸败。

6.6.4　乳剂的制法

6.6.4.1　制备方法

1.干胶法

本法需先制备初乳,在初乳中油、水、胶的比例是:挥发油为 2：2：1;液状石蜡为 3：2：1;植物油为 4：2：1。本法适用于乳化剂为阿拉伯胶或阿拉伯胶、西黄芪胶混合胶的乳剂制备。制备时先将阿拉伯胶分散于油中,研匀,按比例加水,用力研磨制成初乳,再加水将初乳稀释至全量,混匀,即得。

2.湿胶法

本法也需制备初乳,初乳中油：水：胶的值与上法相同。先将乳化剂分散于水中,再加入油相,用力搅拌使成初乳,再加水将初乳稀释至全量,混匀,即得。

3.新生皂法

本法是将油水两相混合时,两相界面生成新生态皂类乳化剂,再搅拌制成乳剂的方法。植物油中含有硬脂酸、油酸等有机酸,加入氢氧化钠、氢氧化钙、三乙醇胺等,在高温下(70℃以上)生成的新生皂为乳化剂,经搅拌可形成乳剂。如生成的是一价皂为 O/W 型乳化剂,如生成的是二价皂为 W/O 型乳化剂。本法适用于乳膏剂的制备。

4.两相交替加入法

本法为向乳化剂中每次少量交替地加入水或油,边加边搅拌而形成乳剂的方法。本法适用于天然胶类、固体微粒类为乳化剂的乳剂制备。本法应注意每次须少量加入油相和水相。

5.机械法

本法为将油相、水相、乳化剂混合后用乳化机械制备乳剂的方法。机械法制备乳剂可不考虑混合顺序,借助于机械提供的强大能量,很容易制成乳剂。

常用的乳化机械有①搅拌乳化装置:小量制备用乳钵,大量制备用搅拌机,分为低速搅拌乳化装置和高速搅拌乳化装置;②乳匀机:借助强大推动力将两相液体通过乳匀机的细孔而形成乳剂,制备时需先用其他方法初步乳化,再用乳匀机乳化;③胶体磨:利用高速旋转的转子和定子之间的缝隙产生强大剪切力使液体乳化;④超声波乳化装置:利用 10～50 kHz 高频振动来制备乳剂。

6.6.4.2　乳剂中药物的加入方法

乳剂中药物的加入方法如下:

①若药物溶于油相,可先将药物溶于油相再制成乳剂。

②若药物溶于水相,可先将药物溶于水相再制成乳剂。

③若药物不溶于油相也不溶于水相时,可用亲和性大的液相研磨,再制成乳剂;也可将药物先用少量已制成的乳剂研磨,再与剩余的乳剂混合均匀。

6.6.5　乳剂的质量检查

口服乳剂应呈均匀的乳白色,不得有发霉、酸败、异物、产生气体或其他变质现象。

1.装量

单剂量包装的口服乳剂,取供试品 10 支,按现行版《中国药典》二部附录ⅠO口服乳剂规定方法检查,每支装量均不得少于标示量。多剂量包装的口服乳剂照【最低装量检查法】检查,应符合规定。

2.分层

乳剂经长时间放置,粒径变大,进而产生分层现象。这一过程的快慢是衡量乳剂稳定性的重要指标。为了在短时间内观察乳剂的分层,用离心法加速其分层。以半径 10 cm 的离心机用 4 000 r/min 离心 15 min,不应有分层现象。

3.乳滴大小的测定

乳滴大小是评定乳剂质量的重要指标。不同给药途径的乳剂对乳滴大小要求不同。乳滴大小的测定可用显微镜测定法、激光散射光谱法、库尔物计数器法等测定。

4.微生物限度

按现行版《中国药典》二部附录ⅪJ【微生物限度检查法】检查,应符合规定。

6.6.6 举例

鱼肝油乳剂

【处方】鱼肝油 500 mL   阿拉伯胶 125 g   西黄芪胶细粉 7 g   杏仁油 1 mL   糖精钠 0.1 g 尼泊金乙酯 0.5 g   纯化水加至 1 000 mL

【制法】将阿拉伯胶与鱼肝油研匀,一次加入纯化水 250 mL,用力沿一个方向研磨制成初乳,加糖精钠水溶液、杏仁油、尼泊金乙酯醇液,再缓缓加入西黄芪胶胶浆,加纯化水至全量,搅匀,即得。

【作用与用途】用于成人维生素 A、维生素 D 缺乏症。

【用法与用量】口服。预防:成人一日 15 mL,分 1～2 次以温开水调服;治疗:成人一日 35～65 mL,分 1～3 次以温开水调服,服用 1～2 周后剂量可减至一日 15 mL,分 1～2 次服用。

【注解】本法为干胶法制备的乳剂。处方中鱼肝油为药物、油相,阿拉伯胶为乳化剂,西黄芪胶为稳定剂,糖精钠、杏仁油为矫味剂,尼泊金乙酯为防腐剂。

6.7 混悬液型液体药剂

6.7.1 概述

混悬液型液体药剂系指难溶性固体药物以微粒状态分散于分散介质中形成的非均相的液体制剂,简称混悬剂。所用分散介质大多为水,也可用植物油。

以下情况时将药物制成混悬剂:①难溶性药物需制成液体制剂应用;②药物剂量超过了溶解度而不能制成溶液剂;③两种溶液混合时药物的溶解度降低而析出固体药物;④欲使药物达到缓释。从安全性考虑,剧毒药或剂量小的药物不应制成混悬剂。

混悬剂要求药物本身的化学性质应稳定,在使用或贮存期间含量应符合要求;混悬剂中微粒大小根据用途不同而有不同要求;粒子的沉降速度应很慢,沉降后不应有结块现象,轻摇后应迅速均匀分散。

6.7.2　影响混悬液稳定性的因素

混悬液中微粒受重力作用易沉降,属于动力学不稳定体系。因微粒有较大的表面能,容易聚结,又属于热力学不稳定体系。混悬剂的处方设计应考虑微粒的聚结与沉降,应针对不同因素采取相应方法增强其稳定性。

6.7.2.1　微粒的沉降

混悬液中药物微粒因重力作用,静置时会发生沉降,沉降速度符合 Stokes 定律:

$$V = \frac{2r^2(\rho_1 - \rho_2)g}{9\eta} \tag{6-2}$$

式中:V 为微粒沉降速度,cm/s;r 为微粒半径,cm;ρ_1、ρ_2 分别为微粒和分散介质的密度,g/mL;η 为分散介质的黏度 g/(cm·s);g 为重力加速度常数,cm/s²。

由 Stokes 定律可看出,沉降速度 V 与 r^2、$\rho_1 - \rho_2$ 呈正比,与 η 呈反比。混悬液中微粒沉降速度愈大,稳定性愈小。为了增加混悬液的稳定性,常采取的措施有:①药物经适当粉碎减小微粒粒径;②加入助悬剂增加分散介质的黏度。

6.7.2.2　微粒的荷电与水化

混悬液中的微粒可由于本身电离、吸附分散介质中杂质等原因而带电荷,微粒与周围分散媒之间存在着电位差,微粒间因带相同电荷而存在排斥力,同时也存在吸引力(范德华力)。当两种力平衡时,微粒间能保持一定距离使混悬剂较稳定。欲制成稳定的混悬剂,以体系中微粒的吸引力略大于排斥力,且吸引力不太大的条件下为最好。

由于微粒表面荷电,水分子在微粒周围形成水化膜,阻止微粒间的聚结。有一定亲水性的难溶性药物混悬液因水化作用,受电解质影响小,疏水性强的难溶性药物的混悬液微粒水化作用弱,对电解质更敏感。

6.7.2.3　微粒的成长与晶型的转变

混悬剂中由于小微粒溶解度大,数量不断减少。大微粒越来越大,沉降速度加快。因此制备混悬剂时,应尽可能使微粒的大小均匀,同时加抑制剂阻止微粒的溶解与生长。

同一有机药物会有不同的晶型,称为多晶型。同一药物的多晶型中,只有一种晶型最稳定,其他亚稳定型会在一定时间内转化为稳定型。亚稳定型比稳定型的溶解度大,溶出快,吸收好。因此混悬剂制备中若使用了亚稳定型药物,可以增加分散介质黏度和加入抑制剂抑制微粒的晶型变化,保持混悬剂稳定。

6.7.2.4　絮凝与反絮凝

混悬剂中的微粒由于分散度大,具有很高的表面自由能,微粒有趋于聚结以降低表面自由能的趋势。但由于微粒荷电,电荷的排斥力阻碍了微粒产生聚结。向混悬液中加入适当的电解质,使 ζ-电位降低到一定程度,混悬剂中的微粒可形成疏松的絮状聚集体而处于稳定状态。混悬微粒形成絮状聚集体的过程称为絮凝,加入的电解质称为絮凝剂。为了得到稳定的混悬剂,一般应控制 ζ-电位在 20~25 mV 范围内。反之,向絮凝状态的混悬剂中加入电解质,使絮凝状态变为非絮凝状态的这一过程称为反絮凝,加入的电解质称为反絮凝剂。

6.7.2.5 分散相的浓度与温度

在同一分散介质中分散相的浓度增加,微粒易碰撞而沉降,混悬剂的稳定性降低。温度对混悬剂的影响很大,温度变化可改变药物的溶解度和溶解速度,还能改变微粒的沉降速度、絮凝速度、沉降容积,从而改变混悬剂的稳定性。

6.7.3 混悬剂的稳定剂

混悬液中的稳定剂主要起润湿、助悬、絮凝或反絮凝的作用,以保持混悬液的稳定。

6.7.3.1 润湿剂

疏水性药物配制混悬液时,应加入润湿剂,润湿剂可吸附于微粒表面,增加其亲水性。常用的润湿剂为 HLB 值在 7~9 的表面活性剂,如聚山梨酯类、聚氧乙烯蓖麻油类、泊洛沙姆等。

6.7.3.2 助悬剂

助悬剂的作用是增加混悬液中分散介质的黏度,降低药物微粒的沉降速度,还能被药物微粒表面吸附形成机械性或电性的保护膜,防止微粒间聚结或结晶的转型,增加其亲水性,从而增加混悬剂稳定性。目前常用的助悬剂有以下几种。

1.低分子助悬剂

如甘油,糖浆等。内服混悬剂使用糖浆兼有矫味作用,在外用混悬剂时常加入甘油。

2.高分子物质

分天然与合成的两类。天然高分子助悬剂常用:阿拉伯胶,用量 5%~15%;西黄芪胶,用量 0.5%~1%,使用中应加防腐剂。合成类高分子助悬剂常用:羧甲基纤维素钠、羟丙基甲基纤维素、甲基纤维素、羟乙基纤维素、聚乙烯吡咯烷酮等。此类助悬剂性质稳定,受 pH 影响小,但与某些药物有配伍变化。如羧甲基纤维素钠与三氯化铁或硫酸铝有配伍变化,甲基纤维素与鞣质或盐酸也有配伍变化。

3.硅酸类

如胶体二氧化硅、硅酸铝、硅藻土等。硅藻土是硅胶状的含水硅酸铝,在水中带负电荷,能吸附大量的水形成高黏度的糊状物,阻碍微粒聚结。其配伍禁忌少,不需加防腐剂。通常配成的混悬剂在 pH 7 以上黏度更大,更稳定。

4.触变胶

2%硬脂酸铝在植物油中能形成触变胶,即静置时形成凝胶能防止微粒沉降,振摇后形成溶胶便于倒出。可作混悬型注射剂、滴眼剂的助悬剂。

6.7.3.3 絮凝剂与反絮凝剂

使混悬液产生絮凝作用的稳定剂称为絮凝剂,产生反絮凝作用的稳定剂称为反絮凝剂。

同一电解质可因用量不同,在混悬剂中可以起絮凝作用或起反絮凝剂作用。常用的絮凝剂、反絮凝剂有枸橼酸盐、枸橼酸氢盐、酒石酸盐、酒石酸氢盐、磷酸盐及氯化物等。

6.7.4　混悬液的制备

制备混悬剂时,应使混悬微粒有适当的分散度,并应尽可能分散均匀,以减小微粒的沉降速度。混悬剂的制备分为分散法和凝聚法。

1.分散法

本法是将粗颗粒的药物粉碎成符合混悬剂微粒要求的分散程度,再分散于分散介质中制成混悬剂的方法。小量制备可用乳钵,大量生产可用乳匀机、胶体磨等机械。处方中的液体可以是水,也可是其他液体成分。药物粉碎时可采用加液研磨法,可使用处方中的液体,如水、芳香水、糖浆、甘油等。通常 1 份药物可加 0.4~0.6 份液体研磨,能产生最大的分散效果。

对于质重、硬度大的药物,采用"水飞法",可使药物粉碎至极细的程度。疏水性药物制备混悬剂时,须加一定量的润湿剂,与药物研匀,再加液体混匀。

2.凝聚法

(1)物理凝聚法　是将分子和离子分散状态的药物溶液,加入另一分散介质中凝聚成混悬液的方法。一般将药物制成热饱和溶液,在搅拌下加至另一种对其不溶的液体中,使药物快速结晶,可制成 10 μm 以下(占 80%~90%)的微粒,再将微粒分散于适宜介质中制成混悬剂。如醋酸可的松滴眼剂的制备。

(2)化学凝聚法　是用化学反应法使两种或两种以上的药物生成难溶性的药物微粒,再混悬于分散介质中制成混悬剂的方法。为使微粒细小均匀,化学反应应在稀溶液中进行,并应急速搅拌。如胃肠道透视用 $BaSO_4$ 混悬剂的制备。

6.7.5　混悬剂的质量检查

混悬剂应保持分散相小而均匀,且振摇后易分散。口服混悬剂在标签上应注明"用前摇匀"。

1.装量

单剂量包装的口服混悬剂,取供试品 10 支,按现行版《中国药典》二部附录ⅠO 口服混悬剂规定方法检查,每支装量均不得少于标示量。多剂量包装的口服混悬剂照【最低装量检查法】检查,应符合规定。

2.微粒大小的测定

混悬剂中微粒大小及其分布影响制剂的稳定性。微粒大小的测定可用显微镜法、库尔特计数法、激光散射法等测定。

3.沉降体积比的测定

沉降体积比是指沉降物的体积与沉降前混悬剂的体积之比。按现行版《中国药典》二部附录ⅠO 口服混悬剂规定方法检查,沉降体积比应不低于 0.9。检查方法:用具塞量筒取供试品 50 mL,密塞,用力振摇 1 min,记下混悬物的开始高度 H_0,用力振摇 1 min,静置 3 h,记下混悬物的最终高度 H_u,则 H_u/H_0 比值称为沉降体积比 F。F 值越大,表示混悬剂越稳定。

4.重新分散试验

将混悬剂置于 100 mL 量筒内,以 20 r/min 速度旋转,经一定时间,量筒底部的沉降物应消失。

6.7.6　举例

炉甘石洗剂

【处方】炉甘石 150 g　氧化锌 50 g　甘油 50 mL　羧甲基纤维素钠 2.5 g　蒸馏水适量

【制法】取炉甘石、氧化锌,加甘油和蒸馏水适量共研成糊状,另取羧甲基纤维素钠加蒸馏水溶胀后,分次加入上述糊状液中,随加随搅拌,再加蒸馏水使成 1 000 mL,搅匀,即得。

【作用与用途】用于急性瘙痒性皮肤病,如湿疹和痱子。

【用法与用量】局部外用,用时摇匀,取适量涂于患处,一日 2～3 次。

【注解】炉甘石与氧化锌均为水中不溶的亲水性药物,能被水润湿。故先加甘油研成细糊状,再与羧甲基纤维素钠水溶液混合,使粉末周围形成水的保护膜,阻碍颗粒聚结,振摇时易悬浮。

6.8　不同给药途径用液体药剂

6.8.1　搽剂

搽剂系指饮片用乙醇、油其他溶剂制成供无破损患处揉擦用的液体制剂。其中以油为溶剂的又称为油剂。搽剂涂后揉擦或涂于敷料上贴于患处,有镇痛、保护和对抗刺激的作用。用于镇痛、抗刺激的搽剂多用乙醇为溶剂,用力揉擦,有利于药物的穿透。保护性搽剂多用油、液状石蜡为溶剂,搽用时有润滑作用,防止皮肤干燥。

6.8.2　洗剂

洗剂系指含原料药物的溶液、乳状液、混悬液,供清洗或涂抹皮肤或腔道用的液体制剂。洗剂的溶剂多为水,有消毒、消炎、止痒、收敛、保护等局部作用。混悬型洗剂中常加入甘油和助悬剂,当分散介质蒸发后可形成保护膜,保护皮肤免受刺激。

6.8.3　涂膜剂

涂膜剂系指原料药物溶解或分散于含成膜材料的溶剂中,涂抹患处后形成薄膜的外用液体制剂。涂膜剂用时形成的薄膜对患处有保护作用,同时逐渐释放所含药物起治疗作用。涂膜剂一般用于无渗出液的损害性皮肤病,如过敏性皮炎、神经性皮炎、牛皮癣等。涂膜剂制备工艺简单,不用裱褙材料,无需特殊设备,使用方便。

涂膜剂常用的成膜材料有聚乙烯醇、聚乙烯吡咯烷酮、聚乙烯醇缩甲乙醛等。增塑剂有甘油、丙二醇、三乙酸甘油酯等。溶剂一般为有机溶剂,常以乙醇、丙酮单独应用或以一定比例混合使用。

涂膜剂制备时先将成膜材料溶解,如药物溶于溶剂,将药物及附加剂直接加入成膜材料液中溶解,混匀即得。如为中药,应用适宜的方法提取,制成乙醇提取液或提取物的乙醇、丙酮溶液,再加入成膜材料液中,混匀,即得。

6.8.4　滴鼻剂

滴鼻剂指供滴入鼻腔内的液体药剂,用于局部消毒、消炎、收缩血管和麻醉,通过鼻腔给药也能起全身治疗作用。滴鼻剂的溶剂有水、丙二醇,液状石蜡、植物油等,一般制成药物的水溶液、乳状液和混悬液。药物的水溶液易与鼻黏液混合,易分散于黏膜表面,但作用时间短。油溶液刺激性小,作用持久,但不易与鼻腔黏液混合。

正常人鼻黏液 pH 一般为 5.5～7.5,鼻腔发炎或过敏时呈碱性,有时 pH 可高达 9,易使细菌增殖,并影响正常纤毛运动。因此,滴鼻剂 pH 应为 5.5～7.5,且应有一定的缓冲能力;应与鼻黏液呈等渗或略高渗;不改变鼻黏液的正常黏度,不影响纤毛活动及分泌液的离子成分。

6.8.5　灌肠剂

灌肠剂系指灌注于直肠的水性溶液、油性溶液、乳状液和混悬液,以治疗、诊断或营养为目的的液体制剂。根据给药目的可分为泻下灌肠剂、含药灌肠剂及营养灌肠剂。近年出现的中药新剂型中药微型灌肠剂,是将中药复方经提取纯化制成一定浓度的供灌入直肠内的水性液体制剂。用量一般小于 5 mL,用后具有接触面积大、吸收快,使用方便等优点,尤其适合于小儿用药。

6.9　液体药剂的矫味、矫嗅与着色

许多药物有不良嗅味,如生物碱味苦,鱼肝油有腥味,无机盐如芒硝等有咸味。不良嗅味的药长期服用,会引起病人的厌恶,用药顺应性差。液体药剂除应保证疗效与稳定性外,还须味道可口,外观良好,使患者易于服用。矫味剂和矫嗅剂在一定程度上可掩盖与矫正药物的不良嗅味;着色剂可美化药剂外观,便于区别不同浓度的制剂及外用药剂。

6.9.1　矫味剂与矫嗅剂

矫味剂指能改善味觉的物质。有的矫味剂兼具矫嗅的作用。

6.9.1.1　甜味剂

甜味剂包括天然和合成两大类。天然甜味剂中以蔗糖及其制品单糖浆及芳香糖浆应用较广泛;蜂蜜可用作甜味剂;山梨醇、甘露醇也可作甜味剂。甜菊苷从甜叶菊中提取纯化而得,甜度约为蔗糖的 300 倍,甜味持久且不被吸收,稍带苦味,为无热量甜味剂,常与蔗糖或糖精钠合用。

合成甜味剂有糖精钠,甜度为蔗糖的 200～700 倍,易溶于水中,常与其他甜味剂合用。阿司帕坦亦称蛋白糖,是二肽类甜味剂,甜度为蔗糖的 150～200 倍,可用于低糖量、低热量的保健食品和药品中。

6.9.1.2　芳香剂

在药品生产中有时需要添加少量香料或香精以改善药品的香味。这些香料与香精称为芳

香剂。常用芳香剂分为天然芳香油和人造合成香精两类。常用天然芳香剂如薄荷油、橙皮油等及其制成的芳香水剂、酊剂等如桂皮水、橙皮酊等。人工合成香精通常由很多成分配合而成如香蕉香精、菠萝香精等。

6.9.1.3 胶浆剂

胶浆剂由于黏稠可以干扰味蕾的味觉而矫味。可降低药物的刺激性,掩盖辛辣味、涩酸味,与甜味剂合用能增强胶浆剂的矫味能力。常用羧甲基纤维素钠、甲基纤维素、海藻酸钠、阿拉伯胶及西黄芪胶等的胶浆。

6.9.1.4 泡腾剂

泡腾剂系指利用有机酸(如枸橼酸、酒石酸等)与碳酸氢钠混合,遇水后产生大量二氧化碳,由于二氧化碳溶于水呈酸性,能麻痹味蕾而矫味。常用于苦味制剂。

6.9.2 着色剂

着色剂又称色素,应用着色剂可以改善药剂的外观颜色;用于识别药剂的浓度或区分应用方法。制剂选用的颜色与所加的矫味剂配合协调,更易被患者接受,如薄荷味用绿色,橙皮味用橙黄色。

着色剂可分为天然色素和人工合成色素两大类。可供食用的色素称为食用色素,内服药剂的着色剂需用食用色素。我国目前批准的合成食用色素有苋菜红、胭脂红、柠檬黄、胭脂蓝、日落黄,其用量不得超过万分之一。外用色素有伊红(适用于中性或弱碱性溶液)、品红(适用于中性、弱酸性溶液)和美蓝(适用于中性溶液)等。

使用着色剂时应注意溶剂和溶液的 pH 对色调产生的影响。大多数色素会受到光照、氧化剂和还原剂的影响而退色。

6.10 液体药剂的包装与贮藏

6.10.1 液体药剂的包装

液体药剂的包装关系到成品的质量、运输及贮存。液体药剂体积大,稳定性较其他剂型差,即使产品符合质量要求,但如果包装不当,运输、贮存过程中也会发生变质。因此液体药剂的包装容器材料选择、容器的种类、形状及密封性都极为重要。

液体药剂的包装材料有容器(如玻璃瓶、塑料瓶)、瓶塞(如软木塞、橡胶塞、塑料塞等)、瓶盖(如金属盖、电木盖、赛璐珞瓶帽等)、标签、硬纸盒、塑料盒、说明书、纸箱、木箱等。

直接与药品接触的包装材料、容器须符合下列要求:①应符合药用要求,对人体安全、无毒;②不与药品发生化学作用,其组分不脱落或迁移到药品中;③能防止外界不利因素的影响;④坚固耐用,体轻,便于运输、携带和使用。

6.10.2 液体药剂的贮藏

液体药剂特别是以水为分散介质者,易发生水解、氧化或污染微生物而出现沉淀、变色或霉败等现象。因此液体药剂的生产与销售一般应现产现出,防止久贮变质。液体药剂一般应密封保存,贮藏于阴凉、干燥处。

思考题

1. 液体药剂按分散系统如何分类? 各有何特点?

2. 潜溶(剂)、助溶(剂)与增溶(剂)有什么不同?

3. 什么是表面活性剂? 其结构特征如何? 举例说明常用表面活性剂的类型与应用。

4. 表面活性剂的 HLB 值、临界胶团浓度(CMC)有何意义?

5. 什么是表面活性剂的起昙? 解释表面活性剂发生起昙现象的原因。

6. 什么是高分子溶液? 影响其稳定性的因素有哪些?

7. 影响混悬剂的物理稳定性的因素有哪些? 为提高其稳定性常采用的方法有哪些?

8. 影响乳剂稳定性的因素有哪些? 如何使乳剂稳定?

第7章 注射剂(附滴眼剂)

学习要求

1. 掌握中药注射剂与输液的含义、特点、分类、质量要求与制备;热原的基本性质、污染途径,除去方法及检查方法,眼用液体制剂的概念,制备及质量要求。

2. 熟悉注射剂常用溶剂,附加剂的种类与应用;注射用水的制备方法;粉针剂、混悬型、乳浊液型注射剂及滴眼剂的含义及应用。

3. 了解注射剂容器的种类,容器处理及分装等;血浆代用液;注射剂存在的问题及解决途径。

7.1 概述

7.1.1 注射剂的含义与特点

7.1.1.1 注射剂的含义

注射剂(injections)系指原料药物或与适宜的辅料制成的供注入体内的无菌制剂。

中药注射剂始于 20 世纪 30 年代,第一个品种是柴胡注射液,主要用于治疗流行性感冒。经过半个多世纪的发展,中药注射剂已成为临床上治疗急症的重要剂型。目前临床常用的中药注射剂有止喘灵注射液、清开灵注射液、注射用双黄连(冻干)、注射用灯盏花素等,在临床治疗急症中发挥了重要的作用。近年来在注射剂生产中严格贯彻执行 GMP 标准,采用先进设备、生产工艺及现代分析技术控制注射剂质量,促进了中药注射剂工业水平的提高。

7.1.1.2 注射剂的特点

注射剂是临床应用最广泛的剂型之一,主要具备下列优点:

(1)药效迅速、作用可靠 药液直接注入人体,吸收快,药效迅速,尤其是静脉注射,药物直接进入血液循环,起效最快,适用于抢救危重病人。注射给药不经消化道及肝脏,可免受消化道及诸多因素影响,剂量准确,作用可靠。

(2)适用于不宜口服的药物 某些药物如胰岛素可被消化液破坏,口服锑剂对胃有刺激,可制成注射剂发挥疗效。

(3)适用于不能口服给药的病人 术后禁食、处于昏迷不能吞咽、消化系统疾病等患者,皆可采用注射给药。

（4）可产生局部定位效应　通过关节腔、穴位等部位注射给药，可发挥药物的特有疗效，如局部麻醉药的使用、当归注射液穴位注射。

但注射剂也存在以下缺点：使用不便；使用不当易发生危险，存在安全性问题；质量要求高，生产成本高。

7.1.2　注射剂的分类

注射剂可分为注射液、注射用无菌粉末与注射用浓溶液等。

1.注射液

注射剂（injections）系指原料药物或与适宜的辅料制成的供注入体内的无菌液体制剂。包括溶液型、乳状液型或混悬型等注射液。可用于皮下注射、皮内注射、肌内注射、静脉注射、静脉滴注等。其中供静脉滴注用的大容量注射液（除另有规定外，一般不小于 100 mL，生物制品一般不小于 50 mL）也称输液。中药注射剂一般不宜制成混悬型注射液。

（1）溶液型注射剂　可分为水溶液和非水溶液两类。水溶液型注射剂应用更为广泛，其能与体液均匀混合，扩散快，一般 10～30 min 即可吸收。在水中易溶或用增溶、助溶增加药物溶解度的药物均可制成水溶液型注射剂。在水中难溶或希望注射后延长药效的药物可制成油溶液型注射剂，一般仅供肌内注射，如己烯雌酚注射液。

（2）乳状液型注射剂　水不溶性的液体药物，可根据临床需要制成乳状液型注射剂。分散相粒径应控制在 1～10 μm。静脉注射乳状液型注射液中 90% 乳滴的粒度应控制在 1 μm 以下，不得有大于 5 μm 的乳滴。

（3）混悬型注射液　难溶于水或水中不稳定的药物，或需延长药效的药物可制成水或油的混悬液。一般肌内注射，不得用于静脉注射。混悬型注射液中的药物粒度应控制在 15 μm 以下，含有 15～20 μm（有个别 50 μm）者，不应超过 10%。

2.注射用无菌粉末

注射用无菌粉末也称粉针剂，系指原料药物或与适宜辅料制成的供临用前用无菌溶液配制成注射液的无菌粉末或无菌块状物。可用适宜的注射用溶剂配制后注射，也可用静脉输液配制后静脉滴注。无菌粉末以喷雾干燥法或冷冻干燥法制得；无菌块状物用冷冻干燥法等制得。注射用无菌粉末适用于在液体状态下不稳定的药物，如注射用双黄连冻干粉针及抗生素类、蛋白质类、酶类药物。

3.注射用浓溶液

系指原料药物或与适宜辅料制成的供临用前稀释后静脉滴注用的无菌浓溶液。

7.1.3　注射剂的给药途径

根据临床治疗的需要，注射剂有多种不同的注射途径。

1.皮内注射（intradermal route）

注射于表皮与真皮之间，一般注射部位在前臂，一次注射剂量在 0.2 mL 以下。常用于药物的过敏性试验或者临床疾病的诊断，如破伤风皮试等。

2.皮下注射（subcutaneous route）

注射于真皮与肌肉之间的松软组织内，一般注射量为 1～2 mL。皮下注射剂主要是水溶液，药物吸收速度慢于肌内注射，由于人体皮下感觉比肌肉敏感，故具有刺激性的药物及混悬型注射液,一般不宜皮下注射。

3. 肌内注射(intramuscular route)

注射于肌肉组织中,注射部位大都在臀部三角肌或上臂三角肌,一次注射剂量在 5 mL 以下。该部位药物在 10～30 min 内吸收,刺激性相对较小。药物的水溶液、油溶液、混悬液、乳状液均可作肌内注射。注射油溶液、混悬液及乳状液具有一定的延效作用,且乳状液有一定的淋巴靶向性。

4. 静脉注射(intravenous route)

药物直接注射于静脉内,发挥药效最快。有静脉推注和静脉滴注两种使用方式。静脉推注用于需要立即发挥作用的治疗,一次剂量在 50 mL 以下。静脉滴注用量大,通常在 100～500 mL,甚至更大。多用水溶液,平均粒径小于 1 μm 的静脉乳也可静脉滴注。凡能导致红细胞溶解或使蛋白质沉淀的药物,均不宜静脉给药,静脉输液不得加抑菌剂。

5. 脊椎腔注射(vertebra caval route)

注射于脊椎四周蛛网膜下腔内,一次注入量在 10 mL 以下。由于该部位神经组织比较敏感,且脊椎液缓冲容量小,循环慢,注入时应缓慢。脊椎腔注射液应与脊椎液等张,否则可出现头痛、呕吐,甚至危及生命。pH 控制在 5.0～8.0,且不得添加抑菌剂。

6. 穴位注射(acupoint route)

每个穴位注入剂量约 0.5 mL,注射液应刺激性小,等渗,pH 近中性,如 5% 当归注射液注入肺俞等穴位,治疗慢性支气管炎。

7. 其他

包括动脉内注射、心内注射、关节腔内注射、滑膜腔内注射、脑池内注射以及鞘内注射等给药途径。

7.1.4　注射剂的质量要求

注射剂应无菌、无热原或细菌内毒素,无肉眼可见的不溶性微粒,无可见异物等。注射剂 pH 值要求与血液相等或接近,一般控制在 pH4～9 范围内。渗透压要求与血液的渗透压相等或接近,输液剂、脊椎注射液必须等渗或等张。中药注射剂有关物质、重金属及有害元素残留量应符合规定。注射剂不应对机体组织产生刺激性或发生毒性反应,确保用药安全。注射剂应具必要的物理和化学的稳定性。

7.2　热原

7.2.1　热原的含义与组成

热原(pyrogens)是注射后能引起恒温动物的体温异常升高的致热物质。广义的热原包括细菌性热原、内源性高分子热原、内源性低分子热原及化学热原等。药剂学上的热原通常是指细菌性热原。大多数细菌都能产生热原,致热能力最强的是革兰氏阴性杆菌所产生的热原,霉菌、酵母菌甚至病毒也能产生热原。

热原的本质是微生物代谢产物中的内毒素,存在于细菌的细胞膜和固体膜之间,当细菌死亡后细胞膜破裂释放出热原。内毒素是由磷脂、脂多糖和蛋白质组成的高分子复合物,其中脂多糖是内毒素的主要成分,具有很强的致热活性。热原的相对分子质量一般为 10^6 左右。

当含有热原的注射剂,特别是输液剂注入人体后,经 $30\sim90$ min 的潜伏期,会出现发冷、寒战、发热(体温升高)、身痛、出汗、恶心呕吐等不良反应,有时体温可升高至 40℃ 以上,严重者还会出现昏迷、虚脱、休克,甚至危及生命。临床上称这种现象为"热原反应"。

7.2.2　热原的基本性质

1.耐热性
热原在 60℃ 加热 1 h 不受影响,100℃ 加热也不会发生降解,120℃ 加热 4 h 能破坏 98% 左右,但在 $180\sim200$℃ 加热 $3\sim4$ h、200℃ 加热 60 min、250℃ 加热 $30\sim45$ min 或 650℃ 加热 1 min 可彻底热原破坏。注射剂常用的灭菌法,不能破坏热原。

2.滤过性
热原体积较小,直径在 $1\sim5$ μm,一般滤器均可通过。但活性炭可吸附热原,纸浆滤饼对热原也有一定的吸附作用。

3.水溶性
热原分子结构中有磷脂、脂多糖和蛋白质,易溶于水,含热原的浓缩水溶液带有乳光。

4.不挥发性
热原本身不具有挥发性,能溶于水,在蒸馏时,可随水蒸气雾滴带入蒸馏水中,故蒸馏水器应有隔沫装置。

5.其他性质
热原能被强酸、强碱、强氧化剂如高锰酸钾、过氧化氢破坏,某些表面活性剂能使热原失活,超声波可破坏热原。热原在水溶液中带有电荷,可被离子交换树脂吸附。

7.2.3　注射剂污染热原的途径

热原是微生物的代谢产物,注射剂中污染热原的途径亦是微生物污染的途径,主要有:①从溶剂中带入;②从原辅料中带入;③从容器、用具、管道和装置带入;④从制备过程中及生产环境中带入;⑤从使用过程中带入。应针对热原的污染途径,采用相应的针对性措施予以解决。

7.2.4　除去注射剂中热原的方法

7.2.4.1　除去药液或溶剂中热原的方法

1.吸附法
活性炭是常用的强效吸附剂,在配液时加入溶液体积 0.1%$\sim$0.5% 的针用活性炭,煮沸,搅拌 15 min 即能除去大部分热原。活性炭吸附作用强,除了吸附作用外,同时还有助滤、脱色作用。因活性炭也会吸附药液中的药物成分,如生物碱、黄酮等,故应控制活性炭的用量及操作条件。此外还可用活性炭与硅藻土配合使用,吸附除去热原的效果良好。

2.离子交换法
热原分子结构中含有 $-PO_4^{3-}$、$-COO^-$ 基团,可被阴离子交换树脂吸附除去,吸附效果较好,已在大生产中应用。

3.凝胶滤过法

本法也称分子筛滤过法,是利用葡聚糖凝胶作为滤过介质,当药液通过凝胶柱时,相对分子质量较小的成分渗入凝胶颗粒多孔网状结构内部而被阻滞,相对分子质量较大的成分则沿凝胶颗粒间隙随溶剂流出。用此法除热原要求注射液中药物的相对分子质量应远大于热原的相对分子质量,故本法适用于蛋白质、酶等生物制品除去热原。

4.反渗透法

用反渗透膜如三醋酸纤维素膜或聚酰胺膜除去热原效果好,有实用价值。

5.超滤法

利用高分子薄膜的选择性与渗透性,在常温、低压、控制一定流速的条件下,使小于膜孔的低分子物质透过膜,高分子的热原被截留的一种分离方法。中药水煎液中有效成分的相对分子质量多在 1 000 以下,而热原分子质量较大,选择合适的超滤膜为过滤介质,不仅可以除去热原,还可截留大分子杂质以提高药液澄明度。

7.2.4.2　除去容器或用具上热原的方法

1.高温法

耐高温的容器或用具,如注射用的针筒或其他玻璃器皿、瓷制品,在洗涤干燥后,于 180℃加热 2 h 以上或 250℃加热 30 min 以上,可破坏热原。

2.酸碱法

凡耐酸碱的玻璃容器、瓷器或塑料制品,可用强酸强碱溶液处理,如重铬酸钾浓硫酸清洁液、硝酸硫酸洗液或稀氢氧化钠溶液处理,可有效地破坏热原。

7.2.5　热原与细菌内毒素的检查方法

《中国药典》规定静脉用注射剂需进行热原检查或细菌内毒素检查,热原检查采用家兔法,细菌内毒素检查采用鲎试剂法。

7.2.5.1　热原检查法

由于家兔对热原的反应与人体相同,目前各国药典的法定方法仍为家兔法,为体内检查法。本法系将一定剂量的供试品,静脉注入家兔体内,在规定时间内,测定家兔体温升高的情况,以判断供试品中所含热原限度是否符合规定。

7.2.5.2　细菌内毒素检查法

本法是利用鲎试剂来检测或量化革兰氏阴性菌产生的细菌内毒素,以判断供试品中细菌内毒素限量是否符合规定的一种方法,为体外试验法,适用于生产过程中热原的控制及某些不宜用家兔法进行热原检测的品种,如放射性制剂、肿瘤抑制剂等。

细菌内毒素是药物所含热原的主要来源,细菌内毒素检查法是利用鲎试剂与细菌内毒素产生凝集反应的原理来检测或半定量内毒素的方法。鲎试剂为鲎科动物东方鲎的血液变形细胞溶解物的无菌冷冻干燥品。鲎试剂中含有能被微量细菌内毒素激活的凝固酶原和凝固蛋白原,凝固酶原经细菌内毒素激活转化成具有活性的凝固酶,进一步促使凝固蛋白原转变为凝固蛋白而形成凝胶。

　　鲎试剂法与家兔法比较，灵敏度高，操作简单，实验费用少，可迅速获得结果。但容易出现"假阳性"或"假阴性"结果，且对革兰阴性菌以外的微生物产生的内毒素不够灵敏，故尚不能完全代替家兔热原检查法。

7.3　注射剂的溶剂

　　注射剂所用溶剂应安全无害，并与其他药用成分兼容性良好，不得影响活性成分的疗效和质量，一般分为水性溶剂和非水性溶剂。供注射用的非水性溶剂，应严格限制其用量。

7.3.1　注射用水

7.3.1.1　制药用水

　　水是药物制剂生产中用量大、使用广的一种辅料，用于生产过程及药物制剂的制备。《中国药典》收载的制药用水，因使用范围不同而分为饮用水、纯化水、注射用水和灭菌注射用水。制药用水的原水通常为饮用水。

　　1.饮用水

　　饮用水为天然水经净化处理所得的水，其质量应符合中华人民共和国国家标准《生活饮用水卫生标准》。饮用水可以作为药材净制时的漂洗、制药用具的粗洗用水。除另有规定外，也可用作饮片的提取溶剂。

　　2.纯化水

　　纯化水为饮用水经蒸馏法、离子交换法、反渗透法或其他适宜的方法制备的制药用水。不含任何附加剂，其质量应符合《中国药典》纯化水项下的规定。可作为中药注射剂、滴眼剂等灭菌制剂所用饮片的提取溶剂；配制普通药物制剂用的溶剂或试验用水；口服、外用制剂配制用溶剂或稀释剂；非灭菌制剂用器具的精洗用水；也可用作非灭菌制剂所用饮片的提取溶剂。纯化水不得用作注射剂的配制与稀释。

　　3.注射用水

　　注射用水为纯化水经蒸馏所得的水，应符合细菌内毒素试验要求。其质量应符合《中国药典》注射用水项下的规定。注射用水可作为配制注射剂、滴眼剂等的溶剂或稀释剂及容器的清洗。

　　4.灭菌注射用水

　　灭菌注射用水为注射用水按照注射剂生产工艺制备所得，不含任何添加剂。主要用于注射用无菌粉末的溶剂或注射剂的稀释剂。其质量应符合《中国药典》灭菌注射用水项下的规定。

7.3.1.2　制药用水的制备

　　1.纯化水的制备

　　（1）电渗析法　电渗析法是在外加电场的作用下，使水中的离子发生定向迁移，通过具有选择性透过的阴、阳离子交换膜，使水净化的技术。

　　如图 7-1 所示，电渗析器装置内两极间，交替排列着多组阳离子膜和阴离子膜。当电渗析

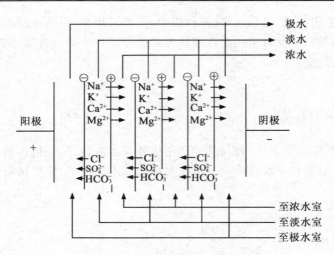

图 7-1　电渗析原理

器的电极接通电源后,原水中离子在电场作用下发生迁移,阳离子膜显示强烈的负电场,只允许阳离子通过,并向阴极运动;阴离子膜显示强烈的正电场,只允许阴离子通过,并向阳极运动。这样形成了除去离子的"淡水室",可引出纯水。

电渗析法较离子交换法经济,节约酸碱。适用于原水中含盐量较高、离子交换法不适用时,常与离子交换法联用以提高净化处理原水的能力。本法对不带电荷的物质除去能力极差,故饮用水须通过适当方式除去水中不带电荷的杂质再进入电渗析器。

(2)离子交换法　是采用离子交换树脂除去水中离子的方法,制得的水称为去离子水。本法除去水中离子的原理是当饮用水通过阳离子交换树脂时,水中阳离子被树脂吸附,树脂上的阳离子 H^+ 被置换到水中;经阳离子交换树脂处理过的水再通过阴离子交换树脂时,水中阴离子被阴离子交换树脂吸附,树脂上的阴离子 OH^- 被置换到水中,并和水中的 H^+ 结合成水。

常用的离子交换树脂为 732 型苯乙烯强酸性阳离子交换树脂,极性基团为磺酸基,可用简式 $RSO_3^- H^+$(氢型)或 $RSO_3^- Na^+$(钠型)表示;717 型苯乙烯强碱性阴离子交换树脂,极性基团为季胺基团,可用简式 $RN^+(CH_3)_3 OH^-$(羟型)或 $RN^+(CH_3)_3 Cl^-$(氯型)表示。离子交换法制备纯化水的生产工艺,一般可采用阳床—阴床—混合床的串联组合形式,其中混合床为阴、阳树脂以一定比例混合组成。为减轻阴树脂的负担,常在阳床后加脱气塔,除去二氧化碳。

本法的优点是制得的水质化学纯度高,所需设备简单,成本低,对热原、细菌也有一定的去除作用。缺点是除热原效果不可靠,离子交换树脂需经常再生或定期更换。

(3)反渗透法　反渗透法是 20 世纪 60 年代发展起来的新技术,美国药典 19 版(1975)首次收载为制备注射用水的法定方法之一。

反渗透法的基本原理见图 7-2 所示。当两种不同浓度的水溶液(如纯水和盐溶液)用半透膜隔开时,稀溶液中的水分子通过半透膜向浓溶液一侧自发流动,使盐水液面不断上升,这一

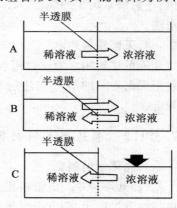

图 7-2　渗透与反渗透原理

现象叫渗透(图 7-2A)。当渗透达到动态平衡时,浓溶液高出的水柱静压差即为渗透压(图 7-2B)。若在浓溶液一侧加压,当此压力超过渗透压时,浓溶液中的水可向稀溶液作反向渗透流动,这种现象称为反渗透(图 7-2C)。反渗透的结果能使水从浓溶液中分离出来。

反渗透膜是一种只允许水通过而不允许溶质透过的半透膜。主要有醋酸纤维素膜和聚酰胺膜,膜孔大小在 0.5~10 nm。反渗透膜的渗透机制因膜的类型不同有差异。现以醋酸纤维素膜处理水为例简介其机制。由于氯化钠和其他盐类能增加水的表面张力,在氯化钠溶液接触空气的界面上能形成一层纯水层。如多孔膜的化学结构适宜,使之与盐水溶液接触时,膜表面可选择性地吸附水分子而排斥溶质,在膜界面形成纯水层的厚度视界面性质而异,在施加压力情况下,界面上的纯水层不断通过膜的毛细管而渗出。一般认为反渗透膜除去水中离子、有机物和微生物的机制是机械过筛作用。

一般一级反渗透装置除去氯离子的能力达不到注射用水的要求,二级反渗透装置才能彻底除去氯离子。

2.注射用水的制备

(1)注射用水的质量要求　注射用水应为无色透明液体,无臭,无味,pH 应为 5.0~7.0。氨含量不超过 0.000 02%。每 1 mL 含细菌内毒素的量应小于 0.25 内毒素单位(EU)。细菌、霉菌和酵母菌总数每 100 mL 不得超过 10 个。除此之外,硝酸盐与亚硝酸盐、电导率、总有机碳、不挥发物与重金属按照《中国药典》纯化水项下的方法检查,应符合规定。

(2)制备　《中国药典》规定注射用水为纯化水经蒸馏所得的水。蒸馏法制备注射用水是将纯化水加热至沸腾,使汽化为蒸汽,再将蒸汽冷凝成液体。汽化过程中,水中含有的易挥发性物质挥发逸出,不挥发的杂质及热原,留在残液中。冷凝所得的液体为无热原的蒸馏水。本法制备注射用水质量可靠。

目前常用的蒸馏设备为多效蒸馏水器,五效蒸馏水器见图 7-3。本机工作基本原理为依

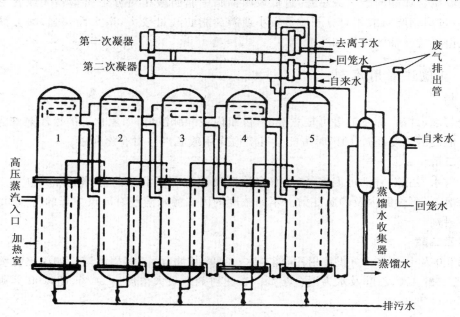

图 7-3　五效蒸馏水机结构示意

据各效蒸发器之间工作压力不同,去离子水经高压蒸汽加热而蒸发,第一效产生的纯蒸汽可作下一效的加热蒸汽(一效加热蒸汽为锅炉蒸汽),如此经过多效的热交换蒸发,原料水被充分汽化,各效产生的纯蒸汽则在热交换过程中被冷却为蒸馏水(即注射用水),从而达到节约加热蒸汽和冷却水成本的目的。

目前我国注射用水普遍采用综合法制备,制得的注射用水的质量好,代表性的制备流程如下:

饮用水→细过滤器→电渗析或反渗透装置→阳离子树脂床→脱气塔→阴离子树脂床→混合树脂床→多效蒸馏水机→注射用水

(3)注射用水的收集保存　注射用水收集器应采用不锈钢材料,收集系统必须密闭。收集前,需检查氯化物、重金属、pH、铵盐及热原是否合格,并在生产中定期检查,要注意弃去初馏液。为保证无菌,注射用水从制备到使用不得超过 12 h,可采用 80℃ 以上保温,70℃ 以上保温循环或 4℃ 以下存放。

7.3.2　注射用油

对于不溶或难溶于水,或在水溶液中不稳定或有特殊用途(如水溶性药物制备混悬型注射液等)的药物,可选用注射用油制备注射剂。油性注射剂仅供肌内注射。

注射用油是通过压榨植物的种子或果实制得,需经精制处理后方可应用。常用大豆油、麻油、茶油、花生油、玉米油、橄榄油等。《中国药典》规定注射用油的质量要求为无异臭,无酸败味;色泽不得深于黄色 6 号标准比色液;在 10℃ 时应保持澄明;碘值为 79～128;皂化值为 185～200;酸值不得大于 0.56。

酸值说明油中游离脂肪酸的多少,酸值高表明油脂酸败严重,质量差。碘值说明油脂中不饱和键的多寡,碘值过高,则含不饱和键多,油易氧化酸败,不适合注射用。皂化值表示油中游离脂肪酸和结合成酯的脂肪酸总量,过低表明油脂中脂肪酸相对分子质量较大或含不皂化物杂质较多;过高则脂肪酸相对分子质量较小或游离脂肪酸量较大,亲水性较强,失去油脂的性质。皂化值可看出油的种类和纯度。

7.3.3　其他注射用溶剂

1.乙醇

乙醇与水、甘油、挥发油等可任意混溶,供肌内或静脉注射,如氢化可的松注射液含一定量的乙醇。但乙醇浓度超过 10% 时可能会有溶血作用或肌内注射有疼痛感。

2.丙二醇

本品与水、乙醇、甘油可混溶,能溶解多种挥发油及水不溶性药物,溶解范围广,广泛用作注射剂的溶剂,可供肌内及静脉注射。不同浓度的丙二醇水溶液有冰点下降的特点,可制备各种防冻注射剂。

3.聚乙二醇

PEG300 及 PEG400 可供注射用,能与水、乙醇、甘油、丙二醇相混溶。如戊巴比妥钠注射液,以聚乙二醇 400、乙醇及水为混合溶剂。在注射剂中最大浓度为 30%,超过 40% 则产生溶血作用。

4.甘油

甘油可与水、乙醇任意比例混溶,在挥发油和脂肪油中不溶。对许多药物有较大溶解度,为鞣质和酚性物质良好的溶剂，适用于以鞣质为主要成分的中药注射剂。常与乙醇、丙二醇、水等组成复合溶剂应用，如洋地黄毒苷注射液。由甘油、乙醇及水作为混合溶剂以增加药物溶解度与稳定性。甘油用量一般为 15%～20%，大剂量注射会导致惊厥、麻痹、溶血。

此外，还有二甲基乙酰胺、油酸乙酯、肉豆蔻酸异丙酯等作注射剂的混合溶剂。

7.4　注射剂的附加剂

为确保注射剂的安全、有效和稳定，注射剂中除主药和溶剂外还可加入其他物质，这些物质统称为"附加剂"。配制注射剂时，可根据药物的性质和临床的要求加入适宜的附加剂。所用附加剂应不影响药物疗效，避免对检验产生干扰，使用浓度不得引起毒性或明显的刺激性。

7.4.1　增加主药溶解度的附加剂

1.聚山梨酯-80

肌内注射常用量为 0.5%～1.0%，因有致敏、降压与轻微的溶血作用，用于静脉注射液应特别慎重。另外，聚山梨酯 80 与含鞣质或酚性成分的偏酸性药液合用会产生混浊；聚山梨酯-80 可降低某些抑菌剂如尼泊金酯类、苯甲醇的抑菌效果；含聚山梨酯 80 的注射液灭菌时可出现"起昙"现象，应注意合理使用。

2.胆汁

动物胆汁所含主要成分为去氧胆酸钠，来源有牛胆汁、猪胆汁、羊胆汁等，常用量为 0.5%～1.0%。通常胆汁须精制、纯化除去胆色素、胆固醇及其他杂质制成胆汁浸膏后供注射用。要求药液 pH 在 6.9 以上，pH 低于 6.0 时析出胆酸，降低增溶效果，影响注射液的澄明度。

3.其他

还可用助溶剂有机酸及其钠盐、酰胺与胺类等来增加药物的溶解度。

7.4.2　帮助主药混悬或乳化的附加剂

常用于注射剂的助悬剂有明胶、聚乙烯吡咯烷酮、羧甲基纤维素钠及甲基纤维素等。常用的乳化剂有聚山梨酯-80、油酸山梨坦（司盘-80）、普流罗尼克 F-68、卵磷脂、豆磷脂等。

7.4.3　防止主药氧化的附加剂

1.抗氧剂

抗氧剂是一类易被氧化的还原剂，包括水溶性和油溶性两类。当抗氧剂与药物同时存在时，抗氧剂首先与氧发生反应，保护药物不被氧化。

注射剂抗氧剂的选用，应综合考虑主药的理化性质、配伍禁忌和药液的 pH 等因素，注射剂中常用抗氧剂的性质、用量及其适用范围见表 7-1。

2.惰性气体

为避免氧对药物的氧化，注射剂制备中常用高纯度的惰性气体 N_2 或 CO_2 置换药液和容器中的空气。惰性气体可在配液时直接通入药液，或在灌注时通入容器中。

3.金属离子络合剂

某些注射液中，由于微量金属离子的存在加速药物的氧化分解，可加入金属离子络合剂，使之与金属离子生成稳定的水溶性络合物,避免其催化药物氧化,产生抗氧化的效果。注射剂中常用的金属离子络合剂有乙二胺四乙酸(EDTA)、乙二胺四乙酸二钠(EDTA-Na$_2$)等,常用量为 0.03%~0.05%。

表 7-1　　注射剂中常用的抗氧剂

抗氧剂名称	常用量/%	溶解性	适用范围
焦亚硫酸钠	0.1~0.2	水溶性	偏酸性药液
亚硫酸氢钠	0.1~0.2	水溶性	偏酸性药液
亚硫酸钠	0.1~0.2	水溶性	偏碱性药液
硫代硫酸钠	0.1	水溶性	偏碱性药液
硫脲	0.05~0.2	水溶性	中性或偏酸性药液
维生素 C	0.1~0.2	水溶性	偏酸性、微碱性药液
二丁基苯酚(BHT)	0.005~0.02	油溶性	油溶性药液
叔丁基对羟基茴香醚(BHA)	0.005~0.02	油溶性	油溶性药液
维生素 E(α-生育酚)	0.05~0.075	油溶性	油性药液,对热和碱稳定

7.4.4　抑制微生物增殖的附加剂

　　一般多剂量包装的注射液可加入适宜的抑菌剂,抑菌剂的用量应能抑制注射液中微生物的生长,加有抑菌剂的注射液,仍应采用适宜的方法灭菌,以确保用药安全。静脉输液与脑池内、硬膜外、椎管内用的注射液均不得添加抑菌剂。常用抑菌剂如下。

　　(1)苯酚　常用量 0.5%,65℃以上能与水混溶,室温时稍溶于水,适用于偏酸性药液。

　　(2)甲酚　常用量 0.3%,难溶于水,易溶于脂肪油,适用于偏酸性药液。

　　(3)氯甲酚　常用量 0.05%~0.2%,极微溶于水,与少数生物碱及甲基纤维素有配伍禁忌。

　　(4)三氯叔丁醇　常用量 0.5%,微溶于水,适用于微酸性药液。

　　(5)苯甲醇　常用量 1%~3%,溶于水,适用于偏碱性药液。连续注射局部可产生硬块。

7.4.5　调整 pH 的附加剂

　　为了减少注射剂对机体组织的不良作用或局部刺激、加速组织对药物的吸收、增加注射剂的稳定性,常用酸、碱或缓冲剂调整注射剂的 pH。常用盐酸、枸橼酸及其钠盐、氢氧化钠(钾),缓冲剂有磷酸二氢钠和磷酸氢二钠等。

7.4.6　减轻疼痛的附加剂

　　为减轻注射时的疼痛,注射液中可加入止痛剂。注射时疼痛的产生,是由多种因素造成的,应针对疼痛产生的原因采取有效措施予以解决。常用的止痛剂如下。

　　(1)苯甲醇　常用量 1%~2%,连续注射可使局部产生硬块,药物吸收差。

　　(2)三氯叔丁醇　常用量 0.3%~1%,既有止痛作用,又有抑菌作用。

（3）盐酸普鲁卡因　常用量 0.2%～1%,作用时间短,可维持 1～2 h,在碱性溶液中易析出沉淀。个别患者有过敏反应。

（4）盐酸利多卡因　常用量 0.2%～0.5%,止痛作用比盐酸普鲁卡因强,作用较持久,过敏反应发生率低。

7.4.7　调整渗透压的附加剂与方法

7.4.7.1　等渗溶液的概念

渗透压与血浆渗透压相等的溶液称为等渗溶液。

0.9%氯化钠溶液或 5%葡萄糖溶液的渗透压与人体血浆相当。肌内、皮下注射时人体可耐受 0.45%～2.7%氯化钠溶液所产生的渗透压(即相当于 0.5～3 个等渗浓度)。当静脉注射大量低渗溶液时,水分子通过细胞膜进入红细胞内,使红细胞膜胀破,造成溶血现象,这将使人感到头胀、胸闷,严重时可发生麻木、寒战、高烧、尿中出现血红蛋白。而当静脉注入大量高渗溶液时,因红细胞内水分渗出使红细胞萎缩,若缓慢静滴,机体血液可自行调节使渗透压恢复正常。因此,静脉注射液必须调整渗透压。

注射剂常用的渗透压调整剂为氯化钠、葡萄糖等。

7.4.7.2　渗透压调整方法

1.冰点数据降低法

血浆的冰点为 $-0.52℃$,根据物理化学原理,任何溶液的冰点降低到 $-0.52℃$,即与血浆等渗。等渗调节剂用量可用公式(7-1)计算。表 7-2 列出一些药物体积质量为 1%水溶液的冰点降低数据。

$$W = \frac{0.52 - (a_1 + a_2 + a_3 + \cdots + a_n)}{b} \tag{7-1}$$

式中:W 为配制 100 mL 等渗溶液需加入的等渗调节剂的量;$a_1 + a_2 + a_3 + \cdots + a_n$ 为处方中各药物溶液的冰点下降度,应等于处方中各药物 1%水溶液产生的冰点下降度与其百分浓度的乘积;b 为等渗调节剂 1%溶液的冰点下降度。

例 1　用氯化钠配制 1 000 mL 等渗溶液,问需要多少氯化钠?

从表 7-2 中查得,1%氯化钠溶液的冰点下降度为 0.58℃,血浆的冰点下降度为 0.52℃,纯水 $a = 0$,代入式(7-1)得:

$$W = \frac{0.52 - (a_1 + a_2 + a_3 + \cdots + a_n)}{b} = \frac{0.52 - 0}{0.58} = 0.9(\text{g}/100 \text{ mL}) = 0.9\%(\text{g/mL})$$

即配制 100 mL 的等渗氯化钠溶液需 0.9 g 氯化钠,配制 1 000 mL 需 0.9 g×10=9 g 氯化钠。

也可用另一种方法计算:设氯化钠在等渗溶液中的浓度为 $X\%$,则 $1\% : X\% = 0.58 : 0.52$。解之得 $X = 0.9\%$,故配制 1 000 mL 的等渗氯化钠溶液需 9 g 氯化钠。

例 2　配制 2%盐酸普鲁卡因溶液 100 mL,需加氯化钠多少才能成为等渗溶液?

从表 7-2 查得,1%盐酸普鲁卡因冰点降低度为 0.12℃,代入式(7-1)得:

$$W = \frac{0.52 - (a_1 + a_2 + a_3 + \cdots + a_n)}{b} = \frac{0.52 - (2 \times 0.12)}{0.58} = 0.48(\text{g}/100 \text{ mL}) = 0.48\%(\text{g/mL})$$

即需添加氯化钠 0.48 g，才能使 2％的盐酸普鲁卡因溶液 100 mL 成为等渗溶液。

表 7-2　部分药物水溶液的冰点降低值与氯化钠等渗当量 E 值

药物名称	1％药物水溶液冰点降低值/℃	1 g 药物氯化钠等渗当量(E)/g	等渗浓度溶液的溶血情况		
			浓度/％	溶血/％	pH
盐酸吗啡	0.086	0.15	—	—	—
盐酸乙基吗啡	0.19	0.15	6.18	38	4.7
盐酸可卡因	0.09	0.14	6.33	47	4.4
盐酸普鲁卡因	0.12	0.18	5.05	91	5.6
盐酸狄卡因	0.109	0.18	—	—	—
盐酸麻黄碱	0.16	0.28	3.2	96	5.9
硫酸阿托品	0.08	0.1	8.85	0	5.0
硝酸毛果云香碱	0.133	0.22	—	—	—
氢溴酸后马托品	0.097	0.17	5.67	92	5.0
氯霉素	0.06		—	—	—
青霉素 G 钾	—	0.16	5.48	0	6.2
吐温-80	0.01	0.02	—	—	—
依地酸钙钠	0.12	0.21	4.50	0	6.1
硼酸	0.28	0.47	1.9	100	4.6
碳酸氢钠	0.381	0.65	1.39	0	8.3
无水葡萄糖	0.10	0.18	5.05	0	6.0
葡萄糖(含水)	0.091	0.16	5.51	0	5.9
氯化钠	0.58		0.9	0	6.7

　　例 3　配制 100 mL 的 50％金银花注射液，需加多少氯化钠才能成为等渗溶液。

　　对于成分不明或无冰点降低数据的药物配制注射液，可通过实验测定该药物溶液的冰点降低数据，再代入相关公式进行计算。

　　经测定，50％金银花注射液的冰点下降度为 0.05℃，代入式(7-1)得：

$$W = \frac{0.52 - (a_1 + a_2 + a_3 + \cdots + a_n)}{b} = \frac{0.52 - 0.05}{0.58} = 0.81(\text{g}/100 \text{ mL}) = 0.81\%(\text{g/mL})$$

即配制 100 mL 的 50％金银花注射液需 0.81 g 氯化钠才能成为等渗溶液。

　　2.氯化钠等渗当量法

　　氯化钠等渗当量是指与 1 g 药物呈等渗效应的氯化钠的量，用 E 表示。一些药物的 E 值见表 7-2。例如无水葡萄糖的氯化钠等渗当量为 0.18 g，即 1 g 无水葡萄糖能产生与 0.18 g 氯化钠相同的渗透压效应。若已知药物的 E 值，可计算出配制该药物等渗溶液所需添加的氯化钠克数。

例 4　已知 30 mL 溶液中含硫酸锌 0.06 g（$E=0.12$），硼酸 0.3 g（$E=0.47$），需加多少氯化钠才能使之成为等渗溶液？

每毫升溶液含 0.009 g 氯化钠为等渗溶液，30 mL 溶液应相当于含 $0.009×30=0.27$（g）氯化钠，已有药物（硫酸锌、硼酸）产生的渗透压相当于氯化钠的量为 $0.06×0.12+0.3×0.47=0.148\ 2$（g），需加入调整等渗的氯化钠的用量为 $0.27-0.148\ 2=0.121\ 8$（g）。

通过例 4，可将氯化钠等渗当量法计算归纳成式（7-2）：

$$X=0.009V-(G_1E_1+G_2E_2+\cdots+G_nE_n)\tag{7-2}$$

式中：X 为 V（mL）药液中应加氯化钠克数；G_1、G_2、$\cdots$、G_n 为药液中溶质的克数；E_1、E_2、$\cdots$、E_n 分别是第 1 种、第 2 种……，第 n 种药物的 E 值。

例 5　配制 100 mL 葡萄糖等渗溶液，需加入多少克无水葡萄糖？

由表 7-2 查得，葡萄糖的 $E=0.18$，氯化钠等渗溶液的浓度为 0.9%，在本例 100 mL 溶液中 $X=0$，数据代入式（7-2）：

$$0=0.9\%×100-0.18G$$

则：

$$G=\frac{0.9}{0.18}=5（g）$$

配制 100 mL 葡萄糖等渗溶液，需加入 5 g 无水葡萄糖，即 5% 葡萄糖溶液为等渗溶液。

7.4.7.3　等张溶液

等张溶液指与红细胞膜张力相等的溶液，在等张溶液中既不会发生红细胞体积改变，也不会发生溶血。

许多药物的等渗浓度与等张浓度相同或相近，如 0.9% 的氯化钠溶液，既是等渗溶液又是等张溶液。对于真正的半透膜，只要药物溶液的渗透压和细胞内渗透压相等（等渗），就不会引起溶血。但按等渗概念计算出某些药物如硼酸、盐酸麻黄碱、甘油、盐酸乙基吗啡等配制成等渗浓度，仍会出现不同程度的溶血现象。这说明红细胞膜有时不是理想的半透膜，不同物质的等渗溶液不一定都能使红细胞的体积和形态保持正常，因此需要提出等张溶液的概念。如 2.6% 的甘油溶液是等渗溶液，但可引起溶血。由此可见，等张是生物学概念，等渗溶液不一定等张，等张溶液也不一定等渗。

在实际工作中，静脉输液、椎管注射用注射液应测定渗透压。在新产品试制中，即使溶液已配制成等渗，为安全用药，亦应进行溶血性试验。

7.5　注射剂的制备

中药注射剂由药物、附加剂、溶剂及容器 4 部分组成，注射剂为无菌产品，生产中需严格控制生产环境，按 GMP 管理生产，以保证注射剂的质量和用药安全。注射剂制备的一般工艺流程如图 7-4 所示。

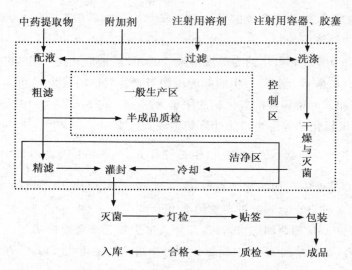

图 7-4　注射剂制备的工艺流程和洁净度区域划分

7.5.1　注射用半成品的制备

中药注射剂生产中,饮片应以规定的方法提取、纯化、制成半成品,以半成品投料配制成品。其半成品有 3 种形式:①单体有效成分;②中药有效部位;③中药总提取物。前两种形式的原料制备注射剂澄明度较好,质量稳定,一般按中药化学的原理提取分离。目前中药注射剂的配制原料仍以总提取物为主。

7.5.1.1　中药的预处理

中药饮片需先确定品种和来源,经鉴定符合要求后进行预处理,包括挑选、洗涤、切制、干燥等操作,必要时还需进行粉碎或灭菌。

7.5.1.2　中药注射用总提取物的制备

1.蒸馏法
本法适用于处方组成中含有挥发油或其他挥发性成分的药物。
一般操作:将中药的薄片或粗粉,加适量水使其充分润湿膨胀,加热蒸馏,收集蒸馏液即得。必要时可将蒸馏液重蒸馏一次,以提高馏出液中挥发性成分的浓度。若制得的挥发油饱和水溶液澄明度较差时,可添加适量增溶剂如聚山梨酯-80 增溶。蒸馏法制得的原液,一般不含或少含电解质,渗透压偏低,如直接配制注射剂,需加入适量的氯化钠调整渗透压。

2.水醇法
中药中大部分成分既溶于水又溶于醇,利用相关成分在水中或乙醇中不同溶解度的特性,先以水为溶剂提取中药的有效成分,再用不同浓度的乙醇除去杂质,纯化制成注射用原液。一般含醇量达 50%～60% 时,可沉淀除去淀粉、无机盐等;含醇量达 75% 以上时,可除去蛋白质、多糖等大部分杂质。但有些杂质成分如鞣质、水溶性色素、树脂等,用此法不易除去。

3.醇水法
本法依据的原理与水醇法相同。先以乙醇为溶剂提取有效成分,再以水沉淀除去水不溶性杂质。先用乙醇提取可显著减少某些醇中溶解度小的杂质如黏液质、淀粉、蛋白质等成分的提出，有利于提取液的进一步纯化与精制。醇水法也不能除尽鞣质，由于脂溶性色素溶解较多，制得的药液色泽较深。

4. 双提法

本法是蒸馏法和水醇法的结合。先以蒸馏法提取中药复方中的挥发性成分，再将水提液按水醇法处理，配液时将两部分提取液混合。当需要同时保留处方中药物的挥发性成分和非挥发性有效成分时，宜选用双提法。

5. 超滤法

本法利用特殊的高分子膜为滤过介质，在常温、加压条件下，将中药提取液中不同相对分子质量的物质加以分离，达到纯化药液的目的。用此法制备中药注射用原液，工艺流程简单、生产周期短；可在常温下操作，不接触有机溶剂；有效成分损失少，去除鞣质等杂质效果好，有利于保证注射剂的澄明度和稳定性。

目前国内应用较多的超滤膜是醋酸纤维素膜和聚砜膜，一般截留相对分子质量为 10 000～30 000 的滤膜孔径范围，适用于中药注射剂的制备。超滤前药液需先经离心或预过滤处理。也可采用多级超滤以提高药液的澄明度。

除上述方法外，中药注射用原液的制备也可采用透析法、离子交换法、有机溶剂萃取法、大孔树脂吸附法、酸碱沉淀法、反渗透法等。

7.5.1.3　除去注射剂原液中鞣质的方法

鞣质（tannin）是多元酚的衍生物，广泛存在于植物的茎、皮、根、叶及果实中，既溶于水又溶于乙醇，有较强的还原性，在酸、酶、强氧化剂存在或加热条件下，可发生水解、氧化、缩合反应，生成水不溶性物质。一般中药提取纯化方法制成的注射用原液，都不易将鞣质除尽，配制成注射剂成品后经灭菌，可能产生沉淀，影响注射液的澄明度。鞣质能与蛋白质形或不溶性的鞣酸蛋白，当含有一定量鞣质的注射液肌内注射后，机体的局部组织会形成硬块，导致刺激疼痛。目前常用的除鞣质方法如下。

1. 明胶沉淀法

本法除鞣质的原理是明胶与鞣质在水溶液中可形成不溶性鞣酸蛋白沉淀，经过滤可除去鞣质。

一般操作：将中药水提液调 pH 4～5，搅拌下加入 2%～5% 的明胶溶液，边加边搅拌至不再产生沉淀为止；静置，滤过除沉淀；滤液浓缩，加乙醇使含醇量达 75% 以上，静置，过滤除去过量的明胶。操作中也可加明胶后不过滤，直接加乙醇处理，称为改良明胶法，可减少明胶对黄酮、蒽醌类成分的吸附。

2. 醇溶液调 pH 法（碱性醇沉法）

利用鞣质在 pH 8～9 与碱成盐，生成鞣酸钠，在高浓度乙醇中难溶而析出的原理，沉淀除去鞣质。

一般操作：在中药水提浓缩液中加入乙醇，使含醇量达 80% 以上，静置，滤除沉淀后的醇液用 40% 氢氧化钠调至 pH 8.0，醇液中的鞣质生成钠盐不溶于醇而析出，放置，过滤即可。本法除鞣质较完全。

3. 聚酰胺吸附法

本法利用聚酰胺分子内存在的酰胺键能与酚类、酸类、醌类等化合物形成氢键而具有较强的吸附作用除去鞣质。

一般操作:中药提取浓缩液加乙醇沉淀滤除杂质,将此醇液通过聚酰胺柱,鞣质与聚酰胺柱吸附强,其他成分吸附弱或不吸附,用适宜浓度乙醇冲洗,有效成分可被洗脱。本法除鞣质较彻底。

4.其他方法

根据实际情况,还可采用超滤法、酸性水溶液沉淀法、铅盐沉淀法等除去鞣质。

7.5.2　注射剂的容器与处理

注射剂常用容器有玻璃安瓿、玻璃瓶、塑料安瓿、塑料瓶(袋)等。容器应足够透明,以便内容物的检视。容器的密封性需用适宜的方法验证。容器用胶塞,特别是多剂量包装注射液用的胶塞,要有足够的弹性和稳定性。注射用容器及胶塞的质量应符合有关国家标准规定。

7.5.2.1　注射剂容器的种类

1.安瓿

目前安瓿的式样是曲颈安瓿,分为1、2、5、10、20 mL等几种规格。曲颈易折安瓿使用方便,可避免折断后玻璃屑和微粒对药液的污染,国家食品药品监督管理局已强制推行此种安瓿。曲颈易折安瓿有点刻痕易折安瓿和色环易折安瓿两种。安瓿一般为无色,对光敏感的药物可用琥珀色安瓿。琥珀色玻璃中含有氧化铁,药物遇铁易变质的注射剂不宜选用。

安瓿的玻璃种类有中性玻璃、含钡玻璃和含锆玻璃。中性玻璃为低硼硅酸盐玻璃,化学稳定性较好,适于中性或弱酸性注射液。含钡玻璃的耐碱性好,适用于碱性较强的注射液。含锆玻璃的化学稳定性更高,耐酸、碱性能好。

2.西林瓶

有管制瓶和模制瓶两种,规格有5、10、15、20、25、30 mL等数种,瓶口用橡胶塞塞紧,外面用铝盖密封,多用于分装注射用无菌粉末。

7.5.2.2　质量要求

注射剂玻璃容器的质量要求为:①安瓿或西林瓶应无色透明,以便于检查注射液的澄明度、杂质以及变色情况;②应具有低的膨胀系数和优良的耐热性,能耐受洗涤和灭菌过程中产生的冲击,在使用过程中不易冷爆破裂;③有足够的机械强度,能耐受高压灭菌时所产生的压力差,在生产、运输、贮藏等过程中不易破损;④具有较高的化学稳定性,不易被药液侵蚀,不改变溶液的 pH;⑤熔点低,易于熔封;⑥不得有气泡、麻点与砂粒。

7.5.2.3　注射剂容器的洗涤

安瓿洗涤前,先灌水蒸煮进行热处理。一般使用去离子水,清洁度差的安瓿可用稀酸溶液(如0.1%～0.5%的盐酸或0.5%醋酸水溶液)处理,热处理条件是100℃蒸煮30 min,使瓶内灰尘和附着的砂粒等杂质经加热浸泡后落入水中,便于洗涤。同时也可使玻璃表面的硅酸盐水解,微量的游离碱和金属离子溶于水中,提高安瓿的化学稳定性。

安瓿的洗涤方法一般有甩水洗涤法和加压喷射气水洗涤法两种。

1.甩水洗涤法

安瓿或小玻璃瓶先经灌水机灌满滤净的水,再用甩水机将水甩出,如此反复 3 次左右,可达到清洗目的。甩水洗涤法一般适用于 5 mL 以下安瓿或小玻璃瓶的清洗。

2.加压喷射气水洗涤法

本法常用于大玻璃瓶的洗涤,是目前生产过程中采用的洗涤质量较高的洗瓶方法。洗涤时,利用洁净的洗涤水及经过滤的压缩空气,经喷嘴交替喷射玻璃瓶的内外部,将瓶洗净。药厂一般将加压喷射气水洗涤装置安装在玻璃瓶灌封机上,组成洗、灌、封联动机,使洗涤、灌注、封口等操作过程一步完成,提高了注射剂的生产效率。也有采用超声波与加压喷射气水相结合的洗涤设备。

7.5.2.4　注射剂容器的干燥与灭菌

未经干燥的安瓿应洗涤后立即使用,否则洗涤后均应干燥。灌装与水不相混溶的药物的安瓿也应干燥。安瓿一般置于烘箱中 120～140℃ 干燥 2 h 以上。供无菌操作药物或低温灭菌药物的安瓿,则需 180℃ 干热灭菌 1.5 h。目前生产上多用远红外隧道式烘箱,可实现安瓿的烘干灭菌的连续化生产。

经灭菌处理的空安瓿或玻璃瓶应存放在 100 级(≥50 mL)或 10 000 级(<50 mL)的洁净室内,时间不应超过 24 h。

7.5.3　注射剂的配制与过滤

7.5.3.1　注射液的配制

1.投料量的计算

以中药有效成分或有效部位投料时,可按规定浓度或限(幅)度计算投料量;以总提取物投料时,可按提取物中指标成分含量限(幅)度计算投料量。

2.配液用具的选择与处理

配液用具应化学稳定性好,常用玻璃、搪瓷、不锈钢、耐酸耐碱陶瓷及聚乙烯等材料制成。配液锅常配有搅拌器和夹层。配液用具在使用前需用洗涤剂或清洁液处理,洗净并沥干。临用时,再用新鲜滤过的注射用水荡洗或灭菌后备用。使用后,应及时清洗。

3.配液方法

小量配制注射液时,一般可在中性硬质玻璃容器或搪瓷桶或不锈钢桶中进行。大量生产时,以不锈钢配液锅配制注射液。

配液方法有稀配法、浓配法。稀配法是将原料加入溶剂中一次配成所需浓度,本法适用于原料质量好,小剂量注射剂的配制。浓配法是将原料加部分溶剂配成浓溶液,加热溶解滤过后,再加溶剂至全量。本法适用于原料质量一般、大剂量注射剂的配制。为保证质量,浓配法配成的药物浓溶液也可用热处理冷藏法处理,即先加热至 100℃,再冷却至 0～4℃,静置,滤过,再加溶剂至全量。

有些注射液由于色泽或澄明度的原因,配制时需加活性炭处理,活性炭有较好的吸附热原、助滤及脱色除杂质作用,能提高药液澄明度和改善色泽。针用活性炭使用前应在 150℃ 干燥 3～4 h,进行活化处理,一般用量为 0.1%～1%。活性炭对黄酮、生物碱和挥发油等成分也有较强的吸附作用,应注意选择适宜的用量。

配液所用注射用水,贮存时间不得超过 12 h。配液所用注射用油,应在使用前经 150℃干热灭菌 1~2 h,冷却至适宜温度后马上配液。

药液配制后,应进行半成品质量检查,检查项目主要包括 pH、相关成分含量等,检验合格后才能进一步滤过和灌封。

7.5.3.2　注射液的滤过

注射液的滤过一般分两步完成,即先初滤再精滤,以除去不溶性微粒。初滤常以滤纸或绸布等为滤材,用布氏滤器减压滤过。大生产时常采用板框压滤器或砂滤棒滤过。精滤通常用垂熔玻璃滤器和微孔滤膜滤器。注射液的滤过通常有高位静压滤过、减压滤过及加压滤过等方法。

1.高位静压滤过法

在生产量不大,缺乏加压或减压设备的情况下应用,特别是在楼房里生产更为合适,配制药液在楼上,灌封在楼下,利用药液本身的静压差在管道中进行滤过,该法压力稳定,滤过质量好,但滤速较慢。

2.减压滤过法

该法适用于各种滤器,设备要求简单,但压力不够稳定,操作不当,易引起滤层松动,影响滤液质量。一般采用减压连续滤过密闭系统,滤过的药液不易被污染,但须注意进入滤过系统中的空气也应经滤过处理。

3.加压滤过法

该法在药厂大生产时普遍采用,其特点是压力稳定,滤速快,由于全部系统保持正压,操作过程对滤层的影响较小,外界空气不易漏入滤过系统,滤液质量好而且稳定。适合于配液、滤过及灌封等工序在同一平面使用。操作时,注射液经砂滤棒或垂熔玻璃滤球预滤后,再经微孔滤膜过滤器精滤。

7.5.4　注射剂的灌封

注射液滤过后,经检查合格应立即灌装和封口,以避免污染。药液的灌封要求剂量准确、药液不沾瓶口。灌装标示量为不大于 50 mL 的注射剂,应按表 7-3 适当增加装量,除另有规定外,多剂量包装的注射剂,每一容器的装量不得超过 10 次注射量,增加装量应能保证每次注射用量。

表 7-3　注射液灌装时应增加的灌装量　　　　　　　　　　　　　　　　mL

标示装量	增加装量	
	易流动液	黏稠液
0.5	0.10	0.12
1	0.10	0.15
2	0.15	0.25
5	0.30	0.50
10	0.50	0.70
20	0.60	0.90
50	1.00	1.50

注射剂少量制备时用手工灌装,使用竖式或横式单针灌注器,也有双针或多针灌注器,其结构原理基本相同。大生产中注射液的灌装多在自动灌封机上进行,灌装与封口由机械联动完成,工作效率高。

注射液灌封中,对易氧化的药物,需通入惰性气体以置换空气,常用氮气和二氧化碳。高纯度的氮气可不经处理直接应用,纯度差的氮气以及二氧化碳必须经过纯化处理。通气时,1～2 mL 的容器可先灌装药液后通气;5～10 mL 容器应先通气,后灌装药液,最后再通气。

7.5.5　注射剂的灭菌、检漏

注射液从配制到灭菌,应在 12 h 内完成。灌封后的注射液应及时灭菌,一般 1～5 mL 的安瓿或小玻璃瓶可用流通蒸汽 100℃灭菌 30 min,10～20 mL 的安瓿 100℃灭菌 45 min。凡对热稳定的产品,也可采用热压灭菌法灭菌,灭菌效果的 F_0 值应大于 8。

注射剂灭菌后应立即进行检漏,目的是将封口不严,有泄漏的安瓿检出剔除。大生产中的检漏采用灭菌检漏柜。常用方法是:灭菌完毕后,稍开锅门,从进水管放进冷水淋洗安瓿使温度降低,然后关闭柜门抽气使压力逐渐降低,安瓿如有漏气,则内部空气会被抽出,当真空度达到 85.12～90.44 kPa 时,停止抽气,开色水阀加入有色溶液(0.05％曙红或酸性大红 G 溶液)浸没安瓿,关闭色水阀,开放气阀,在压力作用下,有色溶液进入漏气安瓿。然后把有色溶液抽回贮液器,开启锅门,用水淋洗后检查,剔除带色漏气安瓿。

7.5.6　注射剂的质量检查

1.无菌

注射剂在灭菌后,均应抽取一定数量的样品进行无菌检查。按《中国药典》2015 版【无菌检查法】(通则 1101)检查,应符合规定。

2.热原或细菌内毒素

除另有规定外,静脉注射用注射剂应按《中国药典》2015 版【热原检查法】(通则 1142)或【细菌内毒素检查法】(通则 1143)检查,应符合规定。

3.可见异物

可见异物系指存在于溶液型注射液、滴眼液中,在规定条件下目视观测到的不溶性物质,其粒径或长度通常大于 50 μm。除另有规定外,按《中国药典》2015 版【可见异物检查法】(通则 0903)检查,应符合规定。

4.不溶性微粒

用于静脉注射、静脉滴注、鞘内注射、椎管内注射的溶液型注射液、注射用无菌粉末及注射用浓溶液照《中国药典》2015 版【不溶性微粒检查法】检查(通则 0903),应符合规定。

5.pH 值

注射剂的 pH 值一般允许范围在 4.0～9.0 之间。同一品种的 pH 值差异范围不得超过±1.0。

6.中药注射剂有关物质

按各品种项下规定,照《中国药典》2015 版中药注射剂有关物质检查法(通则 2400)检查,应符合有关规定。

7.重金属及有害元素残留量

除另有规定外,照《中国药典》2015 版铅、镉、砷、汞、铜测定法(通则 2321)检查,按各品种项下每日最大使用量计算,铅不得超过 12 μg,镉不得超过 3 μg,砷不得超过 6 μg,汞不得超过

2 μg,铜不得超过 150 μg。

8.其他检查

注射剂还应检查装量及装量差异,按《中国药典》2015 版制剂通则注射剂的规定进行。视品种不同有的还需进行有关物质、降压物质(如复方氨基酸注射液)、异常毒性、刺激性试验、过敏试验等检查。

7.5.7　注射剂的印字与包装

目前,药厂大批量生产时,广泛采用印字、装盒、贴签及包装等联成一体的印包联动机,大大提高了生产效率。注射剂的容器上印有药名、规格、批号等。包装盒外应贴标签,标明品名、规格、生产批号、生产厂名及药品生产批准文号等。盒内应附详细说明书,方便使用者参考。

7.5.8　注射剂举例

止喘灵注射液

【处方】麻黄　洋金花　苦杏仁　连翘

【制法】以上 4 味,加水煎煮 2 次,第一次 1 h,第二次 0.5 h,合并煎液,滤过,滤液浓缩至约 150 mL,用乙醇沉淀处理 2 次,第一次溶液中含醇量为 70%,第二次为 85%,每次均于 4℃ 冷藏放置 24 h,滤过,滤液浓缩至约 100 mL,加注射用水稀释至 800 mL,测定含量,调节 pH,滤过,加注射用水至 1 000 mL,灌封,灭菌,即得。

【性状】本品为浅黄色的澄明液体。

【功能与主治】宣肺平喘,祛痰止咳。用于痰浊阻肺、肺失宣降所致的哮喘、咳嗽、胸闷、痰多;支气管哮喘、喘息性支气管炎见上述证候者。

【用法与用量】肌注,一次 2 mL,一日 2～3 次;七岁以下儿童酌减。1～2 周为一疗程,或遵医嘱。

【注解】

①本品用水提醇沉法提取纯化。两次醇沉有利于减少杂质对有效成分的包裹引起的损失。

②本品以滴定法测定麻黄碱,要求每 1 mL 含总生物碱以麻黄碱计应为 0.50～0.80 mg;以高效液相色谱法测定东莨菪碱,要求每 1 mL 含洋金花以东莨菪碱计不得少于 15 μg。

③使用本品应注意:青光眼患者禁用;严重高血压、冠心病、前列腺肥大、尿潴留患者在医生指导下使用。

灯盏细辛注射液

【处方】灯盏细辛 300 g

【制法】灯盏细辛粉碎成粗粉,用 0.2%碳酸氢钠溶液作溶剂进行渗漉,收集约 3 000 mL 渗漉液,用稀硫酸调节 pH 至 2～3,滤过,沉淀备用;滤液通过聚酰胺柱,先用水洗去杂质,继用 90%乙醇洗脱,收集乙醇洗脱液,备用;上述沉淀用 90%乙醇提取 3 次,滤过,滤液与上述乙醇液合并,回收乙醇,减压浓缩,加稀碱溶液溶解,滤过,喷雾干燥,得黄棕色粉末约 4.5 g,加注射用水适量及氯化钠 8 g,溶解后再加注射用水至 1 000 mL,滤过,灌封,灭菌,即得。

【性状】本品为棕色的澄明液体。

【功能与主治】活血祛瘀,通络止痛。用于瘀血阻滞,中风偏瘫,肢体麻木,口眼歪斜,言语蹇涩及胸痹心痛;缺血性中风、冠心病心绞痛见上述证候者。

【用法与用量】肌内注射,一次 4 mL,一日 2～3 次。穴位注射,每穴 0.5～1.0 mL,多穴总量 6～10 mL。静脉注射，一次 20～40 mL，一日 1～2 次，用 0.9％氯化钠注射液 250～500 mL 稀释后缓慢滴注。

【注解】本品以高效液相色谱法测定制剂中野黄芩苷，要求每 1 mL 含黄酮以野黄芩苷计应为 0.40～0.60 mg。用紫外-可见分光光度法测定制剂中总咖啡酸酯的含量，要求每 1 mL 含总咖啡酸酯以 1,5-氧-二咖啡酰奎宁酸计应为 2.0～4.0 mg。此两类化合物作用于抗血栓的不同环节，具有协同作用。

7.6　中药注射剂的质量控制

7.6.1　中药注射剂的质量控制项目

7.6.1.1　杂质或异物检查

1.可见异物
除另有规定外，照现行版《中国药典》一部附录ⅪC【可见异物检查法】检查，应符合规定。

2.不溶性微粒
除另有规定外，溶液型静脉用注射液，溶液型静脉用无菌粉末及注射用浓溶液，照现行版《中国药典》一部附录ⅨR【不溶性微粒检查法】检查，应符合规定。

3.有关物质
中药注射剂有关物质系指中药经提取、纯化制成注射剂后，残留在注射剂中可能含有并需要控制的物质。除另有规定外，一般应检查蛋白质、鞣质、树脂等，静脉注射液还应检查草酸盐、钾离子等，按现行版《中国药典》一部附录ⅨS【有关物质检查法】检查，应符合规定。

4.重金属
重金属系指在规定的实验条件下能与硫代乙酰胺或硫化钠作用显色的金属杂质。用于配制注射剂前的半成品按现行版《中国药典》一部附录ⅨE【重金属检查法】检查，应符合规定。

5.砷盐
用于配制注射剂前的半成品按现行版《中国药典》一部附录ⅨF【砷盐检查法】第一法检查，应符合规定。

6.pH
中药注射剂的 pH 按现行版《中国药典》一部附录ⅦG【pH 测定法】测定，应符合各品种项下的有关规定。

7.6.1.2　安全性检查

现行版《中国药典》一部附录中规定的安全性检查包括异常毒性、过敏反应、溶血与凝聚、热原或细菌内毒素、无菌、渗透压摩尔浓度、降压物质等。

7.6.1.3　所含成分的检测

1.总固体含量测定
精密量取注射液 10 mL，置于恒重的蒸发皿中，于水浴上蒸干后，在 105℃ 干燥 3 h，移至干燥器中冷却 30 min，迅速称定重量，计算出注射剂中含总固体的量（mg/mL），应符合限度范围的要求。

2.有效成分或有效部位含量测定

以有效成分或有效部位为组分配制的注射剂，应根据被测成分的理化性质，选择重现性好的含量测定方法进行测定。扣除注射剂中附加剂的加入量，要求所测有效成分或有效部位的量应不低于总固体量的 70%（静脉注射剂不低于 80%）。

3.指标成分含量测定

以净药材或总提取物为原料制备的注射剂，根据所含成分的性质，应选择适宜的方法，测定其代表性的有效成分、指标成分或一类成分（如总多糖等）的含量。扣除注射剂中附加剂的加入量，所测成分的总含量应不低于总固体量的 20%（静脉注射剂不低于 25%）。

4.含量表示方法

以有效成分或有效部位为原料的注射剂含量均用标示量的上下限范围表示；以净中药为原料的注射剂含量用限量表示；含有毒性药味时，必须确定有毒成分的限量范围；注射剂的组分中含有化学药品的，应单独测定该化学药品的含量，并从总固体内扣除，不计算在含量测定的比例数内。

2000 年国家食品药品监督管理局颁布了《中药注射剂指纹图谱研究的技术要求》（暂行），要求在固定中药材品种、产地和采收期的前提下，需制定中药材、有效部位或中间体、注射剂的指纹图谱，建立系统的指纹图谱检验方法和相应的指标控制参数，以确保中药注射剂的质量稳定、可控。具体技术要求详见相关文件。

7.6.2　中药注射剂的质量问题讨论

中药注射剂是中医临床治疗危急重症的一种速效剂型。但由于中药注射剂原料成分的复杂性，中药品种、产地、所含成分的不确定性，处方组分和剂量的特殊性，以及制备工艺和分析技术的不规范性等原因，目前，在生产和应用中还存在一些问题，限制了中药注射剂应用范围的扩大和临床疗效的提高，主要问题及解决方法见表 7-4。

表 7-4　中药注射剂存在的主要质量问题及解决方法

中药注射剂存在主要质量问题	解决方法
可见异物与不溶性微粒不合格	尽可能去除杂质 调节药液合适 pH，保持成分较好的溶解性 采取热处理冷藏措施，去除注射液中高分子胶体物质 合理选用注射剂的附加剂增加成分的溶解性 应用超滤技术选择性除去药液中的大分子物质
刺激性问题	调整药液浓度及 pH、去除杂质、压、酌情添加止痛剂 改进工艺除去刺激性杂质如鞣质 调节药液适宜的渗透压
疗效不稳定	控制原料质量 调整剂量、优化工艺、提高有效成分含量 提高有效成分溶解度及纯度

7.7　输液剂与血浆代用液

7.7.1　输液剂的特点与分类

7.7.1.1　输液剂的特点

输液剂(infusion solution)系指是供静脉滴注用的大体积(一次给药在 100 mL 以上)注射液,俗称大输液。

输液剂的使用剂量大,直接进入血循环,故能快速产生药效,主要用于临床救治危重和急症病人;用于纠正体内水和电解质的紊乱,调节体液的酸碱平衡,补充必要的营养、热能和水分,维持血容量;常把输液剂作为一种载体,将多种药物如抗生素、强心药、升压药等加入其中供静脉滴注,可迅速起效,保持稳定的血药浓度,确保临床疗效的发挥。

7.7.1.2　输液剂的分类

1.电解质输液

用于补充体内水分和电解质,纠正体内酸碱平衡,维持渗透压等,如氯化钠注射液、复方氯化钠注射液、乳酸钠注射液等。

2.营养输液

用于补充体内热量、蛋白质和人体必需的脂肪酸和水分等,如葡萄糖注射液、氨基酸输液、脂肪乳剂输液等。

3.胶体输液

这是一类与血液等渗的胶体溶液。由于高分子物质不易透过血管壁,可使水分较长时间保持在血液循环系统内,产生增加血容量和维持血压的效果。可用于因出血、烫伤、外伤所引起的休克或失血之症,但不能代替全血。常用的胶体输液有多糖类、明胶类、高分子聚合物等,如右旋糖苷、淀粉衍生物等。

4.含药输液

含有治疗药物的输液剂,如苦参碱输液。

7.7.2　输液剂的质量要求

输液剂的注射量大且直接注入静脉,质量要求比注射剂更为严格。

输液剂必须无菌、无热原、无毒性、不引起血象异常变化,不得有溶血、过敏和损害肝、肾功能等毒副反应;pH 尽可能与血浆相近;渗透压应为等渗或偏高渗;不得添加任何抑菌剂;可见异物、不溶性微粒、含量、色泽应符合要求。

7.7.3　输液剂的制备

输液剂原辅料要求选用注射用规格的优质原辅料,配制输液剂的溶剂应是符合要求的新鲜注射用水。输液剂的制备工艺流程同一般注射剂。

7.7.3.1 容器的处理

1.输液瓶

为中性硬质玻璃制成,应耐酸、碱、药液及水。输液瓶处理时先用常水清洗内外,沥干。再用清洁液荡洗内壁,放置。临用前依次用常水、纯水、注射用水依次清洗。生产中多用自动洗瓶机。

2.胶塞

输液瓶所用橡胶塞应耐高温高压,具有较高的化学稳定性,吸附性小。目前我国规定使用丁基橡胶塞。一般使用丁基橡胶塞不必加隔离膜,使用前需漂洗。一般用滤过的注射用水漂洗 2～3 次,并通入洁净的压缩空气形成滚动的气流,使胶塞自然翻滚达到清洗的目的。胶塞漂洗后置于新鲜注射用水中备用或热压灭菌,干燥后的胶塞应于 24 h 内使用。

3.塑料输液瓶(袋)

医用塑料输液瓶为聚丙烯材料制成,在 100 级净化条件下生产,可直接进行灌装。聚丙烯输液瓶无毒、质轻、耐腐蚀、耐热性好,可热压灭菌,机械强度高,使用方便,现已广泛使用。

目前临床上使用的塑料输液袋为非 PVC 复合膜软袋,透水性、透气性及迁移性很低,适用于大多数药物的包装。非 PVC 复合膜软袋由 3 层共挤膜制成,不使用黏合剂,膜的清洗、软袋的成型等均在 100 级洁净厂房中完成,无热原、无微粒,用前不需清洗。目前我国已批量生产,临床上应用广泛。

7.7.3.2 配液与滤过

输液剂的配制方法与注射剂相同,有浓配法和稀配法两种,多采用浓配法。配液完成后需进行半成品质量检查。

输液剂的过滤需先初滤,后精滤,常采用加压三级滤过装置,即先沙滤棒(或板框压滤机)、再垂熔玻璃滤器、后微孔滤膜滤器进行过滤。

7.7.3.3 灌封与灭菌

药液经滤过、澄明度合格即可灌入输液瓶或袋中。输液瓶灌封包括灌装药液、盖橡胶塞和轧压铝盖 3 步,生产上多采用自动灌封机。灌封完成后应立即进行封口检查,剔除不合格品。

输液剂灌封后应及时灭菌,一般应在 4 h 内完成。通常采用热压灭菌 121℃ 15 min 或 116℃ 30 min(40 min)。根据输液装量的多少,可酌情延长灭菌时间。塑料输液袋、输液瓶的灭菌条件为 109℃ 45 min 或 111℃ 30 min。

7.7.3.4 质量检查与包装

按《中国药典》制剂通则注射剂项下规定检查,检查项目主要有可见异物及不溶性微粒检查、热原检查、无菌检查、含量测定、pH 值及渗透压摩尔浓度检查,应符合规定。质量检查合格的输液剂,贴上标签,标签须注明品名、规格、含量、用法与用量、注意事项、批号、生产单位等,贴好标签后即可装箱入库。

7.7.4　举例

5%葡萄糖注射液

【处方】注射用葡萄糖50 g　1%盐酸适量　注射用水加至1 000 mL

【制备】取处方量葡萄糖加入煮沸的注射用水中,使成50%～70%浓溶液,用盐酸调节pH至3.8～4.0,加0.1～0.2%(g/mL)的活性炭混匀,煮沸20～30 min,趁热过滤脱炭,滤液加注射用水至1 000 mL,测pH、含量,合格后经初滤及精滤,灌装、封口,116℃、热压灭菌40 min,即得。

【性状】本品为无色透明的液体。

【作用与用途】具有补充体液、营养、强心、利尿、解毒作用。用于大量失水、血糖过低等。

【用法与用量】静脉注射,每日500～1 000 mL,或遵医嘱。

【注解】

①葡萄糖注射液有时会产生絮状沉淀或小白点,是由于原料不纯或滤过时漏炭等原因。采用浓配法,加入适量盐酸,中和蛋白质、脂肪等胶粒上的电荷,使凝聚后滤除。同时在酸性条件下加热煮沸,可使糊精水解,蛋白质凝聚,通过加适量活性炭吸附除去。

②葡萄糖注射液不稳定表现为溶液颜色变黄,pH下降。成品灭菌温度越高、时间越长,变色可能性越大。尤其是pH不适合条件下,加热灭菌可引起显著变色。变色的原因一般认为是葡萄糖在弱酸性溶液中脱水形成5-羟甲基呋喃甲醛(5-HMF),5-HMF再分解为乙酰丙酸和甲酸,同时形成一种有色物质。颜色的深浅与5-HMF产生的量呈正比。因此为避免变色,配液时用盐酸调节pH 3.8～4.0,同时严格控制灭菌温度和受热时间,使成品稳定。

7.8　注射用无菌粉末与其他注射剂

7.8.1　注射用无菌粉末

注射用无菌粉末简称为粉针剂,系指原料药物或与适宜辅料制成的供临用前用无菌溶液配制成注射液的无菌粉末或无菌块状物。可用适宜的注射用溶剂配制后注射,也可用静脉输液配制后静脉滴注。

凡对热不稳定或在水溶液中易分解失效的药物,如某些抗生素、医用酶制剂及生化制品,需用无菌操作法制成粉针剂。近年来,为提高中药注射剂的稳定性,将某些中药注射剂制成粉针剂供临床应用,如双黄连粉针剂、茵栀黄粉针剂等。

制成粉针剂的药物一般稳定性较差,不能最终灭菌,应在无菌室内生产。粉针剂质量检查应符合《中国药典》的各项规定。

7.8.1.1　注射用无菌粉末的制备

1.无菌粉末直接分装法

无菌粉末可用灭菌溶剂结晶法、喷雾干燥法制备,必要时进行无菌粉碎、过筛。容器的处理和质量要求同注射剂和输液剂,各种容器一般采用干热灭菌。无菌粉末在无菌室中分装,分装后立即加塞并用铝盖密封。

2.无菌水溶液冷冻干燥法

本法先配成药物水溶液,进行无菌过滤,滤液灌入容器,经冷冻干燥除去水分,盖胶塞、轧压铝盖。整个制备过程在无菌条件下进行。

7.8.1.2　举例

注射用灯盏花素

【处方】灯盏花素　甘露醇适量　碳酸钠适量　注射用水适量

【制法】取灯盏花素,加适量注射用水,调节 pH 至 7.5±0.5,搅拌,加热使溶解,再加注射用甘露醇适量,滤过,分装,冻干,即得。

【性状】本品为淡黄色至黄色疏松块状物。

【功能与主治】活血化瘀,通络止痛。用于中风及其后遗症、冠心病、心绞痛。

【用法与用量】肌内注射,一次 5～10 mg,一日 2 次,临用前,用注射用水 2 mL 溶解后使用。静脉滴注,一次 20～50 mg,一日 1 次,用 250 mL 生理盐水或 5% 或 10% 葡萄糖注射液 500 mL 溶解后使用。

【注解】

(1)灯盏花素为从灯盏细辛中提取、分离得到的单体有效成分。供注射用的灯盏花素中野黄芩苷含量不得低于 98%。灯盏花素具有增加血流量,改善微循环,扩张血管,降低血黏度,降血脂,促纤溶,抗血栓,抗血小板凝聚等作用。

(2)处方中甘露醇为填充剂,碳酸钠为 pH 调节剂。

(3)出血性疾病和脑出血期禁止使用本品。

7.8.2　混悬液型注射剂

将不溶性固体药物分散于液体分散介质中制成的可供肌内注射药剂称为混悬液型注射剂。无适当溶剂溶解的不溶性固体药物、在水溶液中不稳定而制成的水不溶性衍生物,或希望固体微粒在机体内定向分布及需要长效的药物均可采用适当的方法制成混悬液型注射剂。中药注射剂一般不宜制成混悬型。

混悬液型注射剂的质量要求除了应符合一般注射剂的规定外,对混悬颗粒大小有严格的要求。混悬型注射液中药物粒度应小于 15 μm,含 15～20 μm(间有个别 20～50 μm)者,应不超过 10%。混悬剂应有良好的分散性和通针性,在分散介质中不能沉降太快。若有可见沉淀,振摇时应容易分散均匀。混悬型注射液不得用于静脉注射或椎管注射。

混悬液型注射剂的制备与一般混悬剂的制法相似。混悬液分散剂常用注射用水或注射用油,疏水性药物制备水性混悬剂时所需的润湿剂,常用聚山梨酯-80,常用量为 0.1%～0.2%,助悬剂常用羧甲基纤维素钠、甲基纤维素、低聚海藻酸钠等,用量为 0.5%～1%。

混悬液型注射剂中药物的分散方法有微粒结晶法、机械粉碎法、溶剂化合物法。制备时将药物微晶混悬于含有稳定剂(润湿剂及助悬剂)的溶液中,用超声波处理使其分散均匀,滤过,调节 pH,灌封,灭菌即得。

7.8.3　乳状液型注射剂

乳状液型注射剂是以难溶于水的挥发油、植物油或溶于脂肪油中的脂溶性药物为原料,加乳化剂和注射用水经乳化制成的供注射给药的乳状液。

乳状液型注射剂应符合注射剂的质量要求,应稳定,不得有相分离现象。O/W 型乳状液可作静脉注射,乳滴的粒度 90％应在 1 μm 以下,不得有大于 5 μm 的乳滴,大小均匀,能耐高压灭菌。O/W 静脉注射用用乳状液在临床上用于:①为机体补充能量;②对某些脏器有定向分布作用,对淋巴系统指向性,可提高抗癌药物的疗效。

静脉乳剂所选用的原辅料均应符合注射要求,乳化剂常选用磷脂及普流罗尼克 F-68。实验室制备可用高速组织捣碎机以助乳化,大生产用二步高压乳匀机。

7.9　眼用液体制剂

7.9.1　概述

眼用制剂系指直接用于眼部发挥治疗作用的无菌制剂,以液体状态用药的眼用制剂称为眼用液体制剂(滴眼剂、洗眼剂、眼内注射溶液)。眼用液体制剂也有以固态药物形式包装,另备溶剂,临用前配成溶液或混悬液,如白内停片。常用的是眼用溶液剂,包括滴眼剂和洗眼剂。

滴眼剂系指由原料药物与适宜辅料制成的供滴入眼内的无菌液体制剂,可分为溶液、混悬液或乳状液。滴眼剂用于眼黏膜治疗或诊断,每次用量 1～2 滴,在眼部起杀菌、消炎、收敛、缩瞳、麻醉等作用。

洗眼剂系指由原料药物制成的无菌澄明水溶液,供冲洗眼部异物或分泌液、中和外来化学物质的眼用液体制剂。如生理盐水、2％硼酸溶液。

7.9.2　眼用液体制剂的质量要求

1.pH 值

人体正常泪液的 pH 值为 7.4,正常眼睛可耐受的 pH 值范围为 5.0～9.0,pH 值为 6.0～8.0 时眼无不适感觉,pH 值过大或过小对眼有明显的刺激性,可增加泪液分泌,药物迅速流失,甚至损伤角膜。

2.渗透压

眼用溶液应与泪液渗透压近似,眼球能适应的渗透压范围相当于浓度为 0.6％～1.5％的氯化钠溶液,超过 2％就有明显的不适。

3.无菌

用于眼部损伤或眼手术后的眼用制剂,要求绝对无菌,成品应经过严格的灭菌。这类制剂不允许加抑菌剂,单剂量包装,一经打开使用后,不能再用。用于无眼外伤的滴眼剂,要求无致病菌,不得检出铜绿假单胞菌和金黄色葡萄球菌。滴眼剂是一种多剂量剂型,在多次使用中易染菌,应加抑菌剂。

4.可见异物

眼用液体制剂按注射剂的可见异物检查法检查,不得有明显的可见异物。

5．粒度

中药混悬液型滴眼剂要求不得检出大于 90 μm 的粒子。

6．黏度

滴眼液的黏度适当增大，可使药物在眼内停留时间延长，药效增强。合适的黏度在 4.0～5.0 mPa·s 之间。

7．装量

滴眼剂每一容器的装量，除另有规定外，应不超过 10 mL。

7.9.3　眼用药物的吸收及影响吸收的因素

7.9.3.1　眼部药物吸收途径

药物溶液滴入眼睛后的吸收主要通过角膜和结膜两条途径。一般认为滴入眼中的药物首先进入角膜内，药物透过角膜至前房，进而到达虹膜。药物经结膜吸收途径是通过巩膜，到达眼球后部。

7.9.3.2　影响药物眼部吸收的因素

1．药液流失

眼睛最多容纳药液 30 μL，正常泪液容量 7 μL，增加滴眼药液的用量造成更多的损失。因此滴眼液最好少量多次使用。

2．药物经外周血管消除

结膜含有许多外周血管和淋巴管，当引起刺激时，血管扩张，透入结膜的药物以很大比例进入血液，有可能引起全身副作用。

3．药物的脂溶性与解离度

角膜的外层为脂性上皮层，中间为水性基质层，最内为脂性内皮层，因此两相溶解的药物易透过角膜。结膜下为巩膜、水溶性药物易通过，脂溶性药物不易通过。

4．刺激性

滴眼剂刺激性大，使结膜的血管和淋巴管扩张，药物从外周血管的消除增加，同时泪流分泌增加，药效降低。

5．表面张力

滴眼剂表面张力小，利于和泪液混合及与角膜上皮层接触，使药物易透过角膜。

6．黏度

滴眼剂黏度增加可延长药物与角膜的接触时间，有利于药物吸收，减少刺激性。

7.9.4　眼用液体制剂的附加剂

1．调整 pH 值的附加剂

确定眼用液体制剂的 pH 值，需结合药物的溶解度、稳定性、刺激性等多方面因素考虑，为避免刺激性，使药物稳定，常选用适当的缓冲液作溶剂，调节 pH 值为 5.9～8.0。常用磷酸盐缓冲液、硼酸缓冲液、硼酸盐缓冲液等。

2. 调整渗透压的附加剂

一般眼用液体制剂需将渗透压调整在相当于 0.8%～1.2%氯化钠浓度的范围。常用的渗透压调整剂有氯化钠、硼酸、葡萄糖、硼砂等，渗透压调节的计算方法与注射剂相同。

3. 抑菌剂

滴眼剂属多剂量剂型，必须添加适宜的抑菌剂。常用的抑菌剂有氯化苯甲羟胺、硝酸苯汞、硫柳汞、苯乙醇、对羟基苯甲酸酯类等，使用复合抑菌剂效果更好。

4. 黏度调整剂

常用的黏度调整剂有甲基纤维素、聚乙烯醇、聚乙烯吡咯烷酮、聚乙二醇等。

5. 其他附加剂

根据眼用液体制剂中主药的性质，也可酌情加入增溶剂、助溶剂、抗氧剂等。

7.9.5　眼用液体制剂的制备

7.9.5.1　制备

一般，药物性质稳定的眼用液体制剂工艺流程如下：

中药提取物、附加剂、溶剂→配液→滤过→灭菌　　　　　　　　　
　　　　　　　　　　　　　　　　　　　　　　　　}→无菌分装→质量检查→包装
　　　　　　　　容器→洗涤→灭菌　　　　　　　　

1. 容器的处理

目前滴眼液常用容器有玻璃瓶和塑料瓶，洗涤方法与注射剂处理方法相同。玻璃瓶可用干热灭菌，塑料瓶可用气体灭菌。

2. 配液与滤过

配制工艺与注射剂基本相同。药物或中药提取物、附加剂用适量注射用水溶解，必要时加活性炭处理，过滤，加溶剂至全量，灭菌后做半成品质量检查。对热不稳定的药物采用无菌操作法进行。

3. 灌封

目前生产上采用减压灌装法灌装。

4. 质量检查

包括可见异物检查、无菌检查、主药含量检查等。

7.9.5.2　举例

复方熊胆滴眼液

【处方】熊胆粉　天然冰片

【制法】以上 2 味，取熊胆粉，用 10 倍量水溶解，加乙醇使含醇量达 50%，加热回流 1 h 后，回收乙醇至无醇味，滤过，滤液备用；硼砂、硼酸、氯化钠、羟苯乙酯 0.25 g 搅拌溶于水中，滤过，滤液备用；将天然冰片溶于乙醇中，再加入等量的水，待微晶析出后，滤过，用水冲洗微晶至无醇味，天然冰片微晶备用；将羧甲基纤维素钠 2 g 加入适量水中，静置 24 h，滤过，滤液备用。将天然冰片微晶与上述 3 种滤液混匀，加水至 1 000 mL，混匀，灭菌，分装，即得。

【性状】本品为淡黄色的混悬液；气清香，味苦。

【功能与主治】清热降火，退翳明目。用于肝火上炎，热毒伤络所致的白睛红赤、眵多、羞明流泪；急性细菌性结膜炎、流行性角结膜炎见上述证候者。

【用法与用量】滴眼，一次 1～2 滴，一日 6 次，或遵医嘱。

【注解】

①冰片有抗菌、消炎及镇痛作用，且不溶于水，故与熊胆制成混悬型滴眼剂。羧甲基纤维素钠为助悬剂。

②本品以高效液相色谱法测定熊胆粉，以气相色谱法测定天然冰片。本品含熊胆粉以牛磺熊去氧胆酸计不得少于 0.55 mg/mL；含天然冰片以右旋龙脑计不得少于 0.45 mg/mL。

③本品 pH 为 7.4～8.0。

思考题

1. 试述注射剂的含义、特点、分类、给药途径和质量要求。

2. 简述热原的含义、来源、化学组成及性质，污染热原的途径有哪些？如何除去热原？热原的检查法有哪些？

3. 何谓制药用水、纯化水、注射用水、灭菌注射用水？

4. 简述注射剂生产的工艺流程和注射用水的制备工艺流程。

5. 注射剂中常用的附加剂有哪些？各起什么作用？

6. 什么是等渗溶液和等张溶液？注射剂为什么需调节渗透压？

7. 下列处方：硫酸阿托品 2.0 g，盐酸吗啡 4.0 g，配制成注射液 200 mL，问需加多少氯化钠，才能使之成为等渗溶液（1% 硫酸阿托品水溶液冰点降低度数为 0.08℃，E 值为 0.13，1% 盐酸吗啡水溶液冰点降低度数为 0.086℃，E 值为 0.15）？

8. 鞣质的存在对中药注射剂的质量有什么影响？如何除去鞣质？

第8章 散剂

学习要求

1. 掌握散剂的含义、特点、分类及组成,倍散的概念,等量递增法在倍散制备中的应用。

2. 熟悉一般散剂和特殊散剂的制备方法。

3. 了解散剂的质量要求。

8.1 概述

8.1.1 散剂的含义与特点

散剂(powders)系指原料药物或与适宜的辅料经粉碎、均匀混合制成的干燥粉末状制剂。

散剂是古老的传统中药剂型,在中国最早的医药典籍《黄帝内经》中已有散剂的记载。古人认为"散者散也,去急病用之",散剂在历代应用颇多,迄今仍为常用剂型之一。散剂具有以下优点:

①比表面积大,利于分散,药物溶出快、起效快。

②散剂对创面、溃疡、外伤能起机械保护作用和收敛作用。

③制备工艺简便,剂量可随症增减,适用于医院制剂。

④运输、携带、贮存、服用方便。服用散剂比其他固体剂型方便,适用于口腔科、耳鼻喉科、伤科、外科和小儿给药。

散剂也有其不足:由于药物粉碎后比表面积大,其嗅味、刺激性、吸湿性及化学活动性等相应增加,使有些药物易吸湿变质,挥发性成分易散失。因此,腐蚀性强、易吸潮变质的药物及剂量大的药物一般不宜制成散剂。

8.1.2 散剂的分类

(1)按医疗用途和给药途径　可分为内服散剂与外用散剂。乌贝散、益元散等为内服散,金黄散、冰硼散等为外用散。

(2)按药物组成　可分为单方散剂与复方散剂。前者由一种药物组成,如川贝粉等。后者由两种以上药物组成,如婴儿散、活血止痛散。

(3)按药物性质　可分为一般散剂和特殊散剂。特殊散剂有含毒性药物散剂如九分散、九一散等;含液体成分散剂如蛇胆川贝散、紫雪等;含低共熔组分散剂如避瘟散、痱子粉等。

(4)按剂量　可分为分剂量散剂与非分剂量散剂。分剂量散剂由患者按包(或小瓶)服用;非分剂量散剂以总剂量形式发出,由患者按医嘱自己分取剂量使用。

8.2 散剂的制备

8.2.1 一般散剂的制备

一般工艺流程为：

中药粉碎→过筛→混合→分剂量→质量检查→包装

8.2.1.1 粉碎与过筛

应根据中药、提取物的性质、对粉碎度的要求及设备条件等，选择适宜的方法进行粉碎与过筛处理。

8.2.1.2 药物的混合

混合是散剂制备的关键工序，也是固体剂型制备的重要步骤。散剂要求混合均匀，色泽一致。混合方法一般有研磨混合法、搅拌混合法和过筛混合法，应根据药物的性质、数量及设备条件选用。生产中常采用的混合设备有混合筒、锥形螺旋垂直混合机等。实验室或少量制备时常用研磨混合，需注意有以下两种混合方法。

1.等量递增法

本法又称"配研法"，基于用量相当、物理状态相似的药粉容易混合均匀的原则，将量小的组分与等量的量大组分混匀，再加入与混合物等量的量大组分混匀，如此倍量增加直至量大组分加完并混匀为止。本法混合效果好，省时，适合于处方中药物比例量相差悬殊的散剂。

2.打底套色法

本法是混合中药粉末的一种传统经验方法，当散剂的组分色泽相差大时，为使混合均匀，常采用打底套色法。所谓"打底"系指将量少的、质轻的、色深的药粉放入研钵中（先用其他色浅的药粉饱和研钵）作为基础，即为"打底"，然后将量多的、质重的、色浅的药粉分次加入乳钵中，轻研混匀即是"套色"。本法侧重色泽，忽略了粉体粒子等比例量容易混合均匀的原则。

8.2.1.3 分剂量

分剂量是将混合均匀的散剂，按照剂量要求进行分装的操作。多剂量散剂应附分剂量的用具，含毒性药物的内服散剂应单剂量包装。常用的分剂量方法有重量法和容量法。

1.重量法

重量法是用天平或戥秤按规定剂量逐包称量的方法。此法分剂量准确，但效率低。含毒性药及贵重细料药的散剂常用此法。

2.容量法

容量法是用一定容量的容器进行分剂量的方法。目前散剂分剂量多用容量法，本法效率高，但准确性稍差，适用于一般散剂。医院制剂室调配散剂的分量器一般是容量药匙，分剂量时应注意粉末特性，保持铲粉条件一致，以减少误差。大生产用的散剂自动分量机、散剂定量包装机均是按容量法的原理设计，应注意药粉的密度、吸湿性、流动性、黏附性等对分剂量的影响。

8.2.1.4 包装与贮藏

散剂的比表面积较大,易吸湿、结块,甚至变色、分解,应选用适宜的包装材料与贮藏条件。常用的包装材料有玻璃瓶、塑料瓶、铝塑袋、聚乙烯塑料薄膜袋及有光纸、玻璃纸、蜡纸等。含有毒性药的内服散剂应单剂量包装。非剂量型散剂用玻璃瓶、塑料瓶、铝塑袋等包装。

散剂的包装应注意:①易吸湿的药物不能用普通纸,避免损坏。②易共熔的成分不能用蜡纸。由于蜡为低熔点物质,以免降低熔点。③易氧化或酸解的药物不能用玻璃纸或塑料袋包装,此类包装材料透气、透湿。④量少的药物、易风化、易引湿或易受二氧化碳作用而变质的药可用蜡纸包装。⑤易吸附、贵重的药物,可用玻璃瓶(管)包装,减少吸附损耗。⑥有不良气味的散剂可制成胶囊剂。

散剂应密闭贮存,含挥发性药物或易吸潮的药物应密封贮存。贮存场所应阴凉、干燥并分类保管,定期检查。

8.2.1.5 举例

乌贝散

【处方】海螵蛸(去壳)850 g 浙贝母 150 g 陈皮油 1.5 g

【制法】以上 3 味,海螵蛸、浙贝母粉碎成细粉,加入陈皮油,混合均匀,过筛,即得。

【性状】本品为黄白色的粉末;气微香,味咸、微苦。

【功能与主治】制酸止痛,收敛止血。用于肝胃不和所致的胃脘疼痛、泛吐酸水、嘈杂似饥;胃及十二指肠溃疡者。

【用法与用量】饭前口服,一次 3 g,一日 3 次;十二指肠溃疡者可加倍服用。

【注解】海螵蛸即乌贼骨,应先用常水漂洗 1 周,晒干,去胶甲,粉碎,否则气腥,苦涩难服,且易吸潮。

8.2.2 特殊散剂的制备

8.2.2.1 含毒性药物的散剂

1.制备

毒性药物的剂量小,药效强,不易准确称取。为避免剂量误差对药效的影响,一般在毒性药中添加一定比例量的辅料稀释制成倍散应用。剂量在 0.01~0.1 g 者,可制成 10 倍散(取药物 1 份加入稀释剂 9 份);剂量在 0.01 g 以下时,可制成 100 倍散或 1 000 倍散。配制倍散时应采用等量递增法将药物与辅料混匀。中药毒性药物因产地、采收季节等原因导致成分含量差异显著,为保证用药安全有效,需测定毒性中药粉末的成分含量,用稀释剂调整含量至规定要求,以调制粉入药,如马钱子粉散。

稀释剂应选用无显著药理作用,不与主药反应,不影响含量测定的惰性物质。常用的稀释剂有乳糖、淀粉、糊精、蔗糖、葡萄糖、碳酸钙、硫酸钙等。

为了保证散剂的均匀性及便于与原药粉的区别,在倍散中常加着色剂着色,常用的着色剂为胭脂红、靛蓝、苋菜红等食用色素。

2．举例

硫酸阿托品散

【处方】硫酸阿托品 1 g　乳糖 98.0 g　胭脂红乳糖(1.0%)1 g

【制法】取少量乳糖置研钵中研磨以饱和研钵表面能,倾出,将硫酸阿托品与胭脂红乳糖置研钵中混合均匀,再以等量递增法逐渐加入乳糖,研匀,过筛,即得。

【作用与用途】抗胆碱药,解除平滑肌痉挛,抑制腺体分泌,散大瞳孔。常用于胃肠痉挛疼痛等。

【用法与用量】口服。需要时服 1 包。

【注解】本品中 1.0%胭脂红乳糖的制法:取胭脂红 1.0 g,置研钵中加 90%乙醇 10～20 mL,研磨使溶,再按等量递增法加入乳糖 99 g,研匀,50～60℃干燥,过筛即得。

九分散

【处方】马钱子调制粉 250 g　麻黄 250 g　乳香(制)250 g　没药(制)250 g

【制法】以上 4 味,麻黄、乳香、没药粉碎成细粉;马钱子粉与上述粉末配研,过筛,混匀,即得。

【功能与主治】活血散瘀,消肿止痛。用于跌打损伤,瘀血肿痛。

【用法与用量】口服,一次 2.5 g,一日 1 次,饭后服用;外伤,创伤青肿未破者以酒调敷患处。

【注解】马钱子不能生用,应将其炮制以降低毒性,并用淀粉稀释制成马钱子调制粉使用。

8.2.2.2　含低共熔混合物的散剂

1．制备

低共熔现象指当两种或两种以上药物按一定比例混合时出现润湿或液化的现象。某些药物在一定温度下,且低分子化合物的比例适宜时(尤其在研磨混合时)会出现此现象。如薄荷脑与樟脑、薄荷脑与冰片、樟脑与水杨酸苯酯等均能产生低共熔现象。

含低共熔组分散剂的制备方法,应根据所形成低共熔混合物对药理作用的影响来定,常见以下两种情况:①药物形成低共熔物后药理作用增强或无明显改变,宜先制成低共熔物,再与处方中其他药物混合;②若药物制成低共熔物后药理作用减弱,则应分别与其他组分混合稀释,避免出现低共熔现象。

2．举例

避瘟散

【处方】檀香 156 g　零陵香 18 g　白芷 42 g　香排草 180 g　姜黄 18 g　玫瑰花 42 g　甘松 18 g　丁香 42 g　木香 36 g　人工麝香 1.4 g　冰片 138 g　朱砂 662 g　薄荷脑 138 g

【制法】以上 13 味,除人工麝香、冰片、薄荷脑外,朱砂水飞成极细粉;其余檀香等 9 味粉碎成细粉,过筛,混匀;将冰片、薄荷脑同研至液化,另加入甘油 276 g,搅匀。将人工麝香研细,与上述粉末配研,过筛,混匀,与液化的冰片和薄荷脑研匀,即得。

【功能与主治】祛暑避秽,开窍止痛。用于夏季暑邪引起的头目眩晕、头痛鼻塞、恶心、呕吐、晕车晕船。

【用法与用量】口服。一次 0.6 g。外用适量,吸入鼻孔。

【注解】

①人工麝香量少、色深,与冰片、薄荷脑之外的药物混合应用配研法。

②本品中加入甘油的目的是保持散剂适当润湿,在吸入鼻腔时,防止过度地刺激鼻黏膜。

8.2.2.3　含液体药物的散剂

1.制备

在复方散剂处方中有时含有挥发油、酊剂、流浸膏、药物煎汁及稠浸膏等液体组分,对于这些药物的处理应根据其性质、剂量及处方中其他固体粉末的多少而采用不同的方法处理:①液体组分量较少,可利用处方中其他固体组分吸收后混匀;②液体组分量较大,处方中固体组分不能完全吸收,可酌加磷酸钙、淀粉、糖粉、乳糖等辅料吸收;③液体组分量过大,且有效成分为非挥发性,可浓缩除去大部分水分后再以其他固体粉末吸收,低温干燥、研匀过筛而成。

2.举例

蛇胆川贝散

【处方】蛇胆 100 g　川贝母 600 g

【制法】以上 2 味,川贝母粉碎成细粉,与蛇胆汁混匀,干燥,粉碎,过筛,即得。

【功能与主治】清肺,止咳,除痰。用于肺热咳嗽,痰多。

【用法与用量】口服。一次 0.3～0.6 g,一日 2～3 次。

【注解】蛇胆汁中含较多水分,制备时以川贝母粉吸收蛇胆汁,混合后干燥,再粉碎。

紫雪(紫雪丹)

【处方】石膏 526 g　北寒水石 526 g　滑石 526 g　磁石 526 g　玄参 175 g　木香 55 g　沉香 55 g　升麻 175 g　甘草 88 g　丁香 11 g　玄明粉 1 752 g　硝石(精制)96 g　水牛角浓缩粉 9 g　羚羊角 16 g　人工麝香 13 g　朱砂 33 g

【制法】以上 16 味,石膏、寒水石、滑石、磁石砸成小块,加水煎煮 3 次。玄参、木香、沉香、升麻、甘草、丁香用石膏等煎液煎煮 3 次,合并煎液,滤过,滤液浓缩成膏。玄明粉、硝石粉碎,兑入膏中,混匀,干燥,粉碎成细粉;羚羊角锉研成细粉;朱砂水飞成极细粉;将水牛角浓缩粉、人工麝香研细,与上述细粉配研,过筛,混匀,制成 1 000 g,即得。

【功能与方治】清热解毒,止痉开窍。用于热入心包、热动肝风证,症见高热烦躁、神昏谵语、惊风抽搐、斑疹吐衄、尿赤便秘。

【用法与用量】口服。一次 1.5～3.0 g,一日 2 次;周岁小儿 1 次 0.3 g,5 岁以内小儿每增 1 岁递增 0.3 g,一日 1 次。5 岁以上小儿酌情服用。

【注解】

①处方中 10 味药水煎煮,提取液量大,经浓缩干燥处理。玄明粉、硝石为无机盐,兑入稠膏中可溶于水混匀。

②本品含有人工麝香,孕妇禁用。

8.2.2.4　眼用散剂

1.制备

眼用散剂一般要求为极细粉,粉末应细腻、均匀,以减少对眼睛的机械性刺激。因此,眼用散剂的药物多经水飞法或直接粉碎成极细粉,通过九号筛。眼用散剂要求无菌,故配制眼用散剂的用具应灭菌,配制操作应在清洁、避菌环境下进行。成品应灭菌,密封保存。

2.举例

八宝眼药

【处方】珍珠 9 g　麝香 9 g　熊胆 9 g　海螵蛸(去壳)60 g　硼砂(炒)60 g　朱砂 10 g　冰片 20 g　炉甘石(三黄汤飞)300 g　地栗粉 200 g

【制备】以上 9 味,珍珠、朱砂分别水飞或粉碎成极细粉,海螵蛸、硼砂粉碎成极细粉;将麝香、冰片、熊胆研细,与上述粉末及地栗粉、炉甘石粉末配研,过九号筛,混匀,即得。

【功能与主治】消肿、明目。用于目赤肿痛,眼缘溃烂,畏光怕风,眼角涩痒。

【用法与用量】每用少许,点于眼内,一日 2～3 次。

【注解】

①珍珠、朱砂质地坚硬,且不溶于水,因此采用水飞法粉碎。

②三黄汤飞炉甘石制法:取炉甘石 100 kg,用黄连、黄柏、黄芩各 2.5 kg,煎汤取汁,淬煅红的炉甘石,研磨水飞得极细粉。三黄汤飞炉甘石可增强炉甘石收敛生肌、明目去翳的功效;并且可使炉甘石质地酥脆,易于粉碎。

③本品可采用紫外线灭菌,将粉末置洁净不锈钢盘内,摊成薄层,灭菌 30 min。也可采用 ^{60}Co 灭菌。

8.3　散剂的质量检查

散剂应干燥、疏松、混合均匀、色泽一致。除另有规定外,内服散剂应为细粉,儿科用及外用散应为最细粉;眼用散应为极细粉。

1.粒度

用于烧伤或严重创伤的外用散剂需做粒度测定。取供试品 10 g,精密称定,按《中国药典》2015 版【粒度测定法】(通则 0982,单筛分法)测定,通过七号筛的粉末重量,不得少于 95%。

2.外观均匀度

取供试品适量,置光滑纸上,平铺约 5cm²,将其表面压平,在亮处观察,应色泽均匀,无花纹与色斑。

3.水分

不含或少含挥发性成分的中药散剂照《中国药典》2015 版【水分测定法】(通则 0832)烘干法测定,含挥发性成分的散剂照甲苯法测定,不得过 9.0%。

4.装量差异

单剂量包装的散剂,取供试品 10 袋(瓶),分别精密称定每袋(瓶)内容物重量,求出内容物的装量与平均装量。每袋(瓶)装量与平均装量相比较,按表 8-1 的规定,超出装量差异限度的不得多于 2 袋(瓶),并不得有 1 袋(瓶)超出装量差异限度 1 倍。凡有标示装量的散剂,每袋(瓶)装量应与标示装量相比较。

表 8-1 散剂装量差异限度

标示装量	装置差异限度	标示装量	装置差异限度
0.1 g 及 0.1 g 以下	±15%	1.5 g 以上至 6.0 g	±7%
0.1 g 以上至 0.5 g	±10%	6.0 g 以上	±5%
0.5 g 以上至 1.5 g	±8%		

5.装量

多剂量包装的散剂,按照《中国药典》2015 版【最低装量检查法】(通则 0942)检查,应符合规定。

6.无菌

用于烧伤或严重创伤或临床必需无菌的局部用散剂,照《中国药典》2015 版无菌检查法(通则 1101)检查,应符合规定。

7.微生物限度

照《中国药典》2015 版非无菌产品【微生物限度】检查法检查,应符合规定。

思考题

1.试述散剂的分类、特点和主要组成,倍散的概念。

2.什么是等量递增法、打底套色法?当散剂组分比例相差悬殊、体积质量不一、色泽相差大时应如何混合?

3.何谓共熔?在处方中常见的共熔成分有哪些?

4.散剂中如含有少量挥发性液体及酊剂、流浸膏时如何制备?

第9章 丸剂

学习要求

1. 掌握水丸、蜜丸、浓缩丸、滴丸的含义、分类、特点及制备方法。

2. 熟悉各类丸剂的常用辅料,糊丸、蜡丸的含义、特点与制法,丸剂的质量检查。

3. 了解丸剂的包衣种类。

9.1 概述

9.1.1 丸剂的含义与特点

丸剂(pills)系指原料药物与适宜的辅料以适当方法制成的球形或类固体制剂。

丸剂是中药最早应用的传统剂型之一,最早记载于《五十二病方》。汉代张仲景的《金匮要略》经典医籍中已有用炼蜜、糖、淀粉糊、动物药汁制丸的记载,至今仍在沿用。糊丸、蜡丸为世界上最早的缓释制剂。20世纪80年代后,引进了滴丸等新型丸剂,开发出多种速效滴丸制剂;创制了挤出滚圆制丸法等新型微丸制备技术。目前,工业化的制丸生产线已经实现了制丸、干燥、包装的自动化与联动化,大幅度提高了丸剂的生产效率及产品质量。目前,丸剂仍然是中成药的主要剂型之一。

中药丸剂具有以下特点:

①传统丸剂作用缓慢。一般丸剂溶散、释药速度慢,可延长药效,多用于治疗慢性疾病或病后调理。

②可缓和药物的毒副作用。一些具有毒性、刺激性及药性峻烈的药物,可选用合适的赋形剂来延缓其释药速度,减弱其毒副作用。

③丸剂适应性广,可掩盖异味、减少挥发性成分挥发。固体、半固体、液体药物均可制成丸剂,可利用包衣来掩盖药物的不良臭味,挥发性药物可泛在中层避免损失。

④可制成速效的滴丸剂。由于滴丸中药物的有效成分或有效部位高度分散在水溶性基质中,溶化快,奏效迅速,如速效救心丸、苏冰滴丸等。

丸剂也存在缺点:服用量大,有些丸剂剂型服用困难;以原生药粉入药,易染菌。

9.1.2 丸剂的分类

(1)按制备方法分类 丸剂可分为塑制丸、泛制丸、滴制丸。

(2)按赋形剂分类 可分为蜜丸、水蜜丸、水丸、糊丸、蜡丸、浓缩丸等。

9.2　水丸

9.2.1　水丸的含义及特点

　　水丸(water pill)指饮片细粉以水(或根据制法用黄酒、醋、稀药汁、糖液含 5％以下炼蜜的水溶液等)为黏合剂制成的丸剂。临床上常用于清热、解表、消导等的方剂。

　　水丸以水性液体为黏合剂,用泛制法将方中全部或部分药物细粉制成丸剂,具有以下特点:①服用后体内溶散快,显效快;②丸粒小,表面光滑致密,便于吞服,不易吸潮;③可根据药物性质分层泛丸,掩盖药物的不良气味,提高芳香挥发性成分的稳定性;④生产设备简单,可大量生产;⑤药物含量的均匀性及溶散速度不易控制。

　　水丸的大小根据临床需要而定,历史上多以实物作参照,如芥子大、梧桐子大、赤小豆大等,现在统一用重量为标准,如梅花点舌丸每 10 粒重 1 g,安神补心丸每 15 丸重 2 g。

9.2.2　水丸的赋形剂

　　水丸赋形剂的作用主要是润湿药物粉末,发挥黏合性,增强药物细粉的黏性,或增加主药中某些有效成分的溶解度。有的赋形剂本身就有一定的疗效,可起到协同和改变药物性能的作用。水泛丸常用的赋形剂有:

1. 水

　　应用新鲜冷开水、蒸馏水或离子交换水。水本身无黏性,但能润湿溶解药物中的黏液质、糖、淀粉、胶质等,使其产生黏性,利于泛丸。凡临床上对赋形剂无特殊要求、药物遇水不变质者,皆可用水泛丸,泛成后应立即干燥。应注意,如处方中含有引湿性、可溶性成分以及毒、剧性成分等,应先溶解或混匀于少量水中,以利分散,再与其他药物混匀泛丸。

2. 酒

　　常用黄酒(含醇量 12％～15％)和白酒(含醇量 50％～70％)。酒润湿药粉产生的黏性较水弱,当药粉黏性较强时,如六神丸,可用酒泛丸。酒本身具有药效作用,可以借酒发挥引药上行、活血通络、矫臭矫味等作用,且酒是良好的溶剂,有助于生物碱、挥发油等溶出,制成的丸剂易干燥。

3. 醋

　　常用米醋,含醋酸 3％～5％,醋能散瘀活血,消肿止痛,入肝经散瘀止痛的方剂常以醋泛丸。醋能使药材中的生物碱成生物碱盐,从而增加溶解度,增强疗效。

4. 药汁

　　处方中某些不易制粉的药物,可经煎煮制成药液作黏合剂泛丸,这样既能保存药性,又减小用药体积。下列性质的药材常采用以下处理方法。

　　①富含纤维的中药(如大腹皮、丝瓜络、千年健)、质地坚硬的矿物类药(如磁石、自然铜)、树脂类药(如阿魏、乳香、没药)、浸膏类药(如儿茶、芦荟)、糖黏性类药(如大枣、熟地)难于成粉,可煎取药汁;胶质类药(如阿胶、龟胶、鳖甲胶)、可溶性盐类药(如芒硝、青盐)等,加水烊化或溶化。

　　②处方中有乳汁(如麦门冬丸)、牛胆汁(如牛胆苦参丸)、熊胆(如梅花点舌丸)、竹沥汁(如

竹沥化痰丸)等液体药物时,可加适量水稀释后泛丸。

　　③处方中有生姜、大葱或其他鲜药时,为了防止鲜药的有效成分受热破坏,可将鲜药捣碎榨取其汁泛丸。

9.2.3　水丸的制备

　　水丸传统以泛制法制备,一般工艺流程如下:

　　原料的准备→起模→成型→盖面→干燥→选丸→质量检查→包装

　　泛制法制备水丸有手工泛丸法和机械泛丸法两种,其工艺流程基本相同,生产中常用包衣机泛丸,其中起模是关键步骤。

　　1. 原料的处理

　　药粉的细度及黏性可影响水丸成品的圆整度、光洁度。一般用于起模、盖面的药粉应过六或七号筛;用于成型的药粉应过五或六号筛。

　　2. 起模

　　起模是将药粉制成直径为 1 mm 大小丸粒的操作,也称起母,是泛制法制丸的关键和基础。宜选用黏性适宜的药粉起模,常用起模方法有粉末直接起模法和湿粉制粒起模法两种。

　　(1)粉末直接起模法　在泛丸锅中喷少量水润湿,撒布少量药粉,转动泛丸锅,刷下锅壁附着的药粉,成粉粒。粉粒滚紧,再喷水、撒粉,如此反复循环多次,粉粒逐渐增大,至泛成直径为 1 mm 左右的球形颗粒时,筛取一号筛与二号筛之间的丸粒作为丸模。本法制得的丸模较紧密,但费工时。

　　(2)湿粉制粒起模法　将药粉用水润湿混匀制成适宜的软材,过二号筛制粒,将颗粒置泛丸锅内,旋转、滚撞、摩擦成球形,过筛分等,即得丸模。本法制备的模子成型率高,大小较均匀,但松散。

　　起模用粉量应根据药粉的性质和丸粒的规格来决定。少量手工泛制起模用粉一般控制在药粉总量的 1%～5%,大生产时可根据经验公式计算:

$$C : 0.625\,0 = D : X$$

$$X = \frac{0.625\,0 \times D}{C} \tag{9-1}$$

式中:C 为成品水丸 100 粒干重,g;D 为药粉总重,kg;X 为一般起模用粉量,kg;0.625 0 为标准模子 100 粒重量,g(湿重)。

　　3. 成型

　　成型是将筛选出的丸模逐渐加大至近成品的操作。即在丸模上反复加水润湿,撒粉,滚圆,筛选。操作中应注意:①在泛制水蜜丸、糊丸、浓缩丸中,黏合剂浓度应随丸粒的增大而提高;②在增大成型过程中,滚动时间应适宜,以丸粒坚实致密而不影响溶散为度;③成型过程中产生的歪粒,过大、过小粉粒应随时用水调成糊状,泛于丸上;④方中含有芳香性、特殊气味以及刺激性较大的药物时,应分别粉碎,泛于丸粒中层。

　　4. 盖面

　　盖面是将上述筛选出的均匀丸粒进行表面处理的操作,其目的是使丸粒表面致密、光洁、色泽一致。盖面的方法主要有干粉盖面、清水盖面、清浆盖面。对于表面充分湿润的丸粒,采用干粉盖面,即一次或分次将盖面的药粉均匀撒于丸粒上,滚动一定时间。对于表面质地较为干燥的丸粒,加清水使丸粒充分润湿,滚动一定时间,迅速取出,及时干燥。对于表面质地粗糙的丸粒,将药粉或废丸粒加水制成清浆,操作同清水盖面。经后两种方法盖面的水丸应立刻干燥。

5.干燥

水丸制成后应及时干燥,一般在 60～80℃ 干燥,含热敏性及挥发性成分的水丸应在 60℃以下干燥。可采用热风循环干燥、流化床沸腾干燥,亦有用微波干燥。

6.选丸

为保证丸粒圆整、大小均匀,生产中常用滚筒筛、检丸器等选丸,分离出畸形丸、残丸等。

(1)滚筒筛 由布满筛孔的 3 节金属圆筒组成,进料端至出料端孔径由小到大,丸粒在筛筒内螺旋滚动,通过不同孔径的筛孔,落入料斗而完成对丸粒径大小的分选。可用于筛选干丸和湿丸(图 9-1)。

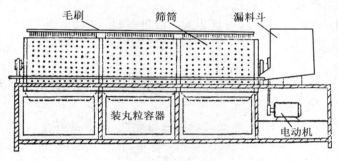

图 9-1 丸粒滚筒筛

(2)检丸器 分上下两层,每层装 3 块斜置玻璃板,玻璃板间相隔一定的距离。当丸粒由加丸漏斗朝下滚动时,由于丸粒越圆整,滚动越快,能越过全部间隙到达好粒容器。而畸形丸粒滚动速度慢,不能越过间隙漏于坏粒容器。此设备适用于筛选体积小,质硬的丸剂(图9-2)。

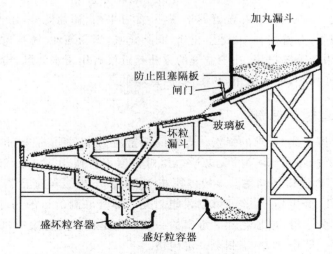

图 9-2 检丸器

9.2.4　举例

防风通圣丸

【处方】防风 50 g　荆芥穗 25 g　薄荷 50 g　麻黄 50 g　大黄 50 g　芒硝 50 g　栀子 25 g　滑石 300 g　桔梗 100 g　石膏 100 g　川芎 50 g　当归 50 g　白芍 50 g　黄芩 100 g　连翘 50 g　甘草 200 g　白术(炒)25 g

【制法】以上 17 味,除芒硝、滑石外,其余防风等 15 味粉碎成细粉,过筛,混匀。芒硝加水溶解,滤过;将滑石粉碎成极细粉。取上述粉末,用芒硝滤液泛丸,干燥,用滑石粉包衣,打光,干燥,即得。

【性状】本品为白色至灰白色光亮的水丸;味甘、咸、微苦。

【功能与主治】解表通里,清热解毒。用于外寒内热,表里俱实,恶寒壮热,头痛咽干,小便短赤,大便秘结,瘰疬初起,风疹湿疮。

【用法与用量】口服,一次 6 g,一日 2 次。或遵医嘱。

【注意】孕妇慎用。

【注解】

①芒硝的成分为含 10 个结晶水的硫酸钠,芒硝易溶于水,用其水液泛丸,既能润湿药物细粉以助成型,又有治疗作用。

②本品用方中滑石粉包衣,可以提高药物的稳定性,便于服用。

9.3　蜜丸

9.3.1　蜜丸的含义及特点

蜜丸(honeyed pill)系指饮片细粉以蜂蜜为黏合剂制成的丸剂。其中每丸重量在 0.5 g(含 0.5 g)以上者称大蜜丸,每丸重量在 0.5 g 以下者称小蜜丸。

蜜丸的赋形剂主要是蜂蜜。蜂蜜营养丰富,除含有果糖、葡萄糖外,还含有多种无机盐、维生素、微量元素及酶类,有益气补中,缓急止痛,润肺止咳,润肠通便,矫味矫臭等作用。蜜丸溶散慢,作用持久,多用于镇咳祛痰、补中益气的方药。近代有用蜜水为黏合剂将药粉制成丸剂,称水蜜丸。水蜜丸丸粒小,便于服用,易于保存,成本低。

9.3.2　蜂蜜的选择及炼制

应选用符合《中国药典》要求的蜂蜜。合格的蜂蜜应为半透明、带光泽、浓稠的液体,呈乳白色或淡黄色,有香气,味甜而不酸、无杂质。相对密度不得低于 1.349(25℃)。含还原糖不得少于 64.0%,应不含淀粉和糊精。一般以槐花蜜,枣花蜜、紫云英蜜及菜花蜜为优。

生蜜常含有杂质、微生物等,需经炼制才能制丸。蜂蜜炼制的目的为除去杂质;破坏酶及杀死微生物;去除部分水分,增加黏性。炼蜜的一般操作是将生蜜置罐中,加入适量水,加热至沸腾,滤过除杂。再入罐中,加热炼制至一定规格。

炼蜜的规格有 3 种:嫩蜜、中蜜、老蜜,应根据中药处方中药粉的性质选用。

1. 嫩蜜

炼蜜温度为 $105\sim115℃$，含水量为 $17\%\sim18\%$，相对密度为 1.35。其颜色变化不显著，略带黏性。适用于含较多淀粉、黏液质、糖类、油脂等黏性较大的药粉制丸。

2. 中蜜

炼蜜温度达 $116\sim118℃$，含水量为 $14\%\sim16\%$，相对密度为 1.37。炼制中出现淡黄色细气泡，有一定黏性。适用于黏性中等的药粉制丸。

3. 老蜜

炼蜜温度达到 $119\sim122℃$，含水量为 10% 以下，相对密度为 1.40。炼制中气泡呈红棕色光泽的较大气泡，手捻黏性大，且可拉出白丝。适用于含多量纤维性或矿物药等黏性差的药粉制丸。

9.3.3 蜜丸的制备

传统制备蜜丸用塑制法，一般制备工艺流程如下：

物料准备→制丸块→制丸条→分粒→搓圆→干燥→整丸→质量检查→包装

9.3.3.1 物料的准备

根据处方中药性质，将药物粉碎过筛，得细粉或最细粉，备用。将蜂蜜炼制成适宜规格的炼蜜。制丸器具、设备等洗净，70％乙醇消毒待用。

9.3.3.2 制丸块

制丸块是将混匀的药粉与适宜的炼蜜混合成软硬适宜、可塑性较大的丸块的操作，也称和药或合坨。一般操作是将混匀的中药细粉加入适宜的炼蜜用混合机充分混合，和药后应放置适当时间，使丸块滋润，便于制丸。和药是塑制法制备丸剂的关键工序，影响丸块质量的因素主要有：

（1）炼蜜程度　应根据药粉的性质、粉末粗细、药粉的含水量等选择不同程度的炼蜜。如蜜过嫩，粉末黏合不好，丸粒不光滑；如蜜过老则丸块发硬，难以成丸。

（2）和药蜜温　一般处方热蜜和药。含多量树脂、胶质、糖、油脂类的药粉，以 $60\sim80℃$ 温蜜和药；处方中含有冰片、麝香等芳香挥发性药物等，宜温蜜和药。处方中含大量的叶、茎、全草或矿物性药等黏性差的药粉，应老蜜趁热和药。

（3）用蜜量　药粉与炼蜜的比例一般为 $1:(1\sim1.5)$。含糖类、胶类及油脂较多的黏性药粉，用蜜量宜少，含纤维多、质地疏松而黏性差的药粉，用蜜量宜多。夏季用蜜量少，冬季多；机械和药用蜜少，手工用蜜多。

9.3.3.3 制丸条、分粒与搓圆

丸块应制成一定粗细的丸条以便于分粒，丸条要求粗细均匀一致，表面光滑，内部充实而无空隙。大生产采用机器制丸，自动化程度高。常用以下两类设备。

1. 三轧辊大蜜丸机

本机是大蜜丸生产的主要成型设备，生产能力大，适应性强，如图 9-3 所示。

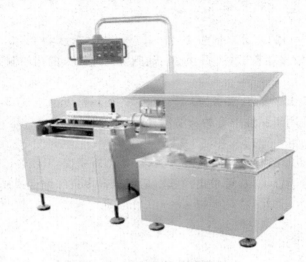

图 9-3　三轧辊大蜜丸机

工作原理:将已混合均匀的丸块间断投入到机器的进料口中,在螺旋推进器的连续推动下,经可调式出条嘴,变成直径均匀的药条,送到辊子输送带上,由光电开关控制长度,在推杆的作用下进入由二个轧辊和一个托辊组成的制丸成型机构,制成大小均匀、剂量准确、外形光亮的药丸。

2.中药自动制丸机

本机是目前国内外中药生产丸剂的主要设备(特别是中药小丸),可生产蜜丸、水丸、水蜜丸、浓缩丸、糊丸等,如图 9-4 所示。

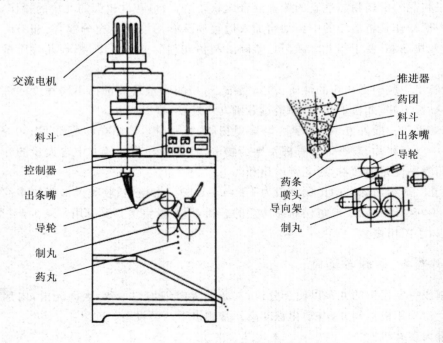

交流电机

料斗

控制器

出条嘴

导轮

制丸

药丸

推进器

药团

料斗

出条嘴

导轮

药条

喷头

导向架

制丸

图 9-4　中药自动制丸机

工作原理：将混合均匀的药料投于锥形料斗中，在螺旋推进器的挤压下，推出一条或多条相同直径的药条，在自控导轮的控制下同步进入制丸刀后，连续制成大小均匀的中药丸。

9.3.3.4 干燥

蜜丸制成后一般应立即分装，以保证其滋润状态。使用嫩蜜或偏嫩中蜜制成的蜜丸，需在 60～80℃ 干燥，可采用微波干燥，远红外辐射干燥，干燥的同时还有灭菌的作用。

9.3.4 水蜜丸

9.3.4.1 水蜜丸的含义及特点

水蜜丸系指饮片细粉以蜂蜜和水为黏合剂制成的丸剂。其特点是丸粒小，光滑圆整，易于吞服，成本较低，一般补益药制小蜜丸者，可用蜜水作黏合剂制成水蜜丸。

9.3.4.2 水蜜丸的黏合剂

水蜜丸的黏合剂为蜜水，蜜水浓度根据药粉而定，一般遵循以下原则选用。

①黏性适中的药粉，每 100 g 用炼蜜 30 g，加水量按 1∶3，将炼蜜加水搅匀，煮沸，滤过。

②含糖、黏液质、胶质类较多的药粉，须用低浓度的蜜水为黏合剂。每 100 g 药粉加炼蜜 10～15 g，加适量水，搅匀，煮沸滤过为黏合剂。

③含纤维质、矿物质较多的药粉，每 100 g 用炼蜜 40～50 g，加适量水，搅匀，煮沸滤过为黏合剂。

9.3.4.3 水蜜丸的制备

水蜜丸可用泛制法和塑制法制备。用泛制法制备时与水丸制备工艺基本相同，不同的是起模时须用凉开水，以免粘连。成型中先用低浓度蜜水泛丸，浓度逐渐增高，成型后，再用低浓度蜜水撞光。蜜水浓度由低到高再到低，交替使用，可使泛出的水蜜丸光滑圆整。成型后的水蜜丸要及时干燥，含水量不超过 12%。

9.3.5 举例

八珍丸

【处方】党参 100 g　炒白术 100 g　茯苓 100 g　甘草 50 g　当归 150 g　白芍 100 g　川芎 75 g　熟地黄 150 g

【制法】以上 8 味，粉碎成细粉，过筛，混匀。每 100 g 粉末用炼蜜 40～50 g 加适量水泛丸，干燥制成水蜜丸；或加炼蜜 110～140 g 制成大蜜丸，即得。

【性状】本品为棕黑色的水蜜丸或黑褐色至黑色的大蜜丸；味甜、微苦。

【功能与主治】补气益血。用于气血两虚，面色萎黄，食欲不振，四肢乏力，月经过多。

【用法与用量】口服。水蜜丸一次 6 g，大蜜丸一次 1 丸，一日 2 次。

【注解】本品以高效液相色谱法测定含量，含白芍以芍药苷（$C_{23}H_{28}O_{11}$）计，水蜜丸每 1 g 不得少于 0.64 mg，大蜜丸（每丸重 9 g）每丸不得少于 3.6 mg。

六味地黄丸

【处方】熟地黄 160 g　酒茱肉 80 g　牡丹皮 60 g　山药 80 g　茯苓 60 g　泽泻 60 g

【制法】以上 6 味，粉碎成细粉，过筛，混匀。每 100 g 粉末加炼蜜 30～50 g 与适量的水，制丸，干燥，制成水蜜丸；或加炼蜜 80～110 g 制成小蜜丸或大蜜丸，即得。

【性状】本品为棕黑色的水蜜丸；棕褐色至黑褐色的小蜜丸或大蜜丸，味甜而酸。

【功能与主治】滋阴补肾。用于肾阴亏损，头昏耳鸣，腰膝酸软，骨蒸潮热，盗汗遗精，消渴。

【用法与用量】口服，水蜜丸一次 6 g，小蜜丸一次 9 g，大蜜丸一次 1 丸，一日 2 次。

【注解】熟地黄和山茱萸黏性大，应用串料粉碎。

9.4　糊丸与蜡丸

9.4.1　概述

9.4.1.1　糊丸的含义与特点

糊丸(starched pills)系指饮片细粉以米糊或面糊等为黏合剂制成的丸剂。

糊丸的黏合剂有糯米粉、黍米粉、面粉和神曲粉等，常用糯米粉和面粉。此类黏合剂黏性较强，干燥后坚硬，在胃内溶散迟缓，释药缓慢，可延长药效，故有"稠面糊为丸，取其迟化"之说。糊丸可降低药物对胃肠道的刺激，含有毒性药或刺激性较强的药物处方常制成糊丸。但若糊粉选择不当或制备技术不良时，会出现溶散时间超限及霉败现象。

9.4.1.2　蜡丸的含义与特点

蜡丸(wax pills)系指饮片细粉以蜂蜡为黏合剂制成的丸剂。

蜂蜡主含软脂酸蜂酯约 80%，游离的二十七酸约 15%，芳香性有色物质虫蜡素约 4%，主要成分极性小，不溶于水。因此蜡丸在体内不溶散，释药极慢，可延长药效；能防止药物中毒或对胃肠道的强烈刺激，适用于含毒性或刺激性强的药物方药。

9.4.2　糊丸与蜡丸的制备

9.4.2.1　糊丸的制备

糊丸可用泛制法或塑制法制备。由于泛制糊丸较塑制糊丸溶散快，糊丸常用泛制法制备。糯米粉、黍米粉、面粉和神曲粉皆可用来制糊，其中糯米粉糊黏合力最强，面粉糊使用广泛。

1.制糊方法

(1)冲糊法　糊粉加少量温水调匀，冲入沸水，不断搅拌成半透明糊状。糊粉占药粉量 30% 以下时用冲糊法。

(2)煮糊法　将糊粉加适量水混合均匀制成块状，置沸水中煮熟，呈半透明状。糊粉占药粉量 40% 时用煮糊法。

（3）蒸糊法　糊粉加适量水混合均匀制成块状，置蒸笼中蒸熟后使用。糊粉占药粉 50％以上时用蒸糊法。

2.糊丸的制备

糊丸制备方法有泛制法和塑制法。

泛制法制备时以稀糊为黏合剂泛丸，制备中应注意：①必须以水起模，在成型过程中以稀糊泛丸；②糊中若有块状物必须滤过除去，稀糊需均匀加入；③作为黏合剂的糊粉量只需药粉总量的 5％～10％冲糊，处方中多余糊粉应炒熟拌入药粉中泛丸。

塑制法制备糊丸与小蜜丸相似，以糊代替炼蜜。先制好需用的糊，稍凉倾入药粉中。充分搅拌，揉搓成丸块，制丸条，分粒，搓圆即成。制备中应注意：①制丸时应保持丸块润湿，糊丸的丸块极易变硬，使制备困难，要尽量缩短制丸时间；②糊粉用量为药粉总量的 30％～35％为宜，多余的糊粉应炒熟后掺入药粉中制丸。

9.4.2.2　蜡丸的制备

蜡丸用塑制法制备。将精制的蜂蜡加热熔化，冷却至 60℃左右，待蜡液开始凝固，表面有结膜时，加入药粉，迅速搅拌至混合均匀，趁热制丸条，分粒，搓圆。制备中应注意如下：

①蜂蜡应精制。蜂蜡呈黄色块状含有杂质，常用煮法精制，即将蜂蜡加适量水加热熔化，搅拌使杂质下沉，静置，冷后取出上层蜡块，刮去底面杂质，反复几次，即可。

②制丸温度应控制在 60℃左右，温度过高、过低，药粉与蜡易分层，不易制丸。

③药粉与蜂蜡比例为 1∶（0.5～1）。若植物性药材多，药粉黏性小，用蜡量可适当增加；含结晶水的矿物药多时（如白矾、硼砂等），用蜡量应适当减少。

9.4.3　举例

小金丸

【处方】人工麝香 30 g　木鳖子（去壳去油）150 g　制草乌 150 g　枫香脂 150 g　乳香（制）75 g　没药（制）75 g　五灵脂（醋炙）150 g　酒当归 75 g　地龙 150 g　香墨 12 g

【制法】以上 10 味，除人工麝香外，其余木鳖子等 9 味粉碎成细粉，将人工麝香研细，与上述粉末配研，过筛，每 100 g 粉末加淀粉 25 g，混匀，另用淀粉 5 g 制稀糊，泛丸，低温干燥，即得。

【性状】本品为黑褐色的糊丸；气香，味微苦。

【功能与主治】散结消肿，化瘀止痛。用于痰气凝滞所致的瘰疬、瘿瘤、乳岩、乳癖，症见肌肤或肌肤下肿块一处或数处，推之能动，或骨及骨关节肿大，皮色不变，肿硬作痛。

【用法与用量】打碎后口服。一次 1.2～3 g，一日 2 次；小儿酌减。

【注解】

①方中草乌有毒，乳香、没药等对胃有刺激性，故选用淀粉制糊泛丸，使药物缓慢释放。现代药理研究表明：小金丸能抑制小鼠梭形细胞肉瘤和肉瘤-180 的生长。

②本品孕妇禁用。

三黄宝蜡丸

【处方】藤黄 120 g　天竺黄 90 g　琥珀 6 g　雄黄 90 g　大戟 90 g　刘寄奴 90 g　当归

45 g　血竭 90 g　儿茶 90 g　玄明粉 30 g　铅粉 9 g　朱砂 30 g　乳香(制)9 g　水银 9 g　麝香 9 g

【制法】以上 15 味,除麝香外,琥珀、雄黄、朱砂分别水飞或粉碎成极细粉;铅粉、水银加热炒熔,冷后研细;其余藤黄等 9 味粉碎成细粉。将麝香研细,与上述粉末配研,过筛,混匀。另取黄蜡(净)720 g 加热融化,趁热加入上述粉末,搅匀,制成蜡丸,即得。

【性状】本品为棕黄色的蜡丸;气香,味苦、微辛。

【功能与主治】活血,祛瘀,解毒。用于跌打损伤,瘀血积聚,遍身肿痛,外敷蛇虫咬伤。

【用法与用量】用黄酒炖化趁热服,一次 1 丸,一日 1～2 次;外用,用麻油适量炖化,调敷患处。

【注解】

①本处方含毒性药如藤黄、雄黄、黑铅、水银等,宜制成蜡丸。

②藤黄有毒,需经炮制。藤黄可用豆腐制,或将藤黄用荷叶包好,麻线扎紧,放入罐或铜锅内,加水、加豆腐煮 2 h,取出,去豆腐、荷叶,干燥,粉碎。

③本品为有毒药物,为安全应用,应按规定作可溶性汞盐、铅盐、砷盐的限量检查。

9.5　浓缩丸

9.5.1　浓缩丸的含义与特点

浓缩丸(concentrated pills)系指饮片或部分饮片提取浓缩后,与适宜的辅料或其余饮片细粉,以水、炼蜜或炼蜜和水为黏合剂制成的丸剂,又称药膏丸、煎膏丸。根据所用黏合剂的不同,分为浓缩水丸、浓缩蜜丸和浓缩水蜜丸。

浓缩丸在晋代葛洪的《肘后备急方》中已有记载。目前的浓缩丸采用现代制备工艺,扩大了适应范围。方中全部或部分药材经过提取浓缩,体积减小,节约辅料,便于服用、携带与储藏,不易霉变。目前,一些水丸、蜜丸等也改制成了浓缩丸。但若药材提取浓缩不当,有效成分可能会有损失,导致疗效降低。

9.5.2　浓缩丸的制备

9.5.2.1　中药处理的原则

应根据方药的性质、中药的质地及成分,确定中药的提取和粉碎。通常质地坚硬、黏性大、体积大、富有纤维的中药,宜提取制膏;贵重药,细料药,体积小、淀粉多的中药,宜粉碎成细粉。药材提取与制粉的比例,须根据出膏率、出粉率以及采用的制丸工艺等情况综合分析确定。

9.5.2.2　制法

1.泛制法

水丸型浓缩丸采用泛制法制备。取处方中部分中药粉碎成细粉,部分中药提取浓缩,细粉以浓缩液泛丸;或用浓缩液与药物细粉混合成块状物,干燥后粉碎成细粉,再以水或不同浓度的乙醇为润湿剂泛丸。处方中膏少粉多时,宜用前法;膏多粉少时,宜用后法。

2. 塑制法

蜜丸型浓缩丸采用塑制法制备。取处方中部分中药提取浓缩成膏，做黏合剂，其余中药粉碎成细粉，再加入适量的炼蜜，混合均匀，制成可塑性丸块，制丸条，分粒，搓圆，干燥，再用适宜浓度的乙醇、药材细粉或辅料盖面打光，即得。

3. 压制法

将部分中药提取，部分中药粉碎，浓缩提取液与中药细粉制颗粒，干燥，整粒，总混后，用圆型深凹异型冲模和冲头压制成丸，包薄膜衣，即得。本法是按照片剂的制法制备浓缩丸的新工艺，具有生产效率高，成本低等优点。

9.5.3　举例

木瓜丸

【处方】木瓜 80 g　当归 80 g　川芎 80 g　白芷 80 g　威灵仙 80 g　狗脊（制）40 g　牛膝 160 g　鸡血藤 40 g　海风藤 80 g　人参 40 g　制川乌 40 g　制草乌 40 g

【制法】以上 12 味，木瓜、威灵仙、鸡血藤、牛膝、制川乌、制草乌、人参粉碎成细粉，过筛，混匀。其余当归等五味加水煎煮二次，合并煎液，滤过，合并滤液并浓缩至适量，加入上述粉末制丸，干燥，包糖衣，打光，即得。

【性状】本品为包糖衣的浓缩水丸，除去糖衣后显黄褐色至黑褐色；味酸、苦。

【功能与主治】祛风散寒，除湿通络。用于风寒湿闭阻所致的痹病，症见关节疼痛、肿胀、屈伸不利、局部畏恶风寒、肢体麻木，腰膝酸软。

【用法与用量】口服，一次 30 丸，一日 2 次。

【注解】

①药液浓缩应适宜，过稀、过稠均不利于泛丸。

②本品每 10 丸重 1.8 g。孕妇禁用。

9.6　滴丸

9.6.1　滴丸含义与特点

滴丸（dripping pills）系指原料药物与适宜的基质加热熔融混匀，滴入不相混溶、互不作用的冷凝介质中制成的球形或类球形制剂。1933 年丹麦药厂开创用滴制法制备维生素 A、维生素 D 滴丸。我国于 1958 年开始研究滴丸，《中国药典》1977 年版开始收载滴丸剂型。目前中药滴丸已有 20 多个品种上市，如复方丹参滴丸、速效救心丸等已在临床广泛应用。

滴丸具有以下特点：

①起效迅速，生物利用度高。药物在基质中呈分子、胶体或微粉状态分散，基质为水溶性时，药物溶出快，达到速效作用。

②有缓释、长效作用。以非水溶性基质制成的滴丸，属于骨架型缓释制剂，药物从基质中释放缓慢，呈现长效作用。

③可使液体药物固体化。如芸香油滴丸含油量可达 83.5%。

④生产设备简单,自动化程度高,滴丸工艺条件易于控制。

⑤不稳定药物分散于基质中,可增加药物的稳定性。

⑥滴丸应用部位多,可供耳、鼻、口腔等局部用药。

⑦滴丸载药量较小,可供选用的基质较少,服用量较大,在应用上有一定局限性。

9.6.2　滴丸的基质及冷凝剂

1.基质

滴丸剂中主要的赋形剂称为基质,滴丸的基质应符合以下要求:①不与主药发生作用,不影响主药的疗效和检测;②熔点较低,受热能溶化成液体,遇骤冷后又能凝成固体,在室温下仍保持固体状态;③对人体无害。

滴丸的基质有水溶性和非水溶性两大类。①水溶性基质常用聚乙二醇类(PEG 类)如 PEG6000 或 PEG4000、泊洛沙姆类、硬脂酸钠、甘油明胶、聚氧乙烯单硬脂酸酯(S-40)等;②非水溶性基质常用硬脂酸、单硬脂酸甘油酯、蜂蜡、虫蜡、氢化植物油等。

2.冷凝剂

用于冷凝滴出的液滴,使之冷凝成为固体药丸的物质称为冷凝剂。冷凝剂应符合以下要求:①必须安全无害、不溶解主药和基质,不与主药和基质发生作用,不影响疗效;②有适宜的相对密度,与液滴的密度接近,以利于液滴逐渐下沉或缓缓上升而充分凝固,丸型圆整。

常用的冷凝剂分两类:①水溶性基质可用液状石蜡、甲基硅油、植物油、煤油等;②非水溶性基质可用水、不同浓度乙醇、无机盐溶液等。

9.6.3　滴丸的制备

滴丸采用滴制法制备,滴制法制备滴丸的一般工艺流程如下:

```
中药提取纯化 ┐
             ├→混匀→滴制→洗丸→干燥→选丸→质量检查→包装
基质 → 熔融 ┘
```

1.中药提取纯化

滴丸载药量较小,应根据中药性质提取、纯化,制成有效成分、有效部位或提取物。

2.滴丸成型

先将基质加温熔化,应先熔化熔点较高的,后加入熔点低的,再将药物溶解、混悬或乳化在已熔化的基质中,保持恒定的温度(80~100℃),经过一定大小管径的滴头,等速滴入冷凝液中,液滴收缩、凝固形成的丸粒缓缓沉于器底或浮于冷凝剂的表面,取出,拭去冷凝剂,干燥,即得滴丸(图 9-5)。

滴丸自动化生产线由滴丸机、集丸离心机和筛选干燥机组成。药液由贮液罐泵入药液滴制罐,经滴头滴入冷凝介质中收缩冷凝,并随冷凝介质沉落后由螺旋循环接收系统直接进入集丸机,实现不间断连续生产。目前针对中药黏度大等特点,可采用气压脉冲滴制和自动控制滴制,以解决丸重小、载药量低等缺点,实现每粒滴丸重达 100 mg 以上。

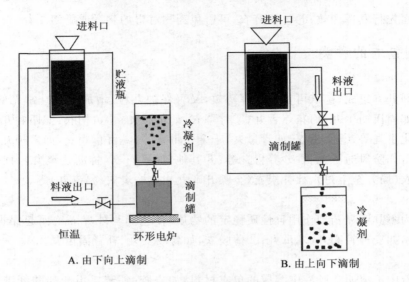

A. 由下向上滴制 B. 由上向下滴制

图 9-5　滴丸设备示意图

9.6.4　举例

冠心苏合滴丸

【处方】苏合香 50 g　冰片 105 g　乳香（制）105 g　檀香 210 g　青木香 210 g

【制法】以上 5 味，除苏合香、冰片外，其余乳香等 3 味提取挥发油，药渣用 80％乙醇加热回流提取 2 次，每次 2 h，滤过，滤液回收乙醇至无醇味，减压浓缩至相对密度为 1.25～1.30 的稠膏，干燥，粉碎成细粉，加入苏合香、冰片及聚乙二醇基质适量，加热至溶解，再加入上述乳香等挥发油，混匀，制成滴丸，即得。

【性状】本品为棕褐色的滴丸；气芳香，味苦、凉。

【功能主治】理气宽胸，止痛。用于心绞痛，胸闷憋气。

【用法用量】含服或口服，一次 10～15 丸，一日 3 次，或遵医嘱。

【规格】每丸重 40 mg

【注解】乳香、檀香、青木香富含挥发油，提取挥发油后，用 80％乙醇提取药渣，能保证有效成分提取完全。另外，聚乙二醇为水溶性基质，药物制成固体分散体后，可迅速发挥药效。

9.7　丸剂的包衣

　　根据医疗的需要，在丸剂表面包裹一层物质，使之与外界隔绝的操作称为包衣，包衣后的丸剂称为"包衣丸剂"。

9.7.1　丸剂包衣的目的

　　丸剂包衣的目的有：①掩盖不良臭味及异味，使丸面美观，便于吞服，利于识别；②增加药物的稳定性，防止药物氧化、变质、挥发；③防止吸湿或虫蛀；④根据医疗需要，将处方中部分药物包于丸粒表面先行发挥药效;⑤包肠溶衣,可避免药物对胃的刺激或肠溶缓释。

9.7.2 丸剂包衣的种类

1.药物衣

药物为丸剂处方组成,包衣可首先发挥药效,又可保护丸粒、增加美观。常见的包衣种类有:①朱砂衣,如周氏回生丸、梅花点舌丸;②甘草衣,如羊胆丸;③黄柏衣,如四妙丸等;④雄黄衣,如痢气丹、化虫丸等;⑤青黛衣,如青黛丸、千金止带丸等;⑥百草霜衣,如六神丸、麝香保心丸等;⑦滑石衣,如防风通圣丸、香砂养胃丸等;⑧其他,如礞石衣(竹沥达痰丸)、牡蛎衣(海马保肾丸)、金箔衣(局方至宝丹)、杜仲炭衣(金嗓开音丸)、地榆炭衣(狼疮丸)等。

2.保护衣

包衣材料为不具明显药理作用且性质稳定的物质,使主药与外界隔绝而起保护作用。保护衣有:①糖衣,如安神补心丸、木瓜丸;②薄膜衣,如胃肠安丸、补肾固齿丸。

3.肠溶衣

选用在胃液中不溶而在肠液中溶散的包衣材料,如虫胶、邻苯二甲酸醋酸纤维素、肠溶型丙烯酸树脂等。

9.7.3 丸剂包衣的方法

1.药物衣

包药物衣一般采用泛制法。如水丸包朱砂衣,包衣时将干燥的丸粒置包衣锅中,转动锅体,加入适量的黏合剂,待丸粒表面均匀润湿时,缓缓加朱砂极细粉,滚转,撞击,使衣粉裹附于丸粒表面,再加黏合剂,加粉,如此反复5～6次,至规定量的朱砂粉全部包严丸粒为度。取出药丸低温干燥,加入虫蜡粉打光,即得。朱砂极细粉的用量一般为干丸重量的10%。蜜丸包衣无需使用黏合剂,因蜜丸表层呈润湿状态时具有一定的黏性,撒布包衣药粉经撞动滚转即能黏着于丸粒的表面。

2.糖衣、薄膜衣、肠溶衣

包衣方法与片剂相同。详见第12章12.4节片剂包衣。

9.8 丸剂的质量检查

丸剂外观应圆整均匀、大小、色泽均匀,无粘连现象。蜡丸表面应光滑无裂纹,丸内不得有蜡点和颗粒。滴丸表面应无冷凝液介质黏附。

9.8.1 水分

照《中国药典》2015版【水分测定法】(通则0832)测定。除另有规定外,蜜丸和浓缩蜜丸中所含水分不得过15.0%;水蜜丸和浓缩水蜜丸不得过12.0%;水丸、糊丸、浓缩水丸不得过9.0%。蜡丸不检查水分。

9.8.2 重量差异

除滴丸外,丸剂照下述方法检查,应符合规定。以10丸为1份(丸重1.5 g及1.5 g以上的以 1 丸为 1 份),取供试品 10 份,分别称定重量,再与每份标示量(每丸标示量×称取丸数)相比较(无标示重量的丸剂,与平均重量比较),按表 9-1 的规定,超出重量差异限度的不得多于 2 份,并不得有 1 份超出限度的 1 倍。

滴丸:取供试品 20 丸,精密称定总重量,求得平均丸重后,再分别精密称定每丸的重量。每丸重量与标示丸重相比较(无标示重量的,与平均重量比较),按表 9-2 中的规定,超出重量差异限度的不得多于 2 丸,并不得有 1 丸超出限度的 1 倍。

表 9-1　丸剂的重量差异限度

标示重量或平均重量	重量差异限度	标示重量或平均重量	重量差异限度
0.05 g 及 0.05 g 以下	±12%	1.5 g 以上至 3 g	±8%
0.05 g 以上至 0.1 g	±11%	3 g 以上至 6 g	±7%
0.1 g 以上至 0.3 g	±10%	6 g 以上至 9 g	±6%
0.3 g 以上至 1.5 g	±9%	9 g 以上	±5%

表 9-2　滴丸的重量差异限度

平均丸重	重量差异限度	平均丸重	重量差异限度
0.03 g 及 0.03 g 以下	±15%	0.1 g 以上至 0.3 g	±10%
0.03 g 以上至 0.1 g	±12%	0.3 g 以上	±7.5%

包糖衣丸剂应检查丸心的重量差异并符合规定,包糖衣后不再检查重量差异。其他包衣丸剂应在包衣后检查重量差异并符合规定;凡进行装量差异检查的单剂量包装丸剂,不再进行重量差异检查。

9.8.3　装量差异

单剂量包装的中药丸剂,照下述方法检查,应符合规定。取供试品 10 袋(瓶),分别称定每袋(瓶)内容物的重量,每袋(瓶)装量与标示装量相比较,按表 9-3 的规定,超出装量差异限度的不得多于 2 袋(瓶),并不得有 1 袋(瓶)超出限度的 1 倍。

表 9-3　单剂量丸剂装量差异限度

标示重量或平均重量	重量差异限度	标示重量或平均重量	重量差异限度
0.5 g 及 0.5 g 以下	±12%	3 g 以上至 6 g	±6%
0.5 g 以上至 1 g	±11%	6 g 以上至 9 g	±5%
1 g 以上至 2 g	±10%	9 g 以上	±4%
2 g 以上至 3 g	±8%		

9.8.4　装量

装量以重量标示的多剂量包装丸剂,照《中国药典》2015 版【最低装量检查法】(通则 0942)检查,应符合规定。以丸数标示的多剂量包装丸剂,不检查装量。

9.8.5　溶散时限

取供试品 6 丸,选择适当孔径筛网的吊篮,照《中国药典》2015 版【崩解时限检查法】(通则 0921)片剂项下的方法加挡板进行检查。除另有规定外,小蜜丸、水蜜丸和水丸应在 1 h 内全部溶散;浓缩丸和糊丸应在 2h 内全部溶散。滴丸剂不加挡板检查,应在 30 min 内全部溶散,包衣滴丸应在 1h 内全部溶散。操作过程中如供试品黏附挡板妨碍检查时,应另取供试品 6 丸,以不加挡板进行检查。上述检查,应在规定时间内全部通过筛网。如有细小颗粒状物未通过筛网,但已软化且无硬心者可按符合规定论。

蜡丸照崩解时限检查法(通则 0921)片剂项下的肠溶衣片检查法检查,应符合规定。

除另有规定外,大蜜丸及研碎、嚼碎等或用开水、黄酒等分散后服用的丸剂不检查溶散时限。

9.8.6　微生物限度

照《中国药典》2015 版非无菌产品【微生物限度】检查法检查,应符合规定。

9.9　丸剂的包装与贮藏

中药丸剂包装形式目前常见的有两种(蜜丸除外):瓶装丸剂和袋装丸剂。瓶装丸剂常用玻璃瓶、塑料瓶、瓷瓶包装。为减轻运输中的撞击,常用棉花、纸充填瓶内空隙,再以软木塞浸蜡或塑料内衬浸蜡为内盖再加外盖密封。袋装丸剂适用于小丸剂,按重量分装于铝塑袋中,类似于颗粒剂的包装,每次以一袋为服用剂量。

大蜜丸的包装分为每粒一个单独包装或多粒一板铝塑泡罩包装。蜜丸可先用蜡纸包裹,装于浸过蜡的纸盒内,封盖后再浸蜡,密封防潮;或将药丸装于两个螺口相嵌形成的塑料小盒内,外面再浸蜡包封蜡衣,封严封口。

贵重中药丸剂或含有多量芳香性药物的丸剂传统采用蜡壳包装。先将 40% 蜂蜡和 60% 石蜡制成一个圆形空壳,割开成两个相连的半球形蜡壳,装入丸剂,再用蜡密封而成。此包装密封性好,可隔绝空气、光线、水分,防止丸剂氧化、虫蛀、吸潮及有效成分的挥发,可确保丸剂在贮存期内不发霉、不变质。

丸剂应密封贮存,防止受潮、发霉、虫蛀、变质。

思考题

1.各类丸剂的黏合剂是什么? 对药物的释放及药效发挥有何影响?

2.各类丸剂用什么方法制备,塑制法、泛制法及滴制法的制备工艺流程及制备关键技术是什么?

3.蜜丸制备中炼蜜的目的是什么? 如何根据药粉的性质选用炼蜜?

4.糊丸、蜡丸的含义及特点是什么?

5.滴丸为什么能速效? 如何选用滴丸的基质? 其相应的冷凝剂如何选择?

6.丸剂包衣有何目的?

第 10 章　颗粒剂

学习要求

1. 掌握颗粒剂的含义、特点及颗粒剂的制备。
2. 熟悉颗粒剂的分类及质量要求。
3. 了解颗粒剂的包装与贮存。

10.1　概述

10.1.1　颗粒剂的含义与特点

颗粒剂(granules)系指原料药与适宜的辅料混合制成的具有一定粒度的干燥颗粒状制剂。

中药颗粒剂是在汤剂、糖浆剂的基础上发展起来的现代剂型,以前曾称为冲剂。颗粒剂在临床上应用广泛。近年来,国内生产应用的中药配方颗粒,实为单味中药颗粒剂。无糖型颗粒剂的面世,进一步缩小了剂量,且能满足不宜食糖患者的需要。颗粒剂现已成为中药主要的固体剂型之一,颗粒剂具有以下优点:

①吸收快、作用迅速,口感好。

②体积小,贮藏、运输方便。

③适于工业化生产,产品质量稳定。

④必要时可包衣制成具有缓释或定位作用的颗粒。

颗粒剂也有其不足,易吸潮结块,应注意采用密封性好的包装材料、包装方法及适宜的贮存条件。

10.1.2　颗粒剂的分类

按溶解性能和药物的释放状态,颗粒剂可分为可溶颗粒、混悬颗粒、泡腾颗粒、肠溶颗粒、缓释颗粒和控释颗粒。中药颗粒剂主要为前三类。

1. 可溶颗粒

可溶颗粒可分为水溶颗粒和酒溶颗粒两类。水溶颗粒用水溶解冲服,大多数的颗粒剂均属此类,如感冒退热颗粒、板蓝根颗粒等。酒溶颗粒用白酒溶解成药酒服用,如养血愈风酒颗粒。

2. 混悬颗粒

系指难溶性原料药物与适宜辅料制成的颗粒剂,临用前加水冲服或其他液体振摇即可分散成混悬液。除另有规定外,混悬颗粒剂应进行溶出度检查。如橘红颗粒、复脉颗粒等。

3.泡腾颗粒

系由药物和泡腾剂制成,遇水产生二氧化碳气体,使液体呈泡腾状的颗粒剂,如山楂泡腾冲剂。

10.2　颗粒剂的制备

颗粒剂制备时,除特殊规定外,饮片应按规定的方法进行提取、纯化、浓缩成规定相对密度的清膏,采用适宜的方法干燥,并制成细粉,加适量辅料(不超过干膏量的 2 倍)或饮片细粉,混匀并制成颗粒;也可将清膏加适当辅料(不超过清膏量的 5 倍)或饮片细粉,混匀并制成颗粒。

10.2.1　可溶颗粒的制备

10.2.1.1　水溶性颗粒剂的制法

工艺流程一般为:

辅料
↓
药材提取→提取液纯化→制颗粒→干燥→整粒→包装

1.中药的提取

水溶颗粒一般多用煎煮法提取,也有用渗漉法、浸渍法及回流提取法提取。也可根据中药性质采用综合法提取,含挥发性成分的药材可用"双提法"提取。

2.纯化

为减少颗粒剂的服用量和吸湿性,常采用水提醇沉法纯化。一般将水煎煮液浓缩至一定浓度时(一般相对密度为 1.05 左右或浓度为 1∶1),加入等量乙醇,充分混合均匀,静置冷藏12 h 以上,滤过,滤液回收乙醇,继续浓缩至相对密度为 1.30～1.35(50～60℃)的清膏,或继续干燥成干浸膏备用。也可根据需要采用高速离心、膜过滤、大孔树脂吸附、絮凝沉淀等纯化方法去除杂质。精制液也可直接喷雾干燥得干浸膏粉。

3.制粒

(1)辅料　　目前最常用的辅料为糖粉和糊精。糖粉系结晶状蔗糖于 60℃干燥、粉碎、过筛而得,是可溶颗粒剂的优良稀释剂,兼有矫味及黏合作用。糊精系淀粉的水解产物,可选用可溶性糊精。一份糊精在 3 份热水中溶解成胶体溶液,在醇中不溶。糊精使用前应低温干燥,过筛。乳糖、可溶性淀粉、甘露醇、羟丙基淀粉等也常用作颗粒剂的辅料。β-环糊精可将芳香挥发性药物制成包合物,再混匀于其他药物制成的颗粒中,使液体药物粉末化,且增加油性药物的溶解度和稳定性。为防潮或掩盖药物的不良气味,或控制药物释放速度,颗粒剂也可包衣。

(2)制颗粒　　　制颗粒是颗粒剂成型的关键技术,直接影响颗粒剂的质量。生产中常用的制粒方法有湿法制粒(挤出制粒、高速搅拌制粒、流化喷雾制粒)和干法制粒等。

①挤出制粒法:是指用强制挤压的方式将软材通过具有一定孔径的筛网或孔板而制粒的方法。具体操作:将辅料置适宜的容器内混合均匀,加入药物清膏(或干膏粉)搅拌混匀,必要时加适量一定浓度的乙醇调整湿度,制成"手捏成团、轻按即散"的软材。再以挤压方式使软材

通过筛网(10～14 目)制成均匀的颗粒。辅料的用量可根据清膏的相对密度、黏性强弱作调整，一般清膏：糖粉：糊精的比例为 1：3：1，也可单用糖粉为辅料。辅料总用量一般不宜超过清膏量的 5 倍。若采用干膏细粉制粒，辅料用量一般不超过清膏量的 2 倍。

制软材是挤出制粒法的关键。当软材过软，制粒时易黏附于筛网或压出的颗粒成条状物，可加入适量辅料调整湿度；当软材过黏则形成团块不易压过筛网，可加入适量高浓度乙醇调整并迅速过筛；当软材太干，黏性不足时，通过筛网后呈疏松的粉粒，或细粉过多，可加适量润湿剂 50%～70% 乙醇调整。

一般实验室小量制备，可用手工制粒筛将软材挤压过筛。大生产多用摇摆式制粒机和旋转式制粒机。摇摆式制粒机的主要构造是在加料斗底部装有一个钝六角形棱柱状转动轴，转动轴借机械动力作往复转动，将软材挤压过筛网(图 10-1)。生产上与摇摆式制粒机配套的设备有制软材的槽形混合机、烘房和整粒机等。

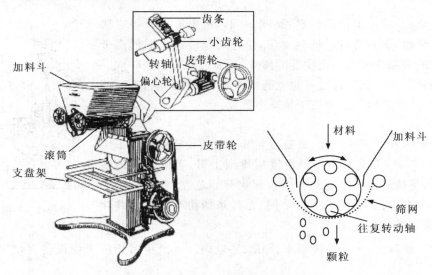

图 10-1　摇摆式制粒机制粒

②高速搅拌制粒：也称快速搅拌制料，将固体辅料或药物细粉与清膏(或黏合剂)(直接或由送料口加入)置快速搅拌制粒机的盛器内，密闭。开动机器，搅拌桨以一定的转速转动，使物料形成从盛器底部沿器壁抛起旋转的波浪，波峰正好通过高速旋转的制粒刀，使均匀混合的物料被切割成带有一定棱角的小块，小块间互相摩擦形成球状颗粒。通过调整搅拌桨叶和制粒刀的转速可控制粒度的大小(图 10-2)。

③流化喷雾制粒：是利用气流使药粉(或辅料)呈悬浮流化状态，再喷入黏合剂(或中药提取浓缩液)，使粉末聚集成粒的方法。流化喷雾设备将混合、制粒、干燥在设备内一次完成，故又称为沸腾制粒或一步制粒。

一般先将制粒用辅料置于流化室内，通入滤净的加热空气，使粉末预热干燥并处于沸腾状态。再将浓缩的提取液以雾状间歇喷入，使粉末被润湿而凝结成多孔状颗粒，继续流化干燥至颗粒中含水量适宜即得(图 10-3)。本法制得的颗粒大小均匀，外形圆整，流动性好，工序简化，但动力消耗较大。

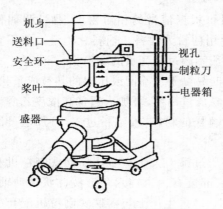

图 10-2　高速搅拌制粒机

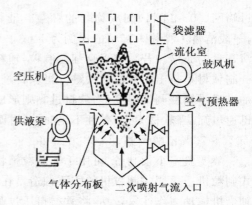

图 10-3　流化喷雾制粒

④干法制粒:常用干挤制粒机,见图 10-4。将喷雾干燥等方法制成的干浸膏粉,加入适宜的辅料混匀,使之通过转速相同的两个滚动圆筒间的缝隙压成有一定硬度的薄片,再通过颗粒机破碎成一定大小的颗粒。干法制粒过程可避免药物受湿和热的影响,提高药物的稳定性,减少辅料用量而进一步减小剂量。

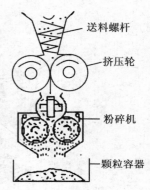

图 10-4　干挤制粒机

4.干燥

制得的湿颗粒应迅速干燥,放置过久湿粒易结块或变形。干燥温度一般以 60～80℃ 为宜。干燥温度应逐渐上升,否则颗粒的表面干燥过快,易结成一层硬壳而影响内部水分的蒸发;且颗粒中的糖粉骤遇高温会熔化,使颗粒变得坚硬;尤其是糖粉与柠檬酸共存时,温度稍高更易黏结成块。

颗粒的干燥程度,一般应控制水分在 2% 以内。生产中常用的干燥设备有烘箱、烘房、沸腾干燥床等。

5.整粒

湿颗粒干燥后,可能出现结块、粘连等现象,需过筛整粒。一般先通过一号筛除去大颗粒,再过四号筛除去细粉,使颗粒均匀。筛下的细粉可重新制粒,或并入下次同一批号药粉中混匀制粒。

颗粒剂处方中若含有挥发性成分,一般以适量乙醇溶解,均匀喷洒在干颗粒上,密闭放置一定时间,待颗粒均匀吸收后进行包装。也可制成 β-环糊精包合物,再与整粒后的颗粒混匀。

6.包装

颗粒剂含有浸膏和糖粉,极易吸潮软化,应及时包装。目前多用复合铝塑袋分装,也有用铝箔袋或不透气的塑料瓶装。

10.2.1.2　酒溶性颗粒剂的制法

酒溶性颗粒剂加入白酒后即溶解成为澄清的药酒,可代替药酒服用。药材的有效成分及辅料应能溶于稀乙醇中,通常加糖或其他可溶性矫味剂,用时加一定量白酒溶解即可服用。

酒溶性颗粒剂的中药常采用渗漉、浸渍或回流等方法以 60% 左右乙醇为溶剂提取,提取液回收乙醇,浓缩至稠膏状,备用。制粒、干燥、整粒等制备工艺同水溶性颗粒剂。每包颗粒剂的装量,一般以能冲泡成药酒 0.25~0.5 kg 为宜,由病人根据规定用量饮用。

10.2.2 混悬颗粒的制备

中药混悬颗粒是部分中药提取的清膏加饮片细粉制成的颗粒剂,用水冲服时不能完全溶解,呈混悬液状。中药细粉除有治疗作用外,兼作辅料,可降低清膏的黏性。

混悬颗粒制备时常将处方中含挥发性、热敏性成分药物或贵重细料药粉碎成细粉,过六号筛备用。一般药物以水为溶剂煎煮提取,水提液浓缩成清膏备用。清膏与中药细粉及糖粉混匀,制软材,制颗粒,60℃以下干燥,整粒,分装即得。

10.2.3 泡腾颗粒的制备

泡腾颗粒剂是利用药物与泡腾崩解剂中有机酸与弱碱遇水产生二氧化碳气体的特性,使颗粒遇水快速崩解,具速溶性;同时,二氧化碳溶于水后呈酸性,能刺激味蕾,可达到矫味作用。若配有甜味剂和芳香剂,可得到碳酸饮料的风味。常用的有机酸为枸橼酸、酒石酸、苹果酸等;弱碱有碳酸氢钠、碳酸钠等。

制备时处方药物一般按水溶性颗粒剂提取、精制,所得稠膏或干浸膏粉分成二份,一份加入有机酸制成酸性颗粒,干燥备用;另一份加入弱碱制成碱性颗粒,干燥备用。再将酸性与碱性颗粒混匀,整粒,包装,即得。应注意控制干燥颗粒水分,以免服用前酸碱发生反应。

10.2.4 举例

板蓝根颗粒

【处方】板蓝根 1 400 g

【制法】取板蓝根,加水煎煮两次,第一次 2 h,第二次 1 h,合并煎液,滤过,滤液浓缩至相对密度 1.20(50℃),加乙醇使含醇量为 60%,边加边搅拌,静置使沉淀,取上清液回收乙醇,加入适量的蔗糖粉和糊精,制成颗粒,干燥,制成 1 000 g;或加入适量的糊精、或适量的糊精和甜味剂,制成颗粒,干燥,制成 600 g,即得。

【功能与主治】清热解毒、凉血利咽。用于肺胃热盛所致的咽喉肿痛、口咽干燥、腮部肿胀;急性扁桃体炎、腮腺炎所见上述症状者。

【用法与用量】开水冲服,一次 5~10 g,或一次 3~6 g(无糖型),一日 3~4 次。

【注解】

①本品以水提醇沉法提取、纯化。

②本品有两种规格,无糖型颗粒辅料用量少,服用剂量小。

乙肝养阴活血颗粒

【处方】地黄 北沙参 麦冬 酒女贞子 五味子 黄芪 当归 制何首乌 白芍 阿胶珠 泽兰 牡蛎 橘红 丹参 川楝子 黄精(蒸)

【制法】以上 16 味,北沙参、白芍粉碎、过筛,取北沙参细粉 67 g、白芍细粉 67 g,混匀,备用;余下的粗粉备用。阿胶珠粉碎成细粉。牡蛎粉碎,加水煎煮 0.5 h 后,与其余地黄等 12 味及北沙参和白芍粗粉(装袋)加水煎煮两次,第一次煎煮 1.5 h,第二次 1 h,合并煎液、离心,药液浓缩至相对密度为 1.18～1.22(50℃),加入适量的蔗糖和北沙参、白芍和阿胶珠细粉,制成颗粒,干燥,制成 1 000 g;或加入糊精、阿司帕坦、北沙参、白芍和阿胶珠细粉,制成颗粒,干燥,制成 500 g,即得。

【性状】本品为浅棕色至浅棕褐色颗粒;味甜、微苦,或味微甜、微苦。

【功能与主治】滋补肝肾,活血化瘀。用于肝肾阴虚型慢性肝炎,症见面色晦暗,头晕耳鸣,五心烦热,腰腿酸软,齿鼻衄血,胁下痞块,赤缕红斑,舌质红少苔,脉沉弦、细涩等。

【用法与用量】开水冲服,一次 20 g 或 10 g(无蔗糖),一日 3 次。

【注解】

①本品为混悬颗粒。

②本品有两种规格,无糖型颗粒辅料用量少,服用剂量小。

阿胶泡腾颗粒

【处方】阿胶　白糖　小苏打　柠檬酸等

【制法】将方中阿胶、白糖粉碎,过筛,分成两等份。一份加入小苏打等混匀,制成碱性颗粒,干燥;另一份中加入柠檬酸等混匀,制成酸性颗粒,干燥。将两种干燥颗粒混匀,喷入香精,密封一定时间后,分装,每袋重 6 g,铝塑袋装。

【功能与主治】补血滋阴,润燥,止血。用于血虚萎黄,眩晕心悸。肌萎无力,心烦不眠,虚风内动,肺燥咳嗽,痨嗽咳血,妊娠胎漏。

【用法与用量】开水冲服,一次 1 袋,一日 3 次或遵医嘱。

【注解】阿胶具有特殊气味,制成泡腾颗粒可以矫味,改善口感,且改变了传统阿胶的服用法,方便使用。

10.3　颗粒剂的质量检查

颗粒剂应干燥、颗粒均匀、色泽一致,无吸潮、结块、潮解等现象。

1.粒度

除另有规定外,取供试品 30 g,称定重量,置规定的药筛中,保持水平状态过筛,左右往返,边筛边轻叩 3 min。不能通过一号筛和能通过五号筛的总和不得超过 15%。

2.水分

中药颗粒剂照《中国药典》2015 版【水分测定法】(通则 0832)测定,除另有规定外,水分不得超过 8.0%。

3.溶化性

可溶颗粒剂:取供试品 10 g,加热水 200 mL,搅拌 5 min,可溶颗粒应全部溶化,或有轻微混浊。泡腾颗粒取 3 袋,将内容物分别转移至置盛有 200 mL 水的烧杯中,水温为 15～25℃,应能迅速产生气体而成泡腾状,5 min 内颗粒均应完全分散或溶解在水中。中药颗粒剂按上述方法检查,均不得有焦屑等异物。

4.装量差异

单剂量包装的颗粒剂按下述方法检查,应符合规定(表 10-1)。取供试品 10 袋(瓶),除去包装,分别精密称定每袋(瓶)的内容物的重量,求出每袋(瓶)的内容物的装量与平均装量,每袋(瓶)装量应与平均装量比较(凡无含量测定的颗粒剂或有标示装量的颗粒剂,每袋(瓶)装量应与标示装量比较),超出装量差异限度的颗粒剂不得多于 2 袋(瓶),并不得有 1 袋(瓶)超出装量差异限度 1 倍。

表 10-1　单剂量颗粒剂装量差异限度

标示装量	装量差异限度	标示装量	装量差异限度
1.0 g 或 1.0 g 以下	±10%	1.5 g 以上至 6.0 g	±7%
1.0 g 以上至 1.5 g	±8%	6 g 以上	±5%

5.装量

多剂量包装的颗粒剂,照《中国药典》2015 版【最低装量检查法】(通则 0942)检查,应符合规定

6.微生物限度

照《中国药典》2015 版非无菌产品【微生物限度】检查法检查,应符合规定。

思考题

1.颗粒剂有哪几种类型? 辅料选用上各有何特点?

2.水溶性颗粒剂的制备流程及操作关键是什么?

3.颗粒剂中的挥发油如何加入?

第11章　胶囊剂

学习要求

1.掌握胶囊剂的概念、分类及特点,硬胶囊与软胶囊的制法。

2.熟悉肠溶胶囊剂的含义与特点,胶囊剂的质量要求。

3.了解空胶囊的制备、肠溶胶囊的制备。

11.1　概述

11.1.1　胶囊剂的含义与特点

胶囊剂(capsules)系指原料药物与适宜辅料充填于空心胶囊或密封于软质囊材中的固体制剂,主要供口服用。

胶囊剂是由改善服药法而发展起来的一种现代剂型。我国明代就有以面包药服用,称为面囊,类似于胶囊的应用。国外胶囊剂始于19世纪三四十年代,法国和英国的药师先后发明了软胶囊剂、硬胶囊剂,并申请了专利。近代随着机械及电子工业的发展,特别是自动胶囊填充机等一批先进设备的问世,胶囊剂从理论到生产均有了较大的发展,在许多国家和地区其产量仅次于片剂和注射剂居第三位,已成为广泛使用的口服剂型之一。

胶囊剂在中药制剂中也应用广泛,除外形美观整洁外,还具有以下特点:

(1)能掩盖药物不良气味,提高药物稳定性　药物装入胶囊壳中可避免空气、水分、光线的影响,掩蔽药物的不良气味,对不稳定的药物有保护作用。

药物的生物利用度高　胶囊剂内容物为粉末或颗粒,制备中不需加压,在胃肠道中囊壳溶化后迅速分散,溶出和吸收,崩解较片剂、丸剂快,吸收好。

(2)可定时定位释放药物　可先将药物制成颗粒或小丸,然后用不同释放速度的高分子材料包衣或包不同厚度的衣层,按需要的比例混匀后装入空胶囊中,可制成缓释、肠溶等多种类型的胶囊剂,达到缓释、定位释药的目的。也可根据需要制成直肠给药或阴道给药的胶囊剂。

(3)可弥补其他固体剂型的不足　含油量高或液态药物难以制成丸剂、片剂时,可制成胶囊剂。

以下情况的药物不宜制成胶囊剂:能使胶囊壁溶解的药物水溶液或乙醇溶液;能使囊壁变软或过分干燥变脆的易风化药物或易吸湿药物;易溶性药物如氯化钠、溴化物、碘化物等;对胃刺激性强的药物。

11.1.2　胶囊剂的分类

1.硬胶囊

系指采用适宜的制剂技术将原料药物加适宜辅料制成的均匀粉末、颗粒、小片、小丸、半固体或液体等,充填于空心胶囊中的胶囊剂。空心胶囊一般呈圆筒形,质地硬而具弹性,由上下两节紧密套合而成。

2.软胶囊

系指将一定量的液体药物直接包封,或将固体药物溶解或分散在适宜辅料中制备成的溶液、混悬液、乳状液或半固体,密封于软质囊材中的胶囊剂。

3.缓释胶囊

系指在规定的释放介质中缓慢地非恒速释放药物的胶囊剂。

4.控释胶囊

系指在规定的释放介质中缓慢地恒速释放药物的胶囊剂。

5.肠溶胶囊

系指用经肠溶材料包衣的颗粒或小丸充填于胶囊而制成的硬胶囊,或用适宜的肠溶材料制备而得的硬胶囊或软胶囊。

中药胶囊剂主要有硬胶囊、软胶囊和肠溶胶囊。

11.2　胶囊剂的制备

11.2.1　硬胶囊剂的制备

一般制备工艺流程如下:

药材处理→药物与辅料混合→填充胶囊→打光→成品

11.2.1.1　空胶囊的制备

1.原材料的要求

制备空胶囊的主要原料是明胶。明胶应符合《中国药典》的有关规定,应具有一定的黏度、胶冻力和 pH 等。黏度影响胶囊壁的厚度,胶冻力决定空胶囊的强度。明胶的来源不同,其物理性质有较大的差异,如皮明胶,可塑性强,透明度好;骨明胶,质地坚硬,性脆,透明度较差,两者混合使用较为理想。根据水解方式的不同,明胶分为 A 型和 B 型两种,A 型明胶采用酸法处理制得,等电点为 pH 7.0～9.0;B 型明胶采用碱法处理制得,等电点为 pH 4.7～5.2。两种类型的明胶对空胶囊的性质无明显影响,均可应用。

制备空胶囊时除了明胶以外,还应添加适当的辅料,以保证其质量。为了增加空胶囊的坚韧性与可塑性,一般加入增塑剂,如甘油、山梨醇、羟丙基纤维素、羧甲基纤维素钠等。为了减少流动性,增加胶冻力,可加入增稠剂,如琼脂等。加入 2%～3% 的二氧化钛作为遮光剂,可制成不透光的空胶囊。少量的十二烷基磺酸钠,为注模时的润滑剂,可增加空胶囊的光泽。各种食用色素,使胶囊美观、便于识别。尼泊金类防腐剂可防止空胶囊在贮存中发生霉变。必要时也可加入 0.1% 乙基香草醛,或者不超过 2% 香精油等芳香矫味剂。

2.空胶囊的制备

空胶囊由囊体和囊帽组成,制备流程为:

溶胶→配液→蘸胶(制坯)→干燥→拔壳→截割→整理

目前我国空胶囊有专门的工厂生产,由自动化生产线完成。空胆囊生产环境洁净度应达到 10 000 级,操作环境的温度为 10～25℃,相对湿度 35％～45％。空胶囊的质量基本上能满足机器灌装的要求。

3.空胶囊的规格和质量要求

空胶囊的规格由大到小分为 000、00、0、1、2、3、4、5 号共 8 种,常用 0～5 号,000～00 号常用于动物用药品。不同号数空胶囊的容积见表 11-1。

表 11-1 空胶囊的常用号数与容积

空胶囊号数	0	1	2	3	4	5
容积/mL	0.75	0.55	0.40	0.30	0.25	0.15

11.2.1.2 药物的填充

1.空胶囊的选择

药物填充多用容积控制,药物的密度、晶态、颗粒大小不同,所占的容积也不同,故应按药物剂量所占容积选用最小的空胶囊。一般凭经验与试装确定,可先测定待装物料的堆密度,根据应装剂量确定物料的容积,再选择胶囊的号数。

2.药物的处理

硬胶囊中填充的药物,一般要求是混合均匀的粉末、细小颗粒、小丸、半固体或液体。若纯药物粉碎至适宜粒度能满足硬胶囊的填充要求,可直接填充。多数药物需加稀释剂、润滑剂、助流剂等辅料或制粒后填充。常用的辅料有蔗糖、乳糖、微晶纤维素、淀粉、微粉硅胶、二氧化硅、硬脂酸镁、滑石粉等,可改善物料流动性或避免分层。

以中药为原料的处方,通常根据药物的剂量和性质采用不同的处理方法。

①剂量小的处方或主药是贵重药、细料药时,药物可直接粉碎成细粉,过六号筛,加或不加辅料混匀后填充。

②剂量较大者可先将部分药材粉碎成细粉,其余药材经提取浓缩成稠膏后与细粉混匀,干燥,研细,过筛,混匀后填充,也可将全部药材经提取浓缩成稠膏后加适宜辅料,混匀后填充或制颗粒后填充。药物的提取应根据饮片的性质,采用适宜的方法提取,如水提、一定浓度醇提或提挥发油等。

③处方中有结晶性药或提纯药时,亦应先研成细粉,再与群药细粉混匀后填充。

3.药物填充方法

实验室中少量制备,可用手工填充或硬胶囊分装器填充,见图 11-1、图 11-2。将物料装填于胶囊体后,即可套合胶囊帽。工厂大量生产一般采用自动硬胶囊填充机。自动胶囊填充机的工作流程是:

空胶囊供给→排列→校正方向→空胶囊帽体分开→药物填入→残品剔除→

胶囊帽体套合成品排出

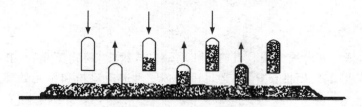

图 11-1　手工填充示意

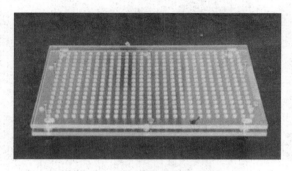

图 11-2　硬胶囊分装器示意图

硬胶囊自动填充机填充方式可归为 4 种类型,如图 11-3 所示。a、b 型填充机适用于具有较好流动性的药物,其中 a 型是由螺旋钻压进物料,b 型是用柱塞上下往复压进物料;c 型填充机要求物料具有良好的流动性,常需在物料中添加 2% 以下的润滑剂制粒后填充;d 型适于流动性差但混合均匀的物料,如聚集性较强的药粉(如针状结晶类药物)和易吸湿的药物(如中药浸膏);在填充管内,先将药物压成单位量药粉块,再填充于胶囊中。

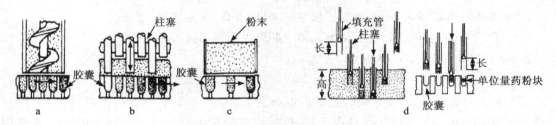

图 11-3　硬胶囊剂自动填充机的类型

a.螺钻推进药物进入囊体　　b.柱塞上下往复将药物压进囊体　　c.药物粉末或颗粒自由流入囊体
d.在填充管内将药物压成单剂量的小圆柱,再进入囊体

4.注意事项

硬胶囊剂的药物填充时应当注意以下问题:①疏松性药物小量填充时,可加适量乙醇或液状石蜡混匀后填充。②填充小剂量的药粉,尤其麻醉、毒性药物,应用适当的稀释剂(如乳糖、淀粉)稀释一定的倍数,混匀后填充。③中药浸膏粉,应保持干燥,添加适宜辅料混匀后填充。容易引湿或者混合后发生共熔的药物,可根据情况分别加入适量的稀释剂(如氧化镁、碳酸镁等),混合后填充。④挥发油应先用吸收剂(如碳酸钙、轻质氧化镁、磷酸氢钙等)吸收后填充。如为中药复方者,可用复方中粉性较强的药材细粉吸收挥发油。

11.2.1.3 硬胶囊剂的抛光

药物填充后,即可套合胶囊帽。目前多使用锁口式胶囊,药物填充后,囊身囊帽套上即咬合锁口,药粉不易泄漏,密闭性良好,不必封口。必要时进行除粉和抛光处理。胶囊经质量检查合格,包装。

11.2.1.4 包装与贮存

胶囊经质量检查合格,需妥善包装,避免在贮运中受潮、破碎和变质。胶囊剂易受温度和湿度的影响,包装材料需有良好的密封性能。目前常用铝塑泡罩式包装或玻璃瓶、塑料瓶包装。胶囊剂应密封贮存,存放温度应不高于 30℃,湿度适宜,防止受潮、发霉、变质。

11.2.1.5 硬胶囊剂举例

天菊脑安胶囊

【处方】川芎　天麻　菊花　蔓荆子　藁本　白芍　丹参　墨旱莲　女贞子　牛膝

【制法】以上 10 味,天麻粉碎成细粉;丹参用 85％乙醇回流提取,滤过,滤渣再加 50％乙醇回流第二次,滤过,滤液合并,减压回收乙醇,干燥得干浸膏;川芎、蔓荆子、藁本和菊花提取挥发油,蒸馏后水溶液滤过,滤液浓缩至适量,备用;药渣与白芍、墨旱莲、女贞子、牛膝加水煎煮 3 次,合并滤液,滤过,滤液浓缩至适量,与川芎等水煎浓缩液合并,放冷,加入乙醇使含醇量达 65％,充分搅拌,静置,取上清液减压浓缩,干燥得干浸膏。取天麻细粉、丹参醇浸膏粉、水提醇沉浸膏粉及适量淀粉,混匀,60℃干燥,喷入川芎等挥发油,密封,装入胶囊,制成 1 000粒,即得。

【性状】本品为胶囊剂,内容物为棕褐色粉末;气芳香,味微甜酸、略苦。

【功能与主治】平肝熄风,活血化瘀。用于肝风夹瘀证的偏头痛。

【用法与用量】口服。一次 5 粒,一日 3 次。

【注解】

①本品采用综合提取法提取。天麻为细料药打粉;丹参中的丹参酮类成分醇溶性强、丹酚酸类成分在醇水中均溶,故丹参先以 85％乙醇提取,再以 50％乙醇提取;川芎、蔓荆子、藁本和菊花含挥发油,以双提法提取;白芍等四味药用水提取,水提液醇沉处理除杂,并可减少剂量。

②川芎等挥发油加于干燥后的混合粉中,密封放置一定时间,使挥发油在干浸膏混合粉中挥散均匀后再装胶囊。

③妊娠及哺乳期妇女禁用本品。

五仁醇胶囊

【处方】五仁醇浸膏 120 g(含总五味子素 10 g)　碳酸钙 210 g　淀粉 21 g

【制法】取五味子粉碎,用 75％乙醇回流提取 3 次,第一次加 4 倍量回流 3 h,第二次 3 倍量回流 1 h。合并乙醇提取液,静置 48 h,取上清液减压回收乙醇得稠膏。稠膏再用 90％乙醇倍量、半倍量回流 2 次,收集回流液,减压回收乙醇得五仁醇浸膏,测定浸膏中总五味子素含量后再投料。

将碳酸钙与淀粉混匀,过筛,再与用乙醇适量稀释的五仁醇浸膏混匀,过七号筛,于 60～70℃烘干,装胶囊,共制成 1 000 粒(每粒含总五味子素 10 mg)。

【功能与主治】本品有降低血清谷丙转氨酶作用,主要用于治疗迁延性肝炎及慢性肝炎。

【用法与用量】口服。一次 3～4 粒,一日 3 次。4 周为一疗程,肝功能正常后再服两个疗程,药量可酌减。

【注解】

①五味子的保肝、抗氧化的有效成分为木脂素类五味子乙素、五味子丙素等,脂溶性强。先用 75％乙醇提取,提取物再用 95％乙醇提取,可将有效成分浓集,减小剂量。

②五仁醇浸膏为高浓度乙醇提取物,油性大,加入的碳酸钙为吸收剂,淀粉为稀释剂,有利于五仁醇浸膏的干燥、粉碎,且可增加粉料的流动性,利于粉料充填,剂量准确。

11.2.2　软胶囊剂的制备

11.2.2.1　软胶囊的囊材

软胶囊剂的主要特点是可塑性强,弹性大。囊材主要由胶料(明胶或明胶与阿拉伯胶)、增塑剂、附加剂和水组成,其弹性与明胶、增塑剂和水的比例有关。常用增塑剂为甘油、山梨醇或二者的混合物。一般干明胶与增塑剂、水的质量比为 1∶0.4 和 0.6∶1,增塑剂用量过低或过高会造成囊壁过硬或过软。

软胶囊中的防腐剂,常用对羟基苯甲酸甲酯和对羟基苯甲酸丙酯(4∶1)混合物,为明胶用量的 0.2％～0.3％;色素用食用规格的水溶性染料;香料常用 0.1％的乙基香兰醛或 2％的香精;遮光剂常用二氧化钛,为明胶量的 0.2％～1.2％;加 1％的富马酸可以增加胶囊的溶解性。

11.2.2.2　软胶囊大小的选择

软胶囊的形状有球形、椭圆形等多种。在保证填充药物达到治疗量的前提下,软胶囊的容积要求尽可能减小。混悬液作软胶囊的填充物时,所需软胶囊的大小可用"基质吸附率"来决定,即 1 g 固体药物制成填充胶囊的混悬液时所需液体基质的克数,其影响因素有:固体颗粒的大小、形状、物理状态、密度、含湿量,以及亲油性或亲水性等。

11.2.2.3　药物的处理

软胶囊填充物应组分稳定,体积小,与囊壳相容性好,有良好的流变学性质。由于囊壳的主要成分是明胶,以下情况的药物不宜充填软胶囊:①药物含水量超过 5％,或含低相对分子质量水溶性或挥发性有机物如乙醇、丙酮、羧酸、胺类或酯类等,均能使软胶囊软化或溶解;②O/W 型乳剂可因囊壁吸水使乳剂失水破坏;③醛类可使明胶变性。

压制法软胶囊的内容物一般为溶液、油包水乳剂或混悬液。滴制法制备软胶囊内容物一般为油溶液。中药软胶囊中常见的充填物有下列两种情况:

1. 液体药物和药物溶液

液体药物可用磷酸盐、乳酸盐等缓冲液调整至 pH 4.5～7.5 为宜，强酸强碱性可引起明胶变性而影响药物的溶出。软胶囊中药物的溶剂或分散剂常用植物油或聚乙二醇 400。植物油适用于油类药物、脂溶性药物。聚乙二醇 400 适用于油不溶性药物，有一定的吸湿性，需加甘油或丙二醇以防止明胶壳硬化。当药物可溶于植物油或聚乙二醇 400 时，可配成溶液充填。如药物是亲水性，可保留 3％～5％ 的水分。溶液型填充物稳定性好，易于成型。

2. 混悬液

当药物是干浸膏粉、有效部位粉末时，可将药物细粉分散于油性液体或聚乙二醇 400 中形成混悬液，药物粉末应过 80～100 目筛。为提高药液的稳定性，使药物分散均匀，需加入助悬剂或润湿剂。药物与分散介质的混悬液经胶体磨或真空乳化均质机分散均匀，即可充填。油状介质常用助悬剂、润湿剂为蜂蜡、大豆磷脂、聚山梨酯-80 等；PEG400 可用 PEG4000～6000 为助悬剂，应经实验选用。

11.2.2.4 软胶囊剂的制备方法

软胶囊剂生产时，填充药物与成型同时进行，软胶囊的制备方法有压制法和滴制法两种。

1. 压制法

压制法是先将明胶、甘油与水等混合溶解成胶液后，制成厚薄均匀的胶片，再将药液置于两个胶片之间，用钢板模或旋转模压制成软胶囊的一种方法。目前生产上主要采用旋转模压法，生产设备为滚模式软胶囊机。生产时，由主机两侧的胶皮轮和明胶盒共同制备的胶皮相对进入滚模夹缝处，药液由贮液槽经导管流入楔形注射器内，由相反方向两侧送料轴传送过来的胶片，相对地进入滚模夹缝处，药液借填充泵的推动定量地落入两胶片之间，由于滚模的连续转动，将胶片与药液压入两滚模的凹槽中，将药液包封于胶片内，形成囊状物，剩余的胶片被切断分离。填充的药液量由填充泵准确控制，软胶囊的形状由模具的形状决定，可为椭圆形、球形等。滚模式软胶囊机及模压过程参见图 11-4。

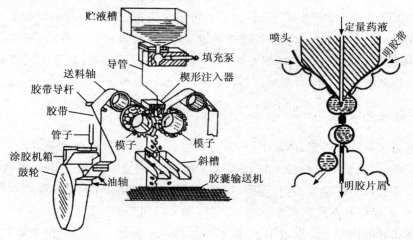

图 11-4　滚模式软胶囊机旋转模压示意

2.滴制法

滴制法由具双层喷头的滴制机完成,见图 11-5。以明胶为主的囊材液与油状药液,分别在滴制机双层喷头的外层与内层以不同速度流出,顺序是胶液先出、药油后出、药油先断、胶液后断,即一定量的胶液将定量的油状药液包裹后,滴入与胶液不相混溶的液状石蜡冷却液中,由于表面张力作用使之形成球形,并逐渐冷却、凝固成软胶囊,如常见的鱼肝油胶丸等。在滴制工艺中,胶液的处方配比、胶液及药液的温度、喷头的大小、滴制速度、冷却液的温度等因素均会影响软胶囊的质量,应通过实验筛选适宜的工艺条件。

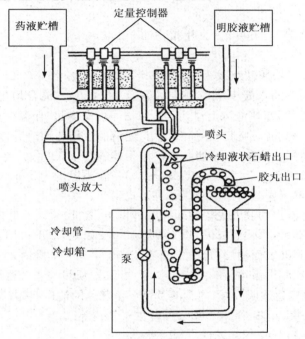

图 11-5 滴制法生产过程示意

11.2.2.5 软胶囊剂举例

十滴水软胶囊

【处方】樟脑 62.5 g 干姜 62.5 g 大黄 50 g 小茴香 25 g 肉桂 25 g 辣椒 12.5 g 桉油 31.25 mL

【制法】以上 7 味,大黄、辣椒粉碎成粗粉,干姜、小茴香、肉桂提取挥发油,备用,药渣与大黄、辣椒粗粉用 80% 乙醇作溶剂,浸渍 24 h 后,续加 70% 乙醇进行渗漉,收集渗漉液,回收乙醇至无醇味,药液浓缩至相对密度为 1.30(50℃),减压干燥,粉碎,加入适量大豆油,与上述挥发油及樟脑、桉油,混匀,制成软胶囊 1 000 粒,即得。

【性状】本品为棕色的软胶囊,内容物为含有少量悬浮固体浸膏的黄色油状液体;气芳香,味辛辣。

【功能与主治】健胃,祛暑。用于因中暑而引起的头晕,恶心,腹痛,胃肠不适。

【用法与用量】口服。一次 1~2 粒,儿童酌减。

【注解】

①本品处方组成含多种芳香性药材及芳香性药物,挥发油及芳香性药物为本方的有效成分,含油量高的处方适宜制成软胶囊。

②大黄中的蒽醌类及辣椒中的辣椒素类成分为醇溶性,故用70%～80%乙醇渗漉。干姜、小茴香、肉桂提取挥发油后的残渣与大黄、辣椒一起渗漉可将有效成分提取完全。

③70%～80%乙醇渗漉所提成分在大豆油中不能完全溶解,因此本品内容物会有少量悬浮固体物。

牡荆油胶丸

【处方】牡荆油（95%）1 000 g 食用植物油 3 000 g

【制法】

(1)明胶液的制备 明胶液组成为明胶 100 g,甘油 30 g,水 130 mL。取明胶加入适量水使膨胀;另将甘油及余下的水置于煮胶锅中加热至 70～80℃,混合均匀,加入膨胀的明胶搅拌,熔化,保温 1～2 h,静置,使泡沫上浮,除去,以洁净白布滤过,保温待用。

(2)油液的制备 称取牡荆油与经加热灭菌、澄清的食用植物油混合,充分搅匀即得。

(3)制丸 将已制好的明胶液,置明胶液贮槽中控制在 60℃左右;将牡荆油液放入药液贮槽内;液状石蜡温度以 10～17℃为宜,室温 10～20℃,滴头温度 40～50℃;开始滴丸时应将胶皮重量与厚薄均匀度调节好,使符合要求后,再正式生产。

(4)整丸与干燥 滴出的胶丸先均匀地摊于纱网上,在 10℃以下低温吹风 4 h 以上,用擦丸机擦去表面的液状石蜡,再低温(10℃以下)吹风 20 h 以上,取出。用乙醇:丙酮＝5:1 的混合液或石油醚洗去胶丸表面油层,再吹干洗液,于 40～50℃干燥约 24 h。取出干燥的胶丸,灯检,除去废丸后,用乙醇洗涤,再在 40～50℃下吹干,经质量检查合格后,即可包装。

【性状】本品为黄棕色透明胶丸,内含淡黄色至橙黄色的油质液体;有特殊的香气。

【功能与主治】祛痰、止咳、平喘。用于慢性支气管炎等。

【用法与用量】口服。一次 1～2 粒,一日 3 次。

【注解】

①牡荆油为马鞭草科植物牡荆 [*Vitex negundo* L. var. *cannabifolia* (Sieb. et Zucc.) Hand.-Mazz.] 的新鲜叶经水蒸气蒸馏得到的挥发油。

②牡荆油以植物油为基质制成软胶囊,可加快药物的溶出,提高疗效。还可增加药物的稳定性,减少药物的不良气味。

③本品每丸重 80 mg,每丸含牡荆油 20 mg,植物油为稀释剂。本品每丸含牡荆油为标示量的 85%～110%。

11.2.3 肠溶胶囊剂的制备

对胃有刺激性、遇胃液性质不稳定以及需在肠道起作用的药物可制成肠溶胶囊。硬胶囊、软胶囊都可制成肠溶胶囊。肠溶胶囊的制备有两种方法:①早期的方法是以甲醛浸渍胶囊壳,甲醛与明胶起胺缩醛反应生成甲醛明胶,使明胶无游离氨基存在,失去与酸结合能力,不能溶于胃液。由于仍含有羧基,故能在肠液中溶解。但此法处理的肠溶性受甲醛浓度、甲醛与胶囊接触的时间、成品贮存时间等因素影响,肠溶性极。目前的方法是在明胶囊壳表面包肠溶衣料,如用 PVP 作底衣层,然后用蜂蜡等作外层包衣,也可用丙烯酸树脂Ⅰ、Ⅱ、Ⅲ号、邻苯二甲酸醋酸纤维素、羟丙甲纤维素酞酸酯等包衣,其肠溶性较稳定;②将肠溶材料包衣的颗粒或小丸充填于胶囊而制成。

11.3　胶囊剂的质量检查

胶囊剂外观应该整洁,不得有黏结、变形、渗漏或囊壳破裂现象,并应无异臭。

1.水分

中药硬胶囊剂应做水分检查。取供试品内容物,照《中国药典》2015 版【水分测定法】(通则 0832)测定。除另有规定外,硬胶囊水分含量不得过 9.0%。硬胶囊内容物为液体或半固体者不检查水分。

2.装量差异

取供试品 10 粒,分别精密称定重量,倾出内容物(不得损失囊壳),硬胶囊囊壳用小刷或其他适宜的用具拭净,软胶囊剂或内容物为半固体或液体的硬胶囊囊壳用乙醚等溶剂洗净,置通风处使溶剂挥净,再分别精密称定囊壳重量,求出每粒内容物的装量与平均装量。每粒装量与平均装量相比较(有标示装量的胶囊剂,每粒装量应与标示装量比较),超出装量差异限度(表11-2)的胶囊不得多于 2 粒,并不得有 1 粒超出限度的 1 倍。

表 11-2　胶囊剂装量差异限度

平均装量或标示装量	装量差异限度	平均装量或标示装量	装量差异限度
0.30 g 以下	±10%	0.30 g 及 0.30 g 以上	±7.5%(中药±10%)

凡规定检查含量均匀度的胶囊剂,一般不再进行装量差异的检查。

3.崩解时限

硬胶囊剂或软胶囊剂,除另有规定外,取供试品 6 粒,照《中国药典》2015 版【崩解时限检查法】(通则 0921)检查。硬胶囊剂均应在 30 min 内全部崩解,软胶囊剂应在 1 h 内全部崩解,以明胶为囊材的软胶囊可改在人工胃液中进行检查。肠溶胶囊剂先在盐酸溶液(9→1 000 mL)中检查 2 h,每粒囊壳均不得有裂缝或崩解现象;在人工肠液中 1 h 内应全部崩解。如有 1 粒不能完全崩解,应另取 6 粒复试,均应符合规定。

凡规定检查溶出度、释放度的胶囊剂不再检查崩解时限。

4.微生物限度

照《中国药典》2015 版非无菌产品【微生物限度】检查法检查,应符合规定。

思考题

1.胶囊剂有哪些特点? 哪些药物不宜制成胶囊剂?

2.软胶囊有哪些制备方法? 不同制法的软胶囊如何区别?

3.胶丸与滴丸有何区别?

第 12 章 片剂

学习要求

1.掌握中药片剂的含义、特点、种类,片剂常用辅料的种类和应用,中药片剂的一般制备方法。

2.熟悉压片中可能出现的问题及解决方法,片剂包衣的目的、种类、方法,片剂的质量要求。

3.了解压片机的构造及使用,片剂的包装与贮存。

12.1 概述

12.1.1 片剂的含义与特点

片剂(tablets)系指原料药物或与适宜辅料制成的圆形或异形的片状固体制剂。中药有浸膏片、半浸膏片和全粉片等。片剂以普通口服片为主,另有口腔用片、外用片等类型。

伴随着 19 世纪机械工业的发展,相继出现了各种形式的压片机,从而使片剂的生产技术、机械设备和质量控制等有了迅猛发展。近 20 年来,流化喷雾技术、高速搅拌制粒、全粉末直接压片、薄膜包衣、全自动程序控制包衣、铝塑热封包装和新型辅料的研究开发等对提高片剂的质量和生物利用度起到了极其重要的作用。

中药片剂的研究和生产从 20 世纪 50 年代开始,随着中药现代化研究及现代工业药剂学的发展,中药片剂的品种、产量及类型不断增加,工艺不断改进,逐步摸索出一套适合于中药片剂生产的工艺条件。此外,还涌现出一些中药片剂新剂型,如分散片、缓释片、口腔崩解片等。目前中药片剂已成为品种多,产量大,用途广的中药主要剂型之一。

片剂之所以应用广泛,成为中药的主要剂型,是由于具有以下优点:

①片剂质量稳定。片剂为固体制剂,受外界环境条件影响小,同时可以借包衣加以保护,减少光线、空气、水分等对其的影响。

②片剂剂量准确,片内药物含量差异小。

③适合机械化生产,产量大,成本低;服用、携带、运输和贮存等较方便。

④可通过各种制剂技术制成各种类型的片剂,如缓释、控释、多层片等,以满足医疗的需要。

但片剂也存在一些缺点:①在制备过程中需加入多种辅料,并经外力加压成型,有时会影响其溶出度及生物利用度;②含挥发性成分的片剂长时间贮存含量会下降;③儿童及昏迷患者难于吞服。

12.1.2 片剂的分类

12.1.2.1 按给药途径结合制备工艺与作用分类

1. 口服片剂

口服片剂目前应用最广泛,通过在胃肠道内崩解吸收而发挥疗效。

(1)普通压制片(compressed tablets) 一般不包衣的片剂即属此类,通常称为素片。即指原辅料混合后,经制粒或不经制粒压制而成的片剂,如复方甘草片、复方陈香胃片等。

(2)包衣片(coated tablets) 指在片心(素片)外包有衣膜的片剂。按照包衣物料或作用不同,可分为糖衣片、薄膜衣片、半薄膜衣片、肠溶衣片等。

(3)咀嚼片(chewable tablets) 系指在口腔中咀嚼后吞服的片剂。片剂嚼碎后便于吞服,并能加速药物溶出,提高疗效,即使在缺水情况下也可按时服药。常用山梨醇、甘露醇、蔗糖等水溶性辅料作填充剂和黏合剂,改善口味,不需加崩解剂。如健胃消食片、乐得胃片等。

(4)泡腾片(effervescent tablets) 指含有碳酸氢钠和有机酸,遇水可产生气体而呈泡腾状的片剂。泡腾片崩解快、生物利用度高,且以溶液形式服用,特别适用于老人、儿童和不能吞服固体制剂的患者。如清开灵泡腾片、大山楂泡腾片等。

(5)分散片(dispersible tablets) 指在水中能迅速崩解并均匀分散的片剂。分散片可以吞服,也可放入水中分散后服用,还可咀嚼或含吮。分散片适用于难溶性药物,分散后得到均匀的混悬液,药物吸收快、生物利用度高。

(6)口崩片(orally disintegrating tablets) 系指在口腔内不需要用水即能迅速崩解或溶解的片剂。这类片剂的特点是服用时可不用水,常用于吞咽困难或不配合服药的患者。制备中采用强效崩解剂,生物利用度高。如氯雷他定口腔崩解片。

(7)多层片(multilayer tablets) 指由两层或多层组成的片剂。多层片不同层含有不同药物,或各层药物相同而辅料不同。多层片可以有效避免处方中不同药物之间的配伍变化,或分别由缓释颗粒、速释颗粒压制成,达到长效目的。

(8)缓释片(sustained release tablets) 系指在规定的释放介质中缓慢非恒速释放药物的片剂。与普通制剂比较,具有服药次数少、治疗作用时间长的特点。

(9)控释片(controlled release tablets) 系指在规定的释放介质中缓慢地恒速释放药物的片剂。控释片服药次数少,血药浓度比相应的缓释片更平稳,治疗作用时间长。

2. 口腔用片剂

(1)含片(buccal tablets) 系指含于口腔中缓慢溶化产生局部或全身作用的片剂。含片中的药物应是易溶性的,主要起局部消炎、杀菌、收敛、止痛或局部麻醉等作用。多用于口腔及咽喉疾患,在局部产生作用的时间较长。含片比一般内服片大而硬,味道适口。含片不应在10 min 内全中崩解或溶化。如玄麦甘桔含片、复方草珊瑚含片等。

(2)舌下片(sublingual tablets) 系指置于舌下能迅速溶化,药物经舌下黏膜吸收发挥全身作用的片剂。药物经舌下黏膜吸收,作用快,可避免肝脏首过作用。舌下片中的药物与辅料应在唾液中是易溶性的,且不应含有刺激唾液分泌的成分,主要适用于急症的治疗。如喘息定片等。

(3)口腔贴片(buccal patches) 系指粘贴于口腔,经黏膜吸收后起局部或全身作用的片剂。这类片剂起效快，给药方便，可避免肝脏的首过作用。口腔贴片应检查溶出度或释放度。如硝酸甘油贴片、冰硼贴片等。

3.外用片

（1）阴道片（vaginal tablets）　系指置于阴道内使用的片剂。阴道片在阴道内应易溶化、溶散或融化、崩解并释放药物，主要起局部消炎、杀菌作用。如鱼腥草素泡腾片等。

（2）外用溶液片（solution tablets）　指临用前能溶解于水的非包衣片或薄膜包衣片剂。可溶片应溶解于水中，溶液可呈轻微乳光。可供外用、含漱等用。如供滴眼用的白内停片，供漱口用的复方硼砂漱口片等。

4.其他片剂

微囊片（microcapsule tablets）指固体或液体药物利用微囊化工艺制成干燥的粉粒，经压制而成的片剂。如牡荆油微囊片、羚羊感冒微囊片等。

12.1.2.2　按原料特性分类

（1）全浸膏片　指将全部饮片用适宜的溶剂和方法提取制得浸膏，以全量浸膏制成的片剂。如通塞脉片等。

（2）半浸膏片　指将部分饮片细粉与稠浸膏混合制成的片剂。如藿香正气片、银翘解毒片等。半浸膏片在中药片剂中所占比例最大。

（3）全粉末片　指将处方中全部饮片粉碎成细粉，加适宜的辅料制成的片剂。如参茸片、安胃片等。

（4）提纯片　指将处方中饮片经过提取，得到有效成分或有效部位，以提纯物细粉作为原料，加适宜的辅料制成的片剂。如北豆根片、银黄片等。

12.2　片剂的辅料

压片所用的药物应具有良好的流动性和可压性；有一定的黏着性；润滑性能好，不黏冲头和模圈；遇体液能迅速崩解、溶解、吸收而产生应有的疗效。但很少有药物完全具备这些性能，因此需要另加辅料或采用适当的处理使压片物料达到上述要求。

片剂辅料系指片剂内除药物以外的一切物料的总称，亦称赋形剂。片剂的辅料必须具备较高的化学稳定性，不与主药起反应；不影响主药的疗效和含量测定；对人体安全无毒。根据各种辅料所起的作用不同，将片剂辅料分为稀释剂和吸收剂、润湿剂和黏合剂、崩解剂、润滑剂四大类。

12.2.1　稀释剂和吸收剂

稀释剂和吸收剂又称为填充剂。为了便于生产、方便服用，片剂的直径一般不能小于6 mm，片重一般多在100 mg以上。若药物剂量小于100 mg时，或含浸膏量多或浸膏黏性太大，制片困难，需加入适量的稀释剂。若原料药中含有较多挥发油、脂肪油或其他液体时，则需加吸收剂吸收才能压片。稀释剂和吸收剂的加入能保证片剂有一定体积，使片剂含药量均匀，改善药物的可压性。

1. 淀粉(starch)

本品为白色细腻的粉末,在冷水或乙醇中均不溶解,性质稳定,与大多数药物不起作用。淀粉含水量一般为 12%～15%,易吸水膨胀,在水中加热至 62～72℃可糊化。淀粉的种类较多,以玉米淀粉最为常用。淀粉在片剂中可作为稀释剂、吸收剂及崩解剂。淀粉的可压性、流动性较差,用作稀释剂时,用量不宜太多,以免造成片剂松散。淀粉常与可压性较好的蔗糖粉、糊精等混合用,改善其可压性。

在中药片剂中,含淀粉较多的中药如葛根、天花粉、山药等,粉碎成细粉后也可作稀释剂,兼有吸收剂和崩解剂的作用。

2. 糖粉(powdered sugar)

本品为结晶性蔗糖经低温干燥、粉碎而成的白色粉末。糖粉是可溶性片剂的优良稀释剂,兼有矫味和黏合作用,多用于含片、咀嚼片及纤维性强或质地疏松的药物压片。糖粉黏合力强,能增加片剂的硬度,使片剂表面光滑美观,但吸湿性较强。在中药片剂中用量过多会使片剂的硬度过大,造成片剂崩解或药物溶出困难。酸碱性强的药物能促使蔗糖转化,增加其引湿性,应避免使用。除含片或可溶性片剂外,蔗糖一般不单独使用,常与淀粉、糊精配合使用。

3. 糊精(dextrin)

本品为白色或淡黄色粉末,无臭,味微甜,不溶于乙醇,能溶于沸水成黏胶状溶液。糊精是淀粉水解的中间产物,含有可溶性淀粉及葡萄糖等,因水解程度不同其黏度各不相同。糊精常与淀粉配合一起作为片剂的稀释剂,兼有黏合剂作用。如用量超过 50%时,不宜用淀粉浆作黏合剂,可用 40%～50%稀醇为润湿剂,即能制得硬度适宜的颗粒。

4. 乳糖(lactose)

本品为白色结晶性颗粒或粉末,无臭,味微甜,能溶于水,不溶于醇。乳糖性质稳定,可与大多数药物配伍而不起化学反应。无吸湿性,有良好的可压性,制成的片剂光洁美观,不影响药物的溶出,对主药的含量测定影响较小,是优良的片剂稀释剂。常用一水 α-乳糖。由喷雾干燥法制得的乳糖为球形,流动性、可压性好,可用于粉末直接压片。乳糖价格较贵,国内用淀粉:糊精:糖粉按 7:1:1 的混合物代替乳糖,制成的片剂有一定的硬度,表面光洁,崩解快。

5. 可压性淀粉

本品也称预胶化淀粉,为白色或类白色粉末。目前常用的是由玉米淀粉经部分胶化制成。其中部分是完整的淀粉颗粒,部分是水解后破坏而凝聚成的球粒。具有良好的流动性、可压性、润滑性和干黏合性,可作为填充剂又兼作黏合剂和崩解剂,多用于粉末直接压片,也可作为黏合剂用于湿法制粒。

6. 微晶纤维素(microcrystalline cellulose,MCC)

本品为白色粉末,水中不溶。根据粒径和含水量不同有多种规格,目前广泛作为片剂辅料的为 PH101 和 PH102 两种规格。PH101 为标准型,用于湿法制粒。PH102 粒径大,流动性好,可用于粉末直接压片。微晶纤维素可压性好,对药物的容纳量大,受压缩时粒子间借氢键而结合,压成的片剂硬度较大,兼有黏合、崩解、助流等作用。因此微晶纤维素在粉末直接压片中为稀释剂、干燥黏合剂和崩解剂。在中药片剂生产中特别适宜于全浸膏片,用量为 10%～15%,能有效提高全浸膏片的抗湿性和软化点。本品有吸湿性,含水量超过 3%时,在混合及压片时易产生静电,出现分离和条痕现象,应于干燥处贮存。

7.无机盐类

常用的无机盐类有硫酸钙、磷酸氢钙、磷酸钙、氧化镁、碳酸镁、碳酸钙等，一般为白色晶体或粉末，性质稳定，微溶于水，无引湿性，对油类有较强的吸收能力，制成的片剂外观光洁，硬度、崩解均好，用作片剂的稀释剂和吸收剂。硫酸钙一般用其二水物形式，在湿法制粒中应控制温度在70℃以下，避免二水物失去结晶水后硬结。磷酸氢钙及磷酸钙对易吸湿药物有降低引湿作用，为中药浸出物、油类及含油浸膏类的良好吸收剂，压成的片剂较硬。其他如氧化镁、碳酸镁、碳酸钙、氢氧化铝凝胶粉等，用于吸收挥发油和脂肪油。

8.甘露醇与山梨醇

均为白色结晶或结晶性粉末，无臭，味甜，在水中易溶，在溶解时吸热，有凉爽感，常用于咀嚼片、口腔崩解片等。甘露醇无引湿性，用甘露醇制得的颗粒，流动性较差，需用较多的润滑剂和助流剂调整。甘露醇能与蔗糖、乳糖等糖类形成良好流动性、可压性的低共熔混合物，可供直接压片。山梨醇有一定的引湿性，价格较甘露醇低，常和甘露醇配合使用，互补不足。山梨醇亦可与等量的磷酸氢钙配合，用作直接压片的填充剂。

12.2.2 润湿剂与黏合剂

润湿剂是本身没有黏性，但能诱发物料的黏性，以利制粒的液体，适用于本身具有黏性物料的制粒压片，如中药浸膏粉等。黏合剂指本身具有黏性，能增加物料黏合力的物质。适用于没有黏性或黏性不足的物料使用，如中药黏性小的提取物或饮片细粉的制粒压片。

黏合剂可以是液体或是固体细粉，一般液体黏合剂的黏合力强，容易混匀，固体黏合剂黏合力弱，往往兼有稀释剂和崩解剂的作用，应根据主药性质、用途和制片方法选用黏合剂。黏合剂的用量要恰当，如果黏性不足，用量少，压成的片剂疏松易碎；如果黏性过强或用量过多，则片剂过于坚硬，不易崩解。有时需用两种或两种以上黏合剂的混合物，来调节合适的黏合效果。

1.水

水为润湿剂，常用于自身有一定黏性的药物，如中药半浸膏粉，可用水润湿黏结直接制粒。用水作润湿剂时，因干燥温度较高，不宜用于不耐热、遇水易变质或易溶于水的药物。用水为润湿剂制粒易造成结块、溶解等现象，因此很少单独使用，往往采用低浓度的淀粉浆或不同浓度的乙醇代替。

2.乙醇

乙醇为润湿剂，用于遇水易分解，在水中溶解度大及遇水黏性太大的药物。在中药片剂制备中，常用30%～70%的乙醇作润湿剂。随着乙醇浓度增高，粉料产生的黏性降低，应根据物料的性质选用适宜的乙醇浓度。用乙醇作润湿剂时应迅速搅拌，立即制粒，迅速干燥，以免乙醇挥发而使软材结团或使已制得的颗粒变形结团。

3.淀粉浆

俗称淀粉糊，为最常用的黏合剂，系由淀粉加水在70℃左右糊化而得。淀粉浆能均匀地湿润粉料，黏性较好，制出的片剂崩解性能好。常用浓度为8%～15%，适用于对湿热稳定，本身又不太松散的药物。淀粉浆的制法有煮浆法和冲浆法。煮浆法是将淀粉混悬于全量水中，加热并不断搅拌，直至糊化。冲浆法是先将淀粉混悬于少量（1～1.5倍）水中，然后根据浓度要求冲入适量的沸水，不断搅拌糊化而成。

4．纤维素衍生物

为天然纤维素经处理后制得的各种纤维素衍生物，可用其溶液，也可用干燥粉末，加水润湿后制粒。纤维素衍生物的聚合度和取代度不同，其黏度等性质亦不同。

（1）羟丙基甲基纤维素（HPMC） 为无臭、无味、白色或乳白色纤维状或颗粒状粉末。性质稳定，易溶于冷水，不溶于热水。制备羟丙基甲基纤维素水溶液时，先将其加入到总体积 $20\%\sim30\%$ 的热水（$80\sim90℃$）中，充分分散、水化，然后降温，不断搅拌使溶解，再加冷水至总体积。一般用其 $2\%\sim8\%$ 的水溶液或乙醇溶液作黏合剂，用于吸湿性较强的中药制颗粒后有抗湿作用。

（2）甲基纤维素（MC） 本品为白色或微黄色无定形粉末或颗粒，无臭，无味。在冷水中溶解，不溶于热水及乙醇。用作黏合剂的浓度为 $1\%\sim5\%$，可用于水溶性及水不溶性物料的制粒，颗粒的压缩成型性好。

（3）羟丙基纤维素（HPC） 本品为白色或类白色粉末，无臭，无味。易溶于冷水，可溶于甲醇、乙醇、丙二醇和异丙醇。本品为优良的黏合剂，其溶液可用于湿法制粒，干品用作粉末直接压片的干燥黏合剂。

（4）羧甲基纤维素钠（CMC） 本品为白色纤维状或颗粒状粉末，无臭，无味，有吸湿性，易溶于水成胶体溶液，不溶于乙醇。常用于可压性较差的药物作黏合剂。

5．聚维酮（PVP）

本品为白色至乳白色粉末，易溶于水、乙醇，制备片剂常用的型号为 K_{30}（相对分子质量为 38 000）。10%左右的 PVP 水溶液可作片剂的黏合剂，$3\%\sim5\%$ PVP 乙醇溶液，常用于对湿热敏感药物或疏水性药物的制粒，药物润湿均匀，干燥速度快。也可作为分散片的黏合剂。

6．糖浆、饴糖、炼蜜、液状葡萄糖

这 4 种液体黏合剂黏性较强，适用于纤维性强的中药，或质地疏松、弹性较大的动物组织类药物，但易吸湿，目前用得较少。

（1）糖浆 一般质量分数为 $50\%\sim70\%$，不宜用于酸性或碱性较强的药物，以免产生转化糖，增加颗粒引湿性，不利于压片。

（2）饴糖 俗称麦芽糖，常用浓度 25% 或 75%，本品呈浅棕色稠厚液体，不宜用于白色片剂，制成的颗粒不易干燥，压成的片子易吸潮。

（3）炼蜜 指经过加热熬炼的蜂蜜。根据炼制程度不同分为嫩蜜、中蜜、老蜜 3 种规格，可根据处方中药材的性质选用。

（4）液状葡萄糖 是淀粉不完全水解产物，含糊精、麦芽糖等。常用浓度有 25% 与 50% 两种。本品对易氧化的药物有稳定作用，有引湿性，制成的颗粒不易干燥，压成的片子亦易吸潮。

7．中药稠膏

中药浸膏片、半浸膏片中，常把中药提取的稠膏作黏合剂，可节省辅料，减少剂量。

12.2.3　崩解剂

崩解剂系指能促使片剂在胃肠液中迅速崩解成小粒子的辅料。片剂的崩解一般是药物溶出的第一步，由于药物被压成片剂后，孔隙率很小，结合力很强，为使片剂能迅速发挥药效，除含片、咀嚼片、缓控释片外，均需加入崩解剂。中药半浸膏片剂含有中药细粉，遇水后能缓缓崩解，一般不需另加崩解剂。

12.2.3.1　常用的崩解剂

1. 干淀粉(dry starch)

干淀粉是毛细管形成剂,可增加孔隙率而改善片剂的吸水性。淀粉的崩解作用主要是毛细管吸水及自身吸水膨胀作用,为常用的崩解剂。常用量为配方总量的 5%～20%,用前需以100～105℃干燥 1 h。本品适用于不溶性或微溶性药物的片剂,对易溶性药物的崩解作用较差。淀粉的可压性、流动性不好,外加用量多时可影响片剂的硬度和流动性。

2. 羧甲基淀粉钠(CMS-Na)

本品为白色、类白色粉末,吸水膨胀性强,吸水后体积能膨胀至原体积的 200～300 倍,为优良的崩解剂。可用于不溶性药物及可溶性药物片剂,用量一般为干颗粒重的 4%～8%。羧甲基淀粉钠流动性好,可压性好,可用于直接压片,也可用于湿法制颗粒压片。制得的片剂硬度适宜,药物溶出快。

3. 低取代羟丙基纤维素(L-HPC)

本品为白色或类白色结晶性粉末,在水中不溶解,但有很好的吸水性和吸水量,是一种良好的片剂崩解剂,常用量为 2%～5%。另外其表面的毛糙结构与药粉和颗粒之间有较大的镶嵌作用,使黏性强度增加,可提高片剂的硬度和光洁度。L-HPC 具有崩解黏结双重作用,对崩解差的丸、片剂可加速其崩解;对不易成型的药物,可促进其成型,提高药片的硬度。

4. 交联羧甲基纤维素钠(CCNa)

本品为白细颗粒状粉末,在水、醇中均不溶解,能吸收数倍于本身重量的水而膨胀,膨胀至原体积的 4～8 倍,崩解作用强。与羧甲基淀粉钠合用,崩解效果更好,但与干淀粉为崩解作用降低。

5. 交联聚维酮(PVPP)

本品为白色流动性好的粉末,在水、有机溶剂及强酸强碱溶液中均不溶解,有强烈的毛细管样作用,遇水迅速溶胀,无黏性,崩解性能优越。

以上崩解剂的加入方法如下。

(1)内加法　崩解剂与处方粉料先混合再制成颗粒。崩解作用起自颗粒的内部,使颗粒全部崩解。由于崩解剂包于颗粒内,与水接触较迟缓,且淀粉等在制粒过程中已接触湿和热,崩解作用较弱。

(2)外加法　崩解剂加于已干燥的颗粒中混合后再压片。本法片剂的崩解速度较快,但崩解后呈颗粒状,颗粒再崩解成细粉较慢。

(3)内、外加法　一部分崩解剂与处方粉料混合制成颗粒,另一部分加在已干燥的颗粒中,混匀后压片,本法可克服上述两种方法的缺点。内、外加法崩解剂的用量一般为内加 3 份,外加 1 份。

6. 泡腾崩解剂(effervescent disintegrants)

本品由碳酸氢钠和枸橼酸或酒石酸组成,遇水产生二氧化碳气体,使片剂迅速崩解。泡腾崩解剂的作用很强,关键是要严格控制水分,一般在临压片前加入或将酸碱分别加入两部分颗粒中,临压片时混匀。在生产、贮运中避免受潮。

7. 表面活性剂(surfactants)

表面活性剂为崩解辅助剂,能增加药物的润湿性,促进水分透入,使片剂容易崩解,可用于疏水性或不溶性药物。常用的表面活性剂有聚山梨酯-80、溴化十六烷基三甲铵、十二烷基硫酸钠等。单独使用表面活性剂崩解效果不好,常与干淀粉等混合使用,用量一般为 0.2%。表面活性剂的加入方法为:①溶解于黏合剂内;②与崩解剂混合后加入干颗粒中;③制成醇溶液喷在干颗粒上。第三种方法崩解时间最短。

12.2.3.2　片剂的崩解机制

片剂崩解剂的作用是克服黏合剂以及由加压而形成片剂的黏合力,片剂的崩解机理因制片所用原辅料的性质不同而异,大致可归纳为:

1.毛细管作用

崩解剂在片剂中形成易于润湿的孔道,当片剂与水接触,水能迅速随毛细管进入片剂内部,使片剂润湿而崩解。淀粉及其衍生物、纤维素类衍生物等属于这类崩解剂。

2.膨胀作用

崩解剂具有很强的吸水膨胀性,使片剂崩解。如羧甲基淀粉钠、低取代羟丙基纤维素等。

3.产气作用

由化学反应产生气体崩解剂,如泡腾崩解剂。

4.酶解作用

有些酶对片剂中某些辅料有作用,当配制在同一片剂中时,遇水即能迅速崩解,如淀粉浆与淀粉酶、纤维素类与纤维素酶等。

12.2.4　润滑剂

为在压片中能够顺利加料和出片,减少黏冲,降低颗粒与颗粒、药片与模孔壁间的摩擦力,使片剂光滑美观,压片前常加入适宜的润滑剂。润滑剂按其作用不同,可分为助流剂、抗黏剂、润滑剂。

(1)助流剂　能降低颗粒之间摩擦力,改善粉体流动性,减少重量差异。

(2)抗黏剂　能防止压片时产生黏冲,保证压片操作顺利进行,使片剂表面光洁。

(3)润滑剂　能降低物料与冲模壁之间的摩擦力,保证在推片和压片时应力分布均匀,使出片顺利。

12.2.4.1　疏水性及水不溶性润滑剂

1.硬脂酸镁

本品为白色细腻粉末,有良好的附着性,能够明显减少颗粒与冲模之间的摩擦力,使片面光洁美观。为性能优良、最常用的润滑剂,用量一般为 0.3%～1%。硬脂酸镁为疏水性物质,用量过大,会延长片剂的崩解时间。硬脂酸镁呈碱性,可降低某些药物的稳定性。

2.滑石粉(talc powder)

本品为含水硅酸镁,白色结晶粉末,不溶于水,有亲水性。滑石粉为助流剂、抗黏剂,用后可减低颗粒表面的粗糙性,增加颗粒的润滑性和流动性。滑石粉比重大,附着力较差,在颗粒中分布不均匀,很少单独使用。常与硬脂酸镁合用,以改善亲水性,常用量 0.1%～3%。

3.氢化植物油(hydrogenated vegetable oils)

本品由精制植物油经催化氢化制得。应用时将本品溶于轻质液状石蜡或己烷中,喷洒于干颗粒上,以利于分布均匀。己烷可在减压条件下除去。本品润滑性能好,为良好的润滑剂,常与滑石粉合用,用量为 $1\%\sim6\%$。凡不宜用碱性润滑剂的片剂,可用本品。

12.2.4.2　水溶性润滑剂

1. 聚乙二醇(PEG)

常用聚乙二醇 4000 及 6000,均为乳白色结晶性片状物,水溶性好。$50\ \mu m$ 以下的颗粒压片时可达到良好的润滑效果,不影响片剂的崩解和溶出,用于可溶性片剂。

2. 十二烷基硫酸镁

本品为表面活性剂,白色粉末,有良好的润滑作用,能增强片剂的机械强度,促进片剂药物的溶出。

12.2.4.3　助流剂

1. 微粉硅胶(colloidal silicon dioxide)

本品为白色的轻质粉末,化学性质稳定,比表面积大,亲水性好,流动性好,特别适宜于油类和浸膏类药物,为优良的助流剂、润滑剂。常用量为 $0.1\%\sim0.3\%$,可用于粉末直接压片。

2. 氢氧化铝凝胶

本品为极轻的凝胶粉末,在显微镜下观察为极细小的球状聚合体,表面积大,有良好的可压性,常作为粉末直接压片的助流剂和干燥黏合剂。

必须指出,片剂的辅料往往兼有几种作用,例如淀粉既可作为填充剂,同时也是很好的崩解剂,加水加热糊化后又可作为黏合剂。中药片剂的原料药既作为治疗成分,有时也可兼为辅料,如含淀粉较多的药物细粉可作为稀释剂和崩解剂;药物的稠膏可作为黏合剂。因此在选择片剂辅料时,必须掌握各类辅料和原料药物的特点,在处方设计中灵活应用。

12.3　片剂的制备

片剂的制法可分为颗粒压片法和直接压片法两大类,目前生产中以颗粒压片法应用居多。颗粒压片法又可以分为湿法制颗粒压片法、干法制颗粒压片法和半干式颗粒压片法。直接压片法可分为粉末直接压片法和结晶直接压片法。实际工作中以湿法制颗粒压片法应用较多,本节将重点介绍。

12.3.1　湿法制颗粒压片法

本法适用于药物不宜直接压片,且遇湿、热不起变化的片剂制备。一般生产工艺流程如下:

12.3.1.1　原料及辅料的处理

1. 中药原料的处理

中药原料品种多,成分复杂。必须经过处理后才能制粒压片。处理的目的为:去除无效成分,保留有效成分,减少服用量;方便操作,便于生产;选用部分中药作辅料。中药原料处理的一般原则如下。

①按处方选用质量合格的饮片,进行洁净、灭菌和干燥处理后备用。

②需原粉入药的类型:含淀粉多的饮片(如山药、浙贝母等)打粉入药,起稀释剂、崩解剂作用;贵重药(牛黄等)、剧毒药(雄黄)、树脂类药(乳香、没药等)及受热有效成分易破坏的药(大黄、木香)等,宜粉碎成细粉,过五至六号筛。

③含水溶性有效成分的中药,或含纤维较多、黏性大、质地泡松或坚硬的药材,以水煎煮,浓缩成膏。必要时采用高速离心或醇沉等纯化方法除杂,再制成稠膏或干浸膏。如大腹皮、丝瓜络、熟地、大枣、磁石等。

④含醇溶性成分的中药,可用适宜浓度的乙醇以回流、渗漉、浸渍等方法提取,回收乙醇后制成稠膏或干浸膏。如丹参、刺五加等。

⑤含挥发性成分多的中药,可用蒸馏法、双提法提取。

中药片剂的稠膏,一般可浓缩至相对密度 1.2～0.3,有时可达 1.4,根据处方中药粉量而定。或将稠膏浓缩至密度 1.1 左右,喷雾干燥或减压干燥成干浸膏。

2. 主药及辅料的处理

湿法制粒压片所用的主药及辅料,在混合前一般均需经过粉碎、过筛等处理,一般须通过五至六号筛。剧毒药、贵重药及有色的原、辅料宜粉碎的更细,以便混合均匀、含量准确、并可避免压片时产生花斑现象。原辅料混合时应按等量递增法进行。

12.3.1.2　制颗粒

1. 制颗粒的目的

中药片剂大多数都需要先制成颗粒后才能压片,颗粒的制备是湿颗粒法制片的关键操作,关系到压片能否顺利进行及片剂的质量。药物压片前制颗粒的目的如下:

①增加物料的流动性。药物粉末制成颗粒可增加流动性,使片重差异小,含量准确。一般认为休止角≤40°,可以满足生产过程中流动性的需要。

②减少细粉吸附和容存的空气以减少药片的松裂。细粉比表面积大,吸附和容存的空气多,加压时,粉末中部分空气不能及时逸出。压力移去后,片剂内部空气膨胀,易产生松片、裂片。

③避免粉末分层而产生的含量不准确。处方中药物、辅料粉末的密度不一,由于压片中压片机的振动,密度大者下沉,密度小者上浮,产生分层现象,可导致有效成分含量不准确。

④避免细粉飞扬及黏冲、拉模现象。

因此,大多数片剂的制备需根据药物性质和其他要求选择适宜赋形剂,将物料制成大小、松紧适宜的颗粒后再压片,可改善物料的流动性和可压性。

2. 制颗粒的方法

(1)不同原料的制粒方法　主要分为饮片全粉制粒法、饮片细粉与稠浸膏混合制粒法、全浸膏制粒法及提纯物制粒法。

①饮片全粉制粒法：是将处方中全部中药细粉混匀，加适量的黏合剂或润湿剂制软材、制粒的方法。本法适用于剂量小的贵重细料药、毒性药及几乎不具有纤维性药材细粉的制片，如参茸片、牛黄消炎片等。若药粉黏性小，应选用黏合力强的黏合剂；若药粉黏性强，用润湿剂即可。本法具有简便、快速而经济的优点。制备中应注意饮片全粉的灭菌，使片剂符合卫生标准。

②部分细粉与稠浸膏混合制粒法：是将处方中部分饮片提取制成稠浸膏，部分饮片粉碎成细粉，两者混合后制颗粒的方法。本法适用于大多数片剂颗粒的制备，如牛黄解毒片、更年安片等。本法的优点是稠浸膏与饮片细粉除具有治疗作用外，稠浸膏还起黏合剂作用，饮片细粉具有稀释剂、崩解剂作用，可节省辅料，操作简便。

在制备设计中要考虑稠浸膏和饮片细粉的比例，力求二者混合后恰可制成适宜的软材。目前多以处方量 10%～30% 的饮片打粉，其余制稠浸膏。若两者混合后黏性不足，则需另加适量的黏合剂或润湿剂制粒；若两者混合后黏性太大难以制粒，或制成的颗粒试压时出现花斑、麻点，须将稠浸膏与饮片细粉混匀，烘干，粉碎成细粉，再加润湿剂制软材、制颗粒。另外，决定打粉的饮片量时还要考虑到片剂的崩解时间。

③全浸膏制粒法：是将处方中全部饮片提取制成浸膏再制粒的方法。本法适用于处方量大，不含贵重药、细料药的品种，尤其适用于有效成分含量较低的中药制片。全浸膏片因不含中药细粉，服用量少，易达到卫生标准，如芩暴红片、通塞脉片等。

目前生产上有以下 3 种情况：一是如果干浸膏黏性适中，吸湿性不强，可直接粉碎成通过二至三号筛的颗粒，此法制颗粒宜细，避免压片时产生花斑、麻点。二是当干浸膏直接粉碎所得颗粒太硬时，应先粉碎成通过五至六号筛的细粉，加适量辅料以适宜浓度乙醇为润湿剂制软材、制颗粒。三是稠浸膏制粒，即将中药水煎液浓缩至一定相对密度，加入辅料，采用适宜方法制粒。

④提纯物制粒法：是将提纯物（有效成分或有效部位）与稀释剂、崩解剂等混匀后，加入黏合剂或润湿剂，制软材，制颗粒，如银杏叶片等。

（2）不同操作的制粒方法　主要有挤出制粒法、高速搅拌制粒法、流化喷雾制粒法、干法制粒等，详见第 10 章颗粒剂相关内容。

3.湿颗粒的干燥

湿颗粒制成后需立刻干燥，干燥温度一般为 60～80℃。对热稳定的药物，可提高到 80～100℃。含挥发性及苷类成分的中药颗粒应控制在 60℃ 以下，避免有效成分散失或破坏。颗粒的干燥程度一般控制含水量在 3%～5%。

4.干颗粒的质量要求

干颗粒除须具有适宜的流动性、可压性外，尚须符合以下要求。

（1）主药含量　按成品的含量测定方法测定，应符合该品种的要求。

（2）含水量　一般为 3%～5%，品种不同，差异较大，应进行试验掌握各品种的最佳含水量标准。

（3）颗粒大小、松紧度及粒度　颗粒大小应根据片重及药片直径选用，大片可用较大的颗粒或小颗粒进行压片；小片必须用小颗粒，若用大颗粒，则片重差异大。中药片剂一般选用能通过二号筛或更细的颗粒。

干颗粒的松紧与片剂的外观有关,以手指轻捻能碎成有粗糙感的细粉为宜。颗粒过硬,压片易产生麻点,崩解时间延长;颗粒过松,易产生松片,

干颗粒应该由粗细不同的颗粒组成,细粒充填于粗粒中,使片重差异小,含量准确。通常以含有能通过二号筛的颗粒占 20%～40% 为宜,且无通过六号筛的细粉。

5．干颗粒压片前的处理

(1)整粒 整粒是将干燥后颗粒中的团块状物、条状物过筛,分散成均匀的颗粒的操作。整粒时所用筛网的孔径与制粒时相同或稍小,一般为二号筛。如颗粒较疏松,宜选用孔径较大的筛网。

(2)配粒 又称总混,是将处方中的挥发性药物、其他液体药物及崩解剂、润滑剂等加入颗粒中混匀的操作。

①加挥发油或挥发性药物:用五号筛从干颗粒中筛出适量细粉,吸收挥发油与颗粒混匀。若挥发油量超过 0.6% 时,先以吸收剂吸收,再与颗粒混匀。若为固体挥发性药物,可用少量乙醇溶解后或与其他成分研磨共熔后喷雾于干颗粒上,混匀。以上方法加入挥发性成分后均应密闭闷润数小时,使挥发性成分在颗粒中渗透均匀后再压片。也可将挥发油制成 β-环糊精包合物后加入,可减少挥发油在贮存过程中的挥发损失。

②加润滑剂与崩解剂:润滑剂常在整粒后用五号筛筛入干颗粒中混匀。外加的崩解剂应先干燥过筛,在整粒时加入干颗粒中,充分混匀,移置容器内密闭放置。

12.3.1.3 压片

1．片重的计算

干颗粒经整粒和质检合格后,即可计算片重进行压片。

①若已知每批药料应制的片数及每片重量,所制的干颗粒重应等于片数与片重之积,用式(12-1)表示。

$$片重 = \frac{干颗粒重量 + 压片前加入的辅料重量}{片数} \qquad (12-1)$$

②若药料的片数与片重未定时,可先算出颗粒总重量相当于若干单服重量,再根据单服重量的颗粒重来决定每服的片数,求得每片重量,用式(12-2)表示,单位为 g。

$$单服颗粒重量 = \frac{干颗粒总重量}{单服次数} \qquad (12-2)$$

$$片重 = \frac{单服颗粒重}{单服片数}$$

③生产中部分饮片提取浓缩成膏,另一部分饮片粉碎成细粉混合制成半浸膏片的片重,可由式(12-3)求得。

$$片重 = \frac{干颗粒重 + 压片前加入的辅料重}{理论片数} = \frac{(成膏固体重 + 原粉重) + 压片前加入的辅料重}{原中药总重量 / 每片原中药量}$$

$$= \frac{(中药重量 \times 收膏率 + 原粉重) + 压片前加入的辅料重量}{原中药总重量 / 每片原中药量} \qquad (12-3)$$

④若已知每片主药含量时,可通过测定颗粒中主药含量再确定片重,用式(12-4)表示。

$$片重 = \frac{每片含主药量}{干颗粒测得的主药百分含量} \tag{12-4}$$

2.压片机

常用的压片机按结构分类可分为单冲压片机和旋转式压片机。生产上主要用旋转式压片机。

（1）单冲压片机　单冲压片机的构造如图 12-1 所示，主要包括加料斗、冲模系统、出片调节器、压力调节器和片重调节器等结构。冲模系统包括上、下两个冲头和一个模圈，是压片机的压片部分，模圈嵌入模台中，上下冲头固定于上下冲杆上。压力调节器与上冲连接，用于调节上冲下降的距离，上冲下降多，上、下冲间的距离近，则压力大，反之则压力小。下冲连接一个出片调节器和一个片重调节器。出片调节器调节下冲抬起的高度，最高恰与模圈的上缘相平，可将压成的药片顶出模孔；片重调节器用以调节下冲下降的深度，调节模孔的容积从而调节片重。

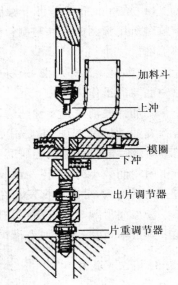

图 12-1　单冲压片机主要构造示意图

单冲压片机的压片过程由图 12-2 所示步骤组成：①上冲抬起，饲粒器移至模孔之上；②下冲下降到适宜的深度（根据片重调节，使容纳的颗粒重恰等于片重），饲粒器在模孔上面摆动，颗粒填满模孔；③饲粒器由模孔上移开，使模孔中的颗粒与模孔的上缘相平；④上冲下降并将颗粒压缩成片；⑤上冲抬起，下冲随之上升到与模孔上缘相平，饲粒器再次移到模孔之上，将压成之药片推开进入接受器，并进行第二次饲粒，如此反复进行。

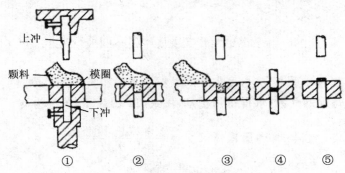

图 12-2　单冲压片机压片流程

单冲压片机有多种型号，基本结构相似，仅压力调节及片重调节等的具体结构有差异。单冲压片机的产量约为每分钟 80 片，多用于新产品的试制或小量生产。由于压片是单侧加压，压力分布不够均匀，易出现裂片，噪声较大。

（2）多冲旋转式压片机　是目前生产中广泛使用的压片机，主要由动力部分、传动部分及工作部分 3 部分组成。动力部分是以电动机作为动力，传动的第一级是皮带轮，第二级是蜗轮蜗杆带动压片机的机台（中盘）。工作部分包括上层装着上冲，中层装模圈，下层装着下冲的机台、固定不动的上下压力盘、片重调节器、压力调节器、饲粒器、刮粒器、出片调节器以及吸尘器和防护装置等。

旋转式压片机的机台装于机器的中轴上并绕轴而转动,上冲随机台转动并沿固定的上冲轨道作规律地上、下运动;下冲也随机台转动并沿下冲轨道作上、下运动;在上冲和下冲转动并经过各自的压力盘时,压力盘推动使上冲向下、下冲向上运动并加压;机台中层之上有一位置固定不动的刮粒器,固定位置的饲粒器的出口对准刮粒器,颗粒可源源不断地流入刮粒器中,并流入模孔,当下冲转到饲粒器之下时,其位置较低、颗粒流满模孔;下冲转动到片重调节器时,再上升到适宜高度,经刮粒器将多余的颗粒刮去;当上冲和下冲转动到两个压力盘之间时,两个冲之间的距离最小,将颗粒压缩成片。当下冲继续转动到出片调节器时,下冲抬起并与机台中层的上缘相平,药片被刮粒器推开。旋转式压片机压片过程如图 12-3 所示。

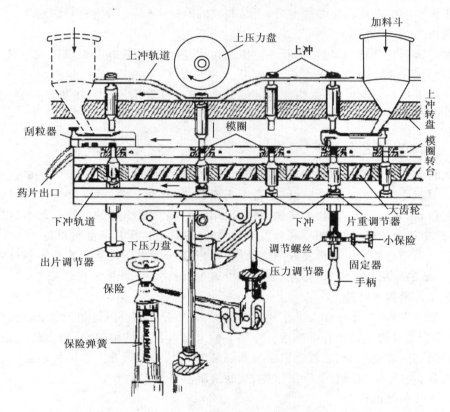

图 12-3　旋转式压片机压片过程示意图

旋转式压片机有多种型号,按冲数有 16 冲、19 冲、27 冲、33 冲、35 冲、55 冲等多种。按流程有单流程及双流程之分。双流程压片机有两套压力盘,每一副冲旋转一圈可压两个药片。双流程压片机加料方式合理,片重差异较小;由上下两侧加压,压力分布均匀;能量利用更合理,生产效率较高。中药片剂生产常用的有双 19、双 33 和双 35 型压片机。

近年来国外已经发展有电子自动程序控制的封闭式压片机,可防止粉尘飞扬,能自动调节片重及厚度、删除片重不合格的药片及在压片过程中能自动取样、计数、计量和记录且无人操作。

12.3.2 干法制颗粒压片法

干法制颗粒压片法指不用润湿剂或液态黏合剂而制成颗粒进行压片的方法。本法省工省时、节能,适用于遇湿、热不稳定的药物。如黏性适中的中药干浸膏可直接粉碎成颗粒,进行压片。干法制粒压片的药材前处理和压片工艺与湿法制粒相同,仅是制粒工艺不同。干法制粒压片常用的制粒方法有滚压法和重压法。

1.滚压法

将药物粉末和辅料混合均匀后,通过干挤制粒机转速相同的两个滚动圆筒的缝隙压成所需硬度的薄片,再通过制粒机破碎成颗粒、筛选颗粒、加润滑剂即可压片。

滚压法能大面积而缓慢地加料,压出的薄片厚薄容易控制,硬度均匀,压成片剂无松片现象。但由于滚筒间的摩擦能使温度上升,有时制成的颗粒过硬,会影响片剂的崩解。

2.重压法

将药物与辅料混合均匀,经特殊压片机压成大片,再经摇摆式制粒机破碎成一定大小的颗粒,加润滑剂,压片。

重压法的大片不易制好,大片击碎时的细粉多,需反复重压、击碎,耗费时间多,原料亦有损耗,且需有重型压片机,目前应用较少。

12.3.3 粉末直接压片法

将药物粉末与适宜的辅料混匀后直接压片的方法称为粉末直接压片。本法的优点是工艺简单,省却制粒、干燥、整粒工序,省时;制备中不遇湿热,有利于药物的稳定;片剂崩解后成为药物原始粉粒,比表面积大,药物溶出快,特别适用于对湿热不稳定的药物。其不足是辅料价格较贵;生产中粉尘较多;片剂的外观稍差。在国外,粉末直接压片的品种可达40%以上。

直接压片的药物粉末应具有良好的流动性、可压性和润滑性。但多数药物不具备这些特点,限制了本法的应用。目前常通过采用以下措施予以解决。

1.改善压片原料的性能

若粉末流动性差,直接压片会发生片重差异大、裂片等问题。通过加入性能良好的药用辅料,可改善压片原料的流动性和可压性。可用于粉末直接压片的辅料有:微晶纤维素、改性淀粉、喷雾干燥乳糖、微粉硅胶、氢氧化铝凝胶及磷酸氢钙二水合物等。常用的崩解剂有低取代羟丙基纤维素、羧甲基淀粉钠、交联聚维酮、交联羧甲基纤维素钠等。

2.改进压片机械的性能

生产中一般通过安装机械振荡器或电磁振荡器,克服加料斗内粉末出现空洞或流动时快时慢的现象,避免发生片重差异大。通过适当加大压力,减慢车速使受压时间延长,增加预压过程等方法,克服粉末中存在的空气多,压片时易产生顶裂的问题。通过安装吸粉器回收粉末或者安装自动密闭加料设备,克服粉尘飞扬。

12.3.4 片剂制备中可能发生的问题及原因分析

在压片过程中出现问题的原因,归纳起来常从3个方面考虑:①颗粒的质量,是否过硬、过松、过湿、过干、大小悬殊或细粉过多等;②空气湿度是否太高;③设备是否正常,如压力大小是否适当、车速是否过快、冲头冲模是否磨损等。实际工作中应根据具体情况进行分析。

1. 松片

片剂硬度不够,将片剂置中指和食指之间,用拇指轻轻加压就能碎裂的现象称为松片。松片产生原因及解决办法如下。

①药物细粉过多或黏性差的物料多,颗粒松散。可将物料粉碎成过六号筛的细粉,选用黏性较强的黏合剂制粒。

②颗粒含较多的挥发油、脂肪油引起松片。可适当加入吸收剂吸附油脂成分,也可将挥发油以 β-环糊精包合后加入颗粒。

③颗粒过于干燥,可压性差。可调节颗粒合适的含水量,颗粒含水量适宜,可塑性大,压出的片剂硬度好。颗粒过干,弹性变形较大,压出的片剂松散。

④制剂工艺不当,如制粒时乙醇浓度过高;润滑剂、黏合剂不适;药液浓缩时温度过高,使部分浸膏炭化,黏性降低;或浸膏粉碎不细,黏性减小等。解决方法应针对原因解决,也可采用新技术改进制剂工艺。

⑤压片机的问题,如冲头长短不齐,颗粒所受压力不同,或下冲下降不灵活,致模孔中颗粒填充不足产生松片;压力过小或车速过快,受压时间过短,引起松片。这时应采取相应的措施,如调整压片机,适当增大压力,减慢车速等。

2. 裂片

片剂受到振动或经放置后,从腰间开裂或从顶部脱落的现象叫做裂片。产生裂片的原因及解决办法如下。

①黏合剂或润湿剂使用不当致细粉过多,或颗粒过粗过细,可选择合适的黏合剂或加入干燥黏合剂予以解决。

②颗粒中油性成分较多或纤维性成分多时易引起裂片,可分别加吸收剂或糖粉予以克服。

③颗粒过分干燥引起的裂片,可喷洒适量稀乙醇湿润,或与含水量较大的颗粒掺合,或在地上洒水,使颗粒从空气中吸收适当水分后压片。

④冲模不合要求,上冲与模圈不吻合,模圈口径改变等均可造成裂片,可更换冲头冲模予以解决。

⑤压力过大或车速过快,颗粒中空气来不及逸出造成裂片,可调节压力或减慢车速克服。

3. 黏冲

压片时冲头、模圈表面有细粉黏着,造成片面粗糙不平或有凹痕的现象称为黏冲。黏冲产生原因及解决办法如下。

①颗粒含水量高、物料易吸湿,室内温度过高或过湿,均可造成黏冲。应采用重新干燥颗粒,或控制室内温度、湿度,保持干燥等措施。

②润滑剂选用不当或用量不足。应增加润滑剂用量或选用合适润滑剂并混匀。

③冲头表面粗糙或刻字太深。应更换冲模,或将冲头表面擦净使光滑。

4. 片重差异超限

片重差异超过药典规定的限度为片重差异超限。片重差异超限产生原因及解决办法如下。

①颗粒细粉过多或大小相差悬殊,或黏性、引湿性强的药物颗粒流动性差,使片重差异增大。此时宜重新制粒,或筛去过多细粉,调节颗粒合适的含水量。

②润滑剂用量不足或混合不匀,使颗粒流速不一,致片重差异变大。应增加适量润滑剂充分混匀。

③加料器不平衡,如两只加料器高度不同,加颗粒的速度不一;或加料器堵塞;或下冲塞模时不灵活,致颗粒填充量不一。应停车检查,调整后再压片。

5.崩解超限

片剂崩解时间超过药典规定的时限为崩解超限。崩解超限产生原因及解决办法如下。

①崩解剂的品种及加入方法不当,用量不足,或干燥不够均可影响片剂的崩解。应调整崩解剂的品种或用量,改进加入方法,如采用崩解剂内外加入法,有利于崩解。

②黏合剂黏性太强或用量过多,或疏水性润滑剂用量太多等。应选用适宜的黏合剂或润滑剂,并调整用量,或适当增加崩解剂的用量。

③颗粒粗硬或压力过大,致使片剂坚硬,崩解迟缓。应将颗粒适当破碎,或适当降低压力。

④含胶质、糖或浸膏的片剂贮存温度较高或引湿,崩解时间会延长。应注意贮存条件。

12.4　片剂的包衣

片剂的包衣系指在压制片(片心或素片)的表面包裹适宜材料的衣层或衣料,使之与外界隔绝的操作。被包的压制片称为片心,包成的片剂称为包衣片。

12.4.1　片剂包衣的目的

①隔绝空气、避光、防潮,增加药物的稳定性。

②掩盖药物的不良气味,便于患者服药。

③控制药物的释放部位,可将对胃有刺激性或能被胃酸或酶破坏的药物包肠溶衣,使在胃中不溶,在肠中溶解。

④控制药物的释放速度,可将需在肠内起作用的药物制成片心,在胃内起作用的成分作为衣层包于片心外面。口服后外层在胃内崩解,片心到达肠内后崩解。

⑤改善片剂的外观、便于识别。

12.4.2　片剂包衣的种类和要求

1.种类

根据包衣材料的不同,片剂的包衣可分为糖衣和薄膜衣。薄膜衣又可分为胃溶型、肠溶型和水不溶型 3 种。

2.质量要求

(1)片心　除符合一般片剂质量要求外,片心形状要求有适宜的弧度,棱角小,以免边缘难以包衣完整。片心的硬度应比一般片剂大,避免在多次滚转中破碎。

(2)衣层　要求均匀牢固;衣膜与片心不起化学反应,崩解度符合要求;贮存中能保持光亮美观,颜色一致,无裂纹等。

12.4.3 片剂包衣的方法与设备

片剂包衣方法有滚转包衣法、流化包衣法和压制包衣法。

12.4.3.1 滚转包衣法

滚转包衣法又称锅包衣法,为目前常用的包衣方法,可以包糖衣和薄膜衣。包衣设备主要有普通包衣机、埋管包衣机和高效包衣机等。

1.普通包衣机

如图 12-4 所示,普通包衣机主要由包衣锅、动力部分、加热器及鼓风设备组成。

包衣锅由不锈钢制成,形状有荸荠形和圆形两种。包衣锅的转轴一般与水平呈 $30°\sim45°$ 角,有利于锅内片剂既能随锅的转动方向滚动又能沿轴方向滚动。锅体直径大则角度应小,锅体直径小则角度宜大些。包衣锅的转速应根据锅的大小与包衣物的性质适当调整,调节转速的目的在于使片剂在锅内能带至高处,成弧线运动而落下,作均匀而有效的翻转。包衣机的加热装置是在包衣锅下面装一电炉,配有多只开关调节温度。包衣机的吹风干燥用鼓风机,能吹冷风、热风。空气通过热源即可成为热风。包衣锅上方安置有除尘罩,上接排风管道,吸走粉尘,保持车间卫生。

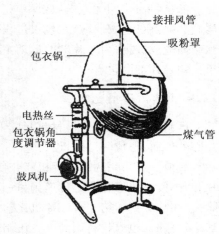

图 12-4 荸荠形包衣机

普通包衣锅包衣基本过程为:包衣锅以适宜的速度旋转,锅内药片随之滚动,间歇喷洒包衣液,同时吹入热风,使药片表面的包衣液快速、均匀干燥,形成坚固光滑的表面薄膜。当包衣增重达到规定要求时,即可停止包衣,出料。

目前生产中的包衣设备有许多改进,如在传统的包衣锅内部装有挡板,增加片剂在锅内的翻动;开发了埋管式包衣锅、高效包衣机等。

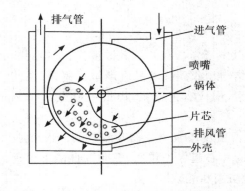

图 12-5 高效有孔包衣机工作原理

2.高效包衣机

与普通包衣机相比,高效包衣机自动化程度高、产品质量好、生产效率高,是目前常用的包衣设备。高效包衣机工作原理见图 12-5。包衣时,片心在密闭的滚筒内随滚筒旋转而做连续复杂的轨迹运动,在运动过程中,按预定的工艺流程和工艺参数,蠕动泵将包衣液输送至喷雾装置,喷洒在片心表面。同时在负压条件下经滚筒上部送入洁净热风对包衣进行干燥,热风穿过片心,从滚筒底部排出,快速形成细密、坚固的包衣膜。

12.4.3.2　流化包衣法

　　流化包衣法也称沸腾包衣法或悬浮包衣法。其原理是利用急速上升的空气气流使片心处于悬浮或沸腾状态,上下翻动,喷头将包衣液呈雾状喷射于片心上,继续通入热空气使包衣液干燥,重复此过程直至符合包衣要求。流化包衣机示意图见图 12-6。

　　流化包衣法的优点是热效率高、包衣速度快、自动化程度高。缺点是包衣层薄,在包衣过程中,药片悬浮运动易相互碰撞造成破损;由于片剂的运动主要靠气流推动,不适用于大剂量片剂的包衣。

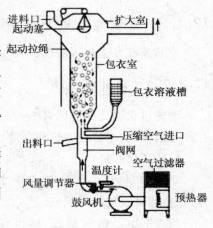

图 12-6　流化包衣机示意图

12.4.3.3　压制包衣法

　　压制包衣系指将包衣材料制成干颗粒,利用特殊的干压包衣机,把包衣材料的干颗粒压在片心的外面,形成一层干燥衣。

　　目前一般采用两台压片机联合使用实施压制包衣。包衣时,先用一台压片机将物料压成片心,由传递装置将片心传递到另一台压片机的模孔中,在传递过程中由吸气泵将片外的细粉除去,在片心到达第二台压片机之前,模孔中已填入了部分包衣物料作为底层,然后片心置于其上,再加入包衣物料填满模孔压制成包衣片。本法可以避免水分、高温对药物的不良影响,生产流程短、自动化程度高、劳动条件好,但对压片机械的精度要求高。

12.4.4　片剂包衣物料与工序

12.4.4.1　糖衣

　　糖衣(sugar coating)系指在片心之外包上以蔗糖为主要包衣材料的衣层。糖衣有一定的防潮、隔绝空气的作用;可掩盖不良气味;改善外观,易于吞服;糖衣衣层较厚,片剂增重多,会影响药物释放。目前有些中药糖衣片改成包薄膜衣片。

1. 包衣物料

糖衣的包衣材料主要有糖浆、胶浆、滑石粉、虫蜡等。

　　(1)糖浆　采用干燥粒状蔗糖制成,质量分数为 65%～75%(g/g),因其浓度高,干燥后能很快析出蔗糖结晶黏附于片剂表面,用于粉衣层的黏结与糖衣层。本品宜新鲜配制,保温使用。需包有色糖衣时,可在糖浆中加入可溶性食用色素,配成有色糖浆,用量一般为 0.03% 左右。

　　(2)胶浆　常用 15% 明胶浆、35% 阿拉伯胶浆、1% 西黄芪胶浆、4% 白芨胶浆及 35% 桃胶浆等,多用于包隔离层,对含有酸性、易溶或吸潮成分的片心起保护作用,但防潮性能不很理想。另外玉米朊乙醇溶液、苯二甲酸醋酸纤维素(CAP)防潮性能较好。

　　(3)滑石粉　主要用于包粉衣层,使用前应过六号筛。

　　(4)虫蜡　又称虫白蜡、川蜡,用于包衣打光时增加片衣的亮度、防潮。使用前将虫蜡于 80～100℃ 加热,过六号筛除去悬浮杂质,掺入约 2% 的二甲基硅油混匀,冷却,备用。使用时再粉碎,过五号筛。

2. 包衣工序

糖衣的包衣过程一般分为 5 步:

隔离层→粉衣层→糖衣层→有色糖衣层→打光

根据具体情况,有些工序可以省略或者合并。

(1)隔离层 是指在片心外包起隔离作用的衣层。如片心中含有酸性、易吸潮变质或易溶性药物时,均需包隔离层,防止糖衣被酸性药物水解,或药物吸潮而变质。

包隔离层常用胶浆或胶糖浆,另加少量滑石粉。操作时,将片心置包衣锅中滚动,加入少量胶浆或其他隔离层的料液,使均匀黏附于片心上,吹热风,同时加入少量滑石粉至不粘连为止,重复数次至达到规定厚度,一般需包 4～5 层。操作时须注意每层应充分干燥后再包下一层,干燥温度为 30～50℃。

(2)粉衣层 又称粉底层,包粉衣层的物料是糖浆和滑石粉,目的是消除片剂的棱角,为包糖衣打基础。不包隔离层的片剂可直接包粉衣层。

操作时药片在包衣锅中滚转,加入糖浆使表面均匀润湿,加入滑石粉适量,使黏着在片剂表面,继续滚转加热并吹风干燥,重复数次,至片心的棱角全部消失、圆整、平滑为止。一般需包 15～18 层,温度控制在 30～50℃。

(3)糖衣层 包糖衣层的目的是增加衣层的牢固性和甜味,使片面光洁,细腻美观。操作方法与包粉衣层基本相同,只是包衣物料只用糖浆而不用滑石粉。操作时每次加入糖浆后先停止吹风,待片剂表面略干后再加热吹风。一般温度为 40℃,使糖浆表面慢慢干燥,形成细腻的蔗糖晶体层,一般包 10～15 层。

(4)有色糖衣层 包有色糖衣层的目的是使片剂美观,便于区别不同品种,并有遮光作用。包衣物料为有色素糖浆。一般是在包完糖衣层的片剂上继续包不同浓度的有色糖浆,颜色由浅渐深,一般包 8～15 层。包衣中锅温应逐渐下降到室温,使衣层慢慢析出细腻蔗糖晶体。

(5)打光 包色衣层后,在糖衣外部包上极薄的蜡层,使片面光亮美观,同时有防潮作用。方法是在包完有色糖衣层后,停止包衣锅的转动,使片面微量水分慢慢散失。然后转动包衣锅,撒入所需虫蜡粉的 2/3,转动摩擦即可产生光滑表面,继续慢慢加入剩余的蜡粉,转动至衣面极光亮为止。取出片剂,移至石灰干燥橱干燥 12～24 h。虫蜡粉用量一般为每 1 万片不超过 3～5 g。

12.4.4.2 薄膜衣

薄膜衣(film coating)系指在片心上包一层比较稳定的高分子聚合物衣膜。由于该衣膜比糖衣薄得多,故称薄膜衣。薄膜衣可保护片剂不受空气中湿气、氧气影响,增加稳定性,掩盖药物的不良气味。

薄膜衣与糖衣比较有很多优点:①衣层薄,片重一般仅增重 2%～4%;②节省物料,操作简单,工时短而成本低;③对片剂崩解的不良影响小;④包衣后片心表面的标记仍可显出;⑤根据高分子衣料的性质,可以制成胃溶、肠溶及缓释、控释制剂。

薄膜衣的缺点是衣层薄,片剂原有颜色不易完全掩盖。为了克服这一缺点,中药片剂常先在片心上包几层粉衣层,使片剂棱角消失、颜色一致后再包薄膜衣,此法为糖衣和薄膜衣两种工艺的结合,称为"半薄膜衣"。

1.薄膜衣材料

(1)成膜材料　按衣层作用,薄膜衣材料可分为胃溶型、肠溶型和缓释型 3 类。

①胃溶型材料:主要有防潮、避光、抗氧化、美化外观的作用。常用材料有羟丙基甲基纤维素(HPMC)、羟丙基纤维素(HPC)、甲基纤维素(MC)、羟乙基纤维素(HEC)、丙烯酸树脂Ⅳ号等。

②肠溶型材料:指在胃液中不溶,在肠液中溶解的成膜材料。当药物片剂为下列情况时需包肠溶衣:遇胃液易变质的药物;对胃刺激性强的药物;需控制药物在肠道内定位释放的驱虫药、肠道消毒药。常用的肠溶材料有邻苯二甲酸醋酸纤维素(CAP)、聚乙烯醇酞酸酯(PVAP)、羟丙基甲基纤维素酞酸酯(HPMCP)、丙烯酸树脂类等(国内常将丙烯酸树酯Ⅱ号、Ⅲ号混合使用,相当于国外的 EudragitL100、EudragitS100)。

③缓释型材料:这类材料在水中不溶及胃肠道 pH 范围内不溶,通过加入药物释放速度调节剂控制药物的释放。常用缓释包衣材料有酸酸纤维素(CA)、乙基纤维素(EC)和丙烯酸树酯类 EuRS100、EuRL100。

(2)增塑剂　增塑剂能增加成膜材料的可塑性,使易于成膜,保持衣层有较好的柔韧性。常用的增塑剂有:①多醇类,甘油、聚乙二醇、丙二醇等,用作纤维素类衣膜的增塑剂;②脂肪族非极性增塑剂,蓖麻油、甘油单醋酸酯及邻苯二甲酸酯类等,用作脂肪族非极性聚合物的增塑剂。

(3)溶剂　溶剂的作用是将包衣材料溶解或分散后能均匀地传递至片剂表面,常用的溶剂或分散介质为有机溶剂和水分散体两类。有机溶剂常用乙醇、异丙醇、丙酮等,有机溶剂多有一定毒性和易燃性。近年水分散体用得较多,水分散体的分散介质常用水、乙醇,包衣物料溶解或分散于水中形成分散体系,安全性更好。

(4)固体物料和着色剂　在包薄膜衣过程中,有些物料黏性过大,包衣液中需加入适宜的固体粉末以防止片剂的粘连,常用滑石粉、硬脂酸镁、微分硅胶等。包衣液中加着色剂的目的是为了便于识别,美观,也有遮光作用。

(5)释放速度调节剂　也称致孔剂,在水不溶性薄膜衣中含有水溶性物质时,遇水可溶解,形成多孔膜,可通过加入致孔剂的量调节药物释放速度。常用的致孔剂有蔗糖、氯化钠、聚乙二醇和表面活性剂等。

2.薄膜衣的包衣方法

主要有滚转包衣法(锅包衣法)、流化包衣法。采用包衣锅包衣时,一般工艺流程如下:

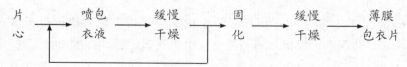

具体操作过程为:①将片心放入包衣锅内转动,喷入包衣液,使片心表面均匀湿润。②缓和吹入热风,使溶剂缓缓蒸发。干燥速度过快,会产生"皱皮"、"起泡",干燥速度过慢,会产生"粘连"、"剥落"。③重复操作步骤①、②,使片心增重至符合要求。④多数薄膜衣需室温或略高于室温下自然放置 6~8 h,使之完全固化。⑤若使用有机溶剂,应在 50℃下继续干燥 12~24 h,除尽残余的有机溶剂。

12.5　片剂的质量检查

片剂的外观应完整光洁,色泽均匀,有适宜的硬度和耐磨性,以免在包装、运输过程中发生磨损或破碎。

12.5.1　鉴别

取一定量的片剂,按照处方原则首选君药、臣药进行鉴别,贵重药、毒性药也需鉴别,以确定处方中各药物存在。

12.5.2　含量测定

取 10～20 片样品合并研细,选择处方中君药、贵重药、毒性药按规定测定每片的平均含量,片剂含量应在规定的限度以内。

12.5.3　重量差异

片剂的重量差异又称片重差异。片剂的重量差异大,会影响片剂中主要药物的含量。因此,必须将各种片剂的重量差异控制在最低限度内。《中国药典》2015 版制剂通则片剂项下规定的片剂重量差异限度见表 12-1。

检查方法:取供试品 20 片,精密称定总重量,求得平均片重后,再分别精密称定各片的重量,每片重量与平均片重比较(凡无含量测定的片剂或有标示片重的中药片剂,每片重量应与标示片重比较),按表中的规定,超出重量差异限度的片剂不得多于 2 片,并不得有 1 片超出限度的 1 倍。

表 12-1　片剂重量异限度

标示片重或平均片重/g	重量差异限度/%
0.30 g 以下	±7.5%
0.30 g 及 0.30 g 以上	±5%

糖衣片的片心应检查重量差异并符合规定,包糖衣后不再检查重量差异。薄膜衣片应在包薄膜衣后检查重量差异并符合规定。

凡检查含量均匀度的片剂,一般不再进行重量差异检查。

12.5.4　崩解时限

崩解系指固体制剂在规定条件下崩解溶散或成碎粒,并全部通过得筛网(不溶性包衣材料或破碎的胶囊壳除外)。如有少量不能通过筛网,但已软化或轻质上漂且无硬心者,可认为符合规定。一般采用升降式崩解仪,按《中国药典》2015 版【崩解时限检查法】(通则 0921)检查。其主要结构为一能升降的金属支架[上下移动距离为(55±2) mm,往返频率为每分钟 30～32 次]与下端镶有筛网的吊篮,并附有挡板。

检查方法:将吊篮通过上端的不锈钢轴悬挂于金属支架上,浸入 1 000 mL 烧杯中,并调节吊篮位置使其下降至低点时筛网距烧杯底部 25 mm,烧杯内盛有温度为(37±1)℃的水,调节水位高度使吊篮上升至高点时筛网在水面下 15 mm 处,吊篮顶部不可浸没于溶液中。

取中药片剂 6 片(原粉片、浸膏片、薄膜衣片、糖衣片),分别置上述吊篮的玻璃管中,加挡板,启动崩解仪进行检查。其中薄膜衣片并可改在盐酸溶液(9→1 000)中进行检查。

中药原粉片各片均应在 30 min 内全部崩解;浸膏(半浸膏)片、糖衣片、薄膜衣片各片均应在 1 h 内全部崩解。如果供试品黏附挡板,应另取 6 片,不加挡板按上述方法检查,应符合规定。如有 1 片不能完全崩解,应另取 6 片复试,均应符合规定。

肠溶片按上述装置与方法不加挡板进行检查,先在盐酸溶液(9→1 000)中检查 2h,每片均不得有裂缝、崩解或软化等现象;继将吊篮取出,用少量水洗涤后,每管加入挡板,再按上述方法在磷酸盐缓冲液(pH 6.8)中进行检查,lh 内应全部崩解。如有 1 片不能完全崩解,应另取 6 片复试,均应符合规定。

12.5.5 硬度和脆碎度

为了避免片剂在包装、运输等过程中破碎或磨损,片剂应有足够的硬度。另外,片剂的硬度与崩解度、溶出度密切相关。

1.硬度

硬度指将药片立于两个压板之间,沿片剂直径的方向徐徐加压,直到破碎所需之力。常用仪器为片剂硬度测定仪和孟山都硬度测定器。一般认为中药压制片硬度在 2~3kg。

2.脆碎度

《中国药典》规定了【片剂脆碎度检查法】(通则 0923),常用 Roche 脆碎度测定器(图 12-7)测定:片重为 0.65 g 或以下者取若干片,使其总重约为 6.5 g;片重大于 0.65 g 者取 10 片。用吹风机吹去脱落的粉末,精密称重,置圆筒中,转动 100 次。取出,同法除去粉末,精密称重,减失重量不得过 1%,

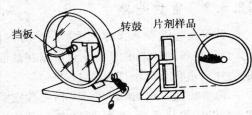

图 12-7 Roche 脆碎度测定器

且不得检出断裂、龟裂及粉碎的片。本试验一般仅作 1 次。如减失重量超过 1% 时,应复检 2 次,3 次的平均减失重量不得过 1%,并不得检出断裂、龟裂及粉碎的片。

12.5.6 溶出度检查

溶出度指药物在规定介质中从片剂、胶囊剂、颗粒剂等固体制剂中溶出的速度和程度。溶出度检查是测定固体制剂中有效成分溶出的一种体外测定方法。下列情况的片剂需进行溶出度检查:①含有在消化液中难溶的药物;②与其他成分容易相互作用的药物;③在久贮后溶解度降低的药物;④剂量小,药效强,副作用大的药物。药物的溶出度应按《中国药典》【溶出度测定法】(通则 0931)测定,结果应符合相关规定。凡检查溶出度的片剂,不再进行崩解度检查。

12.5.7 含量均匀度检查

含量均匀度指小剂量片剂中每片含量符合标示量的程度。主药含量较小的片剂,因加入的辅料相对较多,药物与辅料不易混合均匀,应进行含量均匀度的检查。片剂的含量测定的是平均含量,易掩盖小剂量药物由于混合不匀造成的每片含量差异。含量均匀度应按 2015 版《中国药典》【含量均匀度检查法】(通则 0941)检查。

12.6 片剂的包装与贮藏

12.6.1 片剂的包装

片剂成品经质量检查合格后,要及时进行包装。包装的目的是保证产品质量,外观牢固美观,并能耐受运输时的撞击震动,同时有利于成品的分发、应用和贮藏。

1.多剂量包装

多剂量包装指几十、几百片合装在一个容器中,常用的容器有玻璃瓶(管)、塑料瓶(盒)及由软性薄膜、纸塑复合膜、金属箔复合膜等制成的药袋。

(1)塑料瓶(盒) 主要以无毒的高分子聚合物为原料如聚乙烯、聚氯乙烯和聚苯乙烯等,是现在广泛应用的包装容器。药用塑料瓶的特点是质轻,不易碎、易制成各种形状,可以对所装药物在有效期内起到安全屏蔽及保护作用。

(2)软塑料薄膜袋 该材料价格低廉,工序简单,每个小袋均可印有标签,便于识别和应用。但其包装的密闭性较差,且片剂易受压破碎或磨损。

2.单剂量包装

单剂量包装指片剂每片分别包装,提高了对产品的保护作用,使用方便,外形美观。泡罩式是用底层材料(无毒铝箔)和热成型塑料薄板(无毒聚氯乙烯硬片),经热压形成的水泡状包装。泡罩包装的优点是便于携带,可以减少药品的携带和服用过程中的污染。

12.6.2 片剂的贮藏

片剂宜密封贮藏,防止受潮、发霉、变质。除另有规定外,一般应将包装好的片剂放在阴凉处(20℃以下)通风、干燥处贮藏。对光敏感的片剂,应避光保存,受潮易分解变质的片剂,应在包装容器内放入干燥剂。

12.7 片剂举例

复方丹参片

【处方】丹参 450 g 三七 141 g 冰片 8 g

【制法】以上 3 味,丹参加乙醇加热回流 1.5 h,提取液滤过,滤液回收乙醇并浓缩至适量,备用;药渣加 50% 乙醇加热回流 1.5 h,提取液滤过,滤液回收乙醇并浓缩至适量,备用;药渣加水煎煮 2 h,煎液滤过,滤液浓缩至适量。三七粉碎成细粉,与上述浓缩液和适量的辅料制成颗粒,干燥。冰片研细,与上述颗粒混匀,压制成 1 000 片,包糖衣或薄膜衣,即得。

【性状】本品为糖衣片或薄膜衣片,除去包衣后显棕色至棕褐色;气芳香,味微苦。

【功能与主治】活血化瘀,理气止痛。用于气滞血瘀所致的胸痹,症见胸闷、心前区刺痛;冠心病心绞痛见上述证候者。

【用法与用量】口服,一次 3 片,一日 3 次。

【注解】

①工艺中采用95％乙醇、50％乙醇和水分别提取丹参,能够将丹参中的脂溶性的丹参酮类成分和水溶性的酚酸类成分全部提取完全。

②三七为贵重药材,粉碎后直接应用,同时可以起到稀释剂和崩解剂的作用。

③冰片在颗粒干燥后加入以避免冰片的损失。

小柴胡片

【处方】柴胡 445 g　姜半夏 222 g　黄芩 167 g　党参 167 g　甘草 167 g　生姜 167 g　大枣 167 g

【制法】以上 7 味,党参 45 g、甘草 45 g 粉碎成细粉;剩余的党参与甘草、柴胡、黄芩、大枣加水煎煮二次,每次 1.5 h,合并煎液,滤过,滤液浓缩至适量;姜半夏、生姜用 70％的乙醇作溶剂,浸渍 24 h 后,缓缓渗漉,收集渗漉液约 1 670 mL,回收乙醇,与上述浓缩液合并,浓缩成稠膏,加入上述细粉及适量辅料,混匀,干燥,粉碎成细粉,制颗粒,干燥,压制成 1 000 片,或包薄膜衣,即得。

【性状】本品为灰棕色至黑褐色的片或为薄膜衣片。除去包衣后显灰棕色至黑褐色,气微,味甜、微苦。

【功能与主治】解表散热,疏肝和胃。用于外感病,邪犯少阳证,症见寒热往来、胸胁苦满、食欲不振、心烦喜呕、口苦咽干。

【用法与用量】口服。一次 4～6 片,一日 3 次。

【注解】

①部分党参和甘草粉碎成细粉加入稠膏制粒,起填充剂、崩解剂作用,可节省辅料,方便操作。

②姜半夏和生姜中的主要成分是生物碱、挥发油、姜酚等,采用 70％乙醇以渗漉法提取,能够充分提取有效成分,避免挥发性成分的损失。

石淋通片

【处方】广金钱草 3 125 g

【制法】取广金钱草,加水煎煮二次,每次 1.5 h,合并煎液,滤过,滤液减压浓缩,加 5 倍85％乙醇,充分搅拌,静置 24 h,滤过,滤液浓缩成稠膏状,干燥,加辅料适量,制成颗粒,干燥,压制成 1 000 片,或包糖衣或薄膜衣,即得。

【性状】本品为棕褐色的片或糖衣片或薄膜衣片,包衣片除去包衣后显棕褐色;味苦、涩。

【功能与主治】清热利尿,通淋排石。用于湿热下注所致的热淋、石淋,症见尿频、尿急、尿痛或尿有砂石;尿路结石、肾盂肾炎见上述证候者。

【用法与用量】口服。一次 5 片,一日 3 次。

【注解】本品处方药量大,且为普通药材,故制成全浸膏片。

银杏叶片

【处方】银杏叶提取物 40 g(80 g)　辅料适量　制成 1 000 片

【制法】取银杏叶提取物 40 g(规格一)或 80 g(规格二),加辅料适量,制成颗粒,压制成 1 000 片,包糖衣或薄膜衣,即得。

【功能主治】活血化瘀通络。用于瘀血阻络引起的胸痹心痛、中风、半身不遂、舌强语塞;冠心病稳定型心绞痛、脑梗死见上述证候者。

【用法用量】口服。规格一,一次 2 片;规格二,一次 1 片,一日 3 次;或遵医嘱。

【注解】

①本品为银杏叶的提纯片。

②规格一每片含总黄酮醇苷 9.6 mg、萜类内酯 2.4 mg;规格二每片含总黄酮醇苷 19.2 mg、萜类内酯 4.8 mg。

思考题

1.咀嚼片、含片、口崩片、舌下片应用上各有何特点?

2.简述片剂辅料的类型、作用及常用的品种。

3.片剂生产中制颗粒的目的是什么?

4.湿颗粒法制备中药片剂的一般工艺流程?按原料处理的不同,中药片剂有哪几种类型?

第 13 章　栓剂

学习要求

1. 掌握栓剂的含义和特点,热熔法制备栓剂的工艺要求,置换价的含义及其计算方法。

2. 熟悉栓剂常用基质的种类、特点,药物吸收的途径与影响吸收的因素,栓剂的质量要求。

3. 了解栓剂的发展概况以及包装贮藏要求。

13.1　概述

13.1.1　栓剂的含义与特点

栓剂(suppository)亦称坐药或塞药,系指药物与适宜基质制成供腔道给药的固体制剂。栓剂在常温下为固体,塞入人体腔道后,在体温下迅速软化、熔化或溶解于分泌液,逐渐释放药物,产生局部或全身作用。栓剂为外用药,不可内服。

栓剂为古老剂型之一,在公元前 1550 年的埃及《伊伯氏纸草本》中即有记载。中国使用栓剂也有悠久的历史,《史记·仓公列传》有类似栓剂的早期记载,后汉张仲景的《伤寒论》中载有蜜煎导方,即用于通便的肛门栓;晋葛洪的《肘后备急方》中有用半夏和水为丸纳入鼻中的鼻用栓剂和用巴豆鹅脂制成的耳用栓剂等。

早期人们认为栓剂只起局部作用,后来发现栓剂可通过直肠吸收药物发挥全身作用。近年栓剂的品种和数量明显增加,是由于栓剂具有下列显著的特点:

①栓剂可在腔道起润滑、抗菌、杀虫、收敛、止痛、止痒等局部治疗作用,如蛇黄栓;可通过直肠黏膜吸收,发挥镇痛、镇静、兴奋、扩张支气管等全身治疗作用,如吗啡栓。

②直肠吸收比口服吸收干扰因素少,药物不受胃肠道 pH 或酶的破坏。

③可避免刺激性药物对胃肠道的刺激。

④可减少药物肝脏首过作用,减少药物对肝脏的毒副作用。

⑤适于不能或不愿吞服药物的患者使用。

⑥栓剂给药不如口服方便。

13.1.2　栓剂的种类

13.1.2.1　按给药途径分类

1. 直肠栓

直肠栓形状有鱼雷形、圆柱形和圆锥形等,常用鱼雷形,塞入肛门后,由于括约肌的收缩引入直肠。直肠栓一般长 3～4 cm,每粒重约 2 g,儿童用栓约重 1 g,长度酌减。

2.阴道栓

阴道栓形状有鸭嘴形、球形、卵形等,常用鸭嘴形,因相同重量的栓剂以鸭嘴形表面积最大。阴道栓一般每粒重 2～5 g,直径为 1.5～2.5 cm。

3.其他

还有尿道栓(棒形)、鼻用栓等,用得较少。栓剂形状如图 13-1 所示。

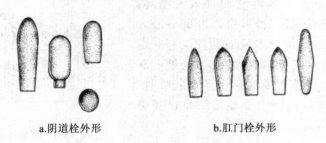

a.阴道栓外形   b.肛门栓外形

图 13-1 常用栓剂的形状

13.1.2.2 按制备工艺与释药特点分类

1.中空栓剂

各种中空栓外形如图 13-2 所示。中间空心部分,可填充各种不同类型的固体药物,或液体药物,药物处理的状态不同可快速或缓慢释放。

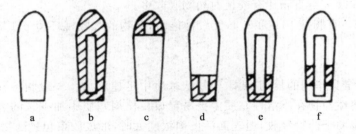

a   b   c   d   e   f

图 13-2 栓剂结构

a.普通栓剂   b.中空栓剂   c、d、e、f.控释型中空栓剂

2.双层栓剂

双层栓能适应临床治病的需要或适应不同性质药物的要求。有内外双层栓和上下双层栓两类,如上半部为空白基质,下半部为含药栓层的双层栓,空白基质可阻止药物向上扩散,减少药物经上静脉吸收进入肝脏,可提高药物的生物利用度。

3. 其他栓剂

包括微囊栓、渗透泵栓剂、缓释栓剂、凝胶栓剂等,可缓慢释放药物。

13.1.3　栓剂的吸收及其影响因素

13.1.3.1　栓剂的吸收途径

　　栓剂直肠给药起全身治疗作用时,药物的吸收途径有:①药物通过直肠中、下静脉和肛门静脉,经髂内静脉绕过肝脏进入下腔静脉而进入大循环;②药物通过直肠上静脉,经门静脉进入肝脏后进入大循环(图 13-3)。另外,淋巴系统对药物也有一定的吸收。药物的吸收量与给药深度相关,当给药深度为距肛门 2 cm 时,药物主要经第一条途径吸收,当给药深度为 6 cm 时,药物主要经第二条途径吸收,大部分药物进入肝脏有首过作用。

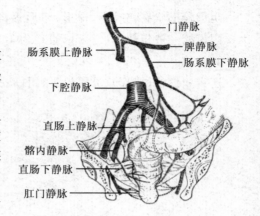

图 13-3　直肠给药的吸收途径

13.1.3.2　药物吸收的影响因素

　　1. 药物因素

　　(1)药物的溶解度　药物水溶性较大,易溶解于分泌液,有利于吸收,反之亦然。

　　(2)粒度　基质中不溶的药物,粒径越小,越易溶解,吸收越快。

　　(3)脂溶性与解离度　基质中释放出的脂溶性药物易吸收,非解离型药物比解离型药物易吸收。

　　2. 生理因素

　　(1)直肠内容物　空直肠比有粪便时药物吸收多。

　　(2)直肠 pH　直肠液 pH 为 7.4,无缓冲能力,药物的吸收视环境 pH 对被溶解药物的影响而定。

　　3. 基质因素

　　对于需发挥全身作用的栓剂,要求药物从基质中迅速释放。一般脂溶性药物在水溶性基质释放较快,水溶性药物在脂溶性基质中更易释放。栓剂基质中加少量的表面活性剂可以增加药物亲水性,有助于药物吸收,但表面活性剂浓度大时,形成胶束包裹药物,不利于吸收。

13.2　栓剂的基质与附加剂

13.2.1　栓剂的基质

　　栓剂的基质不仅赋予药物成型,还直接影响药物释放的快慢。栓剂的基质应符合下列要求:①室温时具有适宜的硬度和韧性,塞入腔道时不变形,不破碎。体温时易软化、融化或溶解。②具有润湿或乳化能力,能混入较多的水分。③性质稳定,与主药混合后不起反应。④适于冷压法及热熔法制备栓剂,易于脱模。⑤对黏膜无刺激、无毒、无过敏性,释药速度符合治疗要求,局部作用要求释药缓慢而持久,全身作用要求引入腔道后迅速释药。栓剂基质主要分油脂性基质和水溶性基质两大类。

13.2.1.1　油脂性基质

1. 可可豆脂(cocoa butter)

可可豆脂是梧桐科植物可可树种仁中得到的一种固体脂肪。主要含有硬脂酸、棕榈酸、油酸等的三酸甘油酯,常温下为黄白色固体。可可豆脂为同质多晶型,有 α、β、γ 3 种晶型,其中 α、γ 晶型不稳定,熔点为 22℃、18℃,β 型较稳定,熔点为 34℃。通常应缓缓加热,等基质熔化至 2/3 时停止加热,以余温使其逐步熔化,避免晶体转型而影响栓剂的成型。

2. 半合成或全合成脂肪酸甘油酯

本类基质是由天然植物油椰子油或棕榈油等水解、分馏得到的 C_{12}～C_{18} 游离脂肪酸,经部分氢化再与甘油酯化而得的三酯、二酯、一酯的混合物。这类基质化学性质稳定,成形性良好,具有适宜的熔点和保湿性,不易酸败,为取代天然油脂理想的栓剂基质。

(1)半合成椰油酯　由椰油加硬脂酸与甘油酯化而成,为乳白色块状物,规格有 34 型、36 型、38 型、40 型 4 种,熔点各不相同。以 36 型最常用,吸水能力大于 20%,无毒性、刺激性。

(2)半合成山苍子油酯　由山苍子油水解,分离得月桂酸,加硬脂酸与甘油酯化而得,为黄色或乳白色块状物。因 3 种单酯混合比例不同,产品的熔点也不同,有 34 型、36 型、38 型、40 型等,其中 38 型最常用。

(3)半合成棕榈油酯　由棕榈油经碱化、酸化得棕榈油,加入硬脂酸与甘油经酯化而得。为乳白色固体,抗热能力强,酸价和碘价低,化学性质稳定。

(4)硬脂酸丙二醇酯　由硬脂酸与 1,2-丙二醇经酯化而得,是单酯与双酯的混合物,为乳白色或微黄色蜡状固体,稍有脂肪臭,遇热水可膨胀,熔点 36～38℃,对腔道黏膜无明显的刺激性。

(5)氢化植物油　由植物油部分或全部氢化得到的白色固体脂肪。如氢化棉子油(熔点 40.5～41.5℃)、部分氢化棉子油(熔点 35～39℃)、氢化椰子油(熔点 34～37℃)、氢化花生油等。氢化植物油性质稳定,不易酸败,但释药能力较差,加入表面活性剂可以改善。

13.2.1.2　水溶性基质

1. 甘油明胶(gelatin glycerin)

将明胶、甘油、水按一定的比例在水浴上加热融合,蒸去大部分水,放冷后凝固而得。本品的弹性好,不易折断,体温下不融化,但能软化,缓慢溶于分泌液中释放药物,故作用缓和持久,多用作阴道栓剂基质。明胶是胶原水解产物,凡与蛋白质能产生配伍变化的药物,如鞣酸、重金属盐等均不能用甘油明胶作基质。

2. 聚乙二醇类(polyethylene glycols,PEG)

本类为乙二醇高分子聚合物的总称,相对分子质量为 200、400、600 者为无色透明液体,随相对分子质量增加逐渐呈现半固体到固体,4 000 以上为固体,熔点随之升高。通常以不同相对分子质量的 PEG 按一定比例加热熔合,制成适当硬度的栓剂基质。PEG 在体温下不熔化,能缓缓溶于体液中而释放药物,吸湿性较强,对黏膜有一定刺激性,加入约 20% 的水,则可减轻刺激性。为避免刺激还可在纳入腔道前先用水湿润,也可在栓剂表面涂一层蜡醇或硬脂醇薄膜。

3. 聚氧乙烯(40)单硬脂酸酯类

本类是聚乙二醇的单硬脂酸酯和二硬脂酸酯的混合物,并含有游离乙二醇。为白色或淡黄色蜡状固体,熔点 39～45℃,国内商品代号为 S-40。

4. 泊洛沙姆(poloxamer)

本品为聚氧乙烯和聚氧丙烯的嵌段聚合物,随着聚合度增大,呈液态、半固态至蜡状固态,易溶于水。常用型号为泊洛沙姆 188,熔点为 52℃,能促进药物的吸收,并起到缓释与延效的作用。

13.2.2　栓剂的附加剂

1.吸收促进剂

(1)表面活性剂　在基质中加入适量的表面活性剂,如聚山梨酯-80 等非离子型表面活性剂,能提高不溶性药物与基质的混合、增加药物的穿透性、有助于水性液体与油脂性基质的乳化,从而改善药物的吸收。

(2)氮酮类　为透皮吸收促进剂,有促进直肠黏膜吸收的作用。

(3)泡腾剂　如用碳酸氢钠和已二酸制备成泡腾栓,遇水产生泡沫可增加药物与患处的接触。

(4)其他　如胆酸类等也常作为吸收促进剂。

2.吸收阻滞剂

本类为溶解或熔融后黏度较大的一类物质,如海藻酸、羟丙基甲纤维素、硬脂酸和蜂蜡等,可延缓药物的吸收,用于缓释栓剂的制备。

3.增塑剂

脂肪性基质栓剂中,加入甘油、丙二醇、蓖麻油、聚山梨酯-80 等可增加基质的弹性,降低脆性。

4.其他

根据药物和基质的性质,还可加抗氧剂、防腐剂等。

13.3　栓剂的制备

13.3.1　制备方法

栓剂的制备有模制成型法(热熔法)和挤压成型法(冷压法),目前常用热熔法,一般工艺流程为:

熔融基质→加入药物→注模→冷却→刮削→取出→质量检查→成品

用栓剂模型制备时,先将计算量的基质锉末加热熔化,加入药物,混合均匀,倾入冷却并涂有润滑剂的栓剂模型中,至稍微溢出模口为度。放冷,待完全凝固后,削去溢出部分,开模取出即可。工厂生产采用自动旋转式制栓机(图 13-4),可自动完成填充、排出、清洁模具等操作。

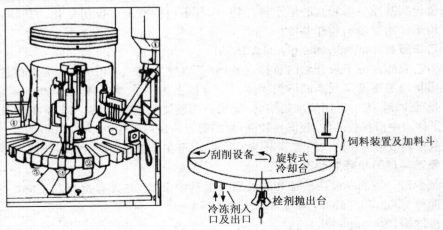

图 13-4　自动旋转式制栓机

13.3.1.1 药物与基质的混合方法

（1）水溶性药物　可直接加入到已熔化的水溶性基质中,或用少量水溶解,用羊毛脂吸收后与油脂性基质混匀,如水溶性稠膏、生物碱盐等。

（2）脂溶性药物　可直接加入已融化的油脂性基质中使之溶解,药量大可致基质熔点降低或使栓剂过软时,可加适量的蜂蜡、石蜡等调节硬度。

（3）不溶或难溶性药物　如中药细粉、浸膏粉、矿物药等,应制成细粉或最细粉,与基质混合,混合时采用等量递增法。

13.3.1.2 润滑剂

为便于脱模,制备栓剂时需在模孔内涂润滑剂。润滑剂通常有两类:①油脂性基质栓剂,常用软肥皂、甘油各 1 份与 95％乙醇 5 份混合制成的润滑剂;②水溶性基质栓剂,则用油性物质为润滑剂,如液状石蜡或植物油等。有的基质不黏模,可不用润滑剂,如可可豆脂或聚乙二醇类。

13.3.1.3 置换价

置换价系指药物的重量与同体积基质重量的比值。栓剂模型的容量一般是固定的,如 1 g重的栓模是指纯基质栓(常为可可豆脂)的重量,但因基质或药物的密度不同而制得的栓剂的重量不同。根据置换价可对药物置换基质的重量进行计算,在生产中对保证投料准确性有重要意义。可用下述方法和公式求得药物对基质的置换价。

测定方法:取基质制成空白栓,称得每粒空白栓平均重量为 G,另制备一定药物含量的含药栓,称得含药栓的平均重量为 M,每粒含药栓中药物的平均重量为 W,根据式(13-1),即可求得某药物对某一基质的置换价 f。

$$f=\frac{W}{G-(M-W)} \tag{13-1}$$

例　已知用可可豆脂为基质制备的空白栓重量为 2.0 g,鞣酸对可可豆脂的置换价为 1.6(部分药物对可可豆脂的置换价可以从文献中查到),求制备每粒含鞣酸 0.2 g 的栓剂 50 枚需基质多少克,每栓的实际重量是多少克?

解　已知 $G＝2.0$ g,$W＝0.2$ g,$f＝1.6$。

（1）求含药栓每粒的实际重量

根据式(13-1)可推得 $M＝(G+W)-W/f＝(2+0.2)-0.2÷1.6＝2.075$ （g）。

（2）求 50 粒鞣酸栓所需基质重量

$$2.075×50-0.2×50＝93.75 （g）$$

实际生产中还需考虑操作过程中的损耗。

13.3.2 举例

消糜栓

【处方】人参茎叶皂苷 25 g　紫草 500 g　黄柏 500 g　苦参 500 g　枯矾 400 g　冰片 200 g儿茶 500 g

【制法】以上 7 味,儿茶、枯矾粉碎成细粉,冰片研细;黄柏、紫草、苦参加水煎煮 3 次,第一次 2 h,第二次、第三次各 1 h,合并煎液,滤过,滤液浓缩至相对密度为 1.10(80℃)的清膏,加乙醇使含醇量为 75%,放置 24 h,滤过,回收乙醇,浓缩至相对密度为 1.36(80℃)的稠膏,干燥,粉碎成细粉,与上述细粉与人参茎叶皂苷粉混匀;另取聚氧乙烯单硬脂酸酯和甘油 22 g,混合加热熔化,温度保持在(40±2)℃,加入上述细粉,搅匀,注入栓剂模,冷却,制成 1 000 粒,即得。

【性状】本品为褐色至棕褐色的栓剂,气特异。

【功能与主治】清热解毒,燥湿杀虫,祛腐生肌。用于湿热下注所致的带下病,症见带下量多、色黄、质稠、腥臭、阴部瘙痒;滴虫性阴道炎、霉菌性阴道炎、非特异性阴道炎、宫颈糜烂见上述证候者。

【用法与用量】阴道给药。一次 1 粒,一日 1 次。

【注解】聚氧乙烯单硬脂酸酯为水溶性栓剂基质,具有吸湿性,在制备、贮存中注意环境湿度,不宜过高。应在 30℃以下密闭贮存。

双黄连栓(小儿消炎栓)

【处方】金银花 2 500 g　　黄芩 2 500 g　　连翘 5 000 g　　半合成脂肪酸酯 780 g

【制法】黄芩加水煎煮 3 次,第一次 2 h,第二、三次各 1 h,合并煎液,滤过,滤液浓缩至相对密度为 1.03～1.08(80℃),在 80℃时加 2 mol/L 盐酸溶液,调节 pH 至 1.0～2.0,保温 1 h,静置 24 h,滤过,沉淀物加 6～8 倍量水,用 40%氢氧化钠液调 pH 至 7.0～7.5,加等量乙醇,搅拌使溶解,滤过。滤液用 2 mol/L 盐酸溶液调节 pH 至 2.0,60℃保温 30 min,静置 12 h,滤过,沉淀用水洗至 pH 5.0,继用 70%乙醇洗至 pH 7.0。沉淀物加水适量,用 40%氢氧化钠溶液调节 pH 7.0～7.5,搅拌使溶解,备用;金银花、连翘加水煎煮 2 次,每次 1.5 h,合并煎液,滤过,滤液浓缩至相对密度为 1.20～1.25(70～80℃)的清膏,冷至 40℃时搅拌下缓慢加入乙醇,使含醇量达 75%,静置 12 h,滤取上清液,回收乙醇,浓缩液再加乙醇使含醇量达 85%,充分搅拌,静置 12 h,滤上清液,回收乙醇至无醇味;加上述黄芩提取物水溶液,搅匀,并调节 pH 至 7.0～7.5,减压浓缩成稠膏,低温干燥,粉碎;另取半合成脂肪酸酯 780 g,加热熔化,温度保持在(40±2)℃,加入上述干膏粉,混匀,浇模,制成 1 000 粒,即得。

【性状】本品为棕色或深棕色的栓剂。

【功能与主治】疏风解表,清热解毒。用于外感风热所致的感冒,症见发热、咳嗽、咽痛;上呼吸道感染、肺炎见上述症状者。

【用法与用量】直肠给药。小儿一次 1 粒,一日 2～3 次。

【注解】

①将双黄连制成栓剂经直肠给药可提高小儿患者的顺应性。

②注模时药物与基质的混合物温度应(40±2)℃为宜,温度过高药物易沉降,影响栓剂中药物的均匀性。

13.4　栓剂的质量检查、包装与贮藏

13.4.1　质量检查

栓剂外形应完整光滑,室温时有适宜的硬度,韧性,药物与基质应混合均匀。放入腔道后

应无刺激性,应能融化、软化或溶化,并与分泌液混合,逐渐释放出药物,有适宜的硬度,贮存期间不变形。

1.重量差异

照《中国药典》2015 版制剂通则栓剂项下【重量差异】规定的方法检查。取供试品10 粒,精密称定总重量,求得平均粒重后,再分别精密称定各粒的重量。每粒重量与平均粒重相比较(有标示粒重的中药栓剂,每粒重量应与标示粒重比较),按表 13-1 中的规定,超出重量差异限度的不得多于 1 粒,并不得超出限度 1 倍。

表 13-1　栓剂重量差异限度

标示粒重或 平均粒重	重量差 异限度
1.0 g 至 1.0 g 以下	±10%
1.0 g 以上至 3.0 g	±7.5%
3.0 g 以上	±5%

凡规定检查含量均匀度的栓剂,一般不再进行重量差异检查。

2.融变时限

取栓剂 3 粒,在室温放置 1h 后,照《中国药典》2015 版【融变时限检查法】(通则 0922)规定的装置及方法检查。除另有规定外,油脂性基质栓剂应在 30 min 内全部融化、软化或无触压时无硬心;水溶性基质的栓剂 3 粒均应在 60 min 内全部溶解。如有一粒不符合规定,应另取3 粒复试,均应符合规定。

3 微生物限度

照《中国药典》2015 版非无菌产品【微生物限度】检查法检查,应符合规定。

13.4.2　包装与贮藏

栓剂的内包装材料应无毒性,并不得与药物和基质发生理化作用。小量制备时将栓剂分别用蜡纸或锡纸包裹后置于小硬纸盒或塑料盒内,或单个装入上下两节的塑料壳内,以免互相粘连,避免受压。大生产时应用自动化机械包装设备,可直接将栓剂密封于铝塑泡眼中,也有将药物与基质的混合液经灌装机灌入栓剂包装袋的栓模中,经冷冻、封切即得。栓剂的包装见图 13-5。

栓剂一般应在 30℃以下密闭贮存和运输,防止因受热、受潮而变形、发霉或变质。

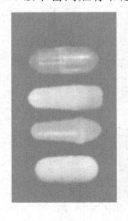
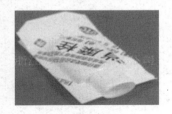
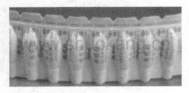

图 13-5　栓剂的包装

思考题

1. 栓剂中药物如何吸收？与其他给药途径比较有何特点？
2. 栓剂基质可分为几类？如何选用润滑剂？
3. 热熔法制备栓剂的操作步骤、操作注意点有哪些？
4. 什么是置换价？栓剂药物的置换价有何用处？

第14章 外用膏剂

学习要求

1. 掌握软膏剂的含义、特点及基质种类与制法,橡胶膏剂和黑膏药的含义、特点和基质。
2. 熟悉药物经皮吸收途径,眼膏剂、糊剂、凝胶剂、凝胶膏剂的含义、特点和基质。
3. 了解贴剂的含义和特点,外用膏剂的质量检查。

14.1 概述

外用膏剂系指采用适宜的基质将药物制成供外用的半固体或近似固体的一类剂型。包括软膏剂、膏药、贴膏剂(橡胶膏剂、凝胶膏剂、)及贴剂等。

外用膏剂广泛应用于皮肤科和外科,易涂布或粘贴于皮肤、粘膜或创面上,起保护创面、润滑皮肤和局部治疗作用,对皮肤疾病的治疗有明显的优势。软膏和膏药在我国应用历史悠久,橡胶膏剂源于国外。凝胶膏剂由于可容纳较多的中药提取物而受到重视。贴剂、橡胶膏剂和凝胶膏剂中的药物能透皮吸收,我国传统的膏药也具透皮吸收作用。各种外用膏剂在防病治病中各具特色,为更好地发挥药物疗效、方便治疗提供了更多的选择,丰富了药物剂型。

外用膏剂与口服给药比较具有下列优点:①能维持稳定持久的释药速率;②避免药物的首过作用;③避免药物对胃肠道的刺激;④减少用药次数,方便长期用药。

14.1.1 外用膏剂的种类

1. 软膏剂(ointments)
由药物与油脂性基质或水溶性基质制成。

2. 膏药
以高级脂肪酸铅盐为基质的外用膏剂,如黑膏药、白膏药等。

3. 贴膏剂
以适宜的基质和基材制成的供皮肤贴敷的一类片状外用膏剂。包括:
(1)橡胶膏剂 以橡胶为主要基质制成的外用膏剂,如伤湿止痛膏等。
(2)凝胶膏剂 以亲水性高分子材料为基质制成的外用膏剂。

4. 贴剂
以高分子材料为基质制成,如东莨菪碱贴剂,硝酸甘油贴剂。

14.1.2　外用膏剂的经皮吸收

14.1.2.1　外用膏剂的经皮吸收机理

外用膏剂的经皮吸收古人已有认识,清代名医徐洄溪对膏药的"治里"原理解释为:"用膏贴之,闭塞其气,使药性从毛孔而入其腠理,通经贯络,或提而出之,或攻而散之,较之服药尤有力,此至妙之法也。"

外用膏剂的经皮吸收系指其中的药物通过皮肤进入血液的过程,包括释放,穿透及吸收进入血液循环3个阶段。释放系指药物从基质中游离出来,扩散到皮肤或黏膜表面。穿透系指药物通过表皮进入真皮,皮下组织,对局部组织起治疗作用。吸收系指药物通过皮肤微循环或与黏膜接触后通过血管或淋巴管进入体循环而发挥全身治疗作用。

1. 皮肤的构造

正常人皮肤的构造如图14-1所示,一般由表皮、真皮两部分组成。表皮由外到里可分为角质层、透明层、颗粒层、棘层及基底层。棘层与基底层又称为生发层。角质层的最外层细胞不断脱落,生发层细胞不断分裂增殖,向表皮推移,逐渐角化成新的角质层细胞。角质层的角质细胞致密排列,充满角蛋白纤维及类脂,成为防止水分蒸发及抵御外来物质进入的屏障。表皮内无血管,药物在表皮内不能吸收。真皮主要有结缔组织构成,其中含有多量的毛细血管、淋巴管、神经丛、皮脂腺、毛囊及汗腺等。皮脂腺、毛囊和汗腺称为皮肤附属器,由表皮的管状开口延伸至真皮。皮下脂肪组织在真皮之下,其中有许多血管、淋巴管及汗腺。

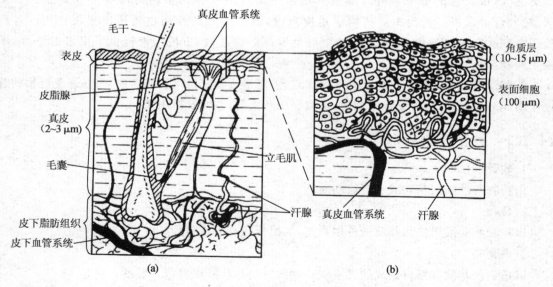

图 14-1 药物透过皮肤的途径
(a)皮肤的断面图　(b)表皮扩大图

2. 经皮吸收途径

(1)完整的表皮途径　认为是药物经皮吸收的主要途径。表皮具有类脂膜性质,脂溶性药物以非解离型透过表皮角质层细胞及其细胞间隙,解离型药物较难透过。

（2）皮肤附属器途径　即药物经由毛囊、皮脂腺和汗腺的吸收,大分子药物和离子型药物可能主要通过此途径吸收。药物通过皮肤附属器的速度比经表皮途径快,但由于其面积仅为角质层面积的 1%,不是药物经皮吸收的主要途径。

14.1.2.2　影响药物经皮吸收的因素

1. 生理因素

（1）种属、年龄与个体差异　不同动物间、动物与人皮肤的渗透性有很大差异,猪皮的渗透性与人相近。不同年龄人的皮肤血流量、含水量不同,一般老年人皮肤渗透性小于年轻人。

（2）皮肤的部位　人体各部位皮肤角质层的厚度、皮肤附属器的数量不同,药物渗透速度不同。不同部位的皮肤通透性大小顺序为:耳廓后部＞腹股沟＞颅顶盖＞脚背＞前下臂＞足底。对经皮吸收制剂宜选择角质层薄,施药方便的皮肤部位。

（3）皮肤状况　若皮肤患湿疹、溃疡或烧伤等皮肤屏障功能受损状况,药物经皮吸收增加,但引起疼痛、过敏等的副作用也增加。某些皮肤病使角质层致密硬化,药物的渗透性降低,如硬皮病、牛皮癣及老年角化病等。

（4）皮肤的温度与湿度　皮肤温度提高,血液循环加快,药物吸收增加。因此,膏药应受热后贴敷。皮肤湿度大,有利于角质层的水合作用,利于药物吸收。

2. 药物性质

皮肤具有类脂质性质,而组织液是极性的,因此,具有一定脂溶性又有水溶性的药物易透皮吸收,药物的分子型比离子型易透过皮肤。经皮给药宜选用相对分子质量小、药理作用强的小剂量药物。

3. 基质性质

（1）基质的种类　直接影响到药物在基质中的理化性质与贴敷处皮肤的生理功能。一般基质与药物亲和力不能太强或太弱,前者药物难以从基质中释放,后者载药量小。基质若能增加皮肤的水合作用或其组成与皮脂分泌物类似,有利于透皮吸收。一般认为药物的吸收速度:O/W 型乳剂基质＞W/O 型乳剂基质＞吸水性基质＞动物油脂＞植物油＞烃类。

（2）基质的 pH　影响弱酸、弱碱性药物的吸收,分子型药物较离子型渗透性高。故可根据药物的 pK_a 值来调节基质的 pH,增加分子型比例,提高渗透性。

4. 透皮促进剂

透皮促进剂（penetration enhancers）是能促进药物透过皮肤的一类物质。

（1）氮酮　为强亲脂性物质,对亲水性药物的促渗作用强于亲脂性药物。氮酮的透皮作用具有浓度依赖性,有效浓度在 1%～6%,最佳浓度应根据实验确定。氮酮常与其他促透剂合用产生协同作用,如丙二醇和油酸。

（2）表面活性剂　能促进皮肤的润湿、增加药物的溶解而促进药物渗透。非离子型表面活性剂的作用一般大于阴离子表面活性剂,应注意浓度的选择（1%～2%）,浓度过高,药物被增溶在表面活性剂的胶团中,药物不易释放。

（3）其他　其他渗透促进剂有丙二醇、甘油、聚乙二醇等,单独使用促渗作用差,常与其他促渗剂配伍使用,如角质保湿剂尿素、吡咯烷酮类、二甲基亚砜等。二甲基亚砜是应用较早的渗透促进剂,促渗作用强,但对皮肤刺激性大,使用上受限制。另外,挥发油如薄荷油,桉叶油、松节油等,也有较强的透皮促进能力。

5.其他因素

制剂中药物浓度、用药面积、应用次数及应用时间等一般与药物的吸收量呈正比。其他如气温、相对湿度、局部摩擦、脱脂及离子导入应用等均有助于药物的透皮吸收。

14.2 软膏剂

14.2.1 软膏剂的含义与特点

软膏剂系指原料药物与油脂性基质或水溶性基质混合制成的均匀的半固体外用制剂。油脂性基质软膏常称为油膏。软膏剂具有润滑皮肤、保护创面和局部治疗作用,广泛应用于皮肤科和外科。少数软膏中的药物能经皮吸收,产生全身治疗作用。软膏剂按分散系统可分为溶液型和混悬型。

与软膏剂类似的剂型有乳膏剂和糊剂。

14.2.2 软膏剂的基质

软膏剂由主药和基质两部分组成。基质应具备下列要求:①稠度适宜、润滑、无刺激性;②性质稳定,不与药物发生配伍禁忌;③不妨碍皮肤的正常功能,有利于药物的释放和吸收;④具吸水性,能吸收伤口分泌液;⑤易洗除,不污染衣服。在实际应用中,常根据医疗用途及皮肤的病理状况,选择合适的混合基质及添加附加剂以满足要求。

14.2.2.1 油脂性基质

油脂性基质包括动植物油脂类、类脂类及烃类等。此类基质的特点是润滑、油腻,无刺激性,能促进皮肤水合作用,对皮肤的保护及软化作用强;能与大多数药物配伍,不易霉变。但吸水性差、与分泌液不易混合,药物的释放性能差,油腻性大,不易洗除。不宜用于急性且有多量渗出液的皮肤疾病。

1.油脂类

油脂类是从动、植物中得到的高级脂肪酸甘油酯及其混合物,因含有不饱和双键结构,易氧化酸败,可加抗氧剂、防腐剂改善。目前动物油用得少,常用的有麻油、花生油、棉籽油、氢化植物油等。中药油膏常以麻油与蜂蜡熔合为基质。单软膏是以花生油 670 g 与蜂蜡 330 g 加热熔合制成。传统中药油膏常以植物油榨取药材。

2.类脂类

类脂类是高级脂肪酸与高级醇化合而成的酯及其混合物,物理性质与油脂类似,化学性质较油脂稳定。

(1)羊毛脂 又称无水羊毛脂,为淡棕黄色黏稠状半固体,主要成分是胆固醇类的棕榈酸酯及游离的胆固醇类,熔点 36～42℃,有良好的吸水性,可吸收多量水形成 W/O 型乳剂。羊毛脂与皮脂的组成接近,有利于药物的渗透。羊毛脂因过于黏稠而不宜单用,常与凡士林合用,改善凡士林的吸水性和渗透性。

(2)蜂蜡 为黄色或白色块状物,主要成分为棕榈酸蜂蜡醇酯,熔点 62～67℃。因含少量游离的高级脂肪醇,为较弱的 W/O 型乳化剂,常用于调节软膏的稠度。

（3）鲸蜡 为白色蜡状物，主要成分为棕榈酸鲸蜡醇酯，熔点 42～50℃，也含少量高级脂肪醇，为弱 W/O 乳化剂，有较好的润滑性，主要用于调节基质的稠度。

3. 烃类

烃类是石油分馏得到的各种烃的混合物，大部分为饱和烃类，化学性质稳定，与水不混溶，能与多数植物油，挥发油混合，不易被皮肤吸收，适用于保护性软膏。

（1）凡士林 为液体烃类与固体烃类的半固体混合物，有黄、白两种，白凡士林由黄凡士林漂白而得。熔点 38～60℃，能与大多数药物配伍，具有适宜的稠度和涂展性，无刺激性。能单独做基质，也能与蜂蜡、脂肪，植物油（除蓖麻油外）熔合。本品油腻性大，吸水性能差，仅能吸收 5% 的水，不适用于有多量渗出液的患处。凡士林中加入适量羊毛脂、某些高级醇类及表面活性剂可增加其吸水性和释药性。

（2）固体石蜡和液状石蜡 前者为固体烃的混合物，熔点 50～65℃，后者为液体烃的混合物。两者能与多数的脂肪油或挥发油混合，常用于调节软膏剂的稠度。液状石蜡也可用于研磨药粉使成糊状，有利于药物与基质混匀。

（3）硅酮类 为不同相对分子质量的聚二甲基硅氧烷的总称，简称硅油。常用二甲聚硅与甲苯聚硅，为无色或淡黄色的透明油状液体，无嗅、无味，黏度随相对分子质量增大而增加，受温度的影响小。本品化学性质稳定，润滑作用好，易于涂布，无刺激性，疏水性强，与羊毛脂、硬脂酸、鲸蜡醇、单硬脂酸甘油酯、聚山梨酯、脂肪酸山梨坦等均能混合，常与油脂性基质合用制成防护性软膏，用于防止水性物质及酸碱等的刺激。本品对眼有刺激性，不宜用作眼膏基质。

14.2.2.2 水溶性基质

水溶性基质无油腻性，能与水性物质或渗出液混合，药物释放快，易洗除。可用于糜烂创面及腔道黏膜，或作为防油保护性软膏。

目前常用的水溶性基质是聚乙二醇（PEG）类高分子化合物。平均相对分子质量在 700 以下的 PEG 是液体，PEG1000、PEG1500 是半固体，PEG2000～6000 是固体。不同相对分子质量的聚乙二醇以适当比例混合，可制得稠度适宜的基质。此类基质的缺点是对皮肤的保护润滑作用差，长期使用可致皮肤脱水干燥。

【处方 1】聚乙二醇-3350 400 g　聚乙二醇-400 600 g

【处方 2】聚乙二醇-3350 500 g　聚乙二醇-400 500 g

【制法】称取两种聚乙二醇，在水浴上加热至 65℃熔化，搅拌均匀至冷凝。

处方 2 制得的软膏较稠。若药物为水煎液或药物水溶液（6%～25% 的量），可用 30～50 g 硬脂酸代替等量的聚乙二醇以调节稠度。

14.2.2.3 乳剂型基质

乳剂型基质是由水相、油相和乳化剂组成的半固体基质。乳剂型基质对油、水均有一定亲和力，药物的释放、穿透性较好；较油脂性基质易涂布、清洗；对皮肤有保护作用；适用于无渗出的皮肤病和皮肤瘙痒症；忌用于糜烂，溃疡，水泡及化脓性创面。遇水不稳定的药物不宜制成乳剂型软膏。

乳剂型基质可分为水包油型（O/W）和油包水型（W/O）两类。W/O 型基质能吸收部分水分，水分从皮肤表面蒸发时有缓和冷却的作用，习称冷霜，油腻性较油脂性基质小。O/W 型乳剂能与水混合,习称雪花膏,无油腻性,易洗除,但易干燥、发霉,常需加入防腐剂和保湿剂如甘油,丙二醇或山梨醇。O/W 型乳剂可使分泌物反向吸收而使炎症恶化,须注意适应证的选择。

乳剂型基质常用的油相有硬脂酸、蜂蜡、石蜡、高级醇、凡士林、液状石蜡、植物油等。水相为蒸馏水或药物的水溶液及水溶性的附加剂。常用乳化剂如下。

1. O/W 型乳化剂

(1)一价皂 常用钠,钾、铵的氢氧化物或三乙醇胺等有机碱与脂肪酸(如硬脂酸)作用生成的新生皂,为 O/W 型乳化剂,HLB 值为 15～18。硬脂酸用量中仅一部分与碱反应生成肥皂,剩余的硬脂酸被乳化形成分散相。用硬脂酸制成的 O/W 型乳剂基质光滑美观,水分蒸发后留有一层硬脂酸薄膜而具保护作用,常加入适量的凡士林,液状石蜡等调节稠度和涂展性。此类基质的缺点是易被酸、碱、钙、镁离子或电解质等破坏,制备用水宜用蒸馏水或离子交换水,制成的软膏在 pH5～6 以下时不稳定。

【处方】硬脂酸 120 g 单硬脂酸甘油酯 35 g 液状石蜡 60 g 凡士林 10 g 羊毛脂 50 g 三乙醇胺 4 g 尼泊金乙酯 1 g 蒸馏水加至 1 000 g

【制法】取硬脂酸、单硬脂酸甘油酯、液状石蜡、凡士林、羊毛脂置容器内,水浴加热至熔化,继续加热至 70～80℃。另取三乙醇胺,尼泊金乙酯及蒸馏水置另一容器,加热至 70～80℃,缓缓倒入硬脂酸等油相中,边加边搅拌,至乳化完全。

处方中三乙醇胺与部分硬脂酸形成硬脂酸胺皂,为 O/W 型乳化剂。硬脂酸胺皂的碱性较弱,适于药用制剂。单硬脂酸甘油酯,能增加油相的吸水能力,在 O/W 型乳剂基质中作为稳定剂并有增稠作用。

(2)脂肪醇硫酸(酯)钠类 常用十二烷基硫酸钠,为 O/W 型乳化剂,常用量 0.5%～2%。其水溶液呈中性,对皮肤刺激性小,pH 4～8 内较稳定,不受硬水影响。

【处方】硬脂醇 250 g 白凡士林 250 g 十二烷基硫酸钠 10 g 丙二醇 120 g 尼泊金甲酯 0.25 g 尼泊金乙酯 0.15 g 蒸馏水加至 1 000 g

【制法】取硬脂醇、白凡士林在水浴中熔化,加热至 70～80℃,将十二烷基硫酸钠、丙二醇,尼泊金甲酯,尼泊金乙酯、蒸馏水,加热至 70～80℃,将水相加至油相中,搅拌至乳化。

本处方中十二烷基硫酸钠为成 O/W 型乳化剂。硬脂醇、白凡士林为油相,硬脂醇还起辅助乳化及稳定作用。白凡士林可防止基质水分蒸发并留下油膜,有利于角质层水合并有润滑作用。丙二醇为保湿剂,并有助于防腐剂的溶解,尼泊金甲酯及乙酯为防腐剂。

(3)聚山梨酯类 为 O/W 型乳化剂,对黏膜和皮肤刺激性小,并能与电解质配伍。各种非离子表面活性剂均能单独做乳化剂,但为调节制品适宜的 HLB 值及稳定性,常与其他乳化剂如脂肪酸山梨坦类合用。

【处方】硬脂酸 60 g 白凡士林 60 g 硬脂醇 60 g 液状石蜡 90 g 聚山梨酯-80 44 g 硬脂山梨坦 60 16 g 甘油 100 g,山梨酸 2 g 蒸馏水加至 1 000 g。

【制法】取硬脂酸、白凡士林、硬脂醇、液状石蜡、硬脂山梨坦-60 置容器中水浴上加热熔融,另将聚山梨酯-80、甘油、山梨酸和水溶解混匀,两相分别加热至 80℃左右,将油相加入水相中,边加边搅拌,直至冷凝。

处方中聚山梨酯-80 量大,为主要乳化剂。硬脂山梨坦 60 为 W/O 型乳化剂,用以调节适宜的 HLB 值而形成稳定的 O/W 型乳剂基质。硬脂醇为增稠剂、稳定剂,并使制得的基质细腻光亮,甘油为保湿剂,山梨酸为防腐剂。

（4）聚氧乙烯醚的衍生物类 这一类表面活性剂有平平加 O（HLB 值 16.5）、柔软剂 SG（HLB 值 10）、乳化剂 OP（HLB 值 14.5），均为 O/W 型乳化剂，可用于制备 O/W 型乳剂。

2.W/O 型基质

此类基质能吸收少量水分，不能与水混合，在软膏中用得较少。

（1）脂肪酸山梨坦类 为 W/O 型乳化剂，常与吐温类合用于 O/W 型乳剂中，调节合适的 HLB 值。或与高级脂肪醇合用，制备 W/O 型乳剂。

【处方】白凡士林 400 g 硬脂醇 180 g 倍半油酸山梨醇酯 5 g 尼泊金乙酯 1 g 尼泊金丙酯 1 g 蒸馏水加至 1 000 g

【制法】取白凡士林、硬脂醇、倍半油酸山梨醇酯及尼泊金丙酯置蒸发皿中，在水浴上加热至 75℃熔化，保温备用。另取尼泊金乙酯置烧杯中，加入适量蒸馏水，加热至 80℃，待尼泊金乙酯溶解后，趁热加至上述油相中，不断搅拌至冷凝。

本品为 W/O 型乳剂基质，透皮性良好，涂展性亦佳，可吸收少量分泌液。

（2）蜂蜡、胆甾醇、硬脂醇等弱 W/O 型乳化剂

【处方】蜂蜡 30 g 硬脂醇 30 g 胆甾醇 30 g 白凡士林加至 1 000 g

【制法】将以上 4 种基质在水浴上加热熔化混匀，搅拌至冷凝。

本品为"亲水凡士林"吸水性软膏，加等量水后仍稠度适中。加入药物水溶液混合成为 W/O 型软膏，可吸收分泌液，可用于遇水不稳定药物的软膏制备。

（3）多价皂 由钙、镁、锌、铝等的二、三价金属氧化物与脂肪酸作用形成的多价皂，HLB 值低于 6，为 W/O 型乳化剂。如双硬脂酸铝、氢氧化钙与硬脂酸作用形成硬脂酸铝皂和钙皂，为 W/O 型乳化剂。

14.2.3 软膏剂的制备

软膏剂的制备工艺流程为：

药物处理 ——辅料——→ 混合成型→质量检查→包装→成品

软膏剂的制备方法有研和法、熔合法和乳化法，可根据药物和基质的性质、制备量及设备条件选用。

1.基质的净化与灭菌

油脂性基质应先加热熔融，用数层细布或 120 目铜丝筛网趁热滤过，除去杂质。再于 150℃灭菌 1 h，并除去水分。忌用直火加热。

2.制备方法与设备

（1）研和法 本法适用于基质较软，经研磨即能与药物均匀混合者，或不耐热药物的软膏制备。一般在常温下将药物细粉与少量基质或适宜液体研磨成细腻糊状，再递加基质研至无颗粒感。少量制备可用软膏刀在陶瓷或玻璃软膏板上将药物与基质研匀，也可在乳钵中研匀。大量生产可用电动研体或软膏搅拌机。

（2）熔合法 本法适用于大量制备油脂性基质，尤其是基质的熔点不同，常温下不能混合均匀者；或药材需用植物油加热浸提时。制备时先将熔点高的固体基质加热熔化，再加入熔点低的基质，熔合均匀，分次加入药物，搅拌混合至冷凝。大量制备可用带调温、搅拌的混合罐生产。

（3）乳化法 本法适用于乳剂型软膏的制备。将处方中的油溶性组分置干燥容器中一起

加热至 80℃左右成油相,另将水溶性组分溶于水中,加热至 80℃左右为水相,两相混合,搅拌至乳化完全并冷凝。乳化法中油、水两相有 3 种混合方法:①两相同时混合,适用于大批量的机械操作如用真空均质乳化机;②分散相加到连续相中,适用于含小体积分散相的乳剂系统;③连续相加到分散相中,适用于多数乳剂系统,在混合过程中引起乳剂的转型,能产生更为细小的分散相粒子。

3.软膏中药物加入的方法

①不溶性药物或不经提取的药材,需先制成细粉,过六号筛。制备时取药粉先与少量基质或液体成分如液状石蜡、甘油、植物油等研匀成糊状,再递加其余基质混合至冷凝。或将药物细粉在不断搅拌下加到熔融的基质中,继续搅拌至冷凝。

②可溶于基质的药物,用基质或基质组分溶解。油溶性药物,溶于油相或用少量有机溶剂溶解,再与油脂性基质混合。水溶性药物先溶于少量水,再与水溶性基质混合;或先溶于少量水,以羊毛脂吸收,再与油脂性基质混匀(或直接溶解于水相,再与水溶性基质混合)。

③传统法制备的油膏,药材可直接以植物油加热浸提,去渣后再与基质混匀。

④中药煎剂、流浸膏等可先浓缩至稠膏状,再与基质混合。固体浸膏可加少量溶剂如水、稀醇等使之软化或研成糊状,再与基质混匀。

⑤共熔组分应先共熔,再与基质混合。如樟脑、薄荷脑、麝香草酚等共存时,先研磨至共熔,再与冷至 40℃左右的基质混匀。

⑥挥发性,易升华的药物、遇热易结块的树脂类药物,应使基质降温至 40℃左右,再与药物混合均匀。

14.2.4　软膏剂的质量检查与包装、贮存

14.2.4.1　软膏剂的质量检查

软膏剂、乳膏剂基质应均匀、细腻,涂布于皮肤或黏膜上应无刺激性。软膏剂、乳膏剂应具有适宜的黏稠度,应易涂布于皮肤和黏膜上,不融化,黏稠度随季节变化应很小。应无酸败、异臭、变色,变硬等变质现象。乳膏剂不得有油水分离及胀气现象。软膏剂、乳膏剂应做以下检查。

1.粒度

混悬型软膏剂应检查粒度。取供试品适量,置于载玻片上,涂成薄层,薄层面积相当于盖玻片面积,共涂 3 片,照《中国药典》2015 版【粒度测定法】(通则 0982)检查,均不得检出大于 180 μm 的粒子。

2.装量

按《中国药典》2015 版【最低装量检查法】(通则 0942)检查,应符合要求。

3.无菌

用于烧伤及或严重损伤的软膏剂与乳膏剂,照《中国药典》2015 版【无菌检查法】检查,应符合规定。

4.微生物限度

照《中国药典》2015 版非无菌产品【微生物限度】检查法检查,应符合规定。

5.含量测定

主药有效成分明确的软膏应采用适宜溶媒将药物从基质中溶解提取,进行含量测定。另外软膏剂还可测定稠度、稳定性、刺激性等。

14.2.4.2　软膏剂的包装、贮存

软膏剂的包装容器有塑料盒、塑料管和锡管或铝管。塑料管性质稳定,但有透湿性,长期贮存软膏可能会失水变硬。金属管一般内涂环氧树脂,避免软膏成分与金属反应。大量生产多用锡管、铝管。采用软膏自动灌装、轧尾、装盒联动机进行包装。软膏剂应避光密闭贮存,乳膏剂应避光密闭置 25℃贮存,不得冷冻,以免基质分层或药物降解而影响均匀性和疗效。

14.2.5　软膏剂举例

紫草软膏

【处方】紫草 500 g　当归 150 g　防风 150 g　地黄 150 g　白芷 150 g　乳香 150 g　没药 150 g　麻油 6 000 g　蜂蜡适量(每 10 g 麻油加蜂蜡 2～4 g)

【制法】以上 7 味,除紫草外,乳香、没药粉碎成细粉,过筛;其余当归等 4 味药酌予碎断,另取麻油置锅内,将当归等 4 味药炸枯去渣;将紫草用水湿润,置锅内炸至油呈紫红色,去渣,滤过。另将蜂蜡加入油中熔化,待温,加入上述粉末,搅匀,即得。

【性状】本品为紫红色的软膏,具有特殊香气。

【功能与主治】化腐生肌,解毒止痛。用于热毒蕴结所致溃疡,症见疮面疼痛、疮色鲜活、脓腐将尽。

【用法与用量】外用。摊于纱布上贴患处,每隔 1～2 日换药一次。

【注解】

①紫草具有清热凉血、解毒功效,有较强的抗菌、抗炎作用,有效成分为紫草素等萘醌类衍生物。

②当归、防风、地黄、白芷 4 味药质地较硬,先炸。紫草质地疏松,用水湿润后炸,可充分提取紫草中紫草素。

丹皮酚软膏

【处方】丹皮酚 50 g　丁香油 7 mL　硬脂酸 110 g　单硬脂酸 25 g　碳酸钾 9 g　三乙醇胺 3 mL　甘油 100 g　蒸馏水 720 mL

【制法】取按乳化法制备的基质,加热至 70℃,加入丹皮酚与丁香油,混匀,即得。

【性状】本品为白色或微黄色的软膏。

【功能与主治】抗过敏药,有消炎止痒作用。用于各种湿疹、皮炎、皮肤瘙痒,蚊虫叮咬红肿等各种皮肤疾患,对过敏性鼻炎和防治感冒也有一定效果。

【用法与用量】外用。涂敷于患处,每日 2～3 次;防治感冒可涂鼻下上唇处,鼻炎涂鼻腔内。

【注解】基质中部分硬脂酸分别与碳酸钾、三乙醇胺生成硬脂酸钾皂、硬脂酸铵皂,均为O/W 型乳化剂。

消痔软膏

【处方】熊胆粉　地榆　冰片　白凡士林　羊毛脂

【制法】以上 3 味,熊胆粉、冰片分别研成中粉,备用;地榆加水煎煮 3 次,滤液合并、浓缩,喷雾干燥,粉碎成最细粉,与上述熊胆粉、冰片粉混匀,加入白凡士林及适量羊毛脂,混匀,制成 1 000 g 即得。

【性状】本品为棕黑色软膏。

【功能与主治】凉血止血,消肿止痛。用于炎性、血栓性外痔及Ⅰ、Ⅱ期内痔属风热瘀阻或湿热壅滞证。

【用法与用量】外用。用药前用温水清洗局部,治疗内痔将注入头轻轻插入肛内,把药膏推入肛内;治疗外痔将药膏均匀涂覆患处,外用清洁纱布覆盖。每次 2～3 g,一日 2 次。

【注解】

①熊胆粉系熊胆汁经低温干燥制得。

②本品为外用药,禁止内服。用药期间忌食辛辣、油腻食物。孕妇慎用。

14.3 眼膏剂、凝胶剂及糊剂

14.3.1 眼膏剂

眼膏剂(eye ointments)系指由原料药物与适宜基质均匀混合,制成溶液型或混悬型膏状的无菌眼用半固体制剂。

眼膏剂基质应均匀、细腻,易涂布于眼部,便于药物分散和吸收。眼膏剂常用的基质为凡士林、液状石蜡、羊毛脂(8∶1∶1)混合而成。羊毛脂具有较强的吸水性和黏附性,使眼膏与药液及泪液易混合,利于药物的渗透,在眼部保留时间长。因此眼膏剂较一般滴眼剂作用持久,且对眼睛的刺激性小。剂量较小且性质不稳定的药物宜用此类基质制成眼膏剂。

14.3.1.1 眼膏剂的制备

眼膏剂为无菌制剂,应在无菌环境中制备。所用基质、药物、配制器械及包装容器等应严格灭菌,避免细菌污染。眼膏剂的基质应加热熔化后用绢布等滤材保温滤过,150℃干热灭菌 1～2 h,备用。眼膏剂制备与一般软膏剂基本相同,在制备中应注意如下。

①在水、液状石蜡或其他溶媒中溶解并稳定的药物,可先将药物溶于最少量溶媒中,再逐渐加入其余基质混匀。

②不溶性药物应先粉碎成极细粉,过九号筛,用少量液状石蜡或眼膏基质研成糊状,再递加其余基质混合均匀。

14.3.1.2 眼膏剂的质量检查

眼膏剂的质量检查与软膏剂基本一致,还应进行无菌、金属性异物检查。含中药原粉的混悬型眼膏剂还应用显微镜法检查不溶性药物的粒度,每个涂片中不得检出大于 90 μm 的粒子。

14.3.1.3　举例

马应龙八宝眼膏

【处方】煅炉甘石 32.7 g　琥珀 0.15 g　麝香 0.38 g　牛黄 0.38 g　珍珠 0.38 g　冰片 14.8 g　硼砂 1.2 g　硇砂 0.05 g

【制法】以上 8 味,炉甘石、琥珀、珍珠、硼砂、硇砂分别粉碎成极细粉;麝香、牛黄、冰片分别研细,与上述粉末配研,加入到已干热灭菌、滤过后放冷的液状石蜡 20 g 中,搅匀,再加入到已干热灭菌、滤过并冷至约 50℃的凡士林 890 g 和羊毛脂 40 g 中搅匀凝固即得。

【性状】本品为浅黄色至浅黄棕色的软膏;气香,有清凉感。

【功能与主治】退赤,去翳。用于眼睛红肿痛痒,流泪,沙眼,眼睑红烂等。

【用法与用量】点入眼睑内,一日 2～3 次。

【注解】

①麝香、牛黄、冰片与处方中矿物类药配研能混合更加均匀。

②不溶性药粉与熔融的基质混合需不断搅拌至冷凝,避免药粉沉降。

14.3.2　凝胶剂

凝胶剂系指原料药物与能形成凝胶的辅料制成的具凝胶特性的稠厚液体或半固体制剂。凝胶剂按基质种类可分为水性凝胶和油性凝胶。临床上多用的是水性凝胶。水性凝胶易涂展,使用舒适,能吸收组织渗出液,不妨碍皮肤正常生理功能,但其润滑作用稍差,易失水霉变,常需加入保湿剂和防腐剂。

14.3.2.1　水性凝胶剂基质

水性凝胶剂基质一般由水、甘油或丙二醇与纤维素衍生物、卡波姆和海藻酸盐、西黄芪胶、明胶 、淀粉等构成。

1. 卡波姆(carbomer)

本品为丙烯酸与丙烯基蔗糖交联的高分子聚合物。按相对分子质量不同有 930、934、940 等规格。分子中含大量的羧基,在水中溶胀不溶解,可通过与碱中和形成凝胶。pH 在 6～11 凝胶稠度大,稳定。卡波姆凝胶涂用润滑舒适,特别适用于脂溢性皮肤病。

2. 纤维素衍生物

常用的品种有甲基纤维素、羧甲基纤维素钠和羟丙甲纤维素,常用浓度为 2%～6%。羧甲基纤维素钠在冷热水中均能溶解,甲基纤维素和羟丙甲纤维素溶于冷水,不溶于热水。本类基质涂布于皮肤有较强黏附性,易失水干燥而有不适感,需加保湿剂甘油及防腐剂,常用尼泊金乙酯。

14.3.2.2　水性凝胶剂的制备

中药凝胶剂一般以半成品投料,饮片应经适宜方法提取、纯化得半成品。按基质配制方法先配制水凝胶基质,药物若溶于水,可先溶于部分水或甘油中,必要时加热,将溶液加于基质中。药物若不溶于水,可先用少量水或甘油研细、分散,再与基质混匀。

14.3.2.3　质量检查

凝胶剂应均匀、细腻,在常温时保持胶状,不干涸或液化。凝胶剂应进行装量检查、pH 检查和微生物限度检查。用于烧伤或严重创作的凝胶剂应做无菌检查,混悬型凝胶剂还应做粒度检查。检查方法同软膏剂,应符合规定。

14.3.2.4　举例

卡波姆基质

【处方】卡波姆-940 10 g　乙醇 50 g　甘油 50 g　聚山梨酯-80 2 g　尼泊金乙酯 1 g　氢氧化钠 4 g　蒸馏水加至 1 000 g

【制法】将卡波姆、甘油与聚山梨酯-80 混匀,加蒸馏水 300 mL 搅匀;氢氧化钠溶于纯化水 100 mL,逐渐加入卡波姆分散液中;再将尼泊金乙酯溶于乙醇后逐渐加入搅匀,即得透明凝胶。

羧甲基纤维素钠基质

【处方】羧甲基纤维素钠 60 g　甘油 150 g　三氯叔丁醇 1 g　蒸馏水加至 1 000 mL

【制法】　取甘油与羧甲基纤维素钠研匀,加入热蒸馏水中,放置数小数后,加三氯叔丁醇水溶液,再加水至 1 000 mL,搅匀,即得。

14.3.3　糊剂

糊剂系指大量的原料药物固体粉末(一般 25% 以上)均匀地分散在适宜的基质中所组成的半固体外用制剂。糊剂类似于软膏剂,但含多量的固体粉末,吸水能力大,不妨碍皮肤的正常排泄,具有收敛,消毒、吸收分泌物等作用。适用于多量渗出的皮肤、慢性皮肤病如亚急性皮炎、湿疹等,中医外科及民间常用。

1.基质

(1)含水凝胶性糊剂基质　多以甘油明胶、淀粉、甘油及其他水溶性物质如药汁、酒、醋、蜂蜜、饴糖与淀粉或固体粉末调制而成。含水凝胶性糊剂无油腻性,易洗除,赋形剂本身具有辅助治疗作用,适于渗出液较多的创面。

(2)脂肪性糊剂基质　以凡士林、羊毛脂或其混合物为基质制成。其中粉末含量较高,常用淀粉、氧化锌、白陶土、滑石粉和碳酸钙等。

2.制备

糊剂的制备通常是将药物粉碎成细粉,过六号筛。饮片应按所含有效成分性质用适当方法提取,制得提取液,或制得干浸膏,粉碎成细粉。药物与基质搅拌均匀,调成糊状。基质需加热时,温度不应过高,一般控制在 70℃以下,以免淀粉糊化。

3.举例

皮炎糊

【处方】白屈菜 500 g　白鲜皮根 500 g　淀粉 100 g　冰片 1 g

【制法】将白屈菜和白鲜皮根分别粉碎成粗末,用 pH 4 的醋酸水与 70% 的乙醇渗漉,制成流浸膏,加入淀粉,加热搅拌成糊状。然后将冰片溶于少量乙醇中,加入搅匀即得。

【功能与主治】消炎,祛湿,止痒。用于稻田皮炎、脚气等。

【用法与用量】涂患处。一日数次。

14.4 膏药

膏药系指饮片、食用植物油与红丹(铅丹)或宫粉(铅粉)炼制成膏料,摊涂于裱褙材料上制成的供皮肤贴敷的外用制剂。前者称黑膏药,后者称为白膏药。

膏药属于硬膏剂,清代吴师机的《理瀹骈文》为膏药专著,全面论述了膏药的应用和制备。膏药外治可消肿、拔毒、生肌,主治肌肤红肿、痈疽,疮疡等症;内治可以活血通络、祛风寒、壮筋骨、止痛、消痞,主治跌打损伤、风湿痹痛等,作用比软膏剂持久。膏药可分为黑膏药(以植物油、红丹为基质),白膏药(以植物油,宫粉为基质)及松香膏药(以松香等为基质),发挥局部或全身治疗作用。近年以黑膏药用者居多,本节主要介绍黑膏药。

黑膏药是以食用植物油炸取药料,去渣后在高温下与红丹反应而成的铅硬膏。黑膏药的膏体应乌黑光亮,油润细腻,老嫩适中,摊涂均匀,无红斑,无飞边缺口。用前须烘热软化后贴于皮肤上,应不易移动。

14.4.1 基质与药料处理

1.植物油

应选用质地纯净,沸点低,熬炼时泡沫少,制成品软化点及黏着力适当的植物油。以麻油最好,棉籽油、豆油、菜油、花生油等亦可应用,但炼制时易产生泡沫。

2.红丹

红丹又称樟丹、黄丹、铅丹、陶丹,为橘红色粉末,质重,主要成分为四氧化三铅(Pb_3O_4),纯度应在 95% 以上。红丹含水分易聚成颗粒,下丹时沉于锅底,不易与油充分反应。因此使用前应炒除水分,过五号筛。

3.药料的处理

药料应依法加工,按其不同性质处理。一般药材应适当粉碎;基质中可溶的、不溶的细料药或挥发性药物如乳香、没药、朱砂、雄黄、冰片、樟脑和麝香等应研成细粉。

14.4.2 黑膏药的制备

黑膏药的制备流程如下:

提取药料→炼油→下丹成膏→去火毒→摊涂

1.药料的处理

药料的提取按其质地有先炸后下之分,少量制备可用铁锅,工厂生产用炼油器。将质地坚硬的、含水量高的肉质类、鲜药类药材置铁丝笼内移置炼油器中,加盖,植物油由离心泵输入,加热先炸,油温控制在 200~220℃;质地疏松的花、草、叶、皮类等药材宜在上述药料炸至枯黄后入锅,炸至药料表面呈深褐色,内部焦黄色。炸制过程中应不断搅拌。炸好后将药渣连笼移出,得到药油。

2.炼油

经过滤后的药油继续加热熬炼,温度控制在 270~320℃,使油脂在高温条件下氧化聚合,增稠,炼至"滴水成珠",即取油少许滴于水中能聚结成珠状。炼油为制备膏药的关键步骤,熬炼过"老",则膏药硬度大、质脆、黏着力小,贴于皮肤易脱落;如过"嫩",则膏药质软,贴于皮肤易移动。

3.下丹成膏

下丹成膏是指在炼成的油中加入黄丹反应生成脂肪酸铅盐的过程,脂肪酸铅盐可促进油脂进一步氧化、聚合、增稠而成膏状。下丹的方式现多用离火下丹法,一般植物油 500 g 用丹150~210 g。将炼好的药油搅拌下加热至约 300℃ 时,徐徐加入黄丹,边加边搅,使黄丹与油充分反应,直至成为黑褐色稠厚状液体。反应过程中应检查膏药的老、嫩程度,可取少量膏药滴于水中,数秒钟后取出。若膏黏手,撕之不易断时表示过嫩;若膏撕之发脆表示过老;膏不黏手、稠度适宜表示合格。

4.去火毒

火毒是指膏药中对皮肤产生的刺激性因素,如膏药贴于皮肤后出现的红斑、瘙痒、发泡溃疡等。古人认为火毒是油脂经高温熬炼后的"燥性",在水中浸泡或久置阴凉处可除去。现代研究认为,部分火毒很可能是油在高温时氧化分解产生的刺激性低分子产物,如醛、酮、低级脂肪酸等。去火毒的方法是:膏药炼成后,以细流徐徐倒入冷水中,用木棒不断搅动,使成带状,反复换水保持冷水洗涤。凝结后将团块浸于冷水中,每日换水,连续数日,去净火毒。

5.摊涂

取去火毒的膏药团块置适宜容器中,文火熔化,于 70℃ 以下加入挥发性、细料药细粉,如乳香、没药、朱砂、雄黄、冰片等搅匀。按规定量摊涂于纸、布等裱褙材料上,贵重药如麝香细粉,撒于膏药表面。折合包装,置阴凉处贮存。

14.4.3   黑膏药的质量检查

黑膏药应乌黑光亮,油润细腻,老嫩适度,摊涂均匀,无红斑,无飞边缺口,加温后能粘贴于皮肤上且不移动。

1.软化点

用于测定膏药在规定条件下受热软化时的温度情况,以检测膏药的老嫩程度,并可间接反映膏药的黏性。按《中国药典》2015 版【膏药软化点测定法】(通则 2012)测定,应符合规定。

2.重量差异

取供试品 5 张,分别称定每张总重量。剪取单位面积(cm²)的裱背称定,折算出裱褙材料重量。膏药总重量减去裱褙材料重量即为药膏重量,与标示量相比较不得超出相关规定。

14.4.4   举例

阳和解凝膏

【处方】鲜牛蒡草 480 g(或干品 120 g)   鲜筋骨草 40 g(或干品 10 g)   生川乌 20 g 桂枝20 g   大黄 20 g   当归 20 g   生草乌 20 g   生附子 20 g   地龙 20 g   僵蚕 20 g   赤芍 20 g白芷 20 g   白蔹 20 g   白及 20 g   川芎 10 g   续断 10 g   防风 10 g   荆芥 10 g   五灵脂 10 g   木香 10 g   香橼 10 g   陈皮 10 g   肉桂 20 g   乳香 20 g   没药 20 g   苏合香 40 g   人工麝香 10 g

【制法】以上 27 味,除苏合香外,人工麝香研细,肉桂、乳香、没药粉碎成细粉,与麝香配研,过筛,混匀。其余牛蒡草等 22 味,酌予碎断,与食用植物油 2 400 g 同置锅内炸枯,去渣,滤过,炼至滴水成珠;另取红丹 750～1 050 g,加入油内,搅匀,收膏,将膏浸泡于水中。取膏,用文火熔化后,加入苏合香及上述粉末,搅匀,分摊于纸上,即得。

【功能与主治】温阳化湿,消肿散结。用于阴疽,瘰疬末溃,寒湿痹痛。

【用法与用量】外用。加温软化,贴于患处。

14.5　贴膏剂

贴膏剂系指原料药物与适宜的基质和基材制成膏状物,涂布于裱背材料上供皮肤贴敷,可产生全身性或局部作用的一种薄片状制剂。贴膏剂包括橡胶膏剂和凝胶贴膏(原巴布膏剂或凝胶膏剂)。

14.5.1　橡胶膏剂

橡胶膏剂系指药物与橡胶等基质混匀后,涂布于背衬材料上制成的贴膏剂。如红药贴膏、伤湿止痛膏等。不含药的即为胶布。

橡胶膏剂黏着力强,无需预热可直接贴于皮肤;不污染衣物,携带使用方便;可保护伤口,防止皮肤皲裂,可透皮吸收,治疗跌打损伤、风湿痹痛等病。但橡胶膏剂膏料层薄,容纳药物量少,维持时间较短,使用上有一定局限性。

14.5.1.1　组成

橡胶膏剂由背衬层、膏料层和盖衬层 3 部分组成。

(1)背衬层　常用背衬材料有漂白细布、弹力布、仿弹力布等。

(2)膏料层　由药物和基质组成,为橡胶膏剂的主要部分。基质主要由以下成分组成。

①生橡胶:为基质的主要原料,胶体内聚力强,柔软,具有良好的黏性、弹性,不透气,不透水。

②增黏剂:常用天然或合成的树脂如松香及其衍生物,因松香中含有的松香酸可加速橡胶膏剂的老化,选择软化点 70～75℃(最高不超过 77℃)、酸价 170～175 者。采用松香衍生物如甘油松香酯、氢化松香作增黏剂,具有抗氧化、耐光、耐老化和抗过敏等性能。

③软化剂:能使天然橡胶软化,增加可塑性、柔软性、耐寒性及黏性。常用的软化剂有凡士林、羊毛脂、液状石蜡、植物油等。挥发油及挥发性药物,如樟脑、冰片、薄荷脑、薄荷油等对橡胶也有一定的软化作用,此类药物在处方中较多时,软化剂的用量应酌情减少。

④填充剂:能增加膏料与背衬材料间的黏着性,增加内聚力。常用氧化锌和锌钡白(俗称立德粉)。氧化锌能与松香酸生成松香酸锌盐,降低松香酸对皮肤的刺激性。锌钡白用作热压法制备橡胶膏剂的填充剂,特点是遮盖力强,胶料硬度大。

(3)盖衬层　常用盖衬材料有塑料薄膜、硬质纱布、防粘纸等。

14.5.1.2　橡胶膏剂的制备

橡胶膏剂的制备方法有溶剂法和热压法两种。

1.溶剂法

制备流程如下：

提取药料→制备膏料→涂布膏料→回收溶剂→切割、加衬与包装

（1）提取药料　饮片常用有机溶剂以浸渍、回流、渗漉等方法提取、过滤，提取液回收溶剂后备用。能溶于橡胶基质中的药物直接加入，如薄荷、冰片、樟脑等。

（2）制备膏料　膏料由药物和基质混合制成。取生橡胶洗净，于 50～60℃ 加热干燥或晾干，切成大小适宜的条块，在炼胶机中反复塑炼成网状胶片，摊开放冷，去静电，加入制胶机内。浸入适量溶剂汽油中，密闭浸泡 18～24 h（冬季浸泡时间宜长，夏季宜短），至完全溶胀成凝胶状。依次加入凡士林、羊毛脂、液状石蜡、松香、氧化锌等制成基质，再加入药物浸膏或细粉、挥发性药物等，继续搅拌成均匀胶浆，在滤胶机上压过筛网，即得膏药料。

（3）涂布膏料　将膏料置于装好背衬材料的涂料机上，如图 14-2 所示，利用上下滚筒将膏料均匀涂布在缓慢移动的布面上，通过调节两滚筒间的距离来控制涂膏量。

（4）回收溶剂　涂了膏料的胶布，以一定速度进入封闭的溶剂回收装置，如图 14-3 所示，经蒸汽加热管加热，汽油蒸发，由鼓风机送入冷凝系统，回收。

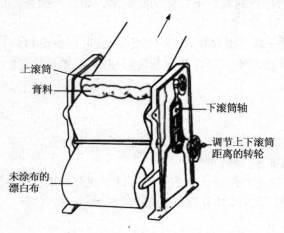

图 14-2　橡胶膏涂料机的涂布部分

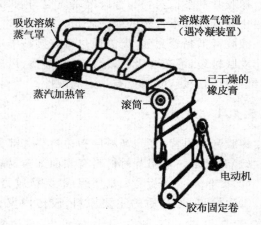

图 14-3　橡胶膏涂料机溶剂回收装置与拉布部分

（5）切割、加衬与包装　将干燥的橡胶膏置切割机上切成规定的宽度，再移至纱布卷筒装置上，如图 14-4 所示，使膏面覆上脱脂硬纱布或塑料薄膜等以避免黏合。最后用切割机切成一定大小后包装。

2.热压法

取橡胶洗净，在 50～60℃ 干燥或晾干，切成块状，在炼胶机中塑炼成网状薄片，除静电。浸泡于液态油性药物中，密闭浸泡 24 h，中途翻动，橡胶充分吸油溶胀变软。加入立德粉、松香、液状石蜡等和其他药物浸膏、冰片等，炼压均匀，涂膏，覆膜，切割，包装。热压法不用

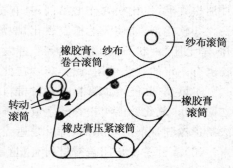

图 14-4　橡胶膏纱布卷筒装置

汽油,无需回收装置,生产成本低,利于环保,但成品欠光滑。

14.5.1.3 橡胶膏剂的质量检查

橡胶膏剂应涂布均匀,膏面光洁,色泽一致,无脱膏、失黏现象。背衬面应平整、洁净、无漏膏现象。

1.含膏量

按《中国药典》2015 版【含膏量】检查法第一法检查,应符合规定。

2.耐热性

取供试品 2 片,除去盖衬,置 60℃加热 2 h,放冷后,膏背面应无渗油现象;膏面应有光泽,用手指触试应仍有黏性。

3.黏着力

按《中国药典》2015 版【黏着力测定法】(通则 0952 第二法)测定持黏性,应符合规定。

4.微生物限度

按《中国药典》非无菌产品【微生物限度】检查,橡胶膏剂每 10 cm^2 应不得检出金黄色葡萄球菌和铜绿假单胞菌,微生物计数应符合规定。

14.5.1.4 举例

红药贴膏

【处方】三七 白芷 土鳖虫 川芎 当归 红花 冰片 樟脑 水杨酸甲酯 薄荷脑 颠茄流浸膏 硫酸软骨素 盐酸苯海拉明

【制法】以上 13 味,将三七、白芷、土鳖虫、川芎、当归、红花破碎,用 90%乙醇回流提取 3 次,第一次加乙醇 4 倍量,提取 2 h;第二、三次加乙醇 3 倍量,各提取 1 h;静置,滤过,合并滤液,回收乙醇,减压浓缩成相对密度为 1.30～1.40(40℃)的稠膏。将橡胶、氧化锌等制成基质,加入上述稠膏及其冰片等 7 味,另加二甲基亚砜、香精、胭脂红适量,搅拌均匀,制成涂料。进行涂膏,盖衬,切片,即得。

【性状】本品为淡红色片状橡胶膏;气芳香。

【功能与主治】祛瘀生新,活血止痛。用于跌打损伤,筋骨瘀痛。

【用法与用量】外用。洗净患处,贴敷,1～2 日更换一次。

【注意】凡对橡皮膏过敏及皮肤有破伤出血者不宜贴敷。

【注解】

①本品以 TLC 法鉴别方中川芎及当归,以 GC 法鉴别冰片、薄荷脑。

②冰片、樟脑、水杨酸甲酯、薄荷脑均为脂溶性提取物或化学药物,可直接溶于基质中。均为皮肤刺激剂,可促进局部血液循环,改善病变部位的组织代谢和营养供给,从而减轻局部病理反应,有止痛、消炎、减轻水肿的作用。

14.5.2 凝胶贴膏

凝胶贴膏原称巴布膏剂或凝胶膏剂,系指药物与适宜的亲水性基质混匀后,涂布于背衬材料上制成的贴膏剂。凝胶膏剂是从泥罨剂发展而来,20 世纪七八十年代,随着材料科学的发展,美欧及日本等地用水溶性高分子材料制成凝胶膏剂。由于凝胶膏剂的独特优点,尤其适合于中药提取物,受到人们的广泛重视,有着广阔的发展前景。

凝胶膏剂与橡胶膏剂、黑膏药类似有透皮吸收作用,具有以下特点:①载药量大,适于中药浸膏;②与皮肤生物相容性好,水溶性高分子基质透气、耐汗、无致敏性及刺激性;③释药性能好,能提高皮肤的水化作用,有良好的透皮吸收性能;④使用方便,不污染衣物,能反复揭贴而黏性不变。

14.5.2.1　凝胶膏剂的组成

(1)背衬层　为基质的载体,一般选用无纺布、人造棉布等。

(2)盖衬层　起保护膏体的作用,常用聚丙烯及聚乙烯薄膜、聚酯薄膜及玻璃纸等。

(3)膏体　由基质和药物构成,基质的性能决定了凝胶贴膏黏着性、舒适性、物理稳定性。要求基质不影响主药的稳定性,无副作用;有适当的黏性和弹性;能保持凝胶膏剂的形状,不因汗水、温度作用而软化,不在皮肤上残留;具有稳定性、保湿性,对皮肤无刺激、无过敏反应。基质的原料主要有以下部分组成:

①基础聚合物:为基质骨架材料,并决定基质的黏弹性,包括天然、半合成或合成的高分子材料,如聚丙烯酸钠、羧甲基纤维素钠、明胶等。

②保湿剂:常用聚乙二醇、山梨醇、丙二醇、丙三醇及其混合物。

③填充剂:可影响凝胶膏剂的成型性,常用微粉硅胶、二氧化钛,碳酸钙、高岭土及氧化锌等。

④交联剂:与骨架材料交联,增强基质的内聚力。常用高价金属阳离子如氢氧化铝、氯化铝、甘羟铝等。

⑤透皮促进剂:可用氮酮、二甲基亚砜、尿素。氮酮与丙二醇合用能提高氮酮的促渗透作用。芳香挥发性物质如薄荷脑、冰片、桉叶油等也有促渗作用。

另外,根据药物的性质,还可加入表面活性剂等其他附加剂。

14.5.2.2　制备

一般先将高分子物质胶溶,按一定顺序加入黏合剂等其他附加剂,制成均匀基质,与药物混匀,涂布,压合防黏层,分割,包装即得。

凝胶贴膏制备工艺比较复杂,因主药的性质、基质原料类型的不同而有差异,基质与药物的比例,配制程序等均影响凝胶膏剂的成型。应根据基质与药物性质,选择合理的制备工艺。

14.5.2.3　凝胶贴膏的质量检查

凝胶贴膏应涂布均匀,膏面光洁,色泽一致,无脱膏、失黏现象。背衬面应平整、洁净、无漏膏现象。应按《中国药典》2015版制剂通则贴膏剂项下检查含膏量、赋形性、粘着力、含量均匀度及微生物限度,应符合规定。

14.6　贴剂

贴剂系指原料药物与适宜的材料制成的,供粘贴在皮肤上的,可产生全身性或局部治疗作用的一种薄片状制剂。贴剂可用于完整的皮肤表面,也可用于有疾患或不完整的皮肤表面。其中用于完整的皮肤表面,能将药物输送透过皮肤进入血液循环系统起全身作用的贴剂称为透皮贴剂。

近二三十年来,透皮贴剂是世界医药领域重点研究开发的内容,自 1979 年美国上市第一个东莨菪碱贴剂以来,已推出 20 种药物的经皮给药贴剂,如硝酸甘油、雌二醇、烟碱等。国内于 20 世纪 80 年代初对贴剂进行研究开发,《中国药典》二部已收载雌二醇缓释贴片、吲哚美辛贴片。透皮贴剂为一些需长期用药的疾病和慢性病提供了简单有效的给药方法,与常规制剂比较具有以下优点:

①延长作用时间,减少用药次数。贴剂中药物在贮库内缓慢释放吸收入血,作用时间长,如雌二醇缓释贴片可 1 周用药 1 次。

②维持恒定的血药浓度,减少胃肠道副作用。贴剂可避免口服给药产生的血药浓度峰谷现象,降低治疗指数小的药物的不良反应。如东莨菪碱较低的血药浓度就可达到抗晕,止吐作用。

③避免首过效应,减少个体差异。如硝酸甘油舌下用药维持时间很短,硝酸甘油贴剂可维持 24 h 的有效治疗。

④用药方便,患者可自主用药且可随时撤药。贴剂更适合于婴儿、老人及因呕吐不宜口服药物的病人及长期用药的病人。

但贴剂在应用上有一定局限性,由于皮肤的屏障性能,贴剂仅适合于药理作用强、剂量小、相对分子质量小(<500)、在水和油中有适宜溶解度的药物(>1 mg/mL)。对皮肤有刺激性、过敏性的药物不宜制成贴剂。另外,贴剂的制备比较复杂,成本高。

14.6.1　贴剂的类型

贴剂由背衬层、有(或无)控释膜的药物贮库、粘贴层及临用前需除去的保护层组成。按其结构可分为贮库型和骨架型两大类。贮库型透皮给药制剂是指药物被控释膜或其他控释材料包裹成贮库,由控释膜或控释材料的性质控制药物的释放速度。骨架型透皮贴剂是指药物分散在聚合物骨架中,由骨架的组成成分来控制药物和释放。目前常见的有以下 3 种形式(图 14-5):

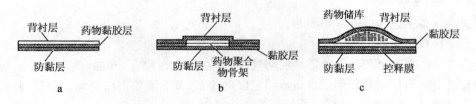

图 14-5　典型贴剂图
a.黏胶分散型贴剂　b.周边黏胶骨架型贴剂　c.储库型贴剂

1.黏胶分散型贴剂

将药物直接分散在压敏胶形成的贮库中,铺于背衬材料上,加上防黏层而得。此类贴剂生产方便,成本较低,应用较多。缺点是药物的释放会随着给药时间的延长而减慢。

2.周边黏胶骨架型贴剂

将药物均匀分散或溶解在聚合物骨架中,在含药骨架周围涂上压敏胶,贴在背衬材料上制成。聚合物骨架通常用亲水性高分子材料如聚乙烯醇、聚维酮、聚丙烯酸酯、聚丙烯酰胺等;骨架中常含有润湿剂如水、丙二醇及聚乙二醇等。亲水性骨架能与皮肤紧密接触,润湿皮肤促进药物吸收。骨架组成及药物浓度影响药物的释放速率。

3.贮库型贴剂

由背衬层、药物贮库、控释膜、黏胶层、保护膜组成。药物分散或溶解在高分子材料的半固体基质中形成药物贮库,在控释膜的表面涂加一定剂量的药物作为速释剂量。此类系统利用贮库材料的性质控制药物的释放。

14.6.2 贴剂的常用材料

1.骨架和贮库材料

一般采用压敏胶、乙烯-醋酸乙烯共聚物、聚乙烯醇、羟丙甲纤维素、卡波普、肉豆蔻酸异丙酯、月桂酸甘油酯、月桂酸甲酯等。

2.压敏胶

压敏胶系指在轻微压力下可实现粘贴,同时又容易剥离的一类胶黏材料。常用压敏胶有聚丙烯酸酯类压敏胶、聚异丁烯类压敏胶、硅酮类压敏胶及苯乙烯-异戊二烯-苯乙烯嵌段共聚物热熔压敏胶。

3.控释膜

多采用乙烯-醋酸乙烯共聚物、多孔聚丙烯膜、多孔聚乙烯膜等。

4.背衬材料

常用由铝箔、聚乙烯或聚丙烯等膜材复合而成的多层复合膜如铝-聚酯膜、聚乙烯-铝-聚酯膜等。

5.保护层材料

保护层起防黏和保护制剂的作用,可采用硅化聚酯薄膜、硅化铝箔、铝箔-硅纸复合膜和硅纸等。

14.6.3 贴剂的制备

贴剂的制备工艺主要有 3 种类型。

1.涂膜复合工艺

将药物分散在高分子材料如压敏胶溶液中,涂布于背衬膜上,加热,蒸发除去溶解高分子材料的有机溶剂。可以进行第二层膜或多层膜的涂布,最后覆盖上保护膜,也可以制成含药物的高分子材料膜,再与各层膜叠合或黏合。

2.充填热合工艺

在定型机械中,于背衬膜与控释膜之间定量充填药物贮库材料,热合封闭,最后覆盖上涂有黏胶层的保护膜。

3.骨架黏合工艺

在骨架材料溶液中加入药物,浇铸成型,切割成小圆片,粘贴于背衬膜上,热合封闭,加保护膜即可。

14.6.4　举例

东莨菪碱贴剂

【处方】

组分	药库层（份）	黏附层（份）
聚异丁烯 MML-100	29.2	31.8
聚异丁烯 LM-MS	36.5	39.8
矿物油	58.4	63.6
东莨菪碱	15.7	4.6
氯仿	860.2	360.2

【制备】按药库层处方和黏附层处方量称取各成分，分别溶解，将药库层溶液涂布在 65 μm 厚的铝塑膜上，烘干或自然干燥，形成约 50 μm 厚的药库层；将黏附层溶液涂布在 200 μm 厚的硅纸上，干燥，制成约 50 μm 厚的黏附层；将 25 μm 厚的聚丙烯控释膜复合到药库层上，将黏附层复合到控释膜的另一面，切成 1 cm² 的圆形贴剂。所设计的释药量为初始量 150～250 μg/(cm² • h)，维持量 3～3.5 μg/(cm² • h)。

【适应症】用于预防晕船、晕车、晕飞机所致的眩晕、恶心、呕吐等症。

【用法和用量】取出贴片，沿边缘揭去保护纸，贴于耳后无发皮肤上，贴紧即可，欲得最佳预防效果，应在旅行出发前 5～6 h 贴用。

【注解】

①东莨菪碱为防治晕动病的有效药物，但常规剂型存在疲劳、口干、视力模糊等副作用，且有效作用时间较短。东莨菪碱抗晕动病剂量小，药效强，相对分子质量小（303.4），对皮肤无刺激性，适于做成贴剂。

②东莨菪碱贴剂共有背衬层、贮库层、控释层、黏附层和保护层 5 层结构，为膜控释型贴片。聚异丁烯为压敏胶，是药物贮库及黏附层的主要材料。黏附层中的东莨菪碱可提供冲击剂量，减少时滞。

14.6.5　贴剂的质量检查

贴剂外观应完整光洁，有均一的应用面积，冲切口应光滑，无锋利的边缘。应按《中国药典》2015 版制剂通则粘剂项下检查粘着力、含量均匀度、释放度及微生物限度，应符合规定。

思考题

1. 外用膏剂包括哪几类？各有何特点？

2. 软膏剂的基质有哪几类？各类基质有何特点？如何选用？

3. 软膏剂的制法有几种？各适用于何种情况？

4. 橡胶膏剂、凝胶膏剂、黑膏药和贴剂的基质主要的材料是什么？在应用上各有何特点？

5. 什么是药物的透皮吸收？药物通过哪些方式透皮吸收？

第15章 气雾剂、喷雾剂与吸入粉雾剂

学习要求

1. 掌握气雾剂、喷雾剂的含义、特点、分类及组成,肺部吸收机理。

2. 熟悉气雾剂的制备方法。

3. 了解吸入粉雾剂的含义,气雾剂、喷雾剂、吸入粉雾剂的质量要求。

气雾剂(aerosol)、喷雾剂(sprays)和粉雾剂(powder aerosols)是药物经特殊的给药装置后进入呼吸道深部、腔道黏膜或皮肤发挥全身作用或局部作用的一种给药系统。气雾剂借助抛射剂的压力使药物喷出,喷雾剂借助于手动泵的压力或其他装置方法将药物喷出,粉雾剂则由患者主动吸入。

我国古书记载,古人用莨菪加热水置于瓶中,口含瓶口吸入气雾治疗虫牙;有用胡荽加酒煮沸,以其香气治疗痘疹,这些都已具有气(喷)雾剂的性质。现代的药用气雾剂始于20世纪50年代,初始主要用于局部治疗。几十年来随着对定量吸入、全身治疗等方面的研究逐步深入,充分发挥了气(喷)雾剂速效、定位的特点,在治疗呼吸系统、心血管系统疾病,皮肤出血、烧伤等方面发挥了重要的作用。另外,气雾剂、喷雾剂和粉雾剂3种剂型在药物经肺给药中具有重要意义。

15.1 气雾剂

15.1.1 概述

15.1.1.1 气雾剂的含义与特点

气雾剂系指原料药物或原料药物和附加剂与适宜的抛射剂共同装封于具有特制阀门系统的耐压容器中,使用时借助抛射剂的压力将内容物呈雾状喷出,用于肺部吸入或直接喷至腔道黏膜、皮肤的制剂。其中以泡沫形态喷出的可称泡沫剂。

气雾剂具有以下优点:

①具有速效定位作用。气雾剂的喷出物可直达作用部位或吸收部位,具有明显的速效作用与定位作用,在呼吸道给药方面具有独特的优势。

②药物的稳定性高。气雾剂中药物封装于密闭容器中,可免受外界因素影响,保持清洁和无菌状态,有利于提高药物的稳定性。

③剂量准确,使用方便。气雾剂喷出的剂量由阀门系统控制,可定量喷出,老少皆宜,病人用药顺应性高。

④气雾剂副作用小。喷雾给药可避免胃肠道给药的刺激性,避免肝脏首过作用,减少局部涂药疼痛与感染。

气雾剂也有其不足:

①生产成本较高。由于气雾剂制备需耐压容器、阀门系统及特殊生产设备,生产成本比一般制剂高。

②抛射剂渗漏可致气雾剂失效。

③气雾剂有一定内压,遇热、受撞击易爆。

④抛射剂挥发性高,有致冷效应,受伤皮肤多次使用会引起不适及刺激。

15.1.1.2　气雾剂的分类

1.按分散系统

气雾剂可分为溶液型、乳剂型和混悬型。

(1)溶液型气雾剂　固体或液体药物溶解在抛射剂中,或在潜溶剂作用下形成均匀溶液。喷射后抛射剂挥发,药物以固体或液体微粒状态达到作用部位,是气雾剂中应用最多的类型。

(2)乳剂型气雾剂　药物、抛射剂在乳化剂作用下,经乳化制成乳剂型气雾剂。有 O/W 或 W/O 型。O/W 型以泡沫状态喷出,称为泡沫型气雾剂或泡沫剂。W/O 型喷出时形成液流。

(3)混悬型气雾剂　固体药物以微粒状态分散在抛射剂中形成混悬液,喷出后抛射剂挥发,药物以固体微粒状态到达作用部位。此类气雾剂又称为粉末气雾剂。

2.按给药途径

可分为呼吸道吸入气雾剂和非吸入气雾剂。吸入气雾剂药物经口吸入沉积于肺部,非吸入气雾剂药物沉积于皮肤或黏膜。

3.按处方组成

(1)二相气雾剂　由抛射剂的气相和药物与抛射剂混溶形成的均匀液相组成。

(2)三相气雾剂　有 3 种情况:①气-液-固三相,药物微粒混悬在抛射剂液相中和抛射剂的气相;②气-液-液三相,药物的水溶液与液化抛射剂形成 O/W 型乳剂和汽化的抛射剂;③气-液-液三相,药物的水溶液与液化抛射剂形成 W/O 乳剂和汽化的抛射剂。

4.按给药定量与否

可分为定量气雾剂和非定量气雾剂。

15.1.1.3　气雾剂的肺部吸收

1.吸收途径

气雾剂通过肺部吸收的途径如图 15-1 所示。

人的呼吸系统由口腔、鼻腔、咽喉、气管、支气管、细支气管、肺泡管及肺泡组成。肺泡呈薄膜囊状,数量约达 3 亿～4 亿个,总面积可达 200 m^2。肺泡由单层上皮细胞组成,肺泡表面至毛细血管间距离仅 0.5～1 μm,与肺泡接触的毛细血管面积达 100 m^2。故到达肺泡内的药物极易吸收入血,吸收速度仅次于静脉注射。

2.影响吸收的因素

(1)药物的性质　吸入的药物最好能溶于呼吸道的分泌液中,否则成为异物,对呼吸道产

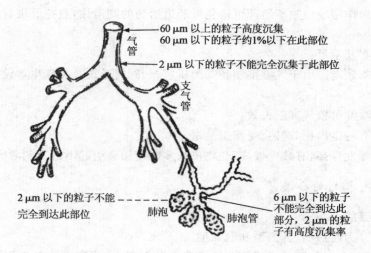

60 μm 以上的粒子高度沉集
60 μm 以下的粒子约1%以下在此部位

气管

2 μm 以下的粒子不能完全沉集于此部位

支气管

2 μm 以下的粒子不能
完全到达此部位

肺泡   肺泡管

6 μm 以下的粒子
不能完全到达此
部分，2 μm 的粒
子有高度沉集率

图 15-1　肺吸收途径

生刺激性。呼吸道上皮细胞的细胞膜为类脂膜，药物从呼吸道吸收主要为被动扩散过程。一般脂溶性、油水分配系数大的药物、相对分子质量小于 1 000 的药物易吸收。

（2）雾粒的大小　雾粒大小是影响药物能否到达肺泡的主要因素。大于 10 μm 的粒子沉积于气管中，太细小的粒子可随呼吸排出，不能停留在肺部。通常吸入的雾粒在 0.5～5 μm 较适宜。《中国药典》规定，吸入用气雾剂的雾粒大小应控制在 10 μm 以下，其中大多数应为 5 μm 以下，一般不使用饮片细粉。

（3）呼吸的状态　粒子的沉积量与呼吸量呈正比，与呼吸频率呈反比。

15.1.2　气雾剂的组成

气雾剂由药物和附加剂、抛射剂、耐压容器和阀门系统组成。

15.1.2.1　药物和附加剂

（1）药物　制备气雾剂的饮片，一般应按规定的方法进行提取、纯化、浓缩制成药液，如提取挥发油，提取有效成分或有效部位等。

（2）附加剂　根据药物的性质确定气雾剂的类型，如配制成溶液，乳状液或混悬液。拟定制剂处方，选择溶剂和附加剂。常用附加剂有潜溶剂、润湿剂、助悬剂及乳化剂、抗氧剂、防腐剂、矫味剂等。

15.1.2.2　抛射剂

抛射剂是一些低沸点的液化气体，为喷射药物的动力，也是药物的溶剂和稀释剂。抛射剂的沸点应在室温以下，常温下蒸气压大于大气压。打开阀门时容器内压力骤然降低，抛射剂急剧汽化，将容器内药物通过阀门系统喷出。抛射剂的沸点、蒸气压、用量大小对气雾剂的喷射能力、雾滴大小、干湿及泡沫状态等有决定性的影响。对抛射剂的要求是：①常温下蒸气压大于大气压；②无毒，无刺激性、无致敏反应；③为惰性，不与药物反应；④不易燃，不易爆；⑤无色、无臭、无味，价廉易得。

1. 分类

过去常用的抛射剂为氟氯烷烃类(CFC 氟利昂类),因其可分解大气层的臭氧,破坏环境已被淘汰。我国国家食品药品监督管理总局已宣布在 2010 年全面禁止氟利昂作为抛射剂用于药用吸入气雾剂。

目前常用的抛射剂有以下几类:

(1)氢氟烷烃类(HFA)　与氟氯烷烃在结构上均为饱和烷烃,一般条件下化学性质稳定,几乎不与任何物质产生化学反应,正常情况下不易爆。不同的是 HFA 均须在低温才呈液态,制备条件要求高;HFA 的饱和蒸气压较高,对容器的耐压要求更高;极性较氟氯烷烃类大。HFA 在人体内残留少,毒性小,结构中不含氯原子,不破坏大气臭氧层,温室效应大大低于氟氯烷烃。目前为氟利昂类抛射剂的主要替代品,但由于氢氟烷烃类与氟氯烷烃类的理化性质不同,在作抛射剂替代时需作广泛的考察。

用于气雾剂抛射剂的主要有四氟乙烷(HFA-134a)、七氟丙烷(HFA-227),世界上至今已有 14 家公司的数十个 HFA 的气雾剂获准上市。HFA-134a 和 HFA-227 温室效应潜能较高。二氟乙烷(HFA-152a)的温室效应潜能低,为易燃气体,在美国已用作局部用药气雾剂的抛射剂。这 3 种氢氟烷烃类抛射剂的物理化学性质见表 15-1。

表 15-1　3 种氢氟烷烃类抛射剂的物理化学性质

项目	HFA-134a	HFA-152a	HFA-227
分子式	$CF_3\text{-}CFH_2$	$CH_3\text{-}CHF_2$	C_3HF_7
相对分子质量	102.03	66.05	170.03
沸点(1 个大气压)/℃	−26.5	−25	−16.5
临界温度/℃	101.1	113.5	101.7
蒸气压/MPa	0.44(21.1℃)	0.49(21.1℃)	0.390 2(20℃)
液体密度/(g/cm³)	1.21(21.1℃)	0.91(21.1℃)	1.415 0(20℃)

(2)二甲醚　沸点−24.9℃,蒸气压约为 0.5 MPa,常温常压下为无色、有轻微醚香味的气体,在压力下为液体。常温下二甲醚为惰性,不易自动氧化,无腐蚀性。作为抛射剂二甲醚的优点为:压力适宜、毒性低;对极性和非极性物质有高度溶解性,可与水混溶;对臭氧无破坏作用。二甲醚可作为气雾剂的抛射剂和溶剂。我国已生产出以二甲醚为抛射剂的表面麻醉药利多卡因气雾剂。

(3)碳氢化合物　主要有丙烷、丁烷、异丁烷等。此类抛射剂化学性质稳定,价格低廉,毒性低,密度低,沸点较低,但易燃易爆,不宜单独使用。目前,异丁烷在国外已被广泛应用于外用气雾剂的抛射剂,已载入美国药典。

2. 用量

气雾剂喷射能力的强弱决定于抛射剂的用量及自身蒸气压,一般抛射剂用量大,蒸气压高,喷射能力强,反之则弱。为了达到合适的蒸气压,常采用混合抛射剂。根据拉乌尔定律,在一定温度下,溶质的加入导致溶剂蒸气压下降。蒸气压下降与溶液中溶质摩尔分数呈正比。根据道尔顿气体分压定律,系统的总蒸气压等于系统中不同组分分压之和。由此可计算出混合抛射剂的蒸气压。

$$p_A = N_A \cdot p_A^0 = \frac{n_A}{n_A + n_B} \cdot p_A^0$$

$$p_B = N_B \cdot p_B^0 = \frac{n_B}{n_A + n_B} \cdot p_B^0$$

$$p = p_A + p_B$$

式中：p 为混合抛射剂的蒸气压；p_A、p_B 分别为抛射剂 A、B 的分压；p_A^0、p_B^0 分别为纯抛射剂 A、B 的饱和蒸气压；N_A、N_B 分别为抛射剂 A、B 的摩尔分数；n_A、n_B 分别为抛射剂 A、B 的摩尔数。

15.1.2.3 耐压容器

气雾剂的容器应能耐压,不与药物和抛射剂起作用,轻便,价廉。目前耐压容器主要有金属容器、玻璃容器和塑料容器。

(1)金属容器　容量大,耐压力强,质地较轻,携带、运输均方便,但化学稳定性较差。常用铝、不锈钢或马口铁制品,需在容器内壁涂环氧树脂或聚乙烯树脂,增强其耐腐蚀性能。

(2)玻璃容器　化学性质稳定,耐压耐撞击性能差。为改善此缺点,常在玻璃瓶外壁搪塑,以减轻玻璃瓶爆破产生的危险。目前多用于压力和容积不大的气雾剂。

(3)塑料容器　质地较轻,牢固耐压,抗撞击、耐腐蚀,但塑料容器有一定的渗透性及物质迁移现象,可影响药液的稳定性。一般选用化学性质稳定的塑料材料,如热塑性聚丁烯对苯二甲酸树脂和缩乙醛共聚物树脂等。

15.1.2.4 阀门系统

阀门系统是控制气雾剂内容物喷出的主要部件,具有调节药物和抛射剂从容器中喷出的功能,其精密度及耐用性直接影响气雾剂的质量。

1.一般阀门系统

由封帽、橡胶封圈、阀门杆、弹簧、浸入管、推动钮等部件组成。其中阀门杆是重要部件,上端有膨胀室和内孔,下端有一段细槽供引液用。膨胀室在内孔之上,内孔是阀门沟通容器内外的极细小孔,关闭时被弹性橡胶封圈封住,使容器内外不通,当揿下推动钮时,容器中内容物通过内孔进入膨胀室,抛射剂骤然膨胀,将药液雾化、喷出。一般阀门系统如图15-2所示。

2.定量阀门

除具有一般阀门的各部件外,还有一个金属或塑料制成的定量室或称定量小杯,其容量为每揿一次的剂量,一般为 0.05～0.2 mL。适用于剂量小,作用强或有毒性作用的吸入气雾剂。定量杯下部有两个小孔,用橡胶封圈封住,灌装抛射剂时因压力大,抛射剂可通过小孔进入容器内。抛射剂灌装后小孔仍被橡胶封圈封住。定量阀门如图15-3所示。

国内常用的是不用浸入管而将容器倒置使用的定量吸入气雾剂,见图15-4。药液通过阀杆上的引液槽进入阀门系统的定量室,喷射时按下推动钮,阀杆弹簧受压,内孔进入出液封圈内,定量室内的药液由内孔进入膨胀室,部分汽化后从喷嘴喷出。此时引液槽全部进入瓶内,橡胶封圈封住药液进入定量室的通道。推动钮压力解除后,在弹簧作用下,阀杆复位,药液再次进入定量室,如此往复,每按一次推动钮喷出定量室容积的药液。

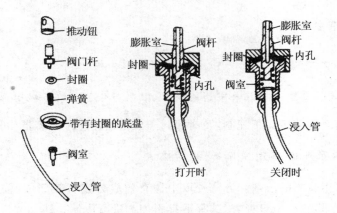

图 15-2　气雾剂的一般阀门

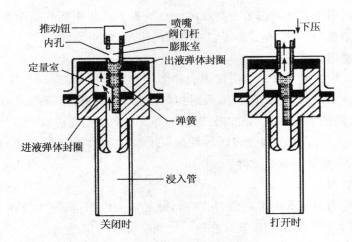

图 15-3　有浸入管的定量阀门

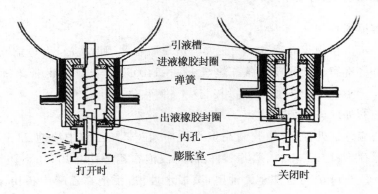

图 15-4　无浸入管的定量阀门

15.1.3　气雾剂的制备

15.1.3.1　制备工艺流程

容器、阀门系统的处理与装配→中药的提取、配制与分装→填充抛射剂→质检→成品

气雾剂应在洁净避菌条件下配制,及时灌封于灭菌的洁净干燥容器中,防止微生物污染。

15.1.3.2　中药原料的处理及附加剂的选用

中药饮片应选用适当的溶剂和方法提取中药有效成分或有效部位,按照溶液型、乳剂型、混悬型气雾剂的不同要求,拟订处方,选择适宜附加剂进行配制。

1.溶液型气雾剂

药物可溶于抛射剂或潜溶剂者常制成溶液型气雾剂。将中药提取物溶于抛射剂中,必要时可加适量的潜溶剂如乙醇、丙二醇等制成澄清的溶液,备用。

2.混悬型气雾剂

药物不溶于抛射剂或潜溶剂者可制成混悬型气雾剂。将药物粉碎,吸入用混悬型气雾剂药粉微粒应控制在 5 μm 左右。药粉加入附加剂在胶体磨中充分研细混匀,制成混悬液。为使混悬液稳定,常需加入润湿剂、分散剂、助悬剂等。在制备中应注意:①严格控制水分的含量在 0.03％ 以下;②加入适量的混合表面活性剂以增加体系的稳定性;③调节抛射剂与固体微粒的密度尽量相等,减小微粒的沉降。

3.乳剂型气雾剂

目前应用的乳剂型气雾剂主要为 O/W 型,抛射剂为内相,药液为外相。按一般制备乳剂的方法制成稳定的乳剂,分散相液滴应在液体介质中分散均匀。

15.1.3.3　容器与阀门的处理与装配

1.气雾剂容器的处理

将容器按一定操作规程处理、洗净、干燥。玻璃瓶容器用前洗涤,为防止玻璃瓶爆炸,在瓶外搪塑料薄层。将洗净干燥的玻璃瓶预热至 120～140℃,浸入搪塑液中,使瓶颈以下黏附一层搪塑液,倒置,于 150～170℃烘干,备用。

2.阀门系统的处理与装配

阀门各部件应分别处理:①橡胶制品以水洗净,在 75％乙醇中浸泡 24 h,除去色素并消毒,干燥,无菌保存,备用;②塑料、尼龙零件洗净,浸泡在乙醇中备用;③不锈钢弹簧于 1％～3％碱液煮沸 10～30 min,热水洗至无油腻,蒸馏水冲洗,浸泡在乙醇中备用。最后将上述处理好的零件,按照阀门的结构装配。

15.1.3.4　药物的分装与抛射剂的充填

1.压灌法

取已分装药物扎紧封帽铝盖的气雾剂容器,抽去内部空气,用压力灌装机压入定量抛射

剂。本法的特点是设备简单,不需低温操作,抛射剂损耗少。但充填速度较慢,空气无法排出,使用中压力变化较大。压灌法是目前国内主要采用的方法。

国外气雾剂生产主要采用高速旋转压装抛射剂的工艺,该方法是将容器输入、分装药液、驱赶空气、扣轧阀门、压装抛射剂、产品包装输出融于一体,生产设备采用真空抽除容器内空气,可定量压入抛射剂,产品质量稳定,生产效率高。

2.冷灌法

将药液(包括抛射剂和药物)借助冷灌装置中热交换器冷却至 $-50\sim-30℃$,使罐中的药物、抛射剂保持液体状态,一次定量加入敞开的耐压容器中,立即将容器装阀门并密封。本法的主要优点是简单,适用于任何容器及阀门系统,使生产流程的变化最小。但能耗高,抛射剂蒸发可造成装量差异及湿气冷凝会形成污染,含水产品不宜采用冷灌法。

15.1.4　气雾剂的质量检查

15.1.4.1　容器和阀门检查

气雾剂的容器应能耐受气雾剂所需的压力,各组成部件均不得与药物或附加剂发生理化作用,其尺寸精度与溶胀性应符合要求。

15.1.4.2　破损与漏气检查

1.破损检查

将气雾剂放入有盖的铁丝篓内,浸没于 $(40\pm1)℃$ 的水浴中 1 h(或 55℃,30 min),取出,放冷至室温,拣除爆裂及塑料涂层不紧贴瓶的废品。

2.漏气检查

将气雾剂 12 瓶分别精密称重,于室温直立 12 h,再分别精密称重,计算每瓶漏气的重量及平均年泄漏率。

15.1.4.3　喷射试验和装量检查

1.非定量气雾剂

(1)喷射速率　取气雾剂 4 瓶,照《中国药典》2015 版制剂通则气雾剂【喷射速率】项下方法检查,计算每瓶的平均喷射速率(g/s),均应符合规定。

(2)喷出总量　取供试品 4 瓶,照《中国药典》2015 版制剂通则气雾剂【喷出总量】检查法检查,每瓶喷出量均不得少于标示量的 85%。

(3)装量　照《中国药典》2015 版【最低装量检查法】(通则 0942)检查,应符合规定。

2.定量气雾剂

(1)递送剂量均一性　本检查是为保证气雾剂喷出剂量的准确性。照《中国药典》2015 版制剂通则吸入制剂【递送剂量均一性】测定法测定,应符合规定。

(2)每瓶总揿次　取气雾剂 1 罐(瓶),释放内容物到废弃池中,揿压阀门,每次揿压间隔不少于 5 秒。每 1 罐(瓶)总揿次应不少于标示总揿次。

(3)每揿主药含量　取气雾剂 1 瓶,照《中国药典》2015 版制剂通则气雾剂【每揿主药含量】检查法检查,每揿主药含量应为每揿主药含量标示量的80%～120%。

(4)每揿喷量　取气雾剂4瓶,照《中国药典》2015版制剂通则气雾剂【每揿喷量】检查法检查,共检查10个喷量,计算每瓶10个喷量的平均值,应为标示喷量的80%～120%。

凡进行每揿递送剂量均一性检查的气雾剂,不再进行每揿喷量检查。

15.1.4.4　微细粒子剂量

吸入气雾剂中可被吸入的气溶胶粒子应达一定比例,以保证有足够的剂量可沉积在肺部,因此应检查微细粒子剂量。照《中国药典》2015版吸入【制剂微细粒子空气动力学特性测定法】(通则0951)检查,照各品种项下规定的装置与方法,依法测定,微细粒子剂量应不少于每揿主药含量的15%。

15.1.4.5　粒度

中药吸入用混悬型气雾剂若不进行微细粒子剂量测定,应作粒度检查。照《中国药典》2015版制剂通则气雾剂【粒度】项下方法,检查25个视野,计数,平均药物粒径应在5 μm以下,粒径大于10 μm的粒子不得过10粒。

15.1.4.6　无菌检查

用于烧伤、严重创伤或临床必需无菌的气雾剂,照《中国药典》2015版【无菌检查法】(通则1101)检查,应符合规定。

15.1.4.7　微生物限度

按照《中国药典》2015版非无菌产品【微生物限度】检查法检查,应符合规定。

15.1.5　气雾剂举例

麝香祛痛气雾剂

【处方】人工麝香0.33 g　红花1 g　樟脑30 g　独活1 g　冰片20 g　龙血竭0.33 g薄荷脑10 g　地黄20 g　三七0.33 g

【制法】以上9味,取人工麝香、三七、红花,分别用50%乙醇10 mL分3次浸渍,每次7天,合并浸渍液,滤过,滤液备用;地黄用50%乙醇100 mL分3次浸渍,每次7天,合并浸渍液,滤过,滤液备用;龙血竭、独活分别用乙醇10 mL,分3次浸渍,每次7天,合并浸渍液,滤过,滤液备用;冰片、樟脑加乙醇100 mL,搅拌使溶解,再加入50%乙醇700 mL,混匀;加入上述各浸渍液,混匀;将薄荷脑用适量50%乙醇溶解,加入上述药液中,加50%乙醇至总量为1 000 mL,混匀,静置,滤过,灌装,封口,充入抛射剂适量,即得。

【性状】本品为非定量气雾剂,在耐压容器中的溶液为橙红色澄清液体;气芳香。

【功能与主治】活血祛瘀,疏经活络,消肿止痛。用于各种跌打损伤,瘀血肿痛,风湿瘀阻,关节疼痛。

【用法与用量】外用。喷涂患处,按摩5～10 min至患处发热,一日2～3次;软组织扭伤严重或有出血者,将药液喷湿的棉垫敷于患处。

【注解】

①本品为溶液型气雾剂,除龙血竭、独活外,原料药均用 50％乙醇浸渍或溶解,可提取出有效成分,工艺简单易行。

②龙血竭活血化瘀有效成分是龙血素 B 等,脂溶性较强,独活的主要成分是香豆素、挥发油等,故用 95％乙醇浸渍提取。

③本品的含量测定仅对麝香酮进行质量控制,质量标准有待提高。

咽速康气雾剂

【处方】人工牛黄 30 g　珍珠(制)30 g　雄黄(制)20 g　蟾酥(制) 20 g　麝香 20 g　冰片 20 g　乙醇适量　抛射剂适量　制成 1 000 瓶

【制法】以上 6 味,人工牛黄、珍珠、雄黄干燥后粉碎成极细粉。蟾酥、麝香以无水乙醇回流提取 3 次,回流时间分别为 3、2、1.5 h,滤过,合并滤液,将冰片溶于其中,加入人工牛黄、珍珠、雄黄极细粉,以无水乙醇定容至 300 mL,再加入 15％非离子表面活性剂无水乙醇溶液 100 mL,混溶后在不断搅拌条件下,定量分装于气雾剂耐压容器内,压盖后在 800～1 000 kPa 压力下向瓶内压入经微孔滤膜滤过的抛射剂,即得。

【功能与主治】解毒、消炎、止痛。用于时疫白喉、咽喉肿痛、单双乳蛾、喉风喉痛、烂喉丹痧。

【用法与用量】喷雾吸入。每次喷 3 下,一日 3 次。或遵医嘱。

【注解】

①本品为混悬型气雾剂。贵重药人工牛黄、珍珠及毒性药雄黄粉碎成细粉入药。

②蟾酥、麝香有效成分脂溶性强,故以无水乙醇提取。

③非离子表面活性剂在混悬液中起润湿剂作用,可使不溶性药物细粉在分散相中均匀分散,防止药物细粉凝聚。

④本品孕妇禁用。

妇得康泡沫气雾剂

【处方】苦参总生物碱 5.5 g　十二醇硫酸钠 0.15 g　十八醇 0.20 g　羊毛醇 0.15 g　甘油 5.0 g　蒸馏水适量　抛射剂适量　制成 1 000 瓶

【制法】将苦参总碱用水溶解后,用 5 mol/L 盐酸调节至 pH 8.0,另将十二醇硫酸钠、十八醇、羊毛醇、甘油置水浴中熔化后,倾入苦参总碱水溶液中,搅拌均匀后加水至全量,灌入已搪塑并清洗烘干的 30 mL 玻璃瓶内,装上阀门轧紧,用压灌法压入抛射剂,摇匀即得。

【功能与主治】清热燥湿,杀虫。用于慢性宫颈炎、宫颈糜烂、阴道炎之湿热下诸证。

【用法与用量】先以 0.1％高锰酸钾溶液或 0.1％新洁尔灭溶液冲洗阴道,再用本品喷射于宫颈区,每周 2～3 次。

【注解】

①本品为 O/W 泡沫型气雾剂,用前需振摇。

②本品为阴道用气雾剂,应在喷头上装上接合器使用。

15.2 喷雾剂

15.2.1 概述

15.2.1.1 喷雾剂的含义与特点

喷雾剂系指原料药物或与适宜辅料填充于特制的装置中,使用时借助手动泵的压力或其他方法将内容物呈雾状物释出,用于直接喷至腔道黏膜及皮肤等的制剂。

喷雾剂与气雾剂均有雾化给药的特点,不同的是:①喷雾剂不含抛射剂,对大气无污染,减少抛射剂对机体的副作用与刺激性;②处方及生产设备简单,产品成本低。

近年随着氟利昂的禁用,喷雾剂的优势得到重视,喷雾剂发展很快。2007 年以来,已有 43 个中药喷雾剂获得国家食品药品监督管理总局的注册批文。在国外加拿大一公司研制的胰岛素喷雾剂(Oral-Lyn)已在多个国家上市,该产品胰岛素可通过口腔黏膜快速吸收。

由于一般喷雾剂喷出的雾滴粒径大,不适于肺部吸入,且压缩气体在使用过程中逐渐减少,压力随之降低,使喷射的雾滴大小及喷射量不能恒定,使用中会受到限制。目前喷雾剂主要用于皮肤、黏膜或腔道等部位给药。近年出现的超临界 CO_2 辅助喷雾剂及超声波喷雾剂可将雾滴粒径雾化很细,可用于呼吸道吸入。

15.2.1.2 喷雾剂的分类

(1)按分散系统　可分为溶液型、乳状液型和混悬型喷雾剂。

(2)按给药途径　可分为呼吸道给药、鼻腔给药、皮肤给药和黏膜给药去雾剂。

(3)按定量与否　可分为定量喷雾剂和非定量喷雾剂。

(4)按雾化原理　可分为喷射喷雾剂、超临界 CO_2 辅助喷雾剂和超声波喷雾剂。喷射喷雾剂按动力源又可分为手动泵和压缩气体两种。

15.2.2 喷雾剂的装置

以压缩气体为动力的喷雾剂装置由容器和阀门系统组成,常用容器有塑料瓶、玻璃瓶,也有用金属容器。阀门系统与气雾剂相同,不同之处是阀杆一般有 3 个较大的内孔,以便于物质流动。常用的压缩气体有 N_2、CO_2 和 N_2O。由于 CO_2 能改变溶液的 pH,应用上受到限制。由于喷雾剂要求有较高的内压,以保证内容物全部用完,因此要求容器牢固。

目前常用的是以手动泵为能源的喷雾剂,喷雾装置由容器和手动泵组成。手动泵是采用手压触动器产生的压力使喷雾器内药液以雾滴、乳滴或凝胶等状态喷出。手动泵因能提供准确的剂量,且仅需很小的触动力,应用范围越来越广。

15.2.3 喷雾剂的制备

15.2.3.1 中药饮片的处理

根据处方中药物性质,采用适宜的方法进行提取、纯化、浓缩,制成药液。对于提取纯化的难溶性药物,应将药物粉碎成符合要求的细粉。

15.2.3.2　药液的配制与灌封

喷雾剂应在符合要求的洁净环境下配制,及时灌封于灭菌的洁净干燥容器中。

1. 药液的配制

根据药物的性质及临床需要,加入适宜的附加剂配成溶液、乳状液或混悬液。所加附加剂应符合药用规格,对呼吸道、皮肤和黏膜等应无刺激性。

2. 药液的灌封

药液配制后,经过质量检查,定量灌封于洁净干燥容器中,装上阀门系统(雾化装置)和帽盖即可。使用压缩气体的喷雾剂,在容器上安装阀门,轧紧封帽,压入压缩气体即得。在工业生产中有全自动灌装生产设备,在生产过程中使送瓶、灌液、加阀、封口、充气工序全部联动生产,具有在线液位检测及重量检测,提高了生产效率。

15.2.4　喷雾剂的质量检查

1. 内容物检查

溶液型喷雾剂应澄清;乳状液型喷雾剂液滴在液体介质中应分散均匀;混悬液型喷雾剂药物细粉和附加剂应充分混匀成稳定的混悬液。

2. 每瓶总喷次

取供试品 4 瓶,照《中国药典》2015 版制剂通则喷雾剂【每瓶总喷次】检查法检查,每瓶总喷次均不得少于其标示总喷次。

3. 每喷喷量

取供试品 4 瓶,照《中国药典》2015 版制剂通则喷雾剂【每喷喷量】检查法检查,均应符合规定。凡规定测定每喷主药含量的喷雾剂,不再进行每喷喷量的测定。

4. 每喷主药含量

取喷雾剂 1 瓶,照《中国药典》2015 版制剂通则喷雾剂【每喷主药含量】检查法测定,每喷主药含量应为标示量的 $80\% \sim 120\%$。

5. 装量差异

单剂量喷雾剂需测装量差异,应符合《中国药典》2015 年版制剂通则喷雾剂【装量差异】检查法的规定。

6. 装量

非定量气雾剂照《中国药典》2015 年版【最低装量检查法】检查,应符合规定。

7. 无菌和微生物检查

检查方法同气雾剂。

15.2.5　举例

鼻宁喷雾剂

【处方】鹅不食草 60 g　一枝黄花 250 g　山梨酸 2 g　氯化钠 9 g　聚山梨酯-80 10 g
制成 1 000 mL

【制法】以上 2 味药材,加水浸润 12 h,水蒸气蒸馏,收集芳香水约为药材的 3 倍量;药渣加水煎煮 3 次,第一次 2 h,第二、三次各为 1.5 h,合并煎液,滤过,滤液浓缩至相对密度为 1.15(60℃)的清膏,加乙醇使含醇量达 70%,搅匀,冷藏,静置 24 h,取上清液回收乙醇,浓缩至相对密度为 1.20(60℃)的清膏;芳香水加聚山梨酯-80,加入清膏,搅匀,加氯化钠、山梨酸,用磷酸氢二钠调节 pH 至 4.0～6.0,加水至全量。搅匀,静置,取上清液,即得。

【性状】本品为棕色澄清液体;气芳香,味辛、辣。

【功能与主治】疏风解表,清热通窍。用于急性鼻炎(伤风鼻塞),慢性单纯性鼻炎,过敏性鼻炎。

【用法与用量】喷鼻。一次喷 2 下,一日 2～3 次。

【注解】

①鹅不食草含挥发油、黄酮类、三萜类等成分,且挥发油有抗炎、止咳祛痰作用,其水提液有抗变态反应活性。一枝黄花含挥发油、皂苷、黄酮类和酚性成分,其水煎液有止喘、抗菌等作用,挥发油有抑菌作用。故本方用双提法提取,水提浓缩液以醇沉法除杂。

②鼻腔用溶液 pH 应为 5.5～7.5,综合考虑有效成分的溶解性及防腐剂的防腐作用,本品 pH 值控制在 4.0～6.0。

15.3　吸入粉雾剂

15.3.1　概述

吸入粉雾剂系指固体微粉化药物单独或与适宜载体混合后,以胶囊、泡囊或多剂量贮库形式,采用特制的干粉吸入装置,由患者吸入雾化药物至肺部的制剂。

粉雾剂具有以下特点:

①不含抛射剂,没有环境问题及毒副作用。

②患者主动吸入药粉,顺应性更好。

③可用于大分子药物或小分子药物,剂量范围大。

基于上述特点,粉雾剂日益受到人们的重视。如用于治疗哮喘的抗过敏药、支气管解痉剂和甾体激素类药物的粉雾剂。

15.3.2　吸入粉雾剂的制备

粉雾剂的制备流程如下:

原料药物→微粉化→与载体等附加剂混合→装入胶囊、泡囊或特殊装置→质量检查→包装→成品

吸入粉雾剂要求药物粉碎至粒度 10 μm 以下,大多数应在 5 μm 以下。

药物微粉化的方法常采用微粉化法和喷雾干燥法。

吸入粉雾剂中的药物载体起阻止药物聚集、稀释剂的作用,常用的载体为乳糖、甘露醇等。其他附加剂包括润滑剂如硬脂酸镁、胶体二氧化硅等。

15.3.3　吸入粉雾剂的质量检查

吸入粉雾剂的质量检查包括:递送剂量均一性、微细粒子剂量、多剂量吸入粉雾剂总吸次、

微生物限度等,照《中国药典》2015 年版制剂通则吸入制剂"吸入粉雾剂"项下相关的检查法检查,应符合规定。

思考题

1.气雾剂、喷雾剂和粉雾剂各有何特点?

2.目前常用的抛射剂有哪些? 抛射剂在气雾剂中起什么作用?

3.为什么药物以吸入途径给药时吸收快?

4.溶液型、混悬型和乳剂型气雾剂喷出时的状态有何不同? 附加剂选用上各有什么特点?

第16章　其他剂型

学习要求

1. 掌握胶剂、膜剂的含义、特点与制备。
2. 熟悉胶剂、膜剂原辅料的选择与处理。
3. 了解丹药、锭剂、茶剂、糕剂、钉剂、线剂、条剂、灸剂、熨剂与棒剂的含义、特点与用法。

16.1　胶剂

16.1.1　概述

16.1.1.1　胶剂的含义与特点

胶剂(gel)系指将动物皮、骨、甲或角用水煎取胶质,浓缩成稠胶状,经干燥后制成的固体块状内服制剂。其主要成分是动物水解蛋白类物质,还含有一定量的微量元素。制备中加入一定量的糖、酒及植物油等辅料。一般切制成小方块或长方块。

胶剂多供内服,一般需烊化兑服。胶剂一般有补血、止血、祛风及调经等作用。不同的胶剂功能各有侧重,阿胶滋阴润燥、补血止血;鹿角胶温补肝肾、益精养血;龟板胶滋阴养血、益肾健骨;鳖甲胶滋阴潜阳、软坚散结;豹骨胶、狗骨胶祛风定痛、强筋健骨。

16.1.1.2　胶剂的分类

(1)皮胶类　以动物的皮为原料经熬炼制成。常用的有驴皮及牛皮,古代文献记载,唐代以前的阿胶,以牛皮为原料,之后开始选用驴皮。现以驴皮为原料者习称阿胶;以猪皮为原料者称新阿胶,而用牛皮为原料者称为黄明胶。

(2)角胶类　主要指鹿角胶,其原料为雄鹿骨化的角。鹿角胶为鹿角经水煎煮、浓缩制成的固体胶,呈扁方形块,黄棕色或红棕色,半透明,有的上部有黄白色泡沫层。熬胶所剩的角渣为鹿角霜,也供药用。

(3)骨胶类　以动物的骨骼熬炼而成,有豹骨胶、狗骨胶等,为禁用品虎骨胶的代用品。

(4)甲胶类　以乌龟或其近缘动物的背甲或腹板熬炼而成,如龟板胶、鳖甲胶等。

(5)其他胶类　凡含有蛋白质的动物药,经水煎熬炼,一般均可制成胶剂,如霞天胶以牛肉经熬炼而成;龟鹿二仙胶以龟板和鹿角为原料熬炼而成,也可由以龟板胶和鹿角胶混合而成。

16.1.2 胶剂原辅料的选择

16.1.2.1 原料的选择

胶剂原料的优劣直接影响产品的质量和产量。各种原料可按下述经验选用。

1.**皮类**

如驴皮以张大,毛色灰黑,质地肥厚,伤少无病者为良,尤以冬季宰杀的驴皮称"冬板"质量最佳;"春秋板"为春秋季宰杀的驴皮,质量次之;"伏板"为夏季剥取的驴皮,质量最差。黄明胶宜选用毛色黄,皮张厚大,无病的北方黄牛皮为原料。新阿胶宜选用质地肥厚、新鲜猪皮为原料。

2.**角类**

鹿角有砍角与脱角两种,以砍角为佳,脱角次之。"砍角"质重,表面呈灰黄色或灰褐色,质地坚硬,有光泽,角中含有血质,角尖对光照视呈粉红色。"脱角"是指春季鹿自脱之角,质轻,表面灰色,无光泽。"霜脱角"是指鹿于野外自然脱落之角,经受风霜侵蚀,不宜作药用。

3.**龟板、鳖甲**

龟板为龟的腹甲,以个大质厚,颜色鲜明者为佳,称"血板"。产于洞庭湖一带者最为著名,俗称"汉板",对光照微呈透明,色粉红,又称"血片"。鳖甲以个大质厚,未经水煮者为佳。

16.1.2.2 辅料的选择

制备胶剂中,常需加入糖、油、酒等辅料,有矫味矫臭、辅助成型等作用,辅料的质量优劣影响胶剂的质量。

1.**糖**

以色白洁净的冰糖为佳,也可用白糖代替。加糖的目的是矫味、增加胶剂的透明度和硬度。

2.**油类**

以纯净、新鲜者为佳,常用花生油、豆油、麻油。加油的目的是降低胶的黏度,便于切胶,收胶时锅内气泡易于逸散。

3.**酒类**

多用黄酒,以绍兴酒为佳,也可用白酒。加酒的目的是矫味矫臭,收胶时锅内气泡易逸散。

4.**明矾**

以色白洁净者为佳,在胶液中加明矾的目的是沉淀胶液中的杂质,提高胶剂的透明度。

5.**阿胶**

某些胶剂如鹿角胶在收胶时需加入少量阿胶,用于增加胶剂的黏度,便于成型,亦有一定的医疗辅助作用。

16.1.3 胶剂的制备

制备胶剂的一般工艺流程为:

原料的处理→煎取胶汁→滤过澄清→浓缩收胶→凝胶与切胶→干燥和包装

16.1.3.1　原料的处理

胶剂的原料,如动物的皮、骨、角、甲、肉等,常附有毛、脂肪、筋、膜、血及其他不洁之物,应经过以下处理后才能煎胶:

①动物皮类,应用水浸泡数天,每天换水一次,待皮质柔软后,用刀刮去腐肉、脂肪、筋膜、毛等,工厂大生产也可用蛋白分解酶除毛。将皮切成块状,置洗皮机中洗涤,清水冲洗。将皮用热碱水加热至皮块膨胀卷缩,再用水冲洗至中性,熬胶。

②骨角类原料,用水浸洗除去腐肉筋膜,每天换水一次,碱水洗除油脂,再用水反复冲洗干净,即可熬胶。鹿角用清水反复冲洗干净角中的血质后熬胶。

16.1.3.2　煎取胶汁

煎取胶汁传统用直火煎煮法,目前生产中多用蒸球加压煎煮法。处理后的原料,置蒸球中加水浸没,加热煎煮一定时间(视原料而定),反复多次,至煎煮液清淡为度。煎煮中蒸球本身的转动相当于搅拌,减轻了劳动强度,且出胶率高。煎煮中要注意定时排气。

16.1.3.3　滤过澄清

每次煎出的胶液趁热滤过,粗滤的胶汁应进一步处理去除杂质,传统生产工艺常用沉降法或沉降、滤过二法合用。一般在胶液中加入明矾水(每 100 kg 原料加入明矾 60～90 g),搅拌后静置数小时,待细小杂质沉降后,取上层澄清胶液,用板框压滤机或其他设备滤过,滤液置锅中以文火进行浓缩。目前也有改用中、高速离心法过滤除杂,可获得较好的澄清效果,有利于工厂管道化流水线作业。

16.1.3.4　浓缩收胶

取澄清的胶汁,置锅中加热,不断搅拌浓缩。浓缩中需不停除去表面泡沫杂质,俗称"打沫"。目前也有用多效蒸发设备浓缩胶液。当胶液浓缩至相对密度为 1.25 左右时,加入豆油,强烈搅拌均匀,加糖,搅拌至完全溶解,继续浓缩至开始"挂旗"时,强力搅拌下加入黄酒。此时减弱火力,同时强力搅拌,防止焦化。继续浓缩至锅内产生较大气泡,如馒头状,俗称"发锅",直至无蒸汽逸出为度。

16.1.3.5　凝胶与切胶

洗净胶盘,揩干,涂少量麻油,倾入热胶液,于 8～12℃静置 12～24 h,胶液凝固成凝胶块,俗称胶坨。将凝胶切成一定规格的小片,称为"开片",可手工切胶,大生产时用自动切胶机切胶。

16.1.3.6　干燥和包装

胶片切成后,置于有干燥防尘设备的晾胶室内,摊放于胶床上阴干。每 48 h 或 3～5 天将胶片翻动一次,使两面水分均匀散发,避免成品发生弯曲现象。胶面干燥至一定程度,装入木箱内密闭闷之,使胶片内部水分向外扩散,称为"闷胶"。2～3 天后,取出胶片,用布拭去表面水分,再放到晾胶床上晾胶。如此反复操作 2～3 次。目前也有将微波干燥等先进技术应用到晾胶工艺上,可缩短晾胶时间,提高生产效率。

胶片干燥后,用微湿毛巾擦拭表面,使之光亮,再用朱砂或金箔印上品名,装盒。胶剂应贮存于密闭容器,置于阴凉干燥处;但也不可过分干燥,以免胶片碎裂。

16.1.4　胶剂的质量检查

胶剂应为色泽均匀、无异常臭味的半透明固体。

1.水分

取本品 1 g,精密称定,加水 2 mL,置水浴上加热使溶解后再蒸干,使厚度不超过 2 mm,照《中国药典》2015 版【水分测定法】(通则 0832 第二法)测定,不得超过 15.0%。

2.微生物限度

照《中国药典》2015 版非无菌产品【微生物限度】检查法检查,应符合规定。

3.其他

胶剂一般应检查总灰分、重金属、砷盐等,应符合相关规定。

16.1.5　举例

阿胶

【制法】将驴皮浸泡去毛,切块洗净,分次水煎,滤过,合并滤液,浓缩(可分别加入适量的黄酒、冰糖及豆油)至稠膏状,冷凝,切块,晾干,即得。

【性状】本品呈长方形块、方形块或丁状。棕色至黑褐色,有光泽。质硬而脆,断面光亮,碎片对光照视呈棕色半透明状。气微,味微甘。

【功能与主治】补血滋阴,润燥,止血。用于血虚萎黄,眩晕心悸,肌痿无力,心烦不眠,虚风内动,肺燥咳嗽,劳嗽咯血,吐血尿血,便血崩漏,妊娠胎漏。

【用法与用量】一日 3~9 g。烊化兑服。

【注解】

①本品以 TLC 法鉴别甘氨酸。

②本品以高效液相色谱法进行含量测定,以干燥品计算,含 L-羟脯氨酸、甘氨酸、丙氨酸、L-羟脯氨酸分别不得少于 8.0%、18.0%、7.0% 和 10.0%。

16.2　膜剂

16.2.1　膜剂的含义与特点

膜剂(films)系指原料药物与适宜的成膜材料经加工制成的膜状制剂,供口服或黏膜用。膜剂厚度一般小于 1 mm,其面积形状可根据临床需要及用药部位而定。膜剂具有以下特点:

①生产工艺简单,易于自动化工业生产。

②药物含量准确,质量稳定。

③应用方便,适用于多种给药途径。膜剂可供口服、舌下、眼结膜囊、口腔、阴道、体内植入、皮肤和黏膜创伤、烧伤或炎症表面给药等,发挥局部或全身治疗作用。

④选用不同的成膜材料,可制成不同释药速度的膜剂。

⑤多层膜剂可避免药物间的配伍禁忌。

⑥体积小,重量轻,便于携带、运输和贮存。

膜剂的不足之处是仅适用于小剂量药物,在应用上受到一定的限制。

16.2.2　膜剂的分类

(1)按结构类型分类　可分成单层膜、多层膜和夹心膜(在两层不溶的高分子膜中间夹着药膜)。

(2)按给药途径分类　可分成口服膜剂、口腔用膜剂、眼用膜剂、阴道用膜剂、皮肤用膜剂、黏膜用膜剂等。

16.2.3　成膜材料与附加剂

16.2.3.1　成膜材料

膜剂的成膜材料应无毒,无刺激,对人体无不良影响;性质稳定,不与药物作用,不干扰含量测定;成膜性、脱膜性良好,制成的膜有一定的柔韧性。常用的成膜材料有天然高分子化合物和合成高分子化合物。天然高分子成膜材料主要有明胶、虫胶、阿拉伯胶、海藻酸盐、琼脂、淀粉、白及胶等。合成高分子成膜材料有聚乙烯醇(PVA)、乙烯-醋酸乙烯聚物(EVA)、纤维素类衍生物如羟丙基甲基纤维素(HPMC)、羧甲基纤维素(CMC)、乙基纤维素(EC)等。

最常用的成膜材料是聚乙烯醇(PVA),其性质主要取决于聚合度和醇解度。聚合度越大,相对分子质量越大,水溶性越小,但柔韧性越好。国内最常用的是 PVA05-88 和 PVA17-88,醇解度均为 88%,聚合度分别为 500～600、1 700～1 800。PVA 在消化道中吸收少,在成膜性,膜的抗拉强度、柔软性和水溶性等方面都较好。

16.2.3.2　附加剂

(1)增塑剂　能使制得的膜剂柔韧性好,常用甘油、乙二醇、山梨醇。

(2)表面活性剂　用作膜剂中不溶物质的润湿剂、分散剂,常用聚山梨酯-80、豆磷脂等。

(3)遮光剂　可制得不透明的膜,常用二氧化钛。

(4)矫味剂　常用蔗糖、甜叶菊苷等食用矫味剂。

(5)着色剂　常用食用色素。

(6)填充剂　常用碳酸钙、二氧化硅、淀粉。

(7)脱膜剂　常用液状石蜡。

16.2.4　膜剂的制备

膜剂应在清洁、避菌的环境中制备,注意防止微生物的污染。所用器具须用适当的方法清洁、灭菌。眼用膜应在超净工作台配制,成品不得检出绿脓杆菌及金黄色葡萄球菌。

膜剂的制备方法主要有涂膜法、热塑制膜法和复合制膜法等,常用的制备方法为涂膜法。涂膜法制备膜剂的一般工艺流程为:

溶浆→加药、匀浆(脱气泡)→涂膜→干燥、灭菌→分剂量、包装

1.溶浆

将成膜材料加水或其他适宜溶剂,浸泡,必要时在水浴上加热,溶解,过滤。

2.加药、匀浆

水溶性药物与附加剂直接加入溶浆中,搅拌溶解。非水溶性药物粉碎成极细粉,加甘油或聚山梨酯 80 研匀,加入溶浆,搅匀,静置,除去气泡。

3.涂膜

大量生产用涂膜机涂膜。少量制备可将药物匀浆倾入涂有液状石蜡的洁净玻璃板上,用工具推刮成一定厚度的均匀薄层。

4.干燥

涂层经 80～100℃热风干燥,灭菌。

5.分剂量、包装

干燥后的药膜经含量测定,按单剂量面积分割、包装,即得。

16.2.5　膜剂的质量检查

膜剂应完整光洁,厚度一致,色泽均匀,无明显气泡。多剂量的膜剂,分格压痕应均匀清晰,并能按压痕撕开。

1.重量差异

除另有规定外,取供试品 20 片,精密称定总重量,求得平均重量,再分别精密称定各片的重量。每片重量与平均重量相比较,按表 16-1 中的规定,超出重量差异限度的不得多于 2 片,并不得有 1 片超出限度的 1 倍。

表 16-1　膜剂重量差异限度

平均重量	重量差异限度
0.02 g 及 0.02 g 以下	±15%
0.02 g 以上至 0.20 g	±10%
0.20 g 以上	±7.5%

2.微生物限度检查

照《中国药典》2015 版非无菌产品【微生物限度】检查法检查,应符合规定。

16.2.6　举例

儿泻康贴膜

【处方】白胡椒 1 100 g　丁香 825 g　肉桂 825 g　吴茱萸 825 g　山梨醇 32 g　甘油 15 g　吐温-80 28 g　羧甲基纤维素钠 21 g　油酸 15 g

【制法】

(1)挥发油、浸膏制备　丁香、白胡椒、吴茱萸及肉桂 4 味药材,白胡椒压碎成最粗粉与其余 3 味混合加 10 倍量水浸泡 20 min,提取挥发油,约 5 h,油水混合液冷藏过夜后分离出油层,备用。蒸馏后的水溶液放出,药渣沥水,加 12 倍量乙醇浸泡 20 min,回流提取 3 h,过滤得醇液,滤液回收乙醇得 70℃时相对密度为 1.10 的浸膏,备用。

(2)膜浆液制备　纯化水 560 g,加入山梨醇与甘油溶解搅拌后,加入羧甲基纤维素钠,适当加热搅拌使成无块状物的羧甲基纤维素钠胶浆液。将挥发油与吐温-80 混合,加入油酸,与浸膏混合研磨,制成油膏液。再将油膏液缓缓加入到胶浆液中,研磨,补加纯化水 400 g,通过胶体磨研至均匀,放置除气泡,即得膜浆液。

(3)贴膜制备　将膜浆液铺涂在涂有液状石蜡的膜板上,膜浆厚度为 3 mm,经 50～70℃

干燥成膜片,测含量后经紫外灯灭菌,切割成贴片,包装。

【性状】本品为棕色的片状贴膜,具丁香的香气。

【功能与主治】温中散寒止泻,适用于小儿非感染性腹泻,中医辨证属风寒泄泻者,症见泄泻、腹痛、肠鸣。

【用法与用量】外用。将膜剂表面护膜除去后贴于脐部。一次 1 张,一日 1 次。

【注解】本品处方中,山梨醇、甘油为增塑剂,油酸为透皮促进剂,羧甲基纤维素钠为成膜材料。

16.3　丹药

16.3.1　丹药的含义与特点

丹药,又称丹剂,是用汞及某些矿物药,在高温条件下经烧炼制成的不同结晶形状的含汞无机化合物。丹剂是中医药学中应用最早的化学药物,至今已有 2 000 年多年的历史。目前多用的有红升丹、白降丹、轻粉等,常用于治疗疮疖、痈疽、疔、瘘及骨髓炎、神经性皮类等外科疾病。丹剂的特点是用量少,疗效确切;用法多样化,可用粉末撒于疮面,亦可制成药条、药线和外用膏剂用于患处;丹药毒性较强,只能外用,一般不可内服。丹药使用不当可引起中毒,且炼制过程中产生大量有毒或刺激性气体,污染环境,现在品种越来越少。需注意的是,有些疗效好的中成药也称之为丹,如大活络丹、梅花点舌丹、九一丹等,实际上分别为大蜜丸、水蜜丸、散剂。

16.3.2　丹药的分类

丹剂按制法可分为升丹、降丹及半升半降丹。升丹中常用的是红升丹,化学成分为氧化汞(HgO)。降丹中常用的是白降丹,化学成分为氯化汞($HgCl_2$)。以半升半降丹法制备的是轻粉,化学成分为氯化亚汞(Hg_2Cl_2)。

16.3.3　丹药的制备

丹药的传统制备方法有升法、降法和半升半降法。现代也有用研磨法和化学合成法制备。

(1)升法　指药料经高温反应,生成物凝附在上方覆盖物内侧面而得到结晶状化合物的炼制方法。

(2)降法　指药料经高温反应,生成物降至下方接收器中,经冷却析出结晶状化合物的炼制方法。

(3)半升半降法　指药料经高温反应生成物部分上升凝结在上方覆盖物内侧,部分散落于加热容器内的炼制方法。

丹药处方中含有水银,炼制中可产生大量有毒气体,烧炼过程应密闭进行。生产中应注意环境保护,有完善的防护措施和排风设备。

16.3.4　举例

红升丹

【处方】水银 30 g　火硝 30 g　白矾 30 g

【制法】采用升法制备。

(1)坐胎　坐胎可分为冷胎法与热胎法。①冷胎法:先将白矾和火硝置于乳钵内研细,加入水银共研至不见水银珠为度。将药料移入铁锅内平铺锅底,用瓷碗覆盖严密。或将白矾和火硝研磨混匀,平铺于锅底,再把水银均匀撒布于上,用瓷碗覆盖严密。②热胎法:将白矾和火硝研细混匀,平铺于锅底,微火加热使熔化,至水分逸出呈蜂窝状时离火,放冷,再把水银均匀地撒布洒于表面,覆盖瓷碗。

(2)封口　取约 2 cm 宽的牛皮纸条,先用食盐水浸泡润湿,将铁锅和瓷碗接触处的缝隙密封。用稠盐泥涂于纸上,约 6 cm 厚。再用干沙雍至瓷碗高度的 2/3 部位,碗底放大米数粒,再压重物。

(3)烧炼与收丹　先用文火加热约 30 min。后用武火烧炼至少 2～3 h,至碗底米呈黄色,再用文火继续炼至米变焦色。去火,放冷,除去泥沙,将碗取下。收集瓷碗内的红色升华物即是红升丹。

(4)去火毒　丹剂去火毒主要有 3 种方法:①煮法,细布包好,沸水煮 4 h;②蒸法,置碗中,蒸笼蒸 6 h;③细布包好,置湿地露放 3 昼夜。3 种方法处理后,低温干燥,研细备用。丹剂去火毒的目的是为除去高温炼制中生成的杂质。

【功能与主治】拔毒、除脓、去腐、生肌。用于痈疽疔疮,梅毒下疳,一切恶疮,肉暗紫黑,腐肉不去,久不收口。

【用法与用量】外用。研极细粉单用,或与其他药味配成外用散剂或制成药捻用。

【注解】现代药理研究表明,红升丹是一种有效的杀菌剂,具有沉淀蛋白质作用,使局部组织中蛋白质形成不溶性的变性蛋白盐沉淀而起收敛等功效。

白降丹

【处方】水银 30 g　火硝 45 g　皂矾 45 g　食盐 45 g　硼砂 15 g　雄黄 6 g　朱砂 6 g

【制法】采用降法制备。白降丹的制备关键为坐胎,制备工艺流程为:

配料→坐胎(溜胎)→封口(接受罐在下,口向上)→烧炼→取丹→去火毒

【功能与主治】消肿、溃脓、脱腐。用于治疗痈疽、发背、疔疮等。

【用法与用量】外用。以极细粉,一次 0.09～0.15 g 撒于疮面上,或制成剂型外用。

16.4　锭剂与糕剂

16.4.1　锭剂

锭剂系指饮片细粉与适宜黏合剂(或利用药粉本身的黏性)制成不同形状的固体制剂。形状有长方形、纺锤形、圆柱形、圆锥形等。可吞服或研细以水或黄酒化服,外用多是研成细粉用

醋或酒调敷,也可作嗅入或外擦用药。锭剂的制备方法有模制法、捏搓法或泛制法。有的锭剂需包衣或打光。

举例　紫金锭

【处方】山慈姑 200 g　红大戟 150 g　千金子霜 100 g　五倍子 100 g　人工麝香 30 g　朱砂 40 g　雄黄 20 g

【制法】以上 7 味,朱砂、雄黄分别水飞成极细粉;山慈姑、五倍子、红大戟粉碎成细粉;将麝香研细,与上述粉末及千金子霜配研,过筛,混匀。另取糯米粉 320 g,加水做成团块,蒸熟,与上述粉末混匀,压制成锭,低温干燥,即得。每锭重 0.3 g 或 3 g。

【性状】本品为暗棕色至褐色的长方形或棍状的块体;气特异,味辛而苦。

【功能与主治】辟瘟解毒,消肿止痛。用于中暑,脘腹胀痛,恶心呕吐,痢疾泄泻,小儿痰厥;外治疔疮疖肿,痄腮,丹毒,喉风。

【用法与用量】口服:一次 0.6～1.5 g,一日 2 次。外用:醋磨调敷患处。

【注意】孕妇忌服。

16.4.2　糕剂

糕剂是用药物细粉与米粉、蔗糖等加冷水揉成松散状,置模具制成糕状,经蒸制而成的块状制剂。临床主要用于治疗小儿脾胃虚弱,面黄肌瘦,慢性消化不良等症。

举例　八珍糕

【处方】党参(去芦)60 g　茯苓 60 g　白扁豆 60 g　白术 60 g　薏米 60 g　莲子肉 60 g　山药 60 g　芡实 60 g　粳米面 3.0 kg　白糖 2.4 kg　糯米面 3.0 kg

【制法】以上 11 味,粳米面、白糖、糯米面预先备好料,其余 8 味共同粉碎为细粉,过 100 目筛,与上述辅料混匀,加入适量冷开水,揉合制成松散颗粒,放入模具中制成糕剂,取出,蒸熟,晾干,包装,即得。每块重 30 g。

【功能与主治】养胃健脾、益气和中。用于脾胃虚热,食少腹胀,面黄肌瘦,便溏泄泻。

【用法与用量】口服。每服 15 g,一日 2 次,温开水送下,或遵医嘱。

16.5　钉剂、线剂、条剂、灸剂、熨剂与棒剂

16.5.1　钉剂

钉剂是用药物细粉与糯米粉混匀后加水加热制成软材,分剂量,搓成细长而两端尖锐(或锥形)的外用固体剂型。钉剂的制备方法类似糊丸,用法类似栓剂。一般供外用,多用于治疗痔疮、瘘管及溃疡性疮疡等,能在局部逐渐释放药物,呈现较长时间的疗效。如枯痔钉,由明矾砒石煅制粉;加雄黄,朱砂,乳香,生、熟糯米粉制成,主要用于内、外痔疮的治疗。

16.5.2　线剂

线剂是将丝线或棉线,置药液中先浸后煮,经干燥制成的一种外用制剂。

传统线剂是利用所含药物的轻微腐蚀作用和药线的机械扎紧作用,切断痔核、瘘管,使引

流畅通,以利疮口愈合。主要用于中医外科,治疗瘘管和痔疮等疾病,如芫花线剂。

16.5.3 条剂

条剂是将药物研细过筛,混匀,用桑皮纸蘸药膏后搓捻成细条,或用桑皮纸搓捻成条,蘸一薄层面糊,再蘸药粉而成的外用剂型,又称纸捻。可分为软条剂和硬条剂。将条剂捅入疮口或瘘管内,可引流脓液,拔毒去腐,生肌敛口,用于治疗弯曲或分岔瘘管。如用红升丹、凡士林、桑皮纸制成的软条剂,可插入疮疡或瘘管,外用其他消炎膏固定,有引流排脓、生肌敛口作用。

条剂的制备较为简单,使用方便,一般由外科医生自制。近年来有用羧甲基纤维素钠、聚乙烯醇、海藻酸钠等可溶性多聚物为基质制备成条剂,具有可溶性和适宜的韧性,并能克服纸捻异物残留的缺点,使条剂的制备和应用有了新的发展。

16.5.4 灸剂

灸剂是将艾叶捣、碾成绒状,或另加其他药料卷制成卷烟状或其他形状,供熏灼穴位或其他患部的外用剂型。灸剂是我国使用悠久的"温热刺激"的物理疗法,利用某些易燃药材及其本身的药性,在人体穴位或患处烧灼熏烤,具有温通经络,温补元气,调和气血等作用,以达到预防或治疗疾病的目的。

灸剂多以艾绒为原料,按形状有艾头、艾柱、艾条 3 种。此外,还有桑枝灸、烟草灸、油捻灸、硫黄灸和火筷灸等。

举例 艾条

【处方】艾绒 50 g

【制法】取长、宽各约 30 cm 的桑皮纸,铺上长、宽各约 20 cm 的一层艾绒,用竹片将艾拍平,将桑皮纸的边缘向内折叠,用铁丝或竹针作轴,由折叠的一边卷起,卷至近边缘时,再接一张卷紧。也可用机器卷制,包装即得。

【注解】艾条主要用于艾灸,属中医外治法,可温经散寒,行气血,逐寒湿。适用于风寒湿痹,肌肉酸麻,关节四肢疼痛等症。

16.5.5 熨剂

熨剂是用药材细粉或药材的提取液与经煅制的铁砂混合制成的外用制剂。使用时拌醋生热,具有活血通络,发散风寒的作用。熨剂主要用铁砂,并配合一些治风寒湿痹的药物使用,制法简便,价廉,易于保存,无其他副作用。

举例 坎离砂

【处方】当归 37.5 g 川芎 50 g 透骨草 50 g 防风 50 g 铁屑 10 kg

【制法】以上 4 味,除铁屑外,其余当归等四味药煎煮两次,第一次加入 3 倍量水与米醋 600 g 煎 2 h,药渣加水适量再煎 2 h,合并滤液备用。将铁屑置炉内红火处煅至变为暗红色时取出,立即将上述滤液倒入铁屑中,搅匀,晾干。粉碎成粗粉,过筛,即得。

【功能与主治】祛风散寒、活血止痛。用于风寒湿痹,四肢麻木,关节疼痛,脘腹冷痛。

【用法与用量】每 250 g 药物加米醋 15 g,单独拌匀,装入布袋内,外包棉垫,待发热后熨患处,当药凉后取下。再用时仍按前法拌醋,可反复使用数次,每日熨患处 1～3 次。

【注解】坎离砂发热的原理是铁屑与醋发生化学反应放出热能,可促进局部循环、新陈代谢,消散炎症,同时加入的当归等中药可加强疗效,共同发挥祛风散寒、活血止痛功效。

16.5.6　棒剂

棒剂是将药物制成小棒状的外用固体剂型,可直接用于皮肤或黏膜上,有腐蚀、收敛等作用,主治眼部疾患和牙周炎。如海螵蛸棒,有抗菌收敛作用,用于治疗砂眼。

思考题

1. 常用胶剂的原料及辅料有哪些? 通常采用什么工艺制备胶剂?
2. 膜剂常用的成膜材料有哪些? 膜剂中加入的附加剂有何作用?
3. 常用丹药的主要成分是什么? 应用上有何特点? 丹药有哪些传统制备方法?
4. 灸剂、熨剂是如何防病治病的?

第 17 章　中药制剂新技术与新剂型

学习要求

1. 掌握 β-环糊精包合技术、固体分散技术、微型包囊技术、脂质体制备技术的含义、特点；缓、控释制剂，迟释和靶向制剂的基本概念与作用特点。

2. 熟悉常用包合材料、固体分散载体材料及脂质体膜材料。

3. 了解常用缓释、控释制剂的作用机理。

17.1　中药制剂新技术

17.1.1　环糊精包合技术

17.1.1.1　环糊精的含义与特点

环糊精包合技术系指一种分子被包嵌于环糊精分子的空穴结构内，形成环糊精包合物（cyclodextrin inclusion compounds）的技术。环糊精包合物由主分子和客分子组成，主分子环糊精具有较大的空穴结构，足以将客分子容纳在内形成分子囊。

目前，常用 β-环糊精（β-cyclodextrin，β-CD）包合药物形成 β-CD 包合物，β-CD 包合物具有以下特点：

（1）能提高药物稳定性　凡容易氧化、水解和易挥发的药物，制成包合物可以提高其稳定性。如愈创木中的有效成分愈创木酚暴露在空气中或光照下会发生变色，制成 β-环糊精包合物的口服制剂可长期保存。

（2）可增加药物溶解度　难溶性药物与 β-CD 形成的包合物溶解度增加，如薄荷油、桉叶油的 β-CD 包合物溶解度增加约 50 倍。

（3）可使液体药物粉末化　液体药物经 β-CD 包合后得到固态包合物粉末，可提高物料的混合均匀度，改善制剂成型性。如毛苍术醇、红花油和牡荆油均可用 β-CD 制成粉末状包合物，便于制成胶囊、片剂等固体制剂。

（4）包合物能掩盖不良气味、降低刺激性和不良反应　如大蒜油制成 β-CD 包合物，可掩盖大蒜的不良气味。

（5）提高药物生物利用度　双香豆素 β-CD 比单纯双香豆素溶解快，家兔口服双香豆素 β-CD 包合物，血药浓度的峰值和 $0 \sim 48$ h 的血药浓度曲线下面积均为口服单纯双香豆素的 1.7 倍。

17.1.1.2　常用的包合材料

1. 环糊精

环糊精(cyclodextrin,CD)是淀粉用嗜碱性芽孢杆菌经培养得到的环糊精葡萄糖转位酶作用后形成的产物,是由 $6\sim12$ 个 D-葡萄糖分子以 $1,4$-糖苷键连接的环状低聚糖化合物,为水溶性的非还原性白色结晶性粉末。常见的有 α、β、γ 3 种类型,分别由 6、7、8 个葡萄糖分子构成。其中以 β-CD 最为常用,由 7 个葡萄糖分子以 $1,4$-糖苷键连接,形成一筒状结构,见图 17-1。筒内壁空腔为 $0.6\sim1$ nm,由于葡萄糖的羟基分布在筒的两端并在外部,糖苷键氧原子位于筒的中部并在筒内,β-CD 的两端和外部为亲水性,筒的内部为疏水性,可将一些形状和大小合适的药物分子包合于环状结构中。

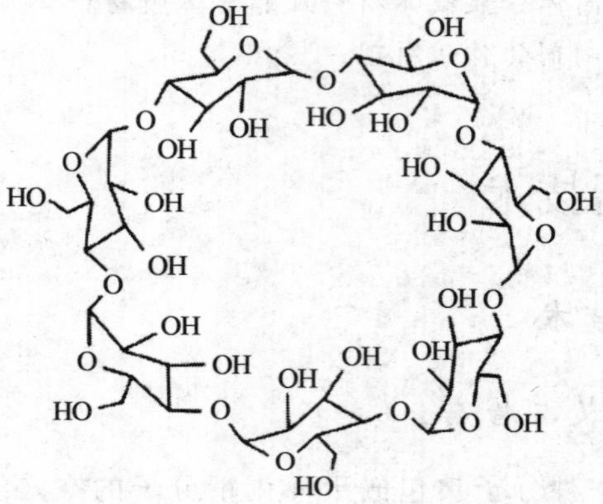

图 17-1　β-环糊精的立体结构

β-CD 为白色结晶性粉末,对碱、热和机械作用相当稳定,对酸较不稳定,常发生水解反应生成线性低聚糖。在 α、β、γ 3 种类型的环糊精中,β-CD 的水中溶解度最小,易从水中析出结晶,其溶解性随水温的升高而增大。若水中含 20% 以上乙醇,常温下溶解度可增至 5.5%,这些性质极有利于 β-CD 的制备。β-CD 口服后能被人体吸收,安全性试验证明其毒性很低。

2. 环糊精衍生物

(1)水溶性 β-环糊精衍生物　主要有甲基化 β-环糊精、羟丙基 β-环糊精、羟乙基 β-环糊精等。这些衍生物水溶性比 β-环糊精大,包合后可大大提高难溶性药物的溶解度。

(2)疏水性环糊精衍生物　主要有乙基化 β-环糊精,将水溶性药物包合后降低其溶解度,可用作水溶性药物的缓释载体。

17.1.1.3　包合物的制备

1. 饱和水溶液法

将环糊精配成饱和水溶液,加入药物,在一定温度下搅拌使药物与环糊精发生包合形成包合物,经冷藏析出包合物,必要时加入某些有机溶剂促进析出,滤过,洗涤,干燥即得。

可溶性药物可直接加入环糊精饱和溶液中,水难溶性药物可先溶于少量有机溶剂如乙醇,再加入环糊精饱和溶液。

2. 研磨法

将环糊精与 2～5 倍量水研匀,加入药物(方法同饱和水溶液法),充分研磨混合成糊状,低温干燥,用适宜的有机溶剂洗净,再干燥,即得。

3. 冷冻干燥法

将环糊精配成饱和水溶液,加入药物溶解,在一定温度下搅拌一定时间,使药物与环糊精包合,溶液经冷冻干燥得到粉末状包合物。冷冻干燥法适用于水溶性大而不易析出结晶、遇热易分解、变质的药物。

4. 喷雾干燥法

将环糊精配成饱和水溶液,加入药物溶解,在一定温度下搅拌一定时间,使药物被环糊精包合,包合物溶液经喷雾干燥得到粉末状包合物。喷雾干燥法适用于包合物易溶于水且遇热性质稳定者。

5. 超声波法

将环糊精配成饱和水溶液,加入药物溶解后,在适当的强度(功率、频率)下超声处理一定时间使药物被环糊精包合,滤过,洗涤,干燥,即得。该法是利用超声波替代饱和水溶液法中的搅拌力来促进药物的包合。

17.1.1.4　包合物的验证及质量评价

1. 热分析法

差示热分析法(differential thermal analysis,DTA)和差示扫描量热法(differential scanning calorimetry,DSC)是鉴定药物和环糊精是否形成包合物的常用鉴别方法,可通过测定比较主客分子及包合物的峰温差异来判断包合物形成与否。如用 DTA 法对白术油 β-CD 包合物进行验证,β-CD 在 82.9℃和 215.1℃有两个特征峰,物理混合物仍显示了 β-CD 的两个特征峰,而在白术油 β-CD 包合物中,β-CD 的两个特征峰消失,并出现了新的特征峰,表明白术油 β-CD 包合物包合成功,形成了新的物相。

2. X 射线衍射法

本法是鉴定晶体化合物的常用技术。晶体药物用 X 射线衍射时显示该药物结晶的衍射特征峰,而药物的包合物是无定形态,没有衍射特征峰。如对鱼腥草素、β-CD、鱼腥草素与 β-CD 混合物及鱼腥草素 β-CD 包合物的 X 射线衍射分析,鱼腥草素出现许多尖锐晶体衍射峰,β-CD 衍射峰较弱,混合物为鱼腥草素及 β-CD 峰叠加,而包合物无明显衍射峰出现。

3. 红外光谱法

通过比较药物包合前后在红外吸收区的特征,根据吸收峰的变化情况,如吸收峰的降低、位移或消失,证明药物与环糊精的包合作用,并可确定包合物的结构。

4. 核磁共振法

在核磁共振谱上原子的化学位移大小可推断包合物的形成。^{1}H-NMR 用于含有芳香环药物的测定,不含芳香环的药物用[13]C-NMR 法。例如,用氘代二甲基亚砜作溶剂,分别测定异穿心莲内酯、β-环糊精以及两者的物理混合物和包合物的核磁共振谱,结果显示包合后环糊精的 6 个氢原子的化学位移都发生了变化,而单体与物理混合物基本上没发生位移,确证了包合物的形成。

5.荧光光谱法

比较药物与包合物的荧光光谱,从光谱曲线中吸收峰的位置和强度来判断是否形成了包合物。

6.圆二色谱法

对有光学活性的药物,可分别测定作药物与包合物的 Cotton 效应曲线,即圆二色谱,从曲线形状可判断是否形成包合物。

7.薄层色谱法

将药物与包合物用适当的同种溶剂溶解制成供试液,选择适当的溶剂系统,在相同条件下进行薄层色谱展开,观察色谱图中药物对应的斑点位置及斑点数,如药物与环糊精已形成包合物,则包合物相应的位置不出现斑点。

17.1.1.5　举例

陈皮挥发油 β-环糊精包合物

【处方】陈皮挥发油 2 mL　　无水乙醇 10 mL　　β-环糊精 16 g

【制法】量取陈皮挥发油 2 mL(约 1.75 g)加无水乙醇 10 mL,溶解。称取 β-环糊精 16 g 置烧杯中,加蒸馏水 200 mL,在 60℃制成饱和水溶液,60℃恒温搅拌。将陈皮挥发油乙醇溶液缓缓滴入搅拌的饱和水溶液中,待出现浑浊并逐渐有白色沉淀析出,继续搅拌 1 h后,取出烧杯,再继续搅拌至室温,用冰浴冷却,待沉淀析出完全后,抽滤至干,50℃以下干燥即得。

【注解】

①陈皮挥发油的制备:取陈皮粉末 120 g,加入 10 倍量蒸馏水,经挥发油提取器提取 2.5 h,得淡黄色浑浊液体,无水硫酸钠脱水,即得。

②以差示热分析法(DTA)鉴别包合物是否形成。

17.1.2　固体分散技术

17.1.2.1　概述

固体分散体(solid dispersion,SD)是药物以分子、胶态、微晶或无定型等状态均匀分散在固态载体中形成的固体分散物。将药物制成固体分散体所采用的制剂技术称为固体分散技术。固体分散体是一种制剂的中间体,可根据需要进一步加工制成注射剂、胶囊剂、片剂、栓剂及软膏剂等,或直接制成滴丸。

1.固体分散体的特点

①可改变药物的溶出性能。选用水溶性载体材料制成药物的固体分散体,可提高难溶性药物的溶出,提高生物利用度。采用难溶性或肠溶性载体材料制成药物固体分散体,可使药物具有缓释或肠溶特性。

②可延缓药物的氧化或水解,改善药物的稳定性。

③掩盖药物的不良气味或减小药物的刺激性。

④将液体药物制成固体分散体,可满足加工成型的要求。

2. **固体分散体的类型**

（1）**根据释药性能分类**

①速释型固体分散体：将药物高度分散于水溶性载体中制成，载体材料可阻止药物聚集粗化，改善难溶性药物的可润湿性，有利于药物快速溶出。

②缓释型固体分散体：将药物高度分散于水不溶性载体中制成，释药机制与骨架型缓释制剂相同。

③肠溶型固体分散体：以肠溶性材料为药物载体制成，药物在胃中不释放，在肠道内释放溶出。

（2）**根据药物与载体的分散状态分类**

①低共熔混合物（eutectic mixture）：药物与载体按适当比例混合，在较低温度下熔融，骤冷固化形成固体分散体。药物以微晶形式分散在载体中，为物理混合物。

②固态溶液（solid solution）：药物溶解于熔融的载体中冷却固化而成，药物主要以分子状态分散于固体载体中形成均相体系。

③共沉淀物（coprecipitate）：采用适当的溶剂溶解药物和载体，除去溶剂共沉淀而得，药物以无定型状态分散在载体材料中。常用的载体为多羟基化合物，如枸橼酸、蔗糖、PVP 等。

药物在载体中的分散状态，并不一定以某一种状态单独出现，而往往是以一种状态为主的多状态类型的混合体。

17.1.2.2 固体分散体的载体

1. **水溶性载体**

水溶性载体可制备高效、速效制剂，其速效原理在于提高药物的润湿性、溶解性、保证药物的高度分散性和对药物的抑晶作用。

（1）**聚乙二醇类** 常用 PEG4000 和 PEG6000，这类载体毒性小，可溶于水和乙醇，能与多种药物配伍，显著增加药物的溶出速率，提高生物利用度。可用熔融法和溶剂法制备固体分散体，也是滴制法制备固体分散体滴丸的主要材料。如水飞蓟素的 PEG 固体分散体的血药浓度曲线下面积是其混悬剂的 5 倍。

（2）**聚维酮类** 对热较稳定，加热至 150℃会变色，易溶于水和多种有机溶剂，常用溶剂法制备固体分散物。制备固体分散体时，由于氢键或络合作用，黏度增大而抑制药物晶核的形成及生长，使药物形成无定形物。聚维酮类载体贮藏过程中易吸湿，析出药物结晶。

（3）**表面活性剂类** 作为载体的表面活性剂大多含有聚氧乙烯基，可增加药物的润湿性，有较好的分散能力，载药量大，溶于水或有机溶剂，可用熔融法和溶剂法制备固体分散物。在蒸发过程中能阻滞药物产生结晶，是较理想的速效载体材料。

（4）**有机酸类** 该类载体材料的相对分子质量较小，如枸橼酸、酒石酸、琥珀酸、胆酸及脱氧胆酸等，易溶于水而不溶于有机溶剂，可用熔融法制备固体分散体。不适用于对酸敏感的药物。

（5）**糖类与醇类** 常用的糖有右旋糖苷、半乳糖和蔗糖等。醇类有甘露醇、山梨醇、木糖醇等。这类材料的特点是水溶性强，毒性小，因分子中有多个羟基，可与多种药物以氢键结合形成固体分散体。

2. **水不溶性和肠溶性载体材料**

水不溶性载体材料主要有乙基纤维素，聚丙烯酸树脂类如 Eudragit RL 和 Eudragit RS，脂质类材料如胆固醇、β-谷甾醇、棕榈酸甘油脂、胆固醇硬脂酸酯、巴西棕榈蜡等。

肠溶性载体材料主要有羟丙甲纤维素邻苯二甲酸酯（HPMCP）、羧甲乙纤维素（CMEC）、聚丙烯酸树脂类如 Eudragit L 和 Eudragit S（相当于国产Ⅱ号、Ⅲ号聚丙烯酸树脂）等。

17.1.2.3　固体分散体的制备

1. 熔融法

将药物与载体材料加热熔融，混合均匀，或将载体材料加热熔融后加入药物混匀，剧烈搅拌下使迅速冷却成固体，或将熔融物倾倒在不锈钢板上成薄层，迅速冷却固化。若将熔融物滴入冷凝液中使之迅速冷却凝固成丸，这样制成的固体分散体称为滴丸。熔融法操作简单、经济，适用于对热稳定的药物及低熔点的载体材料。常用载体有 PEG 类、有机酸类、糖类等。

2. 溶剂法

本法又称共沉淀法或共蒸发法。将药物与载体材料共同溶解于有机溶剂中，蒸去溶剂后使药物与载体材料同时析出，得到药物在载体中混合而成的共沉淀物，经干燥即得。也可用喷雾干燥法、冷冻干燥法等除去溶剂。溶剂法适用于对热不稳定或易挥发的药物。常用载体有聚维酮、甘露糖、半乳糖等。常用的有机溶剂有氯仿、无水乙醇、95％乙醇、丙酮等。

3. 溶剂-熔融法

将药物先溶于少量适宜的有机溶剂中，加入熔融的载体中混合均匀，蒸去有机溶剂，迅速冷却固化后即得。溶剂-熔融法适用于液态药物和剂量小于 50 mg 的固体药物。

其他还有研磨法、溶剂-喷雾（冷冻）干燥法等。

17.1.2.4　固体分散体的质量评价

1. 药物分散状态的评价

药物在固体分散体可呈分子、亚稳定型、无定型或微晶等状态存在，可采用 X 射线衍射法、热分析法、红外光谱测定法及核磁共振法等进行测定。

2. 药物溶出速率测定

药物制成固体分散体后溶解度和溶出速率会发生改变，可初步判断固体分散体是否形成。

17.1.3　微囊与微球的制备技术

17.1.3.1　含义与特点

微囊（microcapsules）系指固态或液态药物被辅料包封成的微小胶囊。制备微囊的过程称微囊化。微球系指药物溶解或分散在载体辅料中形成的微小球状实体。通常粒径在 1～250 μm 之间的称为微囊（球），粒径在 0.1～1 μm 之间的称为亚微囊（球），粒径在 10～100 nm 之间的称为纳米囊（球）。药物制成微囊（球）后具有以下特点：

①提高药物稳定性。易氧化药物、易挥发药物微囊化后稳定性提高，如 β-胡萝卜素、薄荷脑、冰片等。

②可掩盖药物不良气味及口感。如鱼肝油、大蒜素等制成微囊。

③可防止药物胃内失活或减少对胃的刺激性。如麦冬提取物等在胃内易失活，甾体皂苷类等对胃有刺激性，微囊化后可克服。

④使液态药物固态化。如油类药物制成微囊可提高物料的流动性和可压性,便于贮存或再制成各种剂型。

⑤使药物达到缓释、控释或靶向作用。可采用具有特殊性质的高分子材料包囊,改变药物的释放性能,达到缓释或控释,尤其一些治疗指数较低的药物或抗癌药物,制成微囊(球)后可将药物浓集于靶区,提高疗效。

17.1.3.2　微囊与微球的载体材料

1. 天然高分子材料

(1)明胶　为胶原蛋白的水解产物,根据水解条件不同,明胶分为酸法明胶(A 型)和碱法明胶(B 型)。A 型明胶和 B 型明胶的等电点分别为 7~9、4.7~5.3,10 g/L 溶液(25℃)的 pH 分别为 3.8~6.0、5.0~7.4。两者的成囊性无明显区别,溶液黏度均在 0.2~0.75 cPa·s,可生物降解,几无抗原性。通常可根据药物对酸碱性要求选用 A 型或 B 型明胶。制备微囊的用量为 20~100 g/L。

(2)阿拉伯胶　是由糖和半纤维素组成的松散聚集体,主要成分为阿拉伯胶酸的钙、镁、钾盐。阿拉伯胶在乙醇中不溶,可溶于水、甘油和丙二醇,在水中膨胀胶溶后带负电荷。5％水溶液 pH 为 4.5~5.0,易霉变。含过氧化酶,对稳定性差的药物有影响,故常在 80℃加热 30 min 破坏过氧化酶后再用。制备微囊时常与明胶等量配合使用,用量为 20~100 g/L。

(3)海藻酸盐　为从褐藻中提取的一种多糖类化合物,能溶于不同温度的水中呈胶体溶液,pH 为 4.5~10 时较稳定,黏度因规格不同而有差异,其水溶液带负电荷。不溶于乙醇、乙醚及其他有机溶剂及酸类(pH 3 以下)。

2. 半合成高分子材料

作囊材的高分子材料多为纤维素类衍生物,一般毒性小,黏度大,成盐后溶解度增加,易水解,需临用时新鲜配制,不可高温处理。

(1)羧甲基纤维素钠(CMC-Na)　常与明胶配合作复合囊材。CMC-Na 遇水溶胀,体积可增大 10 倍,在酸性溶液中不溶,水溶液黏度大,有抗盐能力和热稳定性,不会发酵。

(2)邻苯二甲酸醋酸纤维素(CAP)　在强酸中不溶解,可溶于 pH 6 以上的水溶液中。可单独做囊材使用,用量一般为 30 g/L,也可与明胶配合使用。

(3)甲基纤维素(MC)　本品溶于冷水,不溶于热水,用作囊材的浓度为 10~30 g/L,亦可与明胶、CMC-Na、PVP 等配合作囊材。

3. 合成高分子材料

可分为可生物降解和不可生物降解两类,可生物降解高分子囊材的特点是无毒、成膜性和化学稳定性好,可用于注射或植入,日益受到人们的重视。目前常用的有聚碳酯、聚氨基酸、聚乳酸、聚乳酸-聚乙醇酸共聚物、聚乳酸-聚乙二醇嵌段共聚物等。

17.1.3.3　微囊的制备

1. 物理化学法

在药物与囊材的混合液中,通过改变条件使溶解的囊材从溶液中析出,将药物包裹形成微囊,又称为相分离-凝聚法。可分为单凝聚法、复凝聚法、溶剂-非溶剂法、液中干燥法等。此处主要介绍单凝聚法和复凝聚法。

（1）单凝聚法　将药物分散于囊材的水溶液中，以强亲水性电解质或非电解质为凝聚剂，使囊材的溶解度降低从溶液中析出凝聚成囊。高分子物质的凝聚往往是可逆的，一旦解除凝聚条件，就可发生解凝聚，使凝聚囊消失。这种可逆性，能用来使凝聚过程多次反复直到满意为止。凝聚囊最终须固化，成为不可逆的微囊。

单凝聚法常用的囊材为明胶、CAP、MC、PVA 等。所用的凝聚剂有强亲水性非电解质如乙醇、丙酮；强亲水性电解质如硫酸钠、硫酸铵等，其中阴离子起主要作用。常见的阴离子凝聚作用次序为 $SO_4^{2-}>C_6H_5O_7^{3-}$（枸橼酸根）$>C_4H_4O_6^{2-}$（酒石酸根）$>CH_3COO^->Cl^-$，以明胶为囊材时单凝聚法工艺流程如下：

囊心物（固体或液体药物）＋囊材（3％～5％明胶溶液）→混悬液（或乳浊液）

$$\xrightarrow[\substack{10\%醋酸溶液调\ pH\ 3.5\sim3.8 \\ 50℃}]{60\%硫酸钠溶液}凝聚囊\xrightarrow{稀释液^*}沉聚囊\longrightarrow$$

$$\xrightarrow[\substack{37\%甲醛溶液 \\ <15℃}]{20\%氢氧化钠调\ pH\ 8\sim9}固化囊\xrightarrow{水洗至无甲醛}微囊$$

稀释液* 为硫酸钠溶液，浓度为成囊体系中硫酸钠的百分浓度再加 1.5％，用量为成囊体系的 3 倍多，液温 15℃，浓度过高或过低，可使囊溶解或黏连

单凝聚法在水中成囊，要求囊心物难溶于水且有亲水性。药物为固体时，应粉碎成微粉，制成均匀分散于囊材溶液中的混悬液；若药物为液体，制成均匀分散于囊材溶液中的乳状液。此外，影响成囊的因素还包括囊材浓度、温度和凝聚剂种类与浓度等。囊材浓度增加可促进胶凝，反之，浓度过低则不能胶凝。温度升高，不利于胶凝；温度越低，越易胶凝。

凝聚囊的固化与囊材的性质有关，如以 CAP 为囊材，可利用 CAP 在强酸性介质中不溶的特性，当凝聚囊形成后，立即倾入强酸性介质中进行固化。以明胶为囊材时，可加入甲醛进行胺缩醛反应，使明胶分子互相交联，交联程度随甲醛的浓度、时间、介质 pH 等因素而不同，最佳 pH 为 8～9。其反应如下：

$$R—NH_2 + HCHO + NH_2—R \longrightarrow R—NH—CH_2—NH—R + H_2O$$

若囊心物在碱性介质中不稳定，可用 25％戊二醛代替甲醛，在中性介质中明胶即可交联固化。

（2）复凝聚法　利用两种具有相反电荷的高分子材料作囊材，将囊心物分散在囊材的水溶液中，在一定条件下相反电荷的高分子材料互相交联后溶解度降低，囊材自溶液中凝聚析出成囊。

可作复合囊材的有明胶与阿拉伯胶（或 CMC、CAP 等）、海藻酸盐与壳聚糖、海藻酸与白蛋白、白蛋白与阿拉伯胶等。

以明胶、阿拉伯胶为例说明复凝聚法的原理，明胶为两性蛋白质，当 pH 在等电点以上时带负电荷，等电点以下时带正电荷。阿拉伯胶在水溶液中带负电荷。当明胶与阿拉伯胶溶液混合后，调 pH 值为 4.0～4.5，明胶带有的正电荷达最高，与带负电荷的阿拉伯胶由于电荷互相吸引交联形成正负离子络合物，溶解度降低而凝聚成囊。再加入甲醛交联固化，其工艺流程如下。

囊心物(固体或液体药物)＋囊材(3％～5％明胶溶液和 2.5％～5％阿拉伯胶)→混悬液
(或乳浊液)

$$\xrightarrow[50\sim55℃]{5％醋酸溶液} 凝聚囊 \xrightarrow{稀释液^*} 沉聚囊 \xrightarrow[<15℃]{\substack{37％甲醛溶液\\20％氢氧化钠调 pH\ 8\sim9}}$$

$$固化囊 \xrightarrow{水洗至无甲醛} 微囊$$

稀释液* 为 30～40℃的水,用量为成囊体系的 1～3 倍

固态或液态的难溶性药物采用复凝聚法及单凝聚法均能得到满意的微囊,要求药物表面须能被囊材润湿,使药物混悬或乳化于该凝聚相中,才能随凝聚相分散成囊。因此需要根据药物性质适当加入润湿剂。此外,还应控制温度或加水稀释等使凝聚相保持一定的流动性,这是保证囊形良好的必要条件。

2. 物理机械法

本法需要一定的设备条件,有喷雾干燥法、悬浮包衣法、喷雾凝结法、多孔离心法等,多用的是喷雾干燥法和悬浮包衣法。

(1)喷雾干燥法　指将囊心物分散在囊材的溶液中,将混合液喷雾于惰性热气流中迅速干燥成微囊或微球的方法。若囊心物不溶于囊材溶液,可得到微囊;若囊心物溶于囊材溶液,则得到微球。

(2)悬浮包衣法　亦称流化床包衣法,指利用垂直强气流使囊心物悬浮在包衣室中,囊材溶液通过喷嘴喷射于囊心物表面,经热气流干燥形成囊材薄膜而包裹成微囊的方法。

3. 化学法

本法是在溶液中单体或高分子通过聚合反应或缩合反应产生囊膜而形成微囊的方法。本法不加凝聚剂,常先制成 W/O 型乳浊液,再利用化学反应交联固化。

(1)界面缩聚法　是在分散相(水相)与连续相(有机相)的界面上发生单体的缩聚反应而成囊的方法。例如,淀粉衍生物(羟乙基淀粉或羧甲基淀粉)用邻苯二甲酰氯发生界面交联反应可得微囊。

(2)辐射交联法　是利用 γ 射线的能量使聚合物交联固化。例如,以聚乙烯醇、明胶等为囊材,在乳化状态下,经 γ 射线发生交联,经进一步处理制得粉末状微囊。

17.1.3.4　微球的制备

常根据药物的性质及临床需求,采用不同的材料及方法制备微球。如有明胶微球、白蛋白微球、淀粉微球、聚酯类微球、磁性微球等。明胶微球可用乳化交联法制备,白蛋白微球可用液中干燥法或喷雾干燥法制备,淀粉微球可由淀粉水解再由乳化聚合制得,等等。

17.1.3.5　微囊(球)的质量评价

1. 形态、粒径及其分布

微囊(球)的形态可用光学显微镜或电子显微镜($<2\ \mu m$)观察,粒径及其分布可用光学显微镜、电子显微镜或激光衍射法测定。

2. 载药量与包封率

粉末状微囊(球)先测定含药量后计算载药量。微囊(球)的混悬液应先固液分离,分别测

定液体介质和微囊（球）的含药量后，再计算载药量和包封率，还可计算包封产率。

$$载药量 = \frac{微囊（球）中含药量}{微囊（球）的总重量} \times 100\% \qquad (17-1)$$

$$包封率 = \frac{微囊（球）中含药量}{微囊（球）和介质中的总药量} \times 100\% \qquad (17-2)$$

$$包封产率 = \frac{微囊（球）中含药量}{投药总量} \times 100\% \qquad (17-3)$$

3. 药物的释放速率

微囊的药物释放速率测定，一般是将试样置于透析管内进行，采用溶出度测定法中的浆法、转篮法测定。在释放时，微囊（球）表面吸附的药物会快速释放，称为突释效应。

4. 有机溶剂残留量

凡在制备中采用有机溶剂者，应测定有机溶剂残留量，应符合相关法规规定。

17.1.3.6　举例

大蒜油微囊

【处方】大蒜油 1 g　阿拉伯胶粉 0.5 g　3%阿拉伯胶液 30 mL　3%明胶液 40 mL　甲醛适量　淀粉适量

【制法】

（1）乳化　取阿拉伯胶粉 0.5 g 置乳钵中，加大蒜油 1 g，研匀，加蒸馏水 1 mL，迅速研磨成初乳，并以 3%阿拉伯胶液 30 mL 稀释成乳剂。

（2）包囊　将乳剂移至 250 mL 烧杯中，边加热边搅拌，待温度升至 45℃时缓缓加入预热至 45℃的 3%明胶液 40 mL，胶液保持 43～45℃，搅拌，用 10%醋酸液调 pH4.1～4.3，显微镜观察乳滴外包有凝聚的膜层。

（3）稀释　加入温度比其稍低的蒸馏水 150 mL，继续搅拌，温度降至 30℃ 以下时移至冰水浴继续搅拌。

（4）固化　加入 3%的甲醛溶液 1 mL，搅拌使固化定形。用 5%氢氧化钠溶液调 pH 至 7.0～7.5，使凝胶的网孔缩小，再搅拌 30 min。

（5）分散　加入 10%生淀粉混悬液 4 mL，使淀粉充分散开，在微囊间形成隔离层，10℃左右再搅拌 1 h。

（6）干燥　滤取微囊，洗涤，除去水分，二号筛制粒，60℃干燥。

【用途】用于肺部和消化道的霉菌感染，隐球菌性脑膜炎，急慢性菌痢和肠炎，百日咳及肺结核等。

【注解】大蒜油含有大蒜辣素、大蒜新素和大蒜烯等二十多种硫醚化合物，此类化合物多含不饱和键，化学性质不稳定，并有刺激性。大蒜油制成微囊可提高稳定性，掩蔽刺激性，提高病人用药的顺应性。

17.1.4　脂质体制备技术

17.1.4.1　概述

脂质体(liposomes)系指药物被类脂质双分子层包封成的微小囊泡。由于其结构类似生物膜,又称人工生物膜。

1. 脂质体的结构与分类

脂质体由磷脂和胆固醇组成,磷脂和胆固醇分子中均含有亲水基团与亲油基团。当将两者溶于有机溶剂,再蒸除有机溶剂,在器壁上可形成由磷脂和胆固醇间隔排列的双分子薄膜。磷脂分子的亲水基团呈弯曲弧形,与胆固醇分子中的亲水基团结合,在亲水基团两侧连有两个疏水链,形同 U 形结构,如图 17-2 所示。两组 U 形结构疏水链相对,形成双分子层结构的薄膜。薄膜形成后,加入磷酸盐缓冲液振荡或搅拌使磷脂膜水化,即形成脂质体,在电镜下所见为球形或类球形。

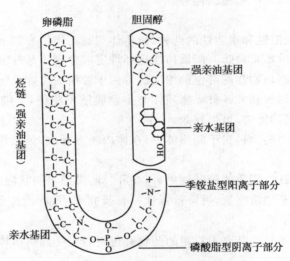

图 17-2　卵磷脂与胆固醇在脂质体中的排列形式

根据脂质体结构和所包含的双层磷脂膜层数,脂质体可分为两类。

(1)单室脂质体　凡由一层类脂质双分子层构成者,称为单室脂质体。单室脂质体中水溶性药物溶液只被一层类脂质双分子层所包封,脂溶性药物则分散于双分子层中,见图 17-3A。单室脂质体又分为大单室脂质体(粒径 0.1~1 μm)和小单室脂质体(粒径 0.02~0.08 μm),也称为纳米脂质体。

(2)多室脂质体　由多层类脂质双分子层构成的脂质体称为多室脂质体。多层的类脂质双分子层被含药物的水膜隔开,脂溶性药物分散于多层双分子层中,粒径在 1~5 μm 之间,见图 17-3B。

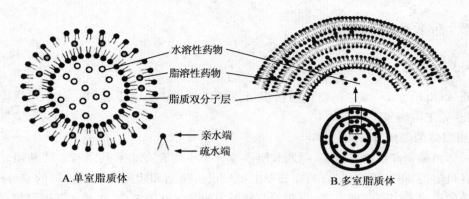

A.单室脂质体　　　　　　　　　　　　B.多室脂质体

图 17-3　脂质体

此外,脂质体按功能可分为普通脂质体、长循环脂质体和特殊功能脂质体;按电荷可分为中性脂质体,负电荷脂质体和正电荷脂质体等。

2. 特点

脂质体可以包封脂溶性和水溶性的药物,脂质体包封药物后有如下特点:

(1)具有靶向性和淋巴定向性　脂质体能选择性定向分布于某些组织和器官,增加药物对淋巴系统的定向性,提高药物在靶部位的浓度。可用于肿瘤的治疗及防止肿瘤的扩散和转移。

(2)细胞亲和性和组织相容性好　脂质体与生物膜结构相似,与细胞膜有较强的亲和性,可增加药物透过细胞膜的能力,增强疗效。

(3)具有缓释作用　药物包封于脂质体中,在体内缓慢释放,延长药物作用时间,降低消除速率。

(4)降低药物的毒性　脂质体静脉注射后,在肝、脾、骨髓等网状内皮细胞较丰富器官中浓集,在心脏和肾脏中的药物浓度低,可降低毒性。有研究表明,脂质体包裹的阿霉素比游离药物的毒性降低 50%～70%。

(5)提高药物的稳定性　某些不稳定的药物被包封后可受到脂质体双层膜的保护,稳定性提高。

17.1.4.2　脂质体的膜材

脂质体的膜材主要为类脂类成分,常用磷脂和胆固醇,为形成双分子层的基础物质。

1. 磷脂

常用的磷脂包括天然磷脂如卵磷脂、大豆磷脂等、合成磷脂如二棕榈酰磷脂酰乙醇胺、二硬脂酰磷脂酰胆碱及二油酰磷脂酰胆碱等。

2. 胆固醇

胆固醇亦为两亲性物质,亲油性较强。胆固醇分散于磷脂双分子层中,可以调节脂质体膜的流动性,提高稳定性和药物的包封率。

17.1.4.3　脂质体的制备

1. 薄膜分散法

将磷脂、胆固醇等类脂及脂溶性药物溶于氯仿或其他有机溶剂中,然后将氯仿溶液在烧瓶中减压下旋转蒸发除去溶剂,使脂质在瓶壁上形成薄膜,加入水溶性药物的磷酸盐缓冲液进行振摇,充分溶胀水化,即得脂质体。

本法制备的脂质体粒度分布不均匀,粒径较大。可采用探头式超声波粉碎机、微射流、高压匀质、加压挤出等方法处理,减小粒径。

2. 注入法

将磷脂、胆固醇等类脂质及脂溶性药物溶于氯仿或其他有机溶剂(多采用乙醚),然后将此油相在搅拌下缓慢注入于 50～60℃ 的磷酸盐缓冲液中(可含有水溶性药物)。不断搅拌直至有溶剂完全除尽。再乳匀或超声得到脂质体。本法制得的脂质体粒径较大,不可注射,也可进一步处理得到单室脂质体。

3. 超声波分散法

将水溶性药物溶于磷酸盐缓冲液,加至磷脂、胆固醇与脂溶性药物的有机溶剂中,搅拌蒸发除去有机溶剂,残留液经超声波处理后分离出脂质体,再混悬于磷酸盐缓冲液中。本法制得的脂质体粒径小,可制成脂质体混悬型注射剂。

4. 逆相蒸发法

将磷脂等膜材溶于有机溶剂如氯仿、乙醚等,加入待包封的药物水溶液进行短时超声,直至形成稳定的 W/O 型乳状液,减压蒸发除去有机溶剂,达到胶态后,滴加缓冲液,旋转使器壁上的凝胶脱落,在减压下继续蒸发,制得水性混悬液,通过分离,除去未包入的游离药物,即得大单室脂质体。本法适于包封水溶性药物及大分子生物活性物质。

5. 冷冻干燥法

将磷脂超声处理高度分散于含水溶性药物的缓冲液中,经冷冻干燥,再分散于缓冲盐溶液或其他水性介质中,即得。

6. pH 梯度法

通过调节脂质体内外水相的 pH,使内外水相之间形成一定的 pH 梯度差,根据弱酸或弱碱药物在不同 pH 条件下状态不同,使药物以离子型包封于内水相中。

17.1.4.4　举例

盐酸小檗碱脂质体

【处方】注射用豆磷脂 0.6 g　胆固醇 0.2 g　盐酸小檗碱 30 mg　无水乙醇 2～3 mL

【制法】按处方量称取豆磷脂、胆固醇置 100 mL 烧瓶中,加入无水乙醇 2～3 mL,置于 65～70℃ 水浴中,搅拌使溶解,于旋转蒸发仪上旋转,使磷脂的乙醇液在壁上成膜,减压除去乙醇,制得磷脂膜。另称取盐酸小檗碱适量,用磷酸盐缓冲液配成 1 mg/mL 的溶液(pH 约 5.7),预热至 65～70℃,加至含有磷脂膜的烧瓶中,在 65～70℃ 水浴中水化 10～20 min。取出脂质体混悬液于烧杯中,置于磁力搅拌器上,室温搅拌一定时间,即得。

【注解】盐酸小檗碱脂质体的制备为薄膜分散法,制备中磷脂膜的水化必须充分,不得存在脂质块。

17.1.4.5　脂质体的质量评价

1. 粒径与形态

可用高倍显微镜观察脂质体粒径的大小与形态,小于 2 μm 时需用扫描电镜或透射电镜也测定,也可用激光散射法测定。

脂质体在体内到达靶向区前应保持其形态的完整性。可根据给药途径的不同,将脂质体置于不同的介质中,温育一定的时间,观察其形态完整性的变化。

2. 包封率

测定脂质体的总药量后,经适当的方法分离脂质体,如葡聚糖凝胶柱或超速离心分离法等,测定介质中未包入的药量,按下式计算包封率:

$$包封率 = \frac{药物总量 - 介质中未包封的药量}{药物总量} \times 100\% \tag{17-4}$$

3. 渗漏率

脂质体不稳定的主要表现为渗漏。渗漏率表示脂质体在贮存期间包封率的变化,是衡量脂质体稳定性的重要指标。测定方法:在一定条件下贮存脂质体,定时取样,测定脂质体包封的药量或游离的药量,与贮存前包封的药量比较,按下式计算渗漏率:

$$渗漏率 = \frac{贮存一定时间后渗漏到介质中的药量}{贮存前包封的药量} \times 100\% \tag{17-5}$$

17.2　中药新剂型

17.2.1　缓释、控释与迟释制剂

17.2.1.1　缓释、控释与迟释制剂的含义

1. 缓释制剂

缓释制剂(sustained release preparation)系指在规定的释放介质中,按要求缓慢地非恒速释放药物,其与相应的普通制剂比较,给药频率比普通制剂减少一半或给药频率有所减少,且能显著增加患者依从性的制剂。缓释制剂中药物释放主要是一级速度过程,一般要求每 24 h 用药次数应从 3~4 次减少至 1~2 次。

2. 控释制剂

控释制剂(controlled release preparation)系指在规定的释放介质中,按要求缓慢地恒速释放药物,其与相应的普通制剂比较,给药频率比普通制剂减少一半或给药频率有所减少,血药浓度比缓释制剂更加平稳,且能显著增加患者依从性的制剂。控释制剂中药物释放主要是零级或接近零级速度过程,一般要求每 24 h 用药次数应从 3~4 次减少至 1~2 次。

3. 迟释制剂

迟释制剂(delayde-release preparation)系指给药后不立即释放药物的制剂,包括肠溶制剂、结肠定位制剂和脉冲制剂。

(1)肠溶制剂(enteric-coated preparation)　系指在规定的酸性介质中不释放或几乎不释放药物,而在要求的时间内,于 pH 6.8 磷酸盐缓冲液中大部分或全部释放的制剂。

(2)结肠定位制剂(colon-specific preparations)　系指在胃肠道上部基本不释放,在结肠内大部分释放或全部释放的制剂,即在规定的酸性介质与 pH 6.8 磷酸盐缓冲液中不释放或

几乎不释放,而在要求的时间内,于 pH 7.5～8.0 磷酸盐缓冲液中大部分或全部释放的制剂。

（3）脉冲制剂（pulsatile-release preparations） 系指不立即释放药物,而在某种条件下（如在体液中经过一定时间或一定 pH 或某些酶的作用下）一次或多次突然释放药物的制剂。

17.2.1.2 缓释、控释与迟释制剂的特点

缓释、控释、迟释制剂和普通制剂的血药浓度经时曲线比较如图 17-4 所示。

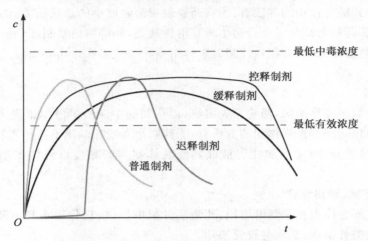

图 17-4 缓释、控释、迟释制剂和普通制剂的血药浓度经时曲线比较

1. 缓释、控释制剂的特点

①药物缓慢释放,血药浓度保持在有效范围之内,减少甚至避免峰谷现象,降低药物的毒副作用,特别适宜于治疗指数窄的药物。

②减少服用次数,减少给药总剂量,使用方便。对半衰期短、需频繁给药的药物减少服用次数,提高病人用药的依从性。

2. 迟释制剂的特点

（1）肠溶制剂 ①能避免药物对胃刺激引起恶心、呕吐反应;②避免药物受到胃内酶类及胃酸的破坏;③适于药物在肠道部位发挥作用;④可延缓药物吸收。

（2）结肠定位制剂 ①提高结肠局部药物浓度,有利于治疗结肠疾病,避免药物引起的全身性副作用,如结肠炎、结肠癌、结肠性寄生虫病等;②利用结肠吸收可避免胃肠道对多肽、蛋白质类药物的破坏而提高疗效;③延迟药物吸收时间。

（3）脉冲制剂 ①可根据病人发病的节律性提前服药,从而预防发病,减少药物的不良反应;②脉冲制剂的口服药物一般在小肠或结肠释放,可避免肝脏首过效应,提高生物利用度;③可避免机体因长期处于高浓度药物状态而产生耐药性。目前已有平喘药、心血管药和抗风湿药等制成脉冲制剂。

17.2.1.3 缓释、控释与迟释制剂的类型

1. 按给药途径分类

可分为口服制剂、注射用制剂、经皮给药制剂、眼内给药制剂和植入剂等。

2. 按制备工艺分类

可分为骨架型、膜包衣型、微囊、注射剂、膜剂、乳剂等。

17.2.1.4　缓释、控释与迟释制剂释药原理

1. 溶出原理

通过减小药物的溶解度,降低药物的溶出速度,可使药物缓慢释放,达到延长药效的目的。利用溶出原理达到缓释作用的方法有:①将药物制成溶解度小的盐或酯类,如将青霉素制成普鲁卡因青霉素;②药物与高分子化合物生成难溶性盐类,如将胰岛素制成鱼精蛋白锌胰岛素有长效作用;③控制颗粒大小,如超慢性胰岛素锌结晶粒径大多在 $10\ \mu m$ 以上,半慢性胰岛素粒径不超过 $2\ \mu m$。

2. 扩散原理

按扩散原理的缓控释制剂,药物需先溶解,再从制剂中缓慢扩散出来进入体液,以延长药效。利用扩散原理达到缓控释作用的方法有:①药物小丸或片剂用不溶性衣膜包衣;②制成微囊;③制成不溶性骨架片;④增加注射液或其他液体制剂的黏度以降低扩散速率;⑤制成植入剂等。

3. 溶蚀与扩散、溶出结合

生物降解材料在体内发生降解溶蚀,药物从骨架中扩散,且骨架本身不断溶蚀,使药物缓慢释放。如蜡质类骨架片、亲水凝胶骨架片。

4. 渗透压原理

利用渗透压原理制成的控释制剂,以渗透压为动力,均匀恒速地释放药物,可达到零级释放,如渗透泵片。

17.2.1.5　缓释、控释与迟释制剂简介

1. 骨架型缓释制剂

骨架制剂是指药物和一种或多种骨架材料通过压制、融合等工艺制成的片状、粒状或其他形式的制剂。药物以分子或结晶状态均匀分散在骨架制剂中。在体液中能够维持或转变成整体骨架结构。溶出时,外层的药物暴露在溶出介质中首先溶解,内层的药物缓慢扩散到骨架外面,此过程在骨架制剂内部和溶出介质之间不断地进行,药物缓慢地释放出来。骨架型缓释制剂制备简单,应用广泛。常见剂型如下。

(1)亲水性凝胶骨架片　是用亲水性凝胶为骨架制成的片剂。常用的骨架材料有羟丙甲纤维素、甲基纤维素、羧甲基纤维素钠、羟乙基纤维素和海藻酸钠等。此类骨架片遇水后,表面水化形成凝胶层,随着水分进一步向片内渗透,凝胶层不断增厚,阻滞药物从骨架中扩散释放。一般凝胶骨架片最后会完全溶解,药物全部释放。亲水性凝胶骨架片制备多用药物和骨架材料混匀后直接压片或湿法制粒压片。

(2)蜡质类骨架片　是用蜡质类材料为骨架制成的缓释片剂,这类材料在胃肠液中不溶解,但可被溶蚀。常用的蜡质类材料有蜂蜡、巴西棕榈蜡、硬脂酸、硬脂醇、氢化植物油及单硬脂酸甘油酯等。由于蜡质类材料的疏水性使环境中的水分不能迅速浸入片芯溶解或释放药物,但可被胃肠液溶蚀,逐渐分散成小颗粒,慢慢释放出药物。因此也称为溶蚀性骨架片。制备方法有湿法制粒压片法、溶剂蒸发法、熔融法等。

（3）不溶性骨架片　是用无毒的不溶性材料为骨架制成的片剂,常用的不溶性材料有聚乙烯、聚丙烯、乙基纤维素、乙烯-醋酸乙烯共聚物和聚甲基丙烯酸树脂等。这类缓释片的释药过程为消化液先渗入骨架孔道内、药物溶解、溶解的药物自骨架孔道扩散释放 3 个步骤。由于不溶性骨架材料可阻延水性液体向内渗透,降低药物的润湿性,从而减慢药物的溶解速率。在药物释放过程中,骨架几乎不变,最终随大便排出体外。不溶性骨架片制备方法有粉末直接压片法、湿法制粒压片法等。

（4）骨架型小丸　是指采用骨架材料和药物混合,再加入其他辅料制成的小丸。骨架型小丸的骨架材料与骨架片相同,同样有三种类型即亲水性凝胶骨架小丸、蜡质类骨架小丸和不溶性骨架小丸。骨架型小丸的制备方法有泛丸法、挤压-滚圆制丸法和离心-流化制丸法。

2. 膜控型缓释、控释制剂

膜控型缓释、控释制剂是通过将片芯、小丸、颗粒等的表面包制适宜的衣层以控制药物的释放速率、释放时间或释放部位的制剂。缓控释膜通常为半透膜或微孔膜,由于膜腔内存在着渗透压,或者药物分子在衣层聚合物中的扩散行为,药物逐渐释放出膜外,其释药原理属于扩散释放。包衣液由包衣材料、增塑剂和溶剂或分散介质组成,根据需要还可加入致孔剂、着色剂、抗黏剂和遮光剂等。目前缓释、控释制剂薄膜包衣多用的是水分散体,即将不溶于水的膜材聚合物,用水作分散介质,加入辅料制成的混合液。

（1）微孔膜包衣片　通常用胃肠液中不溶的聚合物作衣膜材料如醋酸纤维素、乙基纤维素、乙烯-醋酸乙烯共聚物、丙烯酸树脂等,在包衣液中加入少量水溶性致孔剂如聚乙二醇、聚维酮、聚乙烯醇、十二烷基硫酸钠、糖和盐等,或加水不溶性粉末如滑石粉、二氧化硅等,或将部分药物加在包衣液内既作致孔剂,也作速释药物。将包衣液包在片芯上即成微孔膜包衣片。当此类片剂与胃肠液接触时,衣膜上的致孔剂遇水部分溶解或脱落,形成无数微孔或弯曲小道,使衣膜具有通透性。胃肠道中的液体通过微孔进入膜内,溶解片芯内药物到一定程度,膜内产生渗透压。由于膜内外存在渗透压差,药物分子通过微孔向膜外释放,扩散的结果使膜内渗透压下降,水分又得以进入膜内溶解药物,如此反复。只要膜内药物维持饱和浓度且膜外存在漏槽状态,则可获得零级或接近零级的药物释放速率。包衣膜在胃肠道内不破坏,最后排出体外。

（2）膜控释小片　是将药物与辅料按常规方法制粒,压制成直径约为 3 mm 小片,缓释膜包衣后装入硬胶囊使用。每粒胶囊装入几片或 20 片不等,同一胶囊内小片可包上不同缓释作用的包衣或不同厚度的包衣。通过调节包衣材料和包衣厚度,膜控释小片可获得恒定的释药速率。膜控释小片生产工艺较控释小丸简便,质量易控。

（3）肠溶膜控释片　是在药物片芯外包肠溶衣的片剂。根据需要还可再包上含药的糖衣层,含药糖衣层在胃中释药,肠溶衣片芯进入肠道后,衣膜溶解,释放药物,延长了药物释药时间。

（4）膜控释小丸　是由丸芯和控释薄膜衣两部分组成。丸芯含药物、稀释剂和黏合剂等辅料,包衣膜与片剂相同,有亲水薄膜衣、不溶性薄膜衣、微孔膜衣和肠溶衣。一般膜控释小丸释药规律的重现性、一致性较好。

3. 渗透泵片

渗透泵片由药物、半透膜材料、渗透压活性物质和推动剂等组成。其基本结构是先将药物与渗透压活性物质和推动剂等辅料压制成片芯,外包一层半透性聚合物衣膜,后用激光在衣膜上打一个或一个以上小孔。口服后胃肠道内的水分可通过半透膜进入片芯,药物和渗透剂溶解,膜内溶液成为高渗液,水分继续进入膜内,药液通过释药小孔持续泵出。当片芯中药物未完全溶解时,释药速率则按恒速进行。如治疗高血压、冠心病的硝苯地平渗透泵片,在 24 h 内以近似恒速释放药物,不受胃肠道蠕动和 pH 的影响。服药后,药片中的非活性成分完整地通过胃肠道,并以不溶的外壳随粪便排出。

　　常用的半透膜材料有醋酸纤维素、乙基纤维素等。渗透压活性物质常用乳糖、果糖、甘露醇、葡萄糖等的不同混合物,起调节膜内渗透压作用。推动剂也称助渗剂,能吸水膨胀,产生推动力,将药物推出释药小孔。常用聚羟甲基丙烯酸烷基酯、聚维酮等。渗透片中还可加入助悬剂、黏合剂、润滑剂和润湿剂。

　　渗透泵片的结构有单室和双室渗透泵片两种,见图 17-5。双室渗透泵片药室中有一柔性聚合物膜隔成 2 个室,一室内含药物,遇水后形成溶液或混悬液,另一室含膨胀剂,片外包半透膜,在含药室片面打释药小孔,水渗透进入后另一室物料溶解膨胀产生压力,推动隔膜将上层药液挤出小孔。双室渗透泵片适于制备水溶性过大或难溶于水的药物。

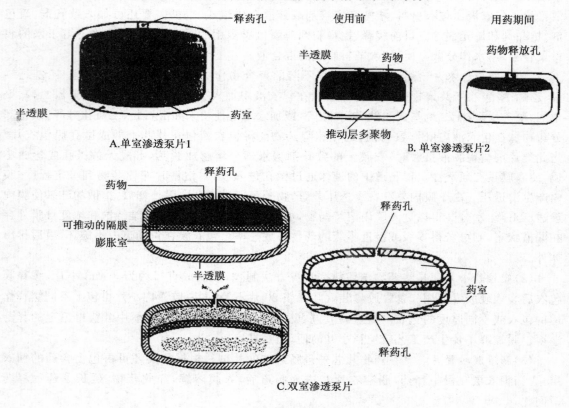

图 17-5　渗透泵片

4. 胃漂浮片

　　胃漂浮片是将药物与一种或多种亲水胶体及其他辅料混合制成的片剂,利用浮力延长片剂在胃部的停留时间,药物从凝胶层缓缓扩散出来。胃内漂浮片能在胃内停留 5～6 h,延长药物释放时间,改善药物的吸收,提高生物利用度。常用的亲水胶体物质有羟丙甲纤维素、羟丙基纤维素、羧甲基纤维素钠、甲基纤维素等。此类胶体物质遇胃液产生水化作用使体积膨胀，密度减小。为提高漂浮能力，还加入疏水性、相对密度小的酯类、脂肪醇类、脂肪酸及蜡类如单硬脂酸甘油酯、鲸蜡醇、硬脂醇、硬脂酸等。为了调节药物的释放速率，可加入乳糖、甘露醇、聚丙烯酸树脂类等。加入表面活性剂可增加制剂的亲水性如十二烷基硫酸钠。胃漂浮片常用粉末直接压片法或干颗粒压片法制备。

如用于治疗幽门螺杆菌感染的慢性胃炎及消化性溃疡的硫酸庆大霉素胃滞留型缓释片，可在胃内滞留 5～6 h，并以一定的速率缓慢释放药物，维持有效的药物浓度，作用持久，疗效大大地提高。

17.2.2 靶向制剂

17.2.2.1 靶向制剂的含义与特点

靶向制剂亦称靶向给药系统（targeting drug delivery system，TDDS），系指采用载体将药物通过循环系统浓集于或接近靶器官、靶组织、靶细胞和细胞内结构的一类新制剂，具有提高疗效并显著降低对其他组织、器官及全身的毒副作用。靶向制剂多用于抗肿瘤药物。

靶向制剂不仅要求药物到达病变部位，而且要求具有一定浓度的药物在这些靶部位滞留一定的时间，以便发挥药效。成功的靶向制剂应具备四要素：①靶向性，定位于需作用部位；②浓集，在靶部位药物浓度高；③控制释药，要求一定浓度的药物在靶部位作用一定时间；④无毒可生物降解，载体材料在体内可降解，对人体无毒。

17.2.2.2 靶向制剂的分类

1. 按靶标位置分类

可分为三级：①一级靶向制剂：系指进入靶部位的毛细血管床释药；②二级靶向制剂：系指药物进入靶部位的特殊细胞（如肿瘤细胞）释药，而不作用于正常细胞；③三级靶向制剂：系指将药物作用于细胞内的一定部位。

2. 按作用方式分类

目前较成功的靶向制剂作用方式主要可分为：

（1）被动靶向制剂　是指载药微粒进入体内被单核-巨噬细胞系统的巨噬细胞摄取，通过正常生理过程运送至肝、脾等器官，又称为自然靶向制剂。被动靶向制剂包括脂质体、乳剂、微球等。

（2）主动靶向制剂　是指经过载体修饰的药物作为"导弹"将药物定向地输送到靶区的制剂。如为了避免微粒的自然分布，可将药物微粒的表面修饰，不被巨噬细胞识别，或因连接特定的配体可与靶细胞的受体结合。主动靶向制剂主要包括经修饰的脂质体、微乳、微球、纳米囊、纳米球等。

（3）物理化学靶向制剂　是指应用物理和化学方法使靶向制剂在特定部位发挥药效。如磁性靶向制剂（由药物、磁性材料和骨架材料制成），可在体外磁场作用下，经血管到达并定位于特定靶区。其他还有热敏靶向制剂、pH 敏感靶向制剂、栓塞靶向制剂等。

思考题

1. 固体分散体有哪几种类型？固体分散体有何特点？简述固体分散体的速效原理。

2. β-环糊精结构有何特点？试举例说明其在药剂学中的应用。

3. 以明胶和阿拉伯胶为例简述复凝聚法的基本原理和工艺。

4. 缓释、控释制剂适用于哪些类型的药物？

5. 单室渗透泵片的基本组成是什么？说出其控释的原理。

6. 骨架型缓控释制剂有几种类型？释药原理是什么？

第 18 章　中药制剂的稳定性

学习要求

1. 掌握中药制剂稳定性的考察方法及有效期的求解。

2. 熟悉中药制剂中药物化学降解的主要途径,影响中药制剂稳定性的主要因素及常用的稳定化措施,新药开发过程中药物稳定性研究的内容。

3. 了解研究药剂稳定性的意义,包装材料与药剂稳定性的关系。

18.1　概述

18.1.1　中药制剂稳定性研究的意义

中药制剂的基本要求是安全、有效、稳定。中药的稳定性是指中药原料及其制剂从制备到临床使用前的化学、物理及生物学特性发生变化的速度。

药物在生产、运输、贮存及使用过程中会发生分解等一些变化,可能会影响其疗效,甚至产生毒副作用。因此,通过稳定性研究,考察药物在不同环境条件(如温度、湿度、光线等)下药品的变化规律,预测药品的稳定趋势,为药品生产、包装、贮存、运输条件供科学依据,并确定有效期。稳定性研究是新药研究中的一项重要内容,贯穿于药品研发的整个过程。认识药品稳定性的规律,对指导合理组方、设计制剂工艺、提高制剂质量、减少经济损失有着重要意义。

18.1.2　药物稳定性变化类型

中药制剂的稳定性变化的类型一般包括化学、物理学和生物学 3 个方面。化学稳定性变化是指药物由于水解、氧化等化学降解反应,使药物含量(或效价)降低,色泽产生变化,甚至毒副作用增加。物理学稳定性变化主要是指制剂的物理性状发生变化,如混悬液中药物微粒结晶生长、粗化、沉淀和结块;乳剂的分层和破裂,溶液剂出现浑浊、沉淀,胶体溶液的陈化;固体制剂的吸湿,片剂崩解度、溶出度的改变等。制剂物理性状的变化,不仅使制剂质量下降,还可影响药物的吸收及疗效,有时还伴随着化学变化和生物学变化。生物学稳定性变化一般是指制剂由于受微生物污染导致的腐败、变质。

18.2　影响中药制剂稳定性的因素及稳定化方法

18.2.1　影响中药制剂稳定性的因素

影响中药制剂稳定性的因素包括处方因素和外界因素。处方因素主要是溶液 pH、广义

的酸碱催化、溶剂、离子强度、药物间相互作用、赋形剂与附加剂等。外界因素包括温度、湿度
（水分）、空气（氧）、光线、金属离子、制备工艺、包装材料等。了解影响中药制剂稳定性的因素
对于设计合理的处方，选择适宜的剂型和生产工艺，确定包装材料和贮藏条件有着重要的作
用。现将其中最主要的影响因素讨论如下。

18.2.1.1　pH

1. pH 对水解、氧化反应的影响

pH 对中药液体制剂稳定性影响较大，酯类、酰胺类、苷类等有效成分常受溶液中 H^+ 或
OH^- 催化水解，这种催化作用称为专属酸碱催化（ specific acid — base catalysis ）或特殊酸碱
催化，其水解速度主要由 pH 决定，pH 对反应速度常数 k 的影响可用式（18-1）表示：

$$k = k_0 + k_{H^+}[H^+] + k_{OH^-}[OH^-] \tag{18-1}$$

式中：k_0 为参与反应的水分子的催化速度常数，k_{H^+} 和 k_{OH^-} 分别为 H^+ 和 OH^- 的催化速度常
数。在 pH 很低时，主要是酸催化，则式（18-1）可表示为：

$$\lg k = \lg k_{H^+} - pH \tag{18-2}$$

以 $\lg k$ 对 pH 作图得一直线，斜率为 -1。设 k_w 为水的离子积，即 $k_w = [H^+][OH^-]$，当
pH 较高时，主要由碱催化，则式 18-1 可表示为：

$$\lg k = \lg k_{OH^-} + \lg k_w + pH \tag{18-3}$$

以 $\lg k$ 对 pH 作图得一直线，斜率为 $+1$。那么，根据上
述动力学方程可以得到反应速度常数的对数与 pH 的关系图
形，称为 pH-速度图。非解离型药物的 pH-速度图是 V 形，
如图 18-1 所示。pH-速度图中曲线最低点所对应的横坐标，
即为最稳定的 pH，以 pH_m 表示。

药物的氧化反应也受酸、碱催化，这是因为一些反应的氧
化-还原电位依赖于 pH。一般 pH 升高，氧化反应速度增加。
控制溶液适宜的 pH 可提高易氧化药物的稳定性。

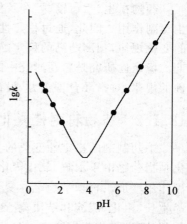

图 18-1　pH-速度图

2. 确定最稳定 pH 的方法

测得药物最稳定 pH 的实验方法：保持处方中其他成分
不变，配制一系列不同 pH 的药物溶液，在较高温度（如 60℃
恒温）下进行加速实验。求出药物在各种 pH 溶液中的降解
速度常数 k，然后以 $\lg k$ 对 pH 作图，图中曲线的转折点（最小
的 k 值）即为药物最稳定的 pH。

药物的 pH_m 随温度变化而变化，如人参皂苷在 70℃、60℃、50℃和 40℃的 pH_m 分别为
5.60、5.75、5.78 和 5.98。求算出 25℃时，其 pH_m 为 6.03。加速试验温度与室温相差不远
时，所得 pH_m 一般可适用于室温。

调节 pH 时需同时考虑药物的稳定性、溶解度和药效，还应注意对用药部位的刺激性。

18.2.1.2　溶剂

药物的降解受溶剂的影响,许多药物在非水溶剂中的稳定性比在水中高。在水中不稳定的药物,可用乙醇、丙二醇、甘油等极性小的溶剂。如蛇胆应按质量比 1:1 保存在 50% 以上的白酒中。

两种离子反应时,溶剂介电常数对反应速度有影响。若药物离子与攻击的离子电荷相同,采用介电常数小的溶剂将降低药物的分解速度。因此,水溶液中加入有机溶剂可降低介电常数,降低药物的分解速度。如苯巴比妥钠注射剂采用介电常数低的丙二醇(60%)为溶剂,注射液稳定性提高。

18.2.1.3　温度

1. Van't Hoff 经验规则

一般来说,温度升高,反应速度加快。根据 Van't Hoff 经验规则,温度每升高 10℃,反应速度增加 2～4 倍。由于反应类型不同,增加的倍数可能有出入,所以该规则只是大概的估计。

2. Arrhenius 指数定律

温度对于反应速度常数的影响,可用 Arrhenius 指数定律定量描述,其表达式为:

$$K = A\mathrm{e}^{\frac{-E}{RT}} \tag{18-4}$$

取对数得

$$\lg K = -\frac{E}{2.303R} \cdot \frac{1}{T} + \lg A \tag{18-5}$$

式中:K 为反应速度常数;A 为频率因子;E 为活化能;R 为气体常数;T 为绝对温度。

Arrhenius 指数定律定量地描述了温度与反应速度之间的关系,是预测药物稳定性的主要理论依据。以上公式表明反应速度常数的对数与热力学温度的倒数呈线性关系(斜率为负值),即随着温度升高,反应速度加快。

中药制剂的制备过程包括提取、分离、浓缩、干燥、成型、灭菌等阶段,多数需经水、醇和热的处理。若有效成分对热敏感,会影响其稳定性。可通过设计合理的工艺,采用降低温度,减少受热时间等措施,减少温度对稳定性的影响。

18.2.1.4　湿度和水分

湿度和水分对中药固体制剂稳定性的影响特别大,水是化学反应的媒介,微量的水分可加速许多药物成分的水解、氧化等降解反应。中药固体制剂吸附了水分以后,含水量增加,在表面形成一层水膜,降解反应就在水膜中进行,还可引起潮解、结块、流动性降低等现象,也是引起药物发霉变质的重要原因。

药物是否容易吸湿,取决于其临界相对湿度(critical relative humidity,CRH)的大小。临界相对湿度(CRH)是指当环境的相对湿度(RH)提高到某一值时,固体药物制剂的吸湿量迅速增加,此时的环境相对湿度称为药物的临界相对湿度。CRH 数值越小,药物越易吸湿,反之,则不易吸湿。如氨苄青霉素的临界相对湿度仅为 47%,极易吸湿,如果在相对湿度 75% 的条件下放置 24 h,可吸收水分约 20%,同时粉末溶解成液态。

对于易吸湿的药物,在制剂的处方中应避免使用吸湿性强的辅料,生产中尽量不使用水,生产环境的相对湿度应小于物料的 CRH,应安装除湿机或除湿型的空调设备,包装应选用铝塑等密封性好的包装材料,防止药物与水分接触。例如结晶青霉素钠的 CRH 为 72.6%,在分装或贮藏期间,环境的相对湿度应严格控制在 72% 以下。

18.2.1.5　空气(氧)

药物的氧化分解,通常是在大气中氧的影响下进行的缓慢的氧化过程,称为自氧化反应。空气中的氧约占总体积的 21.0%。大气中的氧进入制剂主要有两条途径:①由水带入,氧在水中的溶解度随着温度的升高而降低。在平衡时,0℃ 为 10.19 mL/L、25℃ 为 5.75 mL/L、50℃ 为 3.85 mL/L、100℃ 几乎为 0;②制剂的容器空间内留存的空气中的氧。

易氧化的药物类型有酚类、烯醇类、芳胺类以及含不饱和碳链等的物质,如中药挥发油、油脂、维生素、肾上腺素等。光、热、微量金属离子、过氧化物等因素可催化药物氧化。药物氧化后,不仅疗效降低,还伴随着产生变色、沉淀等现象,严重影响药物的质量。

18.2.1.6　光线

光可提供化学反应所需的活化能。药物由于受到光线辐射而发生的分解反应称为光降解(photodegradation)。药物的光降解通常是吸收了日光中波长为 290~450 nm 的光线而引起。具有酚类结构、不饱和双键的化合物,在光照下较易分解,如挥发油的自氧化反应可由光照而引发。对光敏感的中药制剂,制备过程中要避光操作。胶囊剂、片剂包衣中加入遮光剂,采用棕色玻璃瓶包装或在容器内衬垫黑纸及避光贮藏,可减少药物的光降解。

18.2.1.7　金属离子

制剂中微量的金属离子对自氧化反应有显著的催化作用,如铜、铁、钴、镍、锌、铅等离子,主要是缩短氧化反应的诱导期,增加游离基生成的速度。金属离子主要来自原辅料、溶剂、容器以及操作过程中使用的金属器具等。

18.2.1.8　包装材料

药物制剂的包装材料常用玻璃、塑料、橡胶和金属。药品的包装设计既要考虑外界环境因素对制剂稳定性的影响,又要注意包装材料与药物制剂相互作用而引起的变化。

1. 玻璃

玻璃的化学性质较为稳定,不易与药物和空气中的氧气、二氧化碳等发生作用,也不能透过空气和水分。玻璃容器对制剂的稳定性影响主要有 3 个方面:①会释放碱性物质;②不溶性玻璃碎片可能会脱落在溶液中;③透光。棕色玻璃能阻挡波长小于 470 nm 的光线透过,适于盛装对光敏感的药物制剂。但应注意棕色玻璃中的氧化铁容易脱落进入制剂,对某些成分氧化反应起到催化作用。

2. 塑料

通常用作药品包装材料的塑料包括聚氯乙烯(PVC)、聚苯乙烯(PS)、聚乙烯(PE)、聚丙烯(PP)、聚酯(PET)、聚碳酸酯(PC)等高分子聚合物。塑料中常常加入增塑剂、防老剂等附加剂。用于药品包装的塑料应选用国家食品药品监督管理局批准的无毒制品。应注意,塑料包材存在3方面的问题会影响药物的稳定性:①透过性,塑料透气、透湿,会引起药物在贮存期的吸潮、软化等;②泄漏与吸附,塑料中的物质可泄漏到药液中,药液中的物质也可被塑料吸附;③发生理化反应。

3. 橡胶

橡胶多用于制瓶塞、垫圈、滴头等。橡胶也存在穿透性、溶解或泄漏和吸附问题,制备橡胶时,加入的硫化剂、填充剂、防老化剂等附加剂,当与药液接触时可溶解或泄漏出来污染药液,尤其是硫、锌和一些有机物,可致输液中出现微粒。在热压灭菌(116℃,30 min)时橡胶中的成分可被水浸出,干扰溶液中药物成分的化学测定,也可增加毒性。橡胶可吸附药液中的主药和抑菌剂,特别是对于抑菌剂的吸附可使抑菌效能降低。用聚四氟乙烯涂于橡胶上,基本可以防止橡胶的吸附作用,也能防止橡胶中成分溶入水中。

4. 金属

金属材料的阻隔性好,能耐受高温和低温。应用较多的金属材料是锡与铝,锡管、铝管或搪锡的铅管可作为软膏剂、眼膏剂的包装材料。为防止内外腐蚀或发生化学作用,确保制剂的稳定性,一般在表面涂上保护层,如涂环氧树脂等。

铝箔在药品包装中的使用越来越广泛,形式繁多,主要包装形式是泡形、条形包装。铝箔具有良好的防湿、遮光、隔气等保护功能,但铝价格较贵,目前使用的铝塑复合膜属较理想的包装材料。

18.2.2 中药制剂的稳定化方法

18.2.2.1 延缓水解的方法

1. 调节最稳定的 pH

药物的水解易受 H^+ 或 OH^- 的催化,一般药物在适宜的 pH 条件下较稳定,最稳定的 pH 可通过实验求得。易水解的药物需用酸或碱,或缓冲液调节,使药液保持在最稳定的 pH 范围内。如考察不同 pH 对当归补血口服液稳定性的影响,结果 pH 在 5.6～6.0 范围内蒿本内酯降解最少,故其最稳定 pH 为 5.6～6.0。

2. 降低温度

药物的水解和其他化学反应一样,温度升高,反应速度加快,降低温度可以使水解反应减慢。如芍药苷是白芍的主要有效成分,其结构中具苷键,易水解,其水溶液在热压(121℃,20 min)灭菌时,平均损失率可达 5.27%。因此,对于热敏感的药物,在热处理如灭菌、提取、浓缩、干燥等工艺过程中应尽量降低受热温度和减少受热时间。

3. 改变溶剂

在水中很不稳定易水解或分解的药物,可采用乙醇、丙二醇、甘油等极性较小,介电常数较低的溶剂,或采用水与非水溶剂的混合溶液,可延缓药物的水解。

4. 制成固体制剂

对于极易水解的药物,无法制成稳定的可以长期贮存的水性液体制剂时,应制成固体制剂,如粉针剂、颗粒剂、胶囊剂、片剂等。在制备工艺过程中应尽量避免与水分接触。例如,天花粉中的引产活性成分为天花粉蛋白,对光、热均不稳定,天花粉蛋白干粉中含水量高也可加速变性,若制成水针剂,室温下很快失效,冰箱放置也仅能保存数天。采用冷冻干燥法将天花粉蛋白制成粉针剂,可防止变性而失去活性。

18.2.2.2 延缓氧化的方法

1. 降低温度

对于含有易氧化有效成分的中药,在提取、浓缩、干燥、灭菌等工艺过程中应避免在较高温度下长时间处理。其成品需灭菌者,在保证完全灭菌的情况下,可适当降低灭菌温度或缩短灭菌时间。对热特别敏感者,可选用不经高温过程的前处理和灭菌工艺,如超临界 CO_2 萃取技术和辐射灭菌法等,成品应低温贮存。

2. 避免光线

光化反应可伴随着氧化,氧化反应也可由光照引发。对光敏感的药物制剂,制备过程中要避光操作,或制成 β-环糊精包合物或胶囊,采用棕色玻璃瓶或在包装容器内衬垫黑纸,避光贮存。

3. 驱逐氧气

驱逐氧气的方法有:①通入惰性气体,如氮气或二氧化碳,以驱逐药液中和容器空间的氧;②煮沸驱氧,将蒸馏水煮沸一定时间,放冷立即使用,或贮存于密闭容器中,防止氧气再溶解;③固体制剂可采用真空包装,抽出包装内的空气,或排除容器空间内留存的氧。

4. 添加抗氧剂

抗氧剂有两种作用类型。一种为抗氧剂本身是强还原剂,很易被氧化,从而保护主药免遭氧化,在此过程中抗氧剂逐渐被消耗,如水溶性抗氧剂中的亚硫酸盐类。另一种抗氧剂是链反应的阻化剂,能与游离基结合,使链反应中断,在此过程中,抗氧剂本身不被消耗,如油溶性抗氧剂。

5. 加入金属离子螯合剂

金属离子催化氧化反应的作用显著,为避免金属离子的影响,应选用纯度较高的原辅料,操作过程中不使用金属器具,加入金属离子螯合剂,如依地酸盐或枸橼酸、酒石酸、磷酸、二巯乙基甘氨酸等附加剂,或金属离子螯合剂与亚硫酸盐类抗氧剂联合应用,效果更佳。

6. 调节 pH

药物的氧化作用也受酸或碱的催化,一般药物在 pH 较低时比较稳定。

18.2.2.3 中药制剂稳定化的其他方法

1. 制成微囊或包合物

对易挥发或极不稳定的药物,如中药挥发油,采用微囊化和 β-环糊精包合技术,可防止药物因受环境中的氧气、水分、光线的影响而降解,或因挥发性药物的逸散而造成损失。

2. 改进工艺条件

在中药制剂的提取、分离、浓缩、干燥和成型等工艺过程中,一些对湿热不稳定的药物,在制剂生产上应尽量减少与湿热接触的时间,或采用不接触湿热的工艺条件。如大黄提取液采用喷雾干燥技术;穿心莲提取采用乙醇为溶剂的渗漉法;丹参中的丹参酮类成分的提取采用超临界 CO_2 萃取技术等均可在一定程度上避免有效成分的降解。在成型工艺过程中,可采用直接压片或干法制粒。也可通过包衣增加片剂、丸剂等固体制剂的稳定性,目前普遍包薄膜衣,与传统的糖衣相比,薄膜衣具有抗潮性好、不易开裂和变质等优点,已在中药固体制剂中较多地应用。

3. 制备稳定的衍生物

对不稳定的成分进行结构改造,如制成盐类、酯类、酰胺类或高熔点衍生物,或将有效成分制成前体药物,皆可以提高制剂的稳定性。

18.3　中药制剂稳定性的研究

稳定性试验的目的是考察原料药或药物制剂在温度、湿度、光线等的影响下随时间变化的规律,为药品生产、包装、贮存、运输条件等提供科学依据,并制定制剂的有效期,保证药品在有效期内的安全性、有效性。

18.3.1　中药制剂稳定性研究的考察项目

国家食品药品监督管理局《中药、天然药物稳定性研究技术指导原则》中要求,中药、天然药物新制剂在申请临床试验时需报送初步稳定性试验资料及文献资料,包括在临床试验用包装条件下的长期稳定性试验资料(6 个月)和加速试验资料(37～40℃,相对湿度 75% 条件下考察 6 个月)。有效成分及其制剂还需提供影响因素试验资料。

在申请生产时需报送长期稳定性试验资料,应包括市售包装条件下 6 个月加速试验和 18 个月以上长期试验的研究数据,以确定申报注册药品的实际有效期。考核时间和项目按表 18-1 所列不同剂型的要求进行。并注意观察直接与药物接触的包装材料对药品稳定性的影响。

加速试验和长期试验应采用 3 批中试以上规模的样品进行考察;影响因素试验可采用一批小试规模样品进行考察。

18.3.2　中药制剂稳定性考察方法

18.3.2.1　影响因素试验

影响因素试验是在比加速试验更激烈的条件下进行,研究目的是考察药物的固有稳定性,了解影响其稳定性的因素及可能的降解途径和降解产物,为制剂的生产、包装、贮存和运输提供科学依据。

影响因素试验一般包括高温、高湿、强光照射试验。将原料药置适宜的容器中(如称量瓶或培养皿),摊成≤5 mm 厚的薄层,疏松原料药摊成≤10 mm 厚的薄层进行试验。对于固体制剂产品,采用除去内包装的最小制剂单位,分散为单层置适宜的条件下进行。如试验结果不明确,应加试 2 个批号的样品。

1. 高温试验

供试品置密封洁净容器中,在 60℃条件下放置 10 天,于 0、5、10 天取样,按稳定性重点考察项目进行检测。与 0 天比较,若供试品发生显著变化,则在 40℃下同法进行试验。如 60℃无显著变化,则不必进行 40℃试验。

表 18-1 中药及制剂稳定性重点考察项目

剂 型	稳定性考察项目	正常室温考核时间
药材	性状,鉴别,浸出物,含量测定,霉变,虫蛀	2 年
注射剂	性状,鉴别,澄明度,pH,无菌,热原,溶血,刺激性,含量测定	1 年半
合剂(口服液)	性状,鉴别,澄明度,相对密度,pH,含量测定,微生物限度检查	1 年半
糖浆剂	性状,鉴别,相对密度,pH,含量测定,微生物限度检查	1 年半
酒剂或酊剂	性状,鉴别,总固体,乙醇量,含量测定,微生物限度检查	1 年半
丸剂	性状,鉴别,溶散时限,水分,含量测定,微生物限度检查	1 年半
散剂	性状,鉴别,均匀度,水分,粉末细度,含量测定,微生物限度检查	1 年半
煎膏剂	性状(返砂、分层),鉴别,相对密度,溶化性检查,pH,含量测定,微生物限度检查	1 年半
胶囊剂	性状,鉴别,水分,溶散时限,含量测定,微生物限度检查	1 年半
胶丸	性状,鉴别,溶散时限,含量测定,微生物限度检查	1 年半
滴丸剂	性状,鉴别,水分,溶散时限,含量测定,微生物限度检查	1 年半
片剂	性状,鉴别,硬度,崩解时限,含量测定,微生物限度检查	2 年
流浸膏	性状,鉴别,pH,乙醇量,总固体,含量测定,微生物限度检查	1 年半
浸膏	性状,鉴别,含量测定,微生物限度检查	1 年半
乳剂	性状(乳析、破乳、分散相粒度),鉴别,含量测定,微生物限度检查	1 年
颗粒剂	性状,鉴别,水分,粒度检查,溶化性检查,含量测定,微生物限度检查	1 年
混悬剂	性状(微粒大小、沉降速度、沉降容积比),鉴别,含量测定,微生物限度检查	1 年
软膏剂	性状(酸败、异臭、变色、分层、涂展性),鉴别,含量测定,微生物限度检查,皮肤刺激性试验	1 年半
膏药	性状,鉴别,软化点,含量测定,皮肤刺激性试验	1 年
橡胶膏剂	性状,鉴别,拉力,含膏量,含量测定,皮肤刺激性试验,耐寒试验,耐热试验	1 年
胶剂	性状,水分,鉴别,含量测定,微生物限度检查	2 年
栓剂(锭剂)	性状,鉴别,融变时限,pH,含量测定,微生物限度检查	1 年
气雾剂	性状(沉淀物、分层),鉴别,喷射效能,异臭,刺激性,含量测定,微生物限度检查	1 年
膜剂	性状,融溶时间,刺激性,pH,含量测定,微生物限度检查	1 年

2. 高湿试验

供试品置恒湿设备中,于 25℃、RH90%±5% 条件下放置 10 天,在 0、5、10 天取样,按稳定性重点考察项目进行检测,同时准确称量试验前后供试品的重量,以吸湿增重判断其吸湿性能。若吸湿增重在 5% 以上,则在 25℃、RH75%±5% 条件下同法进行试验;若吸湿增重在 5% 以下,且其他考察项目符合要求,则不再进行此项试验。恒湿条件可以通过恒温恒湿箱或在干燥器下部放置饱和盐溶液来实现。根据不同的湿度要求,可选用 NaCl 饱和溶液(15.5~60℃,RH75%±1%)或 KNO_3 饱和溶液(25℃,RH92.5%)。

3. 强光照射试验

供试品置装有日光灯的光照箱或其他适宜的光照装置内,于照度为 4 500 lx±500 lx 条件下放置 10 天,在 0、5、10 天取样,按稳定性重点考察项目进行检测。试验中应注意控制温度,与室温保持一致,并特别注意观察供试品的外观变化。

此外,根据药物的性质,必要时应设计其他试验,探讨 pH、氧及其他条件(如冷冻等)对药物稳定性的影响。

18.3.2.2 加速试验

加速试验的目的是通过加速物理、化学变化,考察药物的稳定性,为处方设计、工艺条件、质量研究、包装、运输和贮存提供依据。

1. 常规加速试验法

本法为低温加速试验法,取供试品 3 批,按市售包装,在 40℃±2℃、RH75%±5%条件下进行试验,在试验期间第 0 个月、1 个月、2 个月、3 个月、6 个月末分别取样,按稳定性重点考察项目进行检测。若供试品经检测不符合质量标准要求或发生显著变化,则应在中间条件下,即在 30±2℃、RH65%±5%条件下(可用 Na_2CrO_4 饱和溶液,30℃,RH 64.8%)进行加速试验,试验时间仍为 6 个月。

对采用不可透过性包装的液体制剂,如合剂、乳剂、注射液等的稳定性研究中可不要求相对湿度。对采用半通透性的容器包装的液体制剂,如多层共挤 PVC 软袋装注射液、塑料瓶装滴眼液、滴鼻液等,加速试验应在 40℃±2℃、RH20%±5%的条件下进行。

对膏药、胶剂、软膏剂、凝胶剂、眼膏剂、栓剂、气雾剂等制剂可直接采用 30℃±2℃、RH65%±5%的条件进行试验。

对温度敏感药物(需在 4～8℃冷藏保存)的加速试验可在 25℃±2℃、RH60%±5%条件下同法进行。需要冷冻保存的药品可不进行加速试验。

2. 经典恒温法

(1)理论依据

①质量作用定律:恒温下,化学反应速度与反应物浓度之间存在如下关系:

$$-\frac{dc}{dt} = Kc^n \tag{18-6}$$

式中:$-dc/dt$ 为反应瞬时速度,由于反应物的浓度在反应中始终是减少的,所以前面以负号表示;K 为反应速度常数;c 为反应物浓度;n 为反应级数。

反应速度常数 K 表示在反应中,反应物浓度等于 1 mol 浓度时的反应速度。K 值与反应物的浓度无关,而与温度、溶剂、pH、反应物的性质等有关。不同的化学反应其 K 值不同,同一化学反应因温度不同而有不同的反应速度常数。K 值愈大,反应速度愈快。

反应级数 n 表示反应物浓度对反应速度的影响。当 n 等于 0、1、2 时,该化学反应的级数分别为零级、一级、二级。药物分解反应以一级反应多见,也有零级、伪一级、二级反应或其他级数,可通过建立反应物浓度与时间的函数关系,找出最接近的数学模型,从而确定反应级数。零级、一级、二级反应速度的表示方法及其特征见表 18-2。

表 18-2　零级、一级、二级反应速度的表示方法及其特征

表示方法	反应级数		
	零级	一级	二级
$-\dfrac{\mathrm{d}c}{\mathrm{d}t}=Kc^n$	$n=0$	$n=1$	$n=2$
微分式	$-\dfrac{\mathrm{d}c}{\mathrm{d}t}=K$	$-\dfrac{\mathrm{d}c}{\mathrm{d}t}=Kc$	$\dfrac{\mathrm{d}c}{\mathrm{d}t}=Kc^2$
积分式	$c=-Kt+c_0$	$\ln c=-kt+\ln c_0$ $\lg c=-\dfrac{K}{2.303}t+\lg c_0$	$\dfrac{1}{c}=kt+\dfrac{1}{c_0}$
反应速度常数 K 的单位	$(\mathrm{Mol/L})/\mathrm{s}$	$1/\mathrm{s},1/\mathrm{min},1/\mathrm{h},1/\mathrm{d}$	$1/(\mathrm{Mol/L})\cdot\mathrm{s}$
半衰期	$\dfrac{c_0}{2K}$	$\dfrac{\ln 2}{k}=\dfrac{0.693}{K}$	$\dfrac{1}{c_0 k}$
有效期	$\dfrac{0.1c_0}{K}$	$\dfrac{0.105\,4}{K}$	$\dfrac{1}{9c_0 K}$

表 18-2 中，c_0 为 $t=0$ 时反应物的浓度，即初始浓度；c 为 t 时反应物的浓度。在药物降解反应中，常将药物降解 10% 所需的时间称为有效期（shelf life），以 $t_{0.9}$ 表示，药物降解 50% 所需时间为半衰期（half-life），以 $t_{1/2}$ 表示。

从积分式可知，零级反应速度与反应物的浓度无关。一级反应速度与反应物的浓度呈正比，药物的降解反应多为一级反应。一级反应的有效期和半衰期与制剂中药物的初始浓度无关，而与速度常数 K 呈反比，即 K 愈大，有效期和半衰期愈小，制剂的稳定性愈差。

②Arrhenius 指数定律：本定律为反应速度常数随温度变化的数学表达式，其指数形式见前面式（18-4），其对数形式见前面式（18-5）。

式（18-5）为直线方程，以反应速度常数的对数 $\lg K$ 对绝对温度的倒数 $1/T$ 作图得一直线，此图称为 Arrhenius 图，如图 18-2 所示，其直线斜率 $b=-\dfrac{E}{2.303R}$，由此可计算出活化能 E。若将直线外推至室温 25℃，就可求出 25℃时的速度常数 $K_{25℃}$，由 $K_{25℃}$ 可求出药物分解 10% 所需的时间 $t_{0.9}^{25℃}$，或 25℃贮存若干时间后残余未降解的药物浓度。

（2）经典恒温法预测药物有效期的一般步骤

①定量分析方法的建立及预试验：建立中药制剂中最不稳定的有效成分的定量分析方法，并进行预试验，确定合适的试验温度、测定的时间间隔及测定时间。

②实验设计并进行加速试验：一般选定 4～5 个加速试验温度，每个温度取样 5 次以上（包括 $t=0$ 时的初浓度）。将样品分别置于不同温度的恒温水浴中，定时取样，迅速冷却，终止反应，处理成分析用的供试品溶液，测定含量。

③确定反应级数：以同一温度下药物浓度或浓度的其他函数对时间作图，判断反应级数。如以 c 对 t 作图得一直线为零级反应；如以 $\lg c$ 对 t 作图得一直线，为一级反应（图 18-3）。也可采用数学建模软件找出反应物浓度 c 与时间 t 的函数关系。

④求各温度的反应速度常数 K：由直线的斜率或直线方程的斜率 b 求得不同温度的 K_1、K_2、K_3 等。如为一级反应，采用最小二乘法，以 $\lg c$ 对 t 进行一元线性回归的回归方程为：

$\lg c = -bt + a$，斜率为 $b = -\dfrac{K}{2.303}$，则 $K = b \times (-2.303)$；也可采用作图法：$K = -2.303 \times$ 斜率，直线斜率 $= \dfrac{\lg c_2 - \lg c_1}{t_2 - t_1}$。

⑤求 $K_{25℃}$ 以各温度的 $\lg K$ 对 $1/T$ 作图，将所得直线外推至室温，求出 $K_{25℃}$；也可采用最小二乘法找出 K 与 $1/T$ 的函数关系得直线方程，将 25℃（$T = 298$ K）代入 Arrhenius 直线方程中，求出 $\lg K_{25℃}$，再取反对数求 $K_{25℃}$。

⑥计算有效期：由有效期的公式计算出有效期 $t_{0.9}$。

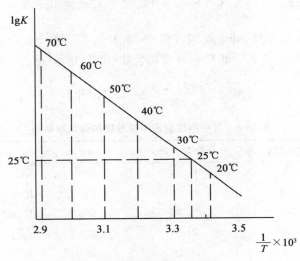

图 18-2　Arrhenius 图

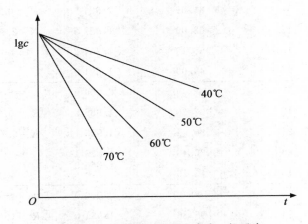

图 18-3　经典恒温法加速试验一级反应

例　求某中药注射液稳定性的有效期

（1）建立定量分析方法　建立某中药注射液中最不稳定的有效成分绿原酸的 HPLC 定量分析方法。

（2）实验设计　选定在 100℃、90℃、80℃、70℃进行加速试验，每个温度取样 5 次，包括

$t=0$ 时的初始浓度。取样后,迅速冷却,终止反应,测定药物含量。

(3)确定反应级数　以同一温度下不同时间的药物百分含量的对数(以 $t=0$ 时的初始浓度比为 100%)对时间作线性回归,符合线性方程,判断绿原酸的降解属于一级反应。实验数据见表 18-3。

(4)求各温度的反应速度常数 K　由各温度直线方程的斜率求出 K,$K=-2.303\times b$,实验数据见表 18-4。

(5)求 $K_{25℃}$　以不同温度的 K 对 $1/T$ 作线性回归,得直线方程

$$\lg K = -6\,403.8\times\frac{1}{T}+16.02 \quad (r^2=0.988\,6)$$

将 $25℃(T=298\,K)$ 代入 Arrhenius 直线方程中,求出 $\lg K_{25℃}=-5.469$,再取反对数得 $K_{25℃}=3.396\times10^{-6}/h$,将 $K_{25℃}$ 代入一级反应有效期公式(见表 18-2)得:

$$t_{0.9}^{25℃}=\frac{0.105\,4}{K}=3.543(年)$$

表 18-3　某中药注射液中绿原酸加速试验结果

实验温度/℃	取样时间 t/h	百分含量/%	$\lg c$	回归方程及 K 值
	0	100.00	2.000 0	$\lg c=-0.027\,72t+2.007\,3$
	3	82.50	1.916 5	$R^2=0.982\,5$
100	6	71.90	1.856 7	$K=6.384\times10^{-2}h^{-1}$
	9	60.00	1.778 2	
	12	45.00	1.653 3	
	0	100.00	2.000 0	$\lg c=-0.012\,98t+1.998\,2$
	6	84.09	1.924 7	$R^2=0.997\,7$
90	12	68.00	1.832 5	$K=2.988\times10^{-2}h^{-1}$
	18	58.10	1.764 2	
	24	49.09	1.691 0	
	0	100.00	2.000 0	$\lg c=-0.002\,912t+1.993\,4$
	12	92.30	1.965 2	$R^2=0.946\,1$
80	24	80.01	1.903 1	$K=6.706\times10^{-3}h^{-1}$
	36	76.40	1.883 1	
	48	73.50	1.866 3	
	0	100.00	2.000 0	$\lg c=-0.000\,99t+2.006$
	24	95.86	1.981 6	$R^2=0.921\,0$
70	48	92.06	1.964 1	$K=2.280\times10^{-3}h^{-1}$
	72	89.06	1.949 7	
	96	78.91	1.897 1	

表 18-4　各试验温度下的反应速度常数 K 值

T/K	$\frac{1}{T}/(K^{-1})$	$K/(h^{-1})$	$\lg K$
$100+273$	2.681×10^{-3}	6.385×10^{-2}	-1.1948
$90+273$	2.755×10^{-3}	2.988×10^{-2}	-1.5246
$80+273$	2.833×10^{-3}	6.706×10^{-3}	-2.1735
$70+273$	2.915×10^{-3}	2.280×10^{-3}	-2.6420

上述是通过实验来预测中药制剂的有效期,但实验过程中存在操作误差或取点误差,故应采用统计学方法求出误差范围,在一元线性回归中,一般用剩余误差求出误差范围,即有效期 $t_{0.9}^{25℃}$ 的置信区间,置信水平一般取 $0.05(\alpha=0.05)$。《中国药典》2015 年版原料药与药物制剂稳定性(通则 9001)试验指导原则中,收载了关于有效期确定的统计分析方法,实际应用中可参照执行。

加速试验测定及求出的有效期为预测有效期,应与长期试验的结果对照,才能最终确定药品的实际有效期。

3. 简化法

由于经典恒温法实验及数据处理工作量大、费时,故根据同样的原理(化学动力学理论中的质量作用定律和 Arrhenius 指数定律)可简化试验方法。如减少加速试验温度数的方法(温度系数法、温度指数法),或减少取样次数的方法(初均速法、单测点法),或简化数据处理的方法($t_{0.9}$ 法、活化能估算法)等。尽管简化法预测有效期有一定的误差,但仍有一定的参考价值。

18.3.2.3　长期试验

长期试验是在接近药品的实际贮存条件下进行的稳定性试验,目的是为制订药品有效期提供依据。

试验方法:取市售包装的供试品 3 批,在温度 25℃± 2℃,相对湿度 60%±10% 的条件下,分别于 0 个月、3 个月、6 个月、9 个月、12 个月取样,或在温度 30℃± 2℃,相对湿度 65%± 10% 的条件下,放置 12 个月取样,按稳定性重点考察项目进行检测。12 个月后仍需继续考察,分别于 18 个月、24 个月、30 个月、36 个月取样检测,将结果与 0 个月比较,以确定药物的有效期。

对温度特别敏感药物的长期试验可在 6℃±2℃ 条件下进行试验,取样时间点同上,制订低温贮存下的有效期。

18.3.2.4　药品上市后的稳定性考察

药品注册申请单位应在药品获准生产上市后,采用实际生产规模的药品进行留样观察,以考察上市药品的稳定性。根据考察结果,对包装、贮存条件进行进一步的确认或改进,并进一步确定有效期。

18.4　中药固体制剂的稳定性

影响制剂稳定性的考核方法,一般也适用于固体制剂。但与液体制剂比较,固体制剂的稳定性有其特殊性,主要表现在:①药物分解速度慢,需要长时间的观察和较精确的分析方法;②系统不均匀,如片剂、丸剂等,由于混合不匀,分析结果重现难度大;③固体剂型是多相系统,其化学变化可能包括有气相、液相和固相参加的反应,反应复杂。除了发生化学变化,还可能发生物理变化。在这些变化中,湿度(水分)及光线的对固体制剂稳定性的影响较大。

18.4.1 吸湿

吸湿是中药固体制剂经常发生的现象。吸湿不但引起固体制剂的物理变化,而且常常是引发化学变化的前提条件。中药提取物中常含有黏液质、蛋白质、多糖等亲水性高分子杂质,有引湿性,因此了解中药固体制剂、干浸膏等的吸湿性对制剂生产、包装及贮存有重要指导意义。

18.4.1.1 高湿度试验

即影响因素试验中的高湿试验,中药提取的有效成分、有效部位及其制剂可进行此实验。

18.4.1.2 药物引湿性试验

药物引湿性是指在一定温度及湿度条件下,该物质吸收水分能力和程度的特性。供试品应为符合质量要求的药物,本试验可为选择适宜的药品包装和贮存条件提供参考。具体试验方法如下:

①取干燥的具塞玻璃称量瓶(外径为 50 mm,高为 5 mm),于试验前一天置于适宜的 (25 ± 1)℃恒温干燥器中(下部放置氯化铵或硫酸铵饱和溶液)或人工气候箱[设定温度为 (25 ± 1)℃,相对湿度为 (80 ± 2)%]内,精密称定重量 m_1。

②取供试品适量,平铺于上述称量瓶中,供试品厚度一般约为 1 mm,精密称定重量 m_2。

③将称量瓶敞开,并与瓶盖同置于上述恒温条件下 24 h。

④盖好称量瓶盖子,精密称定重量 m_3。

$$增重百分率 = \frac{m_3 - m_2}{m_2 - m_1} \times 100\% \tag{18-7}$$

⑤引湿性特征描述与引湿性增重的界定:

——潮解:吸收足量水分形成液体。

——极具引湿性:引湿增重不小于 15%。

——有引湿性:引湿增重小于 15%但不小于 2%。

——略有引湿性:引湿增重小于 2%但不小于 0.2%。

——无或几无引湿性:引湿增重小于 0.2%。

18.4.1.3 平衡吸湿量与临界相对湿度的测定

1. 平衡吸湿量测定

精密称取供试品于 2～3 个敞口的、已称重编号的称量瓶中,然后放入盛有一定相对湿度的盐酸饱和溶液的干燥器中,于 25℃放置 7 天,即达到平衡状态(不再吸湿),再精密称量供试品重量,即得该相对湿度下的平衡吸湿量。

2. 平衡吸湿量与临界相对湿度(CRH)的测定

同法将供试品分别置于7~9个不同相对湿度的密闭干燥器中,相对湿度范围取10%~100%即得各相对湿度下的平衡吸湿量。以吸湿量为纵坐标,相对湿度为横坐标作图,得吸湿平衡曲线。将吸湿平衡曲线陡直部分延长与横坐标相交,即得样品的临界相对湿度。药物是否容易吸湿,取决于其临界相对湿度的大小,药物的生产与贮存环境必须控制在CRH以下。

吸湿是含中药浸膏固体制剂的特性,为防止或延缓中药固体制剂吸湿,常采用的措施有:①减少制剂原料特别是中药干浸膏中的水溶性杂质,例如采用水提醇沉法除去胶质、黏液质、蛋白质、淀粉等,可降低吸湿性。②加入适宜的辅料或吸水收剂,例如乳糖可降低丹参颗粒剂的吸湿百分率,将冠心康胶囊原料干浸膏粉加入磷酸氢钙、淀粉或用微晶纤维素制成颗粒可降低吸湿性,将散剂改制成颗粒剂,以减少表面积,从而降低吸湿性。③采用防湿包衣和防湿包装,如某感冒颗粒剂喷包胃溶型聚丙烯酸树脂,其吸湿性明显降低。

18.4.2 光化反应

光线不仅会引起一些制剂产生颜色变化,并能激发一些化学反应如氧化反应,加速药物的分解。对于在制备、贮存过程中见光分解、变色的固体制剂,应进行光加速试验,以考察其降解速度。试验方法同影响因素试验中强光照射试验。

思考题

1. 研究药物制剂的稳定性有何重要意义?
2. 影响中药制剂稳定性的主要因素有哪些?
3. 试述常用的制剂稳定化措施。
4. 如何解决中药固体制剂的吸湿性问题?
5. 某药物水溶液在48℃经20h有32%的药物发生了水解,求40h后已水解的药物百分数?

第 19 章　生物药剂学简介

学习要求

1. 掌握生物药剂学的概念、研究的基本内容。
2. 熟悉影响药物制剂疗效的剂型因素、生物因素,生物利用度的概念及类型。
3. 了解药物制剂生物有效性的研究现状和意义。

19.1　概述

19.1.1　生物药剂学的含义与研究内容

生物药剂学(biopharmaceutics)是研究药物在体内的吸收、分布、代谢与排泄的机制及过程,阐明药物因素、剂型因素和生理因素与药效之间关系的学科。

20 世纪 60 年代前,人们普遍认为"化学结构决定药效",药物对生物体作用的性质和强度主要用药理活性来说明,用含量测定来控制药物的质量,药剂学的作用只是改善外观、掩盖不良味道和便于服用。在大量的临床实践中发现,仅用药理性质及药物含量不能完全解释临床中出现的问题,如不同药厂或同一药厂生产的同样的药物会有不同的临床疗效。随着研究的深入,人们逐渐认识到剂型因素和生物因素会影响药效的发挥,因此,生物药剂学和药物动力学分支学科迅速发展起来。

研究生物药剂学的目的是为正确评价药物制剂质量、设计合理的剂型和制备工艺,为指导临床合理用药提供科学依据,确保用药的有效性和安全性。其对指导给药方案的设计,疾病状态时的剂量调整,剂量与药理效应间的相互关系及对药物相互作用的评价等有着重要的作用。

不同剂型和不同给药途径产生的动态体内过程见图 19-1。

这里所指剂型因素,并不单指片剂、胶囊剂、软膏剂、注射剂等狭义的剂型概念,而是广义地包括与剂型有关的下列各种因素。

①药物的理化性质,如形成酯、盐、络合物,药物的粒径、表面积、溶解速率、晶型等。

②药物制剂的处方组成,如处方中所用辅料、附加剂的性质、用量,药物配伍及相互作用等。

③药物的剂型与用药途径。

④制剂工艺过程、操作条件等。

生物因素主要包括不同的年龄、生物种族、性别、遗传、生理及病理条件等与药效之间的关系。

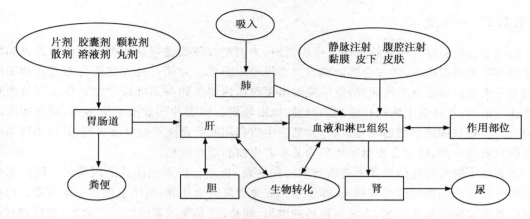

图 19-1 不同剂型不同给药方式的体内过程

19.1.2 中药制剂生物有效性的研究现状

药物是由物质、生物活性以及机体适用性 3 个要素构成的综合体系。药剂学的主要任务是将有生物活性的物质制成适宜的剂型,剂型中的活性物质进入机体到达靶组织或靶器官,呈现生物效应,发挥治疗作用。中药制剂的生物有效性是以中医理论为指导,结合中医临床疗效,运用现代科学技术方法,研究有效成分在体内外的变化过程以及被机体利用的速度和程度。

为了能够从实验角度客观地反映中药制剂的疗效,近年来已开始运用药代动力学和药效动力学的理论和技术研究中药制剂的生物有效性,为生产和临床提供了重要的参考。

19.1.2.1 研究现状

中药制剂生物有效性研究,既要借鉴现代制剂研究的技术和方法,又要符合中医药理论,制定出能反映中医药特色的研究方案。目前,中药制剂生物有效性的研究,归纳起来主要有以下 3 种情况。

①对于有效成分明确并且可定量检测的中药制剂,可采用与化学药物制剂相同的研究手段来进行生物有效性研究。由于有效成分是中药体内发挥药效的物质基础,有效成分的生物有效性研究对阐述中药制剂的药效发挥有着极为重要的作用。例如,含有麻黄碱的麻黄能够平喘;含有延胡索乙素的延胡索能够止痛;含有蒽酮类化合物,且含有多量鞣质的熟大黄能泻火解毒。因此对中药制剂中有效成分的生物有效性研究,可以较好地反映出中药制剂的疗效。

②对于组成成分相对复杂的中药制剂,可对能反映中药制剂药效的有效成分或有效部位进行生物有效性研究。例如,香连丸组成成分相对复杂,可选择其中含有的主要成分小檗碱进行生物有效性研究;防风通圣丸中的黄芩苷、总蒽醌,也都可用于制剂的生物有效性研究。

③对于组方成分复杂,且有效成分尚不明确或未能建立灵敏、专一、定量检测方法的中药制剂,可以结合中医理论,从组方整体出发,选择合适的生物效能指标,定量地反映中药制剂的体内过程。

19.1.2.2　研究意义

①利用生物有效性研究结果优选药物剂型,为剂型改革提供理论依据。在药物处方和用药目的都明确的前提下,优选合适的剂型就变得极为重要。对同一处方的药物制成几种不同的剂型分别进行生物有效性研究,以体外溶出度和体内的生物利用度检测结果作为评价生物有效性的指标,可优选生物利用度高的剂型,如银翘解毒糖衣片药效成分溶出慢,现在多改成薄膜衣片。对双黄连制剂的研究表明,栓剂的生物利用度明显高于微型灌肠剂,且以不同基质制备的双黄连栓剂,以半合成脂肪酸酯为基质者生物利用度最高。

②利用生物有效性结果评价药物制剂内在质量,合理分析影响药效的因素。不同厂家生产的同一处方相同剂型的药物制剂,即使主药成分含量完全相等,临床上也不一定等效。药物制剂药效的发挥受生产工艺、方法和辅料的类型、规格、用量等因素的影响。因此,对药物制剂体外溶出度和体内生物利用度进行研究,不但可以客观地评价药物制剂的内在质量、探讨影响药效的因素,而且能及早发现药物制剂存在的问题,以便及时解决问题。如将难溶性穿心莲内酯以 PEG6000 制成固体分散体后再压制成片剂,生物利用度明显优于普通的穿心莲内酯片。

③利用生物有效性结果制订给药方案,指导临床合理用药。机体用药后,药物浓度只有维持在有效浓度范围内并保持一定的时间,才能够在发挥药效的同时避免毒副作用。研究药物制剂在体内的吸收、分布、代谢和排泄,计算主药的药动学参数,制订合理的给药方案。对于某些毒性较大的药物,可避免发生不良反应。如小活络丸在体内分布快、消除慢,在体内容易蓄积,加上本身毒性大,提示临床长期使用时应防止蓄积中毒。

19.2　药物的体内过程

药物在机体内经历的吸收、分布、代谢和排泄过程统称为药物的体内过程。药物的疗效及毒性均与药物的体内过程有着密切的关系。其中,药物在体内的吸收、分布及排泄过程称为转运;代谢和排泄过程通常为不可逆过程,称为消除。

19.2.1　生物膜的组成与结构

药物从用药部位到达作用部位产生药效,需要通过各种生物膜。生物膜由脂质、蛋白质和少量的糖类组成。

现在一般认为生物膜由脂质双分子层构成,两个脂质分子尾尾相连形成对称的膜结构,在中间形成疏水区,脂质分子的亲水部分分布在膜的外侧(图 19-2)。脂质双分子层内镶嵌着具有各种生理功能的酶、蛋白质和受体,内嵌蛋白中形成一些含水的微小孔道,称为膜孔,直径约 $0.4\sim1$ nm。

19.2.2　药物的转运方式

药物的体内吸收过程是膜转运过程,生物膜的转运主要有以下几种方式。

19.2.2.1　被动转运

被动转运是指药物依赖生物膜两侧的浓度差,从高浓度一侧向低浓度一侧的扩散转运。

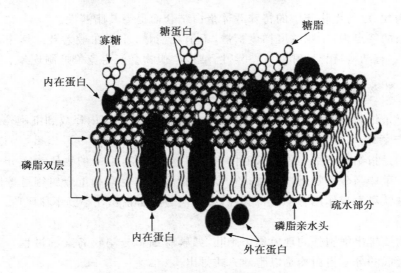

图 19-2　生物膜模式图

被动转运途径如下。

1. 脂溶扩散

生物膜为脂质双分子层,非解离型的脂溶性药物可溶于液态的脂质膜,扩散通过生物膜。有机弱酸或有机弱碱性药物,通过生物膜的速度取决于药物的 pK_a、解离度及周围环境 pH 等。

2. 膜孔转运

直径小于膜孔的水溶性小分子药物可经膜孔扩散通过生物膜,如水、乙醇、尿素等。大分子药物或与蛋白质结合的药物不能经膜孔转运吸收。

被动转运的特点为:①药物从高浓度一侧向低浓度一侧顺浓度梯度转运;②不需要载体,无饱和现象和竞争抑制现象;③不消耗生物体的能量,不受细胞代谢抑制剂的影响;④转运速度与膜两侧的浓度差呈正比,符合一级速度过程。

19.2.2.2　载体媒介转运

载体媒介转运是指药物与细胞膜上的载体蛋白作用,转运到膜另一侧的跨膜转运。包括主动转运和易化扩散。

1. 主动转运

体内必需物质如 K^+、Na^+、葡萄糖、氨基酸、水溶性维生素等借助载体或酶促系统从低浓度一侧向高浓度一侧的转运。

主动转运的特点为:①药物从低浓度一侧向高浓度一侧逆浓度梯度转运;②需消耗生物体的能量;③转运速率和转运量与载体的量及其活性相关,会出现饱和现象;④具有结构特异性,结构类似物质常发生竞争抑制现象;⑤具有部位特异性,如胆酸和维生素 B_2 的主动转运只在小肠上段进行,而维生素 B_{12} 在回肠末端被吸收;⑥受代谢抑制剂的影响,如 2-硝基苯酚、氟化物等抑制细胞代谢的物质可抑制主动转运。

2. 易化扩散

某些物质在生物膜载体的帮助下,由高浓度侧向低浓度侧转运的过程。一些水溶性及脂溶性较差的药物,可与生物膜中的特殊载体蛋白结合而提高其脂溶性。

易化扩散的特点为:①顺浓度梯度扩散,不消耗能量;②存在最大转运速率,需载体参与,有饱和现象;③有结构特异性和部位特异性,结构类似物会产生竞争抑制现象。

19.2.2.3 膜动转运

膜动转运是细胞膜的主动变形将药物摄入细胞内或从细胞内释放到细胞外的转运过程。

1. 胞饮与吞噬

胞饮作用是指细胞从细胞外吞入液体或溶解物的现象,吞入的物质为大分子或颗粒状物质称为吞噬。某些高分子物质,如蛋白质、多肽、脂溶性维生素和重金属等可按胞饮和吞噬方式被吸收。胞饮和吞噬作用有部位特异性,如蛋白与脂肪颗粒在小肠下段吸收。

2. 胞吐

将某些物质排出细胞外的现象称为胞吐,如胰腺细胞分泌胰岛素的过程。细胞内不能消化的物质及合成的分泌蛋白均是以胞吐方式排出。

19.2.2.4 离子对转运

一些易解离的药物,如季铵盐能与胃肠道中的内源性物质有机阴离子黏蛋白形成电中性的离子对复合物,这种复合物具有一定的脂溶性,可以被动方式转运。

内源性物质,少数结构与内源性物质相似的外源性物质,以及体内必需物质常以主动转运、易化扩散或胞饮等特殊的方式通过生物膜。大多数药物作为机体的异物,其吸收、转运多以被动转运方式进行。

19.2.3 药物的吸收、分布、代谢和排泄

19.2.3.1 药物的吸收

药物的吸收是指药物自用药部位进入血液循环的过程。除直接血管内用药和局部用药外,其余的给药途径通常都需经过生物膜的转运方能被吸收。

1. 药物经胃肠道途径吸收

口服药物的吸收在胃肠道黏膜的上皮细胞中进行。胃肠道吸收途径通常包括胃、小肠、大肠3个主要部位。胃是胃肠道吸收途径中最为膨大的部分,胃黏膜表面虽含有大量的皱褶,但无绒毛,表面积小。除一些弱酸性药物和液体制剂在胃内有较好吸收外,大多数药物在胃内吸收极差。口服药物在胃中的吸收属被动转运过程。

小肠又被分为十二指肠、空肠和回肠3部分,全长3～5 m。小肠黏膜上分布大量环状皱褶和指状突起的绒毛、微绒毛,表面积极大,约为200 m²。绒毛内含丰富的毛细血管、毛细淋巴管,是食物和药物吸收的主要部位,也是药物主动转运吸收的特异性部位。十二指肠是小肠绒毛最多的部位,是口服药物小肠吸收的主要部位。

大肠由盲肠、结肠、直肠3部分组成,较小肠粗而短,由于大肠黏膜表面无绒毛,有效吸收表面积较小肠少,不是药物吸收的主要部位。结肠是治疗结肠疾病的特殊给药部位,运行至结肠的药物大部分是缓释制剂、肠溶制剂或药剂的残余部分。口服药物在大肠的吸收以被动转运为主,兼有胞饮等转运方式。

2. 药物经非胃肠道途径吸收

（1）注射给药　除少数用于关节腔内神经阻断的局部麻药外，多数注射剂均能发挥全身作用。有些药物因被胃肠道菌群分解而难以吸收，只能采用注射给药。静脉注射药物直接进入血液循环，无吸收过程，起效最快。其他方式注射给药，在注射部位都有足够充裕的血液或淋巴循环，药物可快速吸收。水溶性注射剂，通常体内药物吸收符合一级动力学过程；混悬型注射剂中难溶性药物的吸收一般符合零级动力学过程。肌内注射和皮下注射时，心脏输出的血液中仅有约 1/4 的血量进入肝脏，有效避免了"首过效应"。如患者处在休克状态，全身微循环发生障碍，则必须采用静脉注射给药，其他给药方式药物吸收缓慢且不完全。治疗结核性脑膜炎时，采用鞘内注射方式给予患者异烟肼和激素类药物，可有效克服血脑屏障。

（2）口腔给药　是指药物经口腔黏膜吸收进入体循环的过程。药物经口腔黏膜给药后可发挥局部或全身治疗作用。口腔黏膜对药物的吸收主要以被动扩散为主，一些相对分子质量小的水溶性药物可通过细胞间通道穿过口腔黏膜，药物经口腔黏膜吸收后，通过颈内静脉进入心脏，随血液循环分布全身，可避免首过效应，提高药物的生物利用度。

其他尚有眼部、阴道、肺部、鼻腔、直肠及经皮给药的吸收。

19.2.3.2　药物的分布

药物的分布（distribution）是药物经用药部位吸收进入血液后，由循环系统送至体内各脏器组织的过程。分布过程通常很快完成，药物在血液和组织器官间达到动态平衡。药物的分布不仅与疗效有关，还影响药物的蓄积及毒副作用。理想的药剂应能选择性的分布到靶器官、靶组织或靶细胞，并在一定的时间内维持在有效浓度内，尽量减少向无关的部位分布，保证药效的充分发挥和用药安全。

1. 影响药物分布的因素

（1）血液循环与血管通透性　血液循环对药物体内分布的影响主要取决于组织的血流量，其次是血管通透性。对于易通过毛细血管壁的小分子脂溶性药物，其分布主要受组织血流速率的影响。血流量大、血液循环快的组织和脏器，药物的转运速率和转运量相对较大，如脑、肝、肾、心脏等。肌肉和皮肤血液循环程度中等，脂肪组织和结缔组织等循环较慢。脂溶性大的药物易以被动扩散方式透过毛细血管壁，小分子水溶性药物易进行膜孔转运。组织生理、病理状态可影响毛细血管通透性，如炎症、肿瘤等病理条件下，血管通透性发生改变，药物分布也随之发生改变。

（2）药物与血浆蛋白结合率　血液中药物存在形式可分为血浆蛋白结合型和游离型两种。游离型药物易于通过生物膜，与药物的代谢、排泄及药效等密切相关。蛋白结合型药物由于相对分子质量大，不易通过血管壁，难于代谢和排泄，形成暂时性贮库存在于血液中。因此蛋白结合率高的药物，体内消除慢。药物与血浆蛋白结合是一种可逆反应，有饱和现象。血浆中蛋白结合型药物和游离型药物处于动态平衡中，游离型药物转运到作用部位发生效应。当游离型药物被分解或消除时，血浆中药物浓度降低，蛋白结合型药物就会转变为游离型药物，进而发挥药效。动物种属差异、性别差异及生理和病理状态均可影响药物与血浆蛋白的结合。

（3）药物理化性质　脂溶性药物和小分子水溶性药物均易通过毛细血管进入组织，大分子水溶性药物或离子型药物则难以透过血管壁进入组织。如右旋糖苷分子体积较大，不易透过血管壁。静脉注射后，可长时间保留在血管内，维持血容量。

（4）药物与组织亲和力　药物与组织亲和力也是影响药物分布的重要因素。药物可与组织内的蛋白质、脂肪、酶等发生可逆性结合，使药物在组织和血液间维持动态平衡。有些药物与组织细胞有特殊的亲和力，使药物在其中的浓度较高，表现出药物分布的选择性。如碘在甲状腺中的浓度比血浆中浓度高约 25 倍。

（5）药物蓄积　药物如对组织有特殊亲和性，分布过程中，药物从组织中解脱入血的速度慢于进入组织的速度，长期连续给药时，机体某些组织中药物浓度逐渐升高的现象称为蓄积。药物在靶器官蓄积，则疗效较好；如在脂肪等组织蓄积，则起贮藏作用，作用时间延长；代谢较慢、安全范围相对较窄、毒性较大的药物在体内蓄积，则机体易中毒。如老年人排泄能力降低，服用常规量地高辛易导致蓄积中毒。

2. 血脑屏障与血胎屏障

脑组织对外来物质选择性摄取的能力称为血脑屏障。原因是脑和脊髓毛细血管的内皮细胞被一层神经胶质细胞包围，细胞间联结致密，细胞间隙极少。神经胶质细胞富含脑磷脂，形成了较厚的脂质屏障。血脑屏障可有效限制内源性和外源性物质的交换。一些脂溶性药物如硝酸异山梨酯、麝香酮等能迅速向脑内转运，大分子药物和水溶性药物很难通过脑屏障。这种天然屏障，为脑组织提供了相对稳定的内环境，可有效维持大脑正常生理功能。

在母体循环与胎儿之间存在的胎盘屏障，称为血胎屏障。血胎屏障作用类似于血脑屏障，相对分子质量小、非解离型、脂溶性药物易通过胎盘；相对分子质量大、水溶性药物难以通过。随着妊娠的进行，胎儿生长逐渐达高峰期，胎盘活动增强，药物转运也相应加强。多数药物以被动转运方式透过胎盘，葡萄糖、氨基酸、Na^+、K^+ 等以主动转运机制进入胎儿体内。

19.2.3.3　药物的代谢

代谢（metabolism）是指药物在体内各种酶及体液环境作用下发生化学结构的转变，也称为生物转化（biotransformation）。通常药物代谢产物的极性比原型药强，易通过肾脏和胆汁进行排泄。多数药物代谢后活性减弱或失去活性，但也有些药物的代谢产物比原来的生理活性大，甚至产生毒性。有的没有生理活性的药物经代谢产生有活性的代谢产物，前体药物的应用就是依据这种作用设计的。

通常水溶性药物在体内不代谢，以原型从肾脏排出。脂溶性药物在体内转化成水溶性的解离型代谢物后，不易被肾小管重吸收而迅速从肾脏排泄。药物代谢的最终目的是促使药物从体内排出，因此将药物的代谢和排泄过程总称为药物的消除。

药物代谢在体内药酶的作用下发生。药物代谢的主要器官是肝脏，其他部位如血浆、胃肠道、肾、肺及肌肉组织等也可发生药物代谢。药物代谢过程可分为两个阶段。第一阶段通常是药物被氧化、还原和水解，使药物结构中增加羟基、氨基、羧基等极性基团。第二阶段以结合反应为主，即在代谢产物结构中的羟基、氨基、羧基等极性基团与体内的内源性物质葡萄糖醛酸、硫酸、甘氨酸等结合形成葡萄糖醛酸苷、硫酸酯等，增加了药物的水溶性，使之容易排出。某些药物经过第一阶段的代谢后，其水溶性已足以在肾脏和胆汁中排泄，则不再发生第二阶段反应。也有一些药物不经代谢以原型排泄。

多数药物因代谢降低或失去活性，但也有因代谢产生毒性物质。如小鼠灌胃苦杏仁苷后，血中可测出氰化物，肿瘤病人口服该药后出现较大毒性反应，原因是肠道菌群的 β-糖苷酶可将苦杏仁苷水解释放出氢氰酸。而注射给药毒性则低，尿中回收的苦杏仁苷可达 100%。

　　影响药物代谢的因素主要有生理因素和剂型因素,如种属、种族、年龄、性别、给药途径、剂量、药物相互作用等。

19.2.3.4　药物的排泄

　　排泄(excretion)是指体内药物以原型或代谢物的形式从体内排出的过程。药物主要经肾排泄,其次是胆汁排泄,也可经乳汁、唾液、汗液等排出。

　　1. 肾排泄

　　肾排泄是许多药物的主要消除途径。水溶性药物、相对分子质量小的药物以及在肝内转化较慢的药物均由肾脏被排出。药物的肾排泄是肾小球滤过、肾小管重吸收和肾小管主动分泌共同作用的结果。

　　(1)肾小球的滤过作用　血液以较高压力由入球小动脉进入肾小球,肾小球毛细血管内皮上分布着许多直径 6～10 nm 的微孔,滤过率高。相对分子质量在 68 000 以上的血浆蛋白不能滤过,其他相对分子质量小的药物、代谢产物等均能滤过。药物与血浆蛋白结合后不能滤过,故药物与血浆蛋白结合率,以及联合用药引起的竞争结合,都将影响药物的肾排泄。

　　(2)肾小管重吸收　肾小管重吸收是指肾小管将小管液中的水分或某些溶质部分或全部转运到血液的过程。肾小球滤过的水分和药物,不同程度地在肾小管被重吸收。正常成人每天通过肾的血液为 1 700～1 800 L,而每日排尿量约为 1.5 L,滤过的液体大部分被重吸收。药物在肾小管的重吸收包括主动重吸收与被动重吸收。许多内源性物质,如维生素、氨基酸、葡萄糖等以主动转运形式被重吸收。外源性物质多为被动重吸收,其重吸收受药物的脂溶性、pK_a、尿 pH 等因素影响。多数药物经体内代谢后,转变成极性大的水溶性代谢物,肾小管重吸收减少,利于排泄。

　　(3)肾小管主动分泌　药物由血管一侧通过上皮细胞转运至肾小管内由尿中排泄的过程称肾小管分泌。通常,只有少数药物能以肾小管主动分泌方式排泄。在肾小管上皮细胞内存在两类主动分泌的转运系统,即有机酸转运系统与有机碱转运系统,分别转运弱酸性药物和弱碱性药物,两种分泌机制互不干扰。当分泌机制相同的两类药物经同一载体转运时,可发生竞争性抑制,如丙磺舒可抑制青霉素的主动分泌,延长其在体内的作用时间;依他尼酸可抑制尿酸的主动分泌等。

　　2. 胆汁排泄

　　胆汁排泄是肾外排泄的最主要途径。药物在肝内经生物转化成为极性大、水溶性大的代谢物,可通过主动转运至胆道,随胆汁排至十二指肠,最后随粪便排出体外。如红霉素、利福平等可大量从胆道排泄,在胆汁中浓缩,在胆道内形成较高的药物浓度,有利于肝胆系统感染的治疗。药物向胆汁被动转运的比例较小,小分子或脂溶性大的药物可经膜孔滤过或经类脂质部分扩散。胆汁排泄是极性较强的代谢物的主要排泄方式。

　　肝肠循环是指某些药物或其代谢物经胆汁排出在小肠重新吸收返回门静脉的现象。药物的代谢产物常以结合型排入胆汁,进入肠道中被酶水解为原型药物,脂溶性增加,易被重吸收进入肝门静脉。一些肝肠循环明显的药物,如洋地黄毒苷、地高辛、地西泮等,其血浆半衰期会明显延长;反之,切断肝肠循环可加速药物的排泄,如用抑制肠道菌丛的抗生素。

19.3 影响药物制剂疗效的因素

药物制剂的疗效不仅与药物的化学结构和剂量有关,同时药物的剂型因素、机体的生物因素对药物疗效的发挥也起着重要作用。研究药物因素、剂型因素和生物因素对药物制剂体内过程和临床疗效的影响是生物药剂学研究的主要内容。

19.3.1 药物因素

药物本身的物理化学性质直接影响药物在体内的动态变化,尤其是影响吸收过程,进而影响药物的疗效。

19.3.1.1 药物的脂溶性、解离度与相对分子质量

药物通过生物膜的能力通常与药物的脂溶性有关。脂溶性大、相对分子质量小、非解离状态的药物,容易通过脂质的生物膜。药物在体内扩散需要通过水性体液,故脂溶性太强的药物也不易被吸收。药物的吸收不仅与膜两侧的浓度差有关,还取决于药物在胃肠道中的解离状态和环境的 pH。根据 Henderson-Hasselbalch 方程,可判断不同 pH 下药物的离子化程度:

弱酸性药物 $\qquad pK_a - pH = \lg(c_u - c_i)$ (19-1)

弱碱性药物 $\qquad pK_a - pH = \lg(c_i - c_u)$ (19-2)

式中:c_u 为未解离型药物浓度;c_i 为解离型药物浓度。如 pH 升高,则促进酸性药物解离(c_u/c_i 比值下降),pH 降低则抑制酸性药物解离。当 pK_a 与 pH 之差超过 2 个 pH 单位时,药物完全(≥99%)呈非解离型或离子型;当 $pK_a = pH$ 时,解离型和未解离型药物分子各有 50%,并处于动态平衡之中。当 pH 变动一个单位,解离型和未解离型的比例随之变动 10 倍。故酸性药物在 pH 较低的环境中、碱性药物在 pH 较高的环境中吸收良好。如乙酰水杨酸的 $pK_a = 3.5$,在胃中(pH=1.5),$\lg(c_u/c_i) = 2$,即 99%以上为分子型,故在胃中吸收良好。弱碱性药物奎宁的 $pK_a = 8.4$,在胃中几乎全部解离,故不被吸收;在 pH5~7 的小肠中分子型比例增大,吸收增加。

19.3.1.2 药物的溶出速度和溶解度

固体制剂口服给药后,需在体内崩解、溶出,才能经胃肠道上皮细胞膜进入血液循环中发挥其治疗作用。对于一些难溶或溶解速度很慢的药物或制剂,溶出将成为药物吸收的限速过程。药物的溶出速度能直接影响药物起效的时间、药效强度和持续时间。一般认为药物的溶解度小于 1 mg/mL,吸收易受溶出速度限制。

药物溶出速度可用 Noyes-Whitney 方程描述:

$$\frac{dc}{dt} = \frac{D}{h} S(c_s - c)$$ (19-3)

式中:dc/dt 为药物的溶出速度;D 为药物的扩散系数;S 为固体药物的表面积;c_s 为药物在溶出介质中的溶解度;c 为 t 时间药物在溶出介质中的浓度;h 为扩散层厚度;$(c_s - c)$ 为药物的溶

解度与介质中药物浓度间的浓度差。

对某一药物而言，D 和 h 为固定值，设 $D/h=k$，k 为溶出速度常数，式(19-3)可简化为：

$$\frac{\mathrm{d}c}{\mathrm{d}t}=kS(c_s-c) \tag{19-4}$$

在溶出为限速过程的吸收中，由于溶解了的药物很快被吸收，因此 $c_s \gg c$，药物的浓度 c 可忽略不计。式(19-4)可改写为：

$$\frac{\mathrm{d}c}{\mathrm{d}t}=kSc_s \tag{19-5}$$

从式(19-5)可知，药物的溶出速度与溶出速度常数 k、固体药物表面积 S 及药物溶解度呈正比。增加药物表面积、改善药物溶解度可提高药物的溶出速度。弱酸弱碱性药物制成盐能增加药物的溶解度，溶出加快。

19.3.1.3　药物粒径

药物溶出速度也受药物粒径的影响。质量相同的药物，粒径越小比表面积越大，接触周围介质的面积越大，药物的溶出速度增大，吸收加快。因此，难溶性药物的粒径是影响药物溶出和吸收的重要因素。为增加难溶性药物的溶出速度，可采用微粉化、固体分散技术等方法减小药物粒径，增加药物吸收。

19.3.2　药物的剂型因素

广义的剂型因素，除了指制剂类别及相应的给药方法外，还包括制剂的制备工艺和制剂处方等，如赋形剂、附加剂的种类、性质与用量等因素。

19.3.2.1　剂型与给药途径

剂型的种类和组成不同，对药物释放的速度和程度可产生不同的影响。机体对药物制剂的吸收包括两个阶段，即药物先从制剂中释放溶出，再经生物膜被机体吸收。药物剂型不同，则释药性能不同；给药途径不同，则机体吸收程度不同。即使是同一药物，由于剂型、处方组成以及制剂工艺的不同，同样剂量的主药在胃肠道的吸收速度和吸收量也不同，从而影响药物的作用强度和持续时间。

1. **注射剂**

药物的各种剂型中，以注射剂尤其是静脉注射剂显效最快。静脉注射时，药物直接进入血液，无吸收过程。皮下和肌内注射，需经组织吸收后才能到达血液，所以显效慢于静脉注射。注射部位一般有丰富的毛细血管和淋巴循环，且影响因素少，通常注射给药快于口服给药。

(1)溶液型注射液　大部分药物注射液为水溶液，注入体内后可很快与体液混合被吸收。有些难溶药物采用乙醇、丙二醇、甘油和聚乙二醇等非水溶媒或混合溶媒制成注射液，肌内注射后，小部分药物进入血液循环，大部分药物被体液稀释析出药物沉淀，有可能导致药物吸收缓慢，不规则或不完全。

油溶性注射剂与组织液不相溶，可在肌内形成贮库而延缓药物的吸收。肌内和皮下注射，药物在注射部位的扩散及向血液的转运是吸收过程的限速步骤。肌内注射后，药物在肌肉组织中扩散的有效总面积愈大,吸收愈快。因此可通过按摩注射部位,加速药物的扩散和吸收。肌肉组织比皮下组织血管丰富,故较皮下注射起效快。

(2)混悬型注射液　混悬型注射剂注射后,药物微粒沉积在注射部位,微粒须溶解后才能吸收。混悬型注射剂的吸收受粒径、结晶状态、分散介质和附加剂等因素的影响,混悬型注射剂可用作长效制剂。

(3)乳剂型注射剂　乳剂型注射剂(O/W 型)油相表面积大,有利于药物的吸收。乳剂型注射剂中药物的吸收需从内相油相向外相转运,药物释放缓慢,起到长效作用。O/W 型静脉注射乳剂作为特殊的体内定向给药系统,乳滴被巨噬细胞吞噬,药物富集于肝、脾、肾等巨噬细胞丰富的脏器,起定向分布作用,具有剂量小、疗效高、作用时间长等特点,如抗肿瘤药物鸦胆子油静脉乳剂。肌内注射乳剂后,可通过淋巴系统转运,适用于已向淋巴转移的肿瘤治疗。

2. 口服液体剂型

(1)溶液剂　溶液剂中药物以分子或离子形式均匀分散在液体中,吸收快且完全。口服混合溶剂或加入助溶剂、增溶剂的液体制剂时,由于胃肠液的稀释或胃酸的影响,可能会有药物沉淀析出,若沉淀粒子粒径较小,仍可快速溶解;若沉淀粒子粒径较大,则可能使药物的吸收延迟。

与水能相混溶的非水溶液中的药物的吸收比固体制剂快,添加适量的乙醇,可增加血流量,促进药物在胃中的吸收。若制剂中甘油浓度过高,会降低胃排空速度,影响药物的吸收。

油溶液口服后药物需先从油相转移至胃肠液,再经胃肠黏膜吸收。故药物从油相向水相的分配,成为药物吸收的限速步骤。

(2)混悬剂　混悬剂中的药物颗粒溶解后才能被机体吸收,由于其分散度大,通常口服混悬剂的生物利用度仅次于水溶液剂,而优于固体制剂。药物的粒径大小、晶型、附加剂、分散介质的种类、黏度以及组分间的相互作用等因素均可影响口服型混悬剂生物利用度。

水性混悬剂的吸收速度将受溶出度的影响。为了增加药物溶出速度,常使用粒径小于 $10\ \mu m$ 的微粉化原料。

(3)乳剂　乳剂口服生物利用度高。其原因可能是:乳剂分散度好,有效表面积大,利于药物的释放和吸收;油脂经消化生成亚油酸和油酸,抑制胃肠道的蠕动,延长药物在胃肠道的停留时间;食用油脂后促进胆汁分泌,利于药物的溶解和吸收;油脂性药物可通过淋巴系统转运吸收。

3. 固体剂型

口服固体制剂后,药物在胃肠液中需经崩解、溶出、吸收等一系列过程。这个过程决定了药物在体内吸收的速度和程度。增加药物细小粒子与体液的接触面积,可加快药物的溶出,加快吸收。

(1)散剂　散剂表面积大,易分散,较其他口服型固体制剂生物利用度高。影响散剂生物利用度的因素有药物粒径大小、溶出速度、稀释剂与药物的相互作用等。

(2)胶囊剂　通常胶囊在胃中崩解较快,囊壳破裂后,药物迅速分散,药物释放和溶出较快,吸收好。影响胶囊剂吸收的因素有药物粒径、晶型、润湿性和附加剂等。疏水性稀释剂能降低体液对药物的润湿,延缓药物的释放和吸收。

(3)片剂　片剂是应用最广泛的剂型,也是生物利用度问题较多的剂型。药物从片剂中释放,需经过崩解,分散成微细颗粒,微细颗粒进一步分散、溶解后被机体吸收。压片使药物表面积减少,崩解时间可能延长。有些药物片剂,特别是难溶性药物,虽崩解时限符合药典规定,但其生物制用度可能很低。药物颗粒的大小、晶型、脂溶性、生产工艺等因素均影响药物的生物利用度。

（4）丸剂　丸剂种类众多,中药丸剂的溶散和释放过程较其他剂型复杂。影响中药丸剂疗效的主要因素有赋形剂和药材粉料。古人云"水丸取其易化,蜜丸取其缓化,糊丸取其迟化,蜡丸取其难化",提示丸剂的"易、缓、迟、难"的主要差别是由于赋形剂的影响。另外泛丸时间太长不利于丸剂溶散,粉末太粗不利于有效成分的释放。

4. 直肠给药剂型

直肠给药剂型主要是栓剂、灌肠剂,用于发挥局部或全身治疗作用。灌肠剂具有保留时间长,药物以溶液状态存在,利于吸收等优点。栓剂可有效减少首过效应,减少药物对肝脏的毒副作用。

不同给药途径和不同的剂型药物吸收的快慢顺序一般为:

静脉＞吸入＞肌内＞皮下＞直肠或舌下＞口服＞皮肤

溶液剂＞混悬剂或乳剂＞散剂＞胶囊剂＞片剂＞丸剂

19.3.2.2　制剂辅料

药用辅料在制剂生产中应用广泛,尤其在固体制剂生产过程中更为重要。不同厂家制备的同一药物制剂,由于主药、组方、辅料的不同,药物疗效可能不同。过去选择辅料,多考虑其对生产工艺、外观性状,如硬度、黏度、色泽等的影响,而对其是否影响生物利用度重视不够。许多研究证实,辅料不仅可影响药物制剂的理化性质,还可影响药物释放和吸收、进入机体的速度和数量。如过去曾认为乳糖无活性,现在研究发现,乳糖可加速机体对睾酮的吸收、延缓戊巴比妥钠的吸收。

制剂中的难溶性药物,可通过减小粒径,增大表面积的方法改善溶出速度。但强疏水性药物,减小粒径后,粉末吸附较多空气,难以润湿,溶解介质难以透入,不利于药物溶出。可将乳糖、淀粉等亲水性辅料与其混合,或包上亲水性膜,如阿拉伯胶、羟丙基纤维素等,使接触角变小,改善润湿性,提高亲水性,加快溶出。硬脂酸镁等疏水性辅料加入过多,制剂的疏水性增加,可影响制剂的崩解和药物的溶出。

低浓度的表面活性剂能增加体液对疏水性药物的润湿性而改善溶出。表面活性剂还能溶解消化道上皮细胞膜的脂质,增加其通透性,促进药物吸收。高浓度的表面活性剂可形成胶团,药物包裹其中,吸收可能受阻。长期反复使用表面活性剂,会导致黏膜细胞结构的损害。

19.3.2.3　制剂工艺

制剂工艺也会影响药物的临床疗效。现代制剂技术如固体分散技术、包合技术、脂质体技术等,可提高难溶性药物的溶出速率和溶解度,提高生物利用度,降低药物的刺激性与毒副作用。如用于预防和治疗矽肺的汉防己甲素,长期使用,细胞毒性较大,引起皮肤色素沉积、肝肿大等副作用,制成脂质体后细胞毒性降低。

难溶性药物可用超微粉碎技术减小药物粒径,加快药物溶出,或制成固体分散体、β-环糊精包合物增加药物的溶解度,加快药物的吸收。

19.3.3　机体的生物因素

1. 胃排空速率

胃肠道中影响药物吸收的因素很多,主要为胃排空与肠蠕动。胃内容物从胃经幽门向小肠排出的过程为胃排空,胃排空的快慢用胃排空速率表示。多数药物在小肠内有较大的吸收率。受胃酸和胃酶影响而不稳定的药物、肠溶制剂等,在胃内停留的时间,将直接影响药效的发挥。胃排空快,药物吸收也快。但胃排空快并非有利于所有药物的吸收,如维生素 B_2,主要在小肠上部吸收,若饭后服用,胃排空速率减慢,药物缓慢进入小肠,则吸收完全;若空腹口服,胃排出快,大量维生素 B_2 同时涌到十二指肠,可致吸收不完全,生物利用度降低。

2. 血液循环

血流量是影响药物吸收的重要因素。饮酒能促进胃部血液循环,加快药物的吸收。注射液注射后,适当的运动及注射部位的按摩等能促进药物的吸收。如动物皮下注射相对分子质量约为 20 000 的蛇毒后,若将注射部位牢固缚住使其不能活动,可生存约 8 h 以上;若自由活动时,约 150 min 就中毒死亡。小肠黏膜有足够的血流量,除主动转运外,对一般药物吸收影响不大。

3. 药物的首过效应

给药途径不同,药物产生的疗效不同。经胃肠道吸收的药物经肝门静脉进入肝脏的过程中在肠黏膜和肝脏被酶代谢,使进入血循环的原形药量减少的现象称为首过效应。首过效应大的药物,药效降低明显。为避免药物的首过效应,可采用静脉、皮下、肌内注射、舌下含服、栓剂或经皮等给药途径。

另外,性别、年龄、种族差异及病理状态均会引起药效的差异。通常雌性动物比雄性动物对药物更敏感。实验动物与人之间、不同种族的人之间对药物的敏感度不同,这是由于不同种属间生理及酶的不同,引起药物体内过程发生改变,导致药效的变化。婴幼儿、老年人、肝肾功能降低的患者对药物的药效及副作用更明显。因此,婴幼儿、老年人、肝肾功能降低的患者用药需特别注意剂量的调整。

19.3.4　药物的相互作用

在用药物治病过程中,所应用的药物与药物,或药物与药物代谢产物、内源性物质、食物,以及诊断剂之间相互影响,可导致药物体内过程的变化,从而引起疗效的变化。药物的相互作用可引起药物作用性质、强度、持续时间改变以及毒副作用的改变等。目前临床药物越来越多,联合用药产生不良反应的报道与日俱增。药物相互作用已引起人们的普遍关注。

19.4　药物制剂生物等效性评价

生物药剂学研究表明,制剂的处方与工艺等因素等对药物疗效有显著的影响。同一药物制成的不同制剂是否有相同的疗效,常用生物利用度和生物等效性来评价。

生物利用度(bioavailability,BA)是指制剂中药物被机体吸收进入体循环的程度和速度。生物等效性(bioequivalency,BE)是指一种药物的不同制剂在相同实验条件下,给予相同的剂量,反映其吸收速度与程度的主要动力学参数没有明显的统计学差异。

生物利用度是保证药品内在质量的重要指标,而生物等效性则是保证含同一药物的不同制剂质量一致的主要依据。生物利用度与生物等效性概念虽不完全相同,但试验方法基本一致。

生物等效性研究方法包括体内和体外两种,国家食品药品监督管理局推荐的生物等效性评价方法有药物动力学法(生物等效性试验)、药效动力学法(药效学试验)、临床试验法和体外研究法(溶出度试验)。

19.4.1 生物等效性试验

19.4.1.1 生物利用度

生物利用度试验是应用药物动力学研究方法来评价制剂的等效性。药物动力学研究证明,多数药物在体内的血药浓度与疗效有直接关系。药物动力学研究通常采用测定不同时间点生物样本中的药物浓度,通过数学模型的处理,得到各种药动学参数,如血药浓度-时间曲线下面积(AUC)、峰浓度(c_{max})、达峰时间(t_{max})等,进行统计学分析,以判断药物制剂是否生物等效。

药物制剂的疗效不仅与药物吸收量有关,也与吸收速度有关。倘若某种吸收速率很慢的药物,即使全部吸收,由于在体内不能达到有效治疗浓度,也不能起到治疗作用。如图 19-3中,具有相同 AUC 的同一种药物的 A、B、C 3 种制剂,制剂 A 吸收速率大,较短时间即可达峰,但峰浓度大,已超过最小中毒浓度,临床应用时会出现中毒反应。制剂 B 达峰时间比 A 稍长,血药浓度在较长时间内处在最小中毒浓度和最小有效浓度之间,应有较好的临床效果与安全性。制剂 C 的血药浓度较长时间内处在最小有效浓度以下,临床应用时无治疗效果的概率较大。因此,在药动学研究中以生物利用度进行制剂的等效性评价。

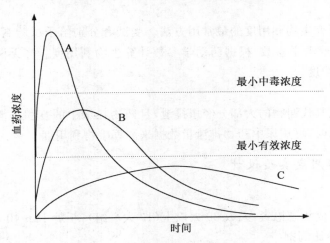

图 19-3 3 种药物制剂的血药浓度-时间曲线

生物利用度是指制剂中药物被机体吸收进入体循环的速度和程度。生物利用速度是指药物吸收进入体循环的快慢,常以血药浓度达峰时间表示。生物利用程度是指药物进入体循环的多少,常以血药浓度-时间曲线下面积表示。

　　生物利用度可分为绝对生物利用度和相对生物利用度。试验制剂与参比制剂血药浓度-时间曲线下面积的比值称为相对生物利用度；当参比试制是静脉注射剂时,试验制剂与参比制剂血药浓度-时间曲线下面积的比值称为绝对生物利用度。

　　相对生物利用度和绝对生物利用度的计算分别用式(19-6)、式(19-7)表示:

相对生物利用度
$$F_{\mathrm{abs}} = \frac{\mathrm{AUC}_{\mathrm{t}} \times X_{\mathrm{r}}}{\mathrm{AUC}_{\mathrm{r}} \times X_{\mathrm{t}}} \times 100\% \tag{19-6}$$

绝对生物利用度
$$F_{\mathrm{rel}} = \frac{\mathrm{AUC}_{\mathrm{t}} \times X_{\mathrm{iv}}}{\mathrm{AUC}_{\mathrm{iv}} \times X_{\mathrm{t}}} \times 100\% \tag{19-7}$$

式中:$\mathrm{AUC}_{\mathrm{t}}$ 为试验制剂血药浓度-时间曲线下面积;$\mathrm{AUC}_{\mathrm{r}}$ 为参比制剂血药浓度-时间曲线下面积;X_{iv} 为静脉注射给药剂量;X_{t} 为试验制剂给药剂量;X_{r} 为参比制剂给药剂量。

19.4.1.2　生物利用度指标

　　在以生物利用度进行制剂的生物等效性评价时,常用以下指标:

　　(1)峰浓度($c_{\max}$)　峰浓度是指给药后,血药浓度-时间曲线上的最大血药浓度值,又称峰值。药物峰浓度达到有效浓度才能显效,是与治疗效果和毒性水平有关的参数。

　　(2)达峰时间($t_{\max}$)　达峰时间是指给药后血药浓度达到峰浓度所需的时间,是反映药物起效快慢的参数。

　　(3)血药浓度-时间曲线下面积(AUC)　血药浓度-时间曲线下面积与药物吸收总量呈正比,是代表药物吸收程度的参数。

19.4.1.3　生物利用度研究方法

　　1. 血药浓度法

　　血药浓度法是研究生物利用度的最常用方法。受试者分别给予试验制剂与参比制剂后,测定血药浓度,求得药动学参数,根据药动学参数计算生物利用度。当无法测定原型药浓度时,也可测定代谢物浓度。

　　2. 尿药浓度法

　　当体内的药物或其代谢物的大部分经尿排泄,且药物在尿中的累积排泄量与药物的吸收总量的比值保持恒定时,可用尿中药物排泄量数据来测算生物利用度。

19.4.1.4　生物利用度实验设计

　　1. 受试者

　　原则上选取健康成年志愿者,人数 20 人以上(10 人一组),年龄 18～40 岁。

　　2. 试验制剂与参比制剂

　　试验制剂应为符合临床应用质量标准的中试或生产规模的产品。测定绝对生物利用度时,应用已上市的静脉注射剂作为参比制剂;测定相对生物利用度时,应选用国内外上市的主导产品作为参比制剂。

　　3. 实验方案

　　为消除受试者个体差异与试验周期对试验结果的影响,生物利用度试验要求采用交叉试验法进行。当一个受试制剂、一个参比制剂进行生物利用度试验时,若有受试者 24 人,将受试者随机分成 A、B 两组,每组 12 人。按表 19-1 安排试验,每个受试者都接受两种制剂,可排除个体差异对试验结果的影响。

若有两个受试试剂、一个参比制剂比较时,宜采用三制剂、三周期二重 3×3 拉丁方试验设计。若有受试者 24 人,将受试者随机分为 6 组,每组 4 人,按表 19-2 安排试验。

表 19-1　两制剂双周期交叉试验设计的试验安排表

周期	组别	
	1	2
Ⅰ	试验制剂	参比制剂
Ⅱ	参比制剂	试验制剂

表 19-2　三制剂三周期二重 3×3 拉丁方交叉试验设计的试验安排表

周期	组别					
	1	2	3	4	5	6
Ⅰ	试验制剂 A	试验制剂 B	参比制剂	试验制剂 A	参比制剂	试验制剂 B
Ⅱ	试验制剂 B	参比制剂	试验制剂 A	参比制剂	试验制剂 B	试验制剂 A
Ⅲ	参比制剂	试验制剂 A	试验制剂 B	试验制剂 B	试验制剂 A	参比制剂

两个试验周期之间的间隔时间为洗净期,应大于药物的 10 个半衰期,通常为 1~2 周。

单剂量给药,应根据预试验结果在吸收相取样 2~3 点,峰浓度附近至少 3 个点,消除相取 3~5 个点,整个采血周期为 3~5 个半衰期,或采血至血药浓度为峰浓度的 1/10 以下。多剂量给药时,应连续 3 次测定谷浓度以确定达到稳态,在达稳态的一个给药间隔取样进行测定。

4. 数据分析

列出原始数据,计算平均值与标准差,求出 AUC、$c_{\max}$、$t_{\max}$,计算生物利用度,并进行统计学分析。

19.4.2　药效学试验

药效学试验是采用药理学指标来证明治疗学上的同等性。

以中药制剂,尤其是中药复方制剂,其药效的发挥是复方中多种有效成分相互协同、拮抗的综合作用结果。使用制剂中某一有效成分在体内的经时变化通常不能完全反映中药制剂在体内的变化规律,且由于制剂中某些有效成分含量太低,无法测定时,可进行药效学试验,采用适宜的药理效应作为测定指标,估算生物利用度。

19.4.3　临床比较试验

临床比较试验是采用临床疗效为评价指标来证明药物治疗效果上的等效性,仅用于既无合适的血药浓度检测方法,也无明确的药效学指标的药物。药物的临床试验通常需较多例受试者(≥100 例),个体差异对临床试验有较大的影响,且实验周期长,成本高。

19.4.4　溶出度试验

溶出度系指药物从片剂、胶囊剂或颗粒剂等制剂在规定条件下溶出的速率和程度。凡检查溶出度的制剂,不再进行崩解时限检查。

片剂、胶囊剂等固体制剂在胃肠道中需经崩解、溶出,才能吸收入血。对于难溶性药物,溶出是其吸收的限速过程,溶解速度的快慢将影响药物的生物利用度。

以生物等效性试验来评价药物的生物利用度是最直接的方法,但操作繁琐、复杂、耗时长。若药物的体外溶出度参数与体内的药动学参数能证明具有相关性时,则在药物生产、检验中可用溶出度试验数据控制制剂质量,保证制剂的生物利用度及临床疗效。

19.4.4.1 溶出度测定的原理

溶出度测定原理可用 Noyes-Whitney 方程 $\dfrac{\mathrm{d}c}{\mathrm{d}t} = kS(c_s - c)$ [见式(19-4)]表示。体外溶出度的测定环境应能尽量体现体内的溶出条件,如模拟胃肠道的蠕动、在恒温动态条件下测定,保持较大的浓度差等以保证药物的连续溶出。

19.4.4.2 需测定溶出度的药物

1. 生物利用度可能存在问题的制剂

包括:①药物不易从制剂中释放;②久贮后药物溶解度降低;③在消化液中难溶的药物;④与其他成分共存易发生化学变化的药物等。

2. 可能会发生明显不良反应的制剂

某些药理作用强,治疗指数窄,吸收迅速药物,若溶出太快,口服后血中浓度很快达到峰值,可产生明显的不良反应。

19.4.4.3 溶出度测定的目的

固体制剂溶出度测定的目的为:

①研究制剂的制备工艺过程和制备工艺技术对药物溶出度的影响,如药物原料的不同前处理方法、药物的粒度与溶出度的关系等;

②考察制剂中的辅料和制剂配方对药物溶出度的影响;

③寻找制剂在临床上使用无效或疗效不理想的原因;

④比较药物在不同剂型中的溶出度,作为选择或改变药物剂型的依据;

⑤探索制剂体外溶出度与体内生物利用度的关系。

19.4.4.4 溶出度的测定方法

药典规定溶出度的测定可采用篮法(第一法)、桨法(第二法)及小杯法(第三法)。

容器的大小和形状对溶出度测定结果有较大影响,通常使用 1 000 mL(第三法采用250 mL)圆底烧杯,搅拌时不会形成死角。测定时转篮或搅拌桨的转速应保持恒定,第一法、第二法规定采用 50～200 r/min,第三法规定 25～100 r/min。溶出介质多为水、0.1 mol/L 的盐酸溶液等。

测定方法(以第一法为例):测定前,对仪器装置进行必要的调试,使转篮底部距溶出杯的内底部(25±2) mm。分别量取经脱气处理的溶出介质置各溶出杯内,实际量取的体积与规定体积的偏差应不超过±1%,待溶出介质温度恒定在 37℃±0.5℃后,取供试品 6 片(粒、袋),

分别投入 6 个干燥的转篮内,将转篮降入溶出杯中,按各品种项下规定的转速启动机器,计时;至规定的取样时间(实际取样时间与规定时间的差异不得过±2%),吸取溶出液适量,立即用适当的微孔滤膜滤过。取滤液,照该品种项下规定的方法测定,计算每片(粒、袋)的溶出量。

19.4.4.5　溶出度参数的提取

固体制剂溶出度试验中,每隔一定时间取样 1 次,测定一系列时间药物溶出百分数,对实验数据进行处理,求得若干特征参数,用这些参数来表征制剂的体外溶出特征,或用它们与体内过程参数的相关性来评价制剂的生物等效性。

用固体制剂的体外累积溶出百分率与时间数据绘图得到溶出度曲线。由溶出曲线可以直接提取参数:①y_∞,累积溶出最大量,在图中是曲线的最高点;②t_m,溶出某百分比的时间,如$t_{0.5}$为药物溶出 50% 需要的时间;③AUC,累积溶出百分率-时间曲线下的面积;④t_p,出现累积溶出最大量 y_∞ 的时间。

此外,溶出度参数也可通过单指数模型、Higuchi 方程、Ritger-Peppas 模型拟合方程求算而得。

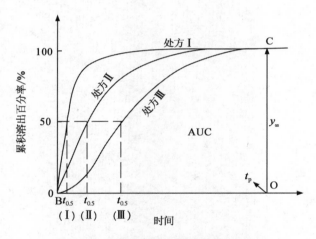

图 19-4　由实验曲线直接提取参数示意图

19.4.4.6　溶出度与生物利用度的相关关系

固体制剂口服后药物经历从制剂中释放和吸收入血两个阶段。大量研究表明,若药物从制剂中缓慢释放,溶出速度成为限速过程时,体内体外可能有较好的相关性。而速释制剂的生物利用度与溶出度数据并不呈现相关性。若能确定溶出度与生物利用度有相关关系,则可将体外溶出参数指示体内生物利用度特性,也可用于筛选制剂处方和制备工艺,保证制剂产品体内外性能的一致性。

常用于体内外相关性确定的数据与处理方法有两种:

(1)药物溶出 50% 的时间 $t_{0.5}$ 与峰浓度 c_{max}、达峰时间 t_{max}、血药浓度-时间曲线下的面积 AUC 之间的相关性　将同一药物的不同制剂的体内外数据 $t_{0.5}$-c_{max}、$t_{0.5}$-t_{max}、$t_{0.5}$-AUC 分别进行成对数据回归分析,求得相关系数,判断有无相关性。

(2)药物累积溶出百分率与吸收百分率的相关性　计算不同时间药物的累积溶出百分率

和药物吸收百分率,将两组数据进行回归处理,由相关系数判断有无相关性。

思考题

1. 如何理解剂型因素?
2. 简述生物有效性的研究现状。
3. 影响药物制剂疗效的因素有哪些?
4. 采用哪些给药途径可以避免肝脏的首过作用?
5. 什么是生物利用度? 评价生物利用度的指标有哪些? 有何意义?

第20章 中药新药研究简介

学习要求

1. 掌握新药的含义与中药新药的注册分类。
2. 熟悉中药新药研究开发的程序与方法,中药新药研究、报批的基本知识。
3. 了解中药新药研究开发的现状,中药新药临床前药效学、安全性评价、临床研究的基本知识。

20.1 概述

20.1.1 新药的含义

新药是指未曾在中国境内上市销售的药品。

中药是指在我国传统医药理论指导下使用的药用物质及其制剂。天然药物是指在现代医药理论指导下使用的天然药用物质及其制剂。其来源包括植物、动物和矿物,一般不包括来源于基因修饰动植物的物质、经微生物发酵或经化学等修饰的物质。由于天然药物新药的药材来源、制备方法与中药相同,二者的研发技术要求相似,应符合《药品注册管理办法》"中药、天然药物注册分类及申报资料要求"。

20.1.2 药品注册申请分类

为保证药品的安全、有效和质量可控,规范药品注册行为,国家食品药品监督管理局根据《中华人民共和国药品管理法》(以下简称《药品管理法》)、《中华人民共和国行政许可法》(以下简称《行政许可法》)、《中华人民共和国药品管理法实施条例》(以下简称《药品管理法实施条例》),制定了《药品注册管理办法》,现行版于 2007 年 10 月 1 日施行。

药品注册,是指国家食品药品监督管理局根据药品注册申请人的申请,依照法定程序,对拟上市销售药品的安全性、有效性、质量可控性等进行审查,并决定是否同意其申请的审批过程。

药品注册申请包括新药申请、仿制药申请、进口药品申请及其补充申请和再注册申请。

新药申请,是指未曾在中国境内上市销售的药品的注册申请。对已上市药品改变剂型、改变给药途径、增加新适应症的药品注册按照新药申请的程序申报。

仿制药申请,是指生产国家食品药品监督管理局已批准上市的已有国家标准的药品的注册申请;但是生物制品按照新药申请的程序申报。

进口药品申请,是指境外生产的药品在中国境内上市销售的注册申请。

补充申请,是指新药申请、仿制药申请或者进口药品申请经批准后,改变、增加或者取消原批准事项或者内容的注册申请。

再注册申请,是指药品批准证明文件有效期满后申请人拟继续生产或者进口该药品的注册申请。

20.1.3　中药新药的注册申请分类

20.1.3.1　中药新药注册分类

中药新药注册分类按照国家《药品注册管理办法》的规定,中药新药注册分为 9 类。

①未在国内上市销售的从植物、动物、矿物等物质中提取的有效成分及其制剂。

②新发现的药材及其制剂。

③新的中药材代用品。

④药材新的药用部位及其制剂。

⑤未在国内上市销售的从植物、动物、矿物等物质中提取的有效部位及其制剂。

⑥未在国内上市销售的中药、天然药物复方制剂。

⑦改变国内已上市销售中药、天然药物给药途径的制剂。

⑧改变国内已上市销售中药、天然药物剂型的制剂。

⑨仿制药。

20.1.3.2　中药新药注册分类说明

注册分类 1～6 的品种为新药,注册分类 7、8 按新药申请程序申报。

①"未在国内上市销售的从植物、动物、矿物等物质中提取的有效成分及其制剂"是指国家药品标准中未收载的从植物、动物、矿物等物质中提取得到的天然的单一成分及其制剂,其单一成分的含量应当占总提取物的 90% 以上。

②"新发现的药材及其制剂"是指未被国家药品标准或省、自治区、直辖市地方药材规范(统称"法定标准")收载的药材及其制剂。

③"新的中药材代用品"是指替代国家药品标准中药成方制剂处方中的毒性药材或处于濒危状态药材的未被法定标准收载的药用物质。

④"药材新的药用部位及其制剂"是指具有法定标准药材的原动物、植物新的药用部位及其制剂。

⑤"未在国内上市销售的从植物、动物、矿物等物质中提取的有效部位及其制剂"是指国家药品标准中未收载的从单一植物、动物、矿物等物质中提取的一类或几类成分组成的有效部位及其制剂,其有效部位含量应占提取物的 50% 以上。

⑥"未在国内上市销售的中药、天然药物复方制剂"包括:中药复方制剂;天然药物复方制剂;中药、天然药物和化学药品组成的复方制剂。

中药复方制剂应在传统中医药理论指导下组方。主要包括:来源于古代经典名方的中药复方制剂、主治为证候的中药复方制剂、主治为病证结合的中药复方制剂等。

天然药物复方制剂应在现代医药理论指导下组方,其适应症用现代医学术语表述。

中药、天然药物和化学药品组成的复方制剂包括中药和化学药品,天然药物和化学药品,以及中药、天然药物和化学药品三者组成的复方制剂。

⑦"改变国内已上市销售中药、天然药物给药途径的制剂"是指不同给药途径或吸收部位之间相互改变的制剂。

⑧"改变国内已上市销售中药、天然药物剂型的制剂"是指在给药途径不变的情况下改变剂型的制剂。

⑨"仿制药"是指注册申请我国已批准上市销售的中药或天然药物。

20.2　中药新药的系统研究法

20.2.1　选定研究课题

中药新药研究,选题是其核心内容,也是科学研究工作的起点,更是取得成功的关键。选定科研课题,即明确了科研的主攻方向和具体目标。选题前,应查阅相关资料,以免侵权和撞车,如通过中华人民共和国国家知识产权局进行专利、中药行政保护和保密品种的检索。只有选题准确,才能创制出符合消费者需求的产品,为人类医学事业做出贡献。

20.2.1.1　选题原则

1. 市场需求

中药新药选题应以市场为导向,新药研究必须先进行市场调研。药品市场可分为显在市场和潜在市场。选题时,显在市场和潜在市场同样重要,显在市场具有固定的消费群体和成熟的消费观念。故新药研发要充分利用显在市场,同时开拓潜在市场。开发潜在市场的药品,属于"填补空白",可率先占领市场,形成拳头产品。

市场调研的主要侧重点是现代流行病学和同类产品的调查。对于中药新药的研究开发,应结合目前我国临床上疾病的发病情况,即可将新药研究的重点放在常见病,如感冒、肝炎、消化道疾病、呼吸系统疾病等;现代社会流行病,如心脏病、心脑血管病、癌症、肺病、糖尿病、骨质疏松病等;疑难病,如艾滋病、各种免疫性疾病等;老年病,如老年痴呆、老年糖尿病、骨质增生、各种器质性疾病、白内障等方面。

对同类产品的调查,应尽可能收集同类商品资料并进行比较。在对拟研制开发的制剂与已上市的制剂进行比较时,更应注意拟开发药物制剂是否具有减毒增效的效果;剂型和剂量是否更利于患者使用;价格是否更便宜,是否更便于携带等相关问题。拟开发药物制剂若无上述的两条或更多优势,则不具有研究开发价值。

2. 可行性

选择研究课题还需充分考虑实际条件,即该课题能否完成。新药研发可行性主要集中在技术、组织管理人员及研究人员、实验必需的仪器、设备、原辅料、研究经费、主观条件等方面,综合考虑到上述问题,才可有效规避风险。

3. 新颖性

在科学技术飞速发展的今天,中药新药若要在市场上具有竞争力,必须在继承中医药传统理论和经验的基础上,结合近代药理、药效、毒理和现代科学新技术,开发中药新药。中药新产品的新颖性主要体现在作用效果、作用机理、治疗范围、剂型、剂量、组方、质量标准等方面。如对中晚期肿瘤患者有一定抗恶病质和止痛作用的康莱特注射液,即是在提取到特有的有效部位基础上,设计出药效更好的静脉乳剂,有效解决了传统剂型中脂溶性成分不能直接用于注射的难题。

4. 科学性

中药新产品开发科学性的核心是实事求是。选题的科学性则体现在应以中医药理论为指导,合理设计组方、制剂工艺、剂型。同时,采用现代科学技术,在传统理论的基础上,积极利用现代分子生物学、药理学等研发手段,确定组方中的有效成分,加速中药开发的现代化进程。

5. 效益性

效益可分为社会效益、经济效益和科学效益。中药新产品开发的社会效益体现在为患者提供高效低毒、安全性大的防病治病的中药制剂。此类药物的开发对人类健康有重要作用,即使药品利润不高,却为临床必需,仍值得开发。经济效益是企业的立足点,故在选题时,应选择药材资源丰富、疗效显著且较便宜的药物。科学效益是所研究的课题取得的阶段性成果,在一定程度上可推动科学的进步,是取得经济、社会效益的基础和保证。

20.2.1.2　选题依据

1. 立足中医理论,突出中医药特色

中药不同于化学结构明确的化学药品,更重视整体效果。中药临床需在中医理论指导下用药,应符合中药配伍组方中"理、法、方、药"原则,药理模型设计应与方药临床应用的功能主治相吻合。在适应症上,中药更重视脏腑功能间的相互联系。因此,在调节功能紊乱、免疫性疾病、养生保健、抗衰老等方面具有较大优势。

2. 根据时代性证候选题

随着人们生活水平的提高,饮食结构及生活方式的改变,工作压力的增加,人类疾病出现时代性证候特征。为了应对时代性证候病,要求医学与时俱进,将新药研究方向转为时代性的流行病、多发病和疑难病。

3. 根据市场需求选题

市场需求是选题的重要依据。当今社会急需开发以下两个市场:①农村市场。目前,我国药品在农村的销售额仅占全国的1/4,农村人均使用药品及医疗器械仅为全国的1/10。因此,农村市场极具开发潜力,有非常广阔的前景。②老年市场。现今,人口老龄化问题愈加严重,随之带来的老年患者也相应增加,如老年性痴呆、骨质疏松症、心脑血管等疾病有增加的趋势。老年市场具有开发和应用前景。

20.2.1.3　选题途径

在确定选题原则基础上,课题的选择途径可归纳为以下几个方面。

1. 从古方中选题

古方具有组方严谨,疗效可靠等优势,是中药复方新药选题的主要来源之一。通常可选择经典名医、名籍、名方等,如治疗冠心病的苏冰滴丸就是由宋代《太平惠民和剂局方》中苏合香丸改制而成的,由原方15味药减至2味药,剂量也由每次服3g减为每次服0.15g,新方比原方起效更快,疗效更好。

2. 临床经验方、民间方、秘方

这是中药复方新药选题另一主要来源。我国自古就有相当多的名医,他们在长期的临床

实践中积累了丰富的经验,有的验方已经成为医院协定处方。选择临床经验方时,要关注组方配伍的合理性。民间确有一些对特殊疾病有明显疗效的民间方、秘方,对其处方来源、药味组成和疗效等进行详细的考证与审核,也是非常好的选题途径。但民间方和秘方通常具有一定的局限性,缺少完善的临床资料,选题时应慎重对待。

3. 实验方

选择经典的古方或自拟方,经拆方、加减研究,并通过临床前综合评价、筛选,最终确定实验方并研制成新药。采用此种选题方式,虽然前期投入大,但筛选出的处方功效确切,且基础工作扎实。

4. 中成药

改变原有药物的剂型或增加新的适应症,减小药物毒性,增加疗效,也是中药新药研发的方向。

5. 从寻找濒危动物与名贵中药材的替代品方向开发选题

中药资源是自然资源的重要组成部分,随着人口的增长和国民经济的发展,开发利用天然药物的趋势逐渐增强,但对自然资源的认识不足,导致过度开发,破坏了生态环境,造成中药资源枯竭,阻碍新药开发。因此,可从寻找替代品角度出发,确定新药研究开发选题的方向。

6. 从信息网络、报纸杂志、学术会议上选题

从互联网上了解世界各国药物研究的动态是课题来源可靠且成本低廉的好方法。有些医药期刊中的论文以及各种学术会议上的报告本身就是新药阶段性研究成果的报道,也可通过此类方法进行新药研发选题。

另外,也可通过老药新用、复方药物的有效部位研究、对现有药物进行二次开发等方面去开发确定选题。

20.2.2　设计制剂处方

制剂处方的设计通常包括两个方面:一是根据特定病证选择合适的药物配伍组成复方的过程,即研究方剂的组成;二是根据方剂药物中提取物(半成品)的性质、剂型特点、给药途径等筛选适宜的辅料及确定制剂处方的过程。

20.2.2.1　设计原则

处方(方剂)设计是中药新药复方研究的重要组成,直接影响新药的质量和疗效,必须依据传统中医药理论和经验设计处方(方剂)。组方设计通常按照"辨证立法,以法统方,据方选药"的原则,根据"证"、"病",找出对应的成方,以其为基本方,再结合临床上该证或该病的主要症状和病因、病理,进行分型、分期;对成方作综合分析,并对处方中每味药材作系统的分析考察,选出对症的主要药味和配伍药味。选方时既要遵守原方,又不要拘泥于原方。组方设计应能提供符合中医药理论的"方解",并且要有实验说明组方的合理性。

20.2.2.2　处方类型

1. 成方

对成方要作全面综合的分析,若原方中各药用的恰当,配伍严谨,可按照原方加以研究。例如,生脉散按原方改制成"生脉饮",临床用于气阴两亏,心悸气短,脉微自汗等症的治疗。

若原方组成不够严谨,可在原方基础上进行调整,组成新方。如具有解表化湿,理气和中的"藿香正气丸"经修方设计制成"藿香正气水(酊剂)",临床上常用于治疗脘腹胀痛、呕吐腹泻以及胃肠型感冒。

2. 协定处方

协定处方更加重视药物的配伍,通过精选药味,使配伍更严谨。例如,根据利水、通淋、排石的法则,设计制成的排石颗粒剂是一种用于治疗泌尿系统结石的新药,临床上常用于下焦湿热所致的石淋,症见腰腹疼痛,排尿不畅或伴有血尿,泌尿系统结石。

3. 民间效方

通过收集民间疗效好的单方、验方和秘方,在此基础上研制而成的单味药或小复方制剂、提取物制剂。如临床上用于治疗月经过多,功能性子宫出血的妇血宁片,是根据民间用猪蹄甲煅炭内服止血的经验研制而成的制剂。

20.2.2.3 处方内容

1. 药味

处方中各药味都应精选,尽可能地优选成小复方。处方药味少,利于制剂工艺的研究、剂型的选择和质量标准的制定。若是大复方,可做适当的精简,但必须通过实验研究确定。如中期妊娠引产的"天皂合剂",原始组方为天花粉、皂角等7味中药,经过大量试验研究发现,天花粉中一定相对分子质量的蛋白质是引产的有效部位,以此有效部位制成的注射用天花粉针剂,不仅具有较好地引产效用,而且可降低原方的毒副反应。但任意删减药味,有时会导致全方作用的改变。例如,《伤寒论》中用于治疗峻下热结的大承气汤,由大黄、芒硝、厚朴、枳实组成。小鼠口服大承气汤,胃肠道推进机能明显增加,采用标记的^{126}I-白蛋白放射活性测定小鼠腹部血管通透性有双向调节作用;小承气汤虽只除去芒硝一味药,但却失去双向调节作用。此例说明唯有4味药组成的大承气汤,才具有血管通透性的双向调节作用。

2. 药物剂量

处方中药味的剂量与药效及安全性有密切相关。安全性是用药的前提,剂量需达到最小有效剂量才能呈现出预期的效果。对毒性药材的剂量,更应慎重。值得注意的还有剂量变化,有的药物剂量的变化有时会发生功能的转变。

3. 辅料

辅料是制剂成型的物质基础。辅料可影响药物的理化性质、影响药物的作用、疗效及毒副作用,影响药物的稳定性、安全性及释药速度,与给药途径、作用方式等密切相关。因此,研究开发和合理应用药物辅料对提高药物制剂质量及新品种的研发均有重要意义。辅料的选择应从以下方面考虑:①不降低药品的疗效,不产生毒副作用,不干扰质量控制;②辅料的性能、功能、质量规格、配伍禁忌等。中药制剂选用辅料的特点是:①药辅合一,如半浸膏片制备中提取的稠膏可作黏合剂,中药细粉可作填充剂、崩解剂。②辅料与药效相结合,如益母草膏中的红糖有缓中止痛、活血化瘀等功效,与益母草有协同作用。

20.2.3 选择适宜剂型

药物剂型影响药物在体内的吸收、分布、代谢和排泄过程,且与给药途径、用药方法等有关。药物剂型选择通常可根据防治疾病的需要,如急性病应选用起效快的剂型;慢性疾病应选择药物缓和、持久的剂型。也可根据药物性质或常规要求选择剂型,如胰酶遇胃酸易失效,可制成肠溶制剂;汤剂味苦量大,服用不便,可制成颗粒剂或口服液等剂型。应充分发挥各类剂型的特点,尽可能选用新剂型。但应注意,在复方制剂药味有效成分尚不十分明确,或提取的有效成分纯度不高的情况下,不要盲目选用新剂型。应遵循临床需要、药物理化性质、用药对象与药物剂量等方面,通过查阅文献和试验验证,科学客观地选择适宜的剂型。

20.2.4　研究制备工艺

中药新药研究中制备工艺的研究也是新药研究的重要阶段,其关系到制剂的安全性、有效性、稳定性、适用性和经济技术的合理性。由于中药新药的开发通常是以中药材为起始原料,为了获得高疗效、小剂量的中药新药组方,除少数药物可直接使用药材粉末外,多数药材都需经过提取。针对影响提取效果的多种因素,制剂工艺研究包括提取、分离、纯化、浓缩、干燥以及制剂成型性研究和中试研究。

20.2.4.1　药材的提取工艺研究

1. 药材的鉴定与前处理

中药新药研究开发中药材的鉴定与前处理是保障制剂质量的基础,投料前原药材必须经过鉴定,符合有关规定与处方要求者方能使用。此外,还应根据方剂对药性的要求,药材质地、特性和不同提取方法的需要,对药材进行净制、切制、炮制、粉碎等加工处理。凡需特殊加工处理的药材,应说明其目的与方法依据。

2. 提取工艺路线的设计

多数中药制剂成分复杂,药效各异,其药效的发挥并非是单味药材药效的简单相加或相减,而是药物成分间综合作用的结果,一般应采用混合提取方法。毒性药、有效成分明确的药可采用单独提取,使投料量准确,便于控制质量。在工艺设计前应根据方剂的性质、功能主治、有效化学成分等,查阅相关文献,分析每味中药的有效成分与药理作用,并结合临床要求与新药类别、所含有效成分或有效部位及其理化性质、前期试验结果等进行统筹考虑,确定适宜的提取方法,设计合理的工艺路线,并提供设计依据。

3. 提取工艺技术条件的研究

在初步确定提取工艺路线后,首先应考虑可能对提取效果有影响的因素,然后采用科学、合理的试验设计方案,使用更准确、更简便、更具代表性且可完全量化的综合性评价指标与方法,优选合理的提取工艺技术条件。所确定的提取工艺应有试验资料及文献资料,表明所选用的提取工艺是最佳的。若有成熟的相同的提取工艺技术条件可借鉴时,也可通过所提供的相关文献资料,以此为依据,设计并制订合理的工艺技术条件。通常利用统计学方法优化选取工艺技术条件,如正交试验设计、响应面实验设计、均匀试验设计等,以筛选最佳工艺条件。

20.2.4.2　分离、纯化、浓缩与干燥工艺研究

1. 分离与纯化工艺研究

制法中主要工艺参数的确定原则是保证药品的安全性、有效性及质量均一性,体现制法的科学性、合理性及可行性。主要工艺参数是指前处理、提取、纯化及成型工艺等步骤中的关键参数。分离与纯化工艺主要由两个方面组成:一是根据所提取的粗提取物的性质,选择合适的

分离条件与方法,获得有效药用提取物质。二是使用各种净化、纯化及精制的方法,将无效组分和有害组分除掉,以获得有效成分或有效部位,为不同类别新药和剂型提供合格的原料或半成品。同时,还应根据待开发新药的类别、剂型、给药途径、组方量及与质量有关的提取成分的理化性质等选择合适的净化、纯化和精制方法,有针对性的设计试验,考察纯化方法各步骤的合理性及有效成分的提取率,提供有效成分含量指标及制订依据。对于新建立的分离和纯化方法,还应进行方法的可行性、可靠性、安全性研究,提供相应的研究资料。

2. 浓缩与干燥工艺研究

提取物的浓缩与干燥应根据物料的性质及可能影响浓缩、干燥效果的因素,优选试验方法与条件,并以浓缩、干燥物的收率及指标成分的含量,评价浓缩与干燥工艺的合理性与可行性。

20.2.4.3　制剂成型性研究

制剂成型性研究应在提取、分离、纯化、浓缩等制剂工艺技术条件稳定,半成品质量合格的前提下进行,包括制剂处方的研究与制剂成型工艺研究两方面。

1. 制剂处方的研究

根据药物(半成品)、医疗要求、给药途径及剂型特点等筛选辅料的过程。一般应先研究半成品与制剂成型性、稳定性有关的物理化学性质及影响因素,有针对性地选择辅料,以解决成型性、稳定性问题。辅料筛选中应遵循:①满足制剂成型用最低用量;②对药物无不良影响;③需建立相应的评价方法与指标。如制备某一胶囊剂,半成品为提取的全浸膏粉,需筛选合适的填充剂。辅料筛选实验选用微晶纤维素、淀粉、羧甲基淀粉钠、羧甲基纤维素在相同量条件下与半成品配伍,以吸湿性、流动性作指标来优选辅料。

2. 制剂成型工艺研究

制剂成型工艺是将半成品与辅料加工处理,制备成制剂的过程。研究内容因剂型而异。通常应根据物料的理化性质,选用合适的成型工艺、物料加工的方法,使用先进成型设备,选择适宜的成品内包装材料,制成合格的制剂。制剂成型工艺的选择与半成品的性质有关,如以干膏为半成品制备颗粒剂,可以一定浓度乙醇为润湿剂,以湿法制粒工艺制备;而以清膏为半成品时则以流化制粒为佳。在上述胶囊剂例中,辅料筛选结果表明以微晶纤维素为佳。进一步研究物料的加工方法,分别测定干浸膏、微晶纤维素的混合粉及干浸膏与微晶纤维素制得颗粒的吸湿性和流动性,结果表明浸膏加微晶纤维素混匀,以85%乙醇制粒后,流动性增加,吸湿性降低。据此可初步确定该胶囊剂的成型工艺,应以干浸膏加微晶纤维素制颗粒后装胶囊。

20.2.4.4　中试研究

中试研究是对实验室工艺是否合理所进行的验证与完善,是保证制剂工艺达到生产可操作性和可控制性的重要环节。供药学研究的药效学试验、稳定性试验、药理与毒理试验、临床研究、质量标准研究,以及临床试验用药品等都应是成熟的中试工艺制备的产品。中试规模应为制剂处方量的10倍以上。在中试过程,应充分考察制备工艺、生产设备及其性能的系统适应性,加强制备工艺关键技术参数的考核、修订和完善,最终建立适合生产的制备工艺。申报新药时需提供至少三批中试生产数据,主要包括投料量、半成品量、质量指标、辅料用量、成品量及成品率等。还需提供制剂通则要求的一般质量检查、微生物限度检查和含量测定结果。

制备工艺研究资料一般应包括制剂处方、制法、工艺流程、工艺合理性研究(如剂型选择、提取、分离与纯化、浓缩与干燥及成型工艺等）、中试资料及参考文献等内容。研究资料的整理必须以原始实验结果和数据为基础，杜绝弄虚作假；数据必须真实、准确、图表清晰、结论合理。制备工艺流程图应直观简明地列出工艺条件及主要技术参数。

20.2.5　建立质量标准

新药质量标准的制订在药学研究中是一项重要内容，新药批准上市后质量标准则是国家对药品质量进行监督、检验及管理的技术法规。质量标准中的各项内容都应做细致的考察及试验，各项试验数据要求准确可靠，以保证药品质量的可控性和重现性。

20.2.5.1　质量标准的内容

质量标准一般包括名称、汉语拼音、处方、制法、性状、鉴别、检查、浸出物测定、含量测定、炮制、性味与归经、功能与主治、用法与用量、注意、规格、贮藏、使用期限等项目。

质量标准研究的内容主要是针对定性、定量方法和标准的研究。通常采用"性状"和"鉴别"两项内容进行定性研究，以判断药品的真伪；"检查"和"含量测定"两项内容进行定量研究，以评价药品的优良度。

20.2.5.2　质量标准研究的方法

1. 名称

名称项包括中文名称和汉语拼音。

2. 处方

处方中应列出全部药味和用量（以 g 或 mL 为单位），制剂处方量应以 1 000 个制剂单位计（片、粒、g、mL 等）。药味的排列顺序应根据君臣佐使顺序排列，炮制品需注明。

3. 制法

中药制剂的制法与质量有密切的关系，必须写明提取、分离精制、浓缩、干燥、制剂成型等工艺研究的全过程，所用实验方法、实验数据、确定的最佳工艺条件、中试放大及其试验参数，各项试验数据应能综合反映出制剂工艺的可行性和稳定性。

4. 性状

制剂的性状与原辅料质量及制备工艺有关，性状可反映制剂的内在质量。性状应在除去包装后进行描述，包括颜色、形态、嗅、味等。所描述的样品应是中试制备的样品。

5. 鉴别

系指检识制剂中某一药材或某一成分而制定的检验方法。采用专属、灵敏、快速、简便的鉴别方法，判断制剂的真伪。制剂鉴别时，药味的选择遵循以下原则：①单味制剂，直接选取药材进行鉴别；②药味较多时，首选君药、贵重药、毒性药进行鉴别；③有原粉直接入药的，需做显微鉴别；④原则上处方中每一味药均需鉴别，至少需鉴别出处方中的 1/3 药味。某些药材因量少或不能被鉴别出，应说明原因。

常用的鉴别方法包括显微鉴别、理化鉴别、光谱鉴别、色谱鉴别等。所选用的鉴别方法要求专属性强、特征性强、灵敏度高、重现性好。进行显微鉴别，应选择具有代表性的供试品，同时其特征应明显、易查见，否则可能会做出假阳性的判定。理化鉴别法是利用某些物理的、化学的或仪器分析方法，鉴定中药的真实性、纯度和品质优劣程度的方法。理化鉴别法中常用的沉淀反应和显色反应易被其他药味的成分干扰,现一般被薄层色谱法代替。色谱鉴别法是利用药物在一定色谱条件下,产生特征色谱行为(比移值或保留时间)进行鉴别试验,比较色谱行为和检测结果是否与药品质量标准一致来验证药物真伪的方法。常用的色谱鉴别方法有液相色谱法、气相色谱法、薄层色谱法等。色谱鉴别具有分离度好、灵敏度高、专属性强等特点,被广泛应用于药物制剂的鉴别。

6. 检查

检查是指根据制剂的生产工艺及剂型有针对性的控制原料及制剂质量所制订的检验项目,是反映原料、制剂质量及工艺水平的检测指标。

参照《中国药典》各相关制剂通则项下规定的检查项目进行检查,根据3～5批中试产品实测数据,制订相应的限量范围。还应根据具体品种情况制订其他必需的检查项目,如制订杂质及有毒物质的检查。

7. 浸出物测定

当含量测定方法不成熟或含量很低或主要化学成分不清时,可采用浸出物测定,提倡浸出物测定与含量测定并用。以原生药粉入药的制剂,浸出物测定可控制原生药质量或投料量。如刺五加片测醇溶性浸出物,金咳息胶囊测正丁醇浸出物,可控制有效成分人参黄芪皂苷等成分的含量。应详细阐明规定该项目的理由,参照《中国药典》通则中浸出物测定的有关规定,选择适当的溶剂进行测定,依据试验数据,确定浸出物限(幅)度。

8. 含量测定

含量测定是药物质量控制中考察制剂内在质量的最重要的项目,也是考察药品稳定性的重要依据。

(1)含量测定基本原则　首选处方中的君药(主药)、贵重药、毒性药制订含量测定项目。测定复方制剂含量时,可根据制剂处方的不同,建立一项或多项含量测定。应阐明含量测定对象和测定成分选择的依据。如测定有困难时,可选择处方中其他药味的已知成分或能反映药物内在质量的指标成分建立含量测定。若药效成分含量限度低于万分之一,则应增加另一个指标成分进行含量测定或浸出物测定。含量限(幅)度指标,应根据实测数据制订,如申报临床研究用样品至少需有3批、6个数据,申报生产用样品至少有10批、20个数据。含量限度一般规定低限,或按照其标示量制订含量测定用的百分限(幅)度。毒性成分的含量必须规定幅度。

(2)含量测定常用方法　含量测定常用的方法有经典分析法(容量法,重量法)、分光光度法(包括比色法)、气相色谱法、液相色谱法、薄层分光光度法、薄层扫描法、其他理化测定方法等。在建立化学成分的含量测定有困难时,也可考虑建立生物测定等其他方法。

含量测定中仪器的选择很重要,通常选用高效液相色谱。为了考察所建立的方法是否适合于该类药物的含量测定,还应建立方法学考察项目,一般包括提取、分离、纯化条件的选择,测定条件的选择,测定方法的专属性、标准曲线的制备,测定方法的精密度、准确度,检测灵敏度等。可通过查阅文献设计试验,最终确定提取条件,如提取温度、时间和溶剂等。准确度试验常用加样回收率测定法,回收率一般要求在95%～105%范围内。

(3)含量限度的表示法　常用的表示含量的方法有%、mg/片、mg/丸、mg/mL(液体制剂)等。在申报新药时,应提供至少10批生产样品20个数据,以证明现有方法可以控制含量限度。

9. 其他

如功能与主治、用法与用量、有效期、注意、规格、禁忌等项目，均应根据该制剂的研究结果制订。规格是所制定的制剂单位的重量、装量、含量或一次服用量。

20.2.6　制剂的稳定性研究

中药、天然药物的稳定性是指中药、天然药物(原料或制剂)的化学、物理及生物学特性发生变化的程度。通过稳定性试验，考察中药、天然药物在不同环境条件(如温度、湿度、光线等)下药品特性随时间变化的规律，以认识和预测药品的稳定趋势，为药品生产、包装、贮存、运输条件的确定和有效期的建立提供科学依据。根据研究目的和条件的不同，稳定性研究内容可分为影响因素试验、加速试验和长期试验等。

稳定性研究具有阶段性特点，不同阶段具有不同的目的。一般始于药品的临床前研究，贯穿药品研究与开发的全过程，在药品上市后还要继续进行稳定性研究。

20.2.6.1　稳定性研究实验设计

稳定性研究实验设计应根据不同的研究目的，结合原料药的理化性质、剂型的特点和具体的处方及工艺条件进行。

1. 样品的批次和规模

影响因素试验可采用一批小试规模样品进行；加速试验和长期试验应采用 3 批中试以上规模样品进行。

2. 包装及放置条件

加速试验和长期试验所用包装材料和封装条件应与拟上市包装一致。

稳定性试验要求在一定的温度、湿度、光照等条件下进行，这些放置条件的设置应充分考虑到药品在贮存、运输及使用过程中可能遇到的环境因素。

稳定性研究中所用控温、控湿、光照等设备应能较好地对试验要求的环境条件进行控制和监测，如应能控制温度 $\pm 2℃$，相对湿度 $\pm 5\%$，照度 ± 500 lx 等，并能对真实温度、湿度与照度进行监测。

3. 考察时间点

稳定性研究中需要设置多个时间点。考察时间点的设置应基于对药品理化性质的认识、稳定性变化趋势而设置。如长期试验中，总体考察时间应涵盖所预期的有效期，中间取样点的设置要考虑药品的稳定特性和剂型特点。对某些环境因素敏感的药品，应适当增加考察时间点。

4. 考察项目

一般情况下，考察项目可分为物理、化学和生物学等几个方面。

稳定性研究的考察项目(或指标)应根据所含成分和/或制剂特性、质量要求设置，应选择在药品保存期间易于变化，可能会影响到药品的质量、安全性和有效性的项目，以便客观、全面地评价药品的稳定性。一般以质量标准及《中国药典》制剂通则中与稳定性相关的指标为考察项目，必要时，应超出质量标准的范围选择稳定性考察指标。

5. 分析方法

稳定性试验研究应采用专属性强、准确、精密、灵敏的分析方法，并对方法进行验证，以保证稳定性检测结果的可靠性。

20.2.6.2 稳定性研究实验方法

1. 影响因素试验、加速试验和长期试验

这些试验方法及其基本原则在本教材第 18 章中药制剂的稳定性已介绍,不再赘述。但应注意,水性液体制剂,可不进行高湿试验。此外,根据药物的性质,必要时应设计其他试验,探讨 pH、氧及其他条件(如冷冻等)对药物稳定性的影响。

膏药、胶剂、软膏剂、凝胶剂、眼膏剂、栓剂、气雾剂等制剂可直接采用 30℃±2℃、RH65%±5%的条件进行加速试验。对温度敏感药物(需在 4~8℃冷藏保存)的加速试验可在 25℃±2℃、RH60%±5%条件下进行。需要冷冻保存的药品可不进行加速试验。

2. 药品上市后的稳定性考察

药品注册申请单位应在药品获准生产上市后,采用实际生产规模的药品进行留样观察,以考察上市药品的稳定性。根据考察结果,对包装、贮存条件进行进一步的确认或改进,并进一步确定有效期。

20.2.6.3 稳定性研究要求与结果评价

1. 稳定性研究要求

稳定性研究的内容应根据注册申请的分类以及药品的具体情况,围绕稳定性研究的目的,如确定处方工艺、包装材料、贮存条件和制定有效期,进行设计和开展工作。

(1)新药 对于申报临床研究的新药,应提供符合临床研究要求的稳定性研究资料,一般情况下,应提供至少 6 个月的长期试验考察资料和 6 个月的加速试验资料。有效成分及其制剂还需提供影响因素试验资料。

对于申请生产的新药,应提供全部已完成的长期试验数据,一般情况下,应包括加速试验 6 个月和长期试验 18 个月以上的研究数据,以确定申报注册药品的实际有效期。

(2)已有国家标准药品 已有国家标准品种的注册申请,一般情况下,应提供 6 个月的加速试验和长期试验资料。有关研究可参考"申请生产已有国家标准中药、天然药物质量控制研究的指导原则"。

(3)其他 药品在获得上市批准后,可能会因各种原因而申请改变制备工艺、处方组成、规格、包装材料等,原则上应进行相应的稳定性研究,以考察变更后药品的稳定性趋势。必要时应与变更前的稳定性研究资料进行对比,以评价变更的合理性,确认变更后药品的包装、贮存条件和有效期。此时需报补充申请,补充申请所需稳定性资料要求可参见相关文件。

2. 稳定性研究结果评价

药品稳定性的评价是对有关试验如影响因素、加速试验、长期试验的结果进行的系统分析和判断。其相关检测结果不应有明显变化。

(1)贮存条件的确定 新药应综合加速试验和长期试验的结果,同时结合药品在流通过程中可能遇到的情况进行综合分析。选定的贮存条件应按照规范术语描述。

已有国家标准药品的贮存条件,应根据所进行的稳定性研究结果,并参考已上市同品种的国家标准确定。

(2)包装材料/容器的确定 一般先根据影响因素试验结果,初步确定包装材料或容器,结

合稳定性研究结果,进一步验证采用的包装材料和容器的合理性。

(3)有效期的确定　药品的有效期应根据加速试验和长期试验的结果分析确定,一般情况下,以长期试验的结果为依据,取长期试验中与 6 个月数据相比无明显改变的最长时间点为有效期。

20.2.7　临床前药效学研究与安全性评价

20.2.7.1　临床前药效学研究

中药新药的临床前药效学研究包括主要药效学、一般药理学、药代动力学等。研究目的是确定新药预期用于临床防病治病的主要药效;确定新药的作用强度;阐明新药的作用部位和机制;发现预期用于临床以外的广泛药理作用。

主要药效学研究是在中医药理论的指导下,运用现代科学技术,制定具有中医药特色的试验方案。根据所开发药物的功能主治,选用或建立与中医“证”或“病”相符或相近的动物模型和试验方法,为新药的有效性评价提供科学依据。目前尚有困难的,可选用与其相近似的动物模型和方法进行试验,以整体动物体内试验为主,必要时配合体外试验,从不同层次证实其药效。

一般药理研究是指除新药主要药效作用以外的广泛药理作用的研究。仅一类、二类中药新药需做,三类以下免做。一般药理研究内容主要包括神经系统、心血管系统和呼吸系统药理。

有效成分明确的一类新药,可参照化学药品的药代动力学研究方法,研究其在动物体内的吸收、分布、代谢及排泄,并计算各项参数。

20.2.7.2　临床前安全性评价

中药新药非临床安全性评价,是指注册申请新药中药所提供的非临床动物试验研究中全部毒理学试验和安全药理试验的实验数据及评价资料。

中药毒理学研究是预测中药安全性的重要手段,中药新药的毒理研究包括急性毒性、长期毒性和特殊毒性试验等。

急性毒性试验是指在 24 h 内给药 1 次或多次(间隔 6～8 h),观察动物接受过量的受试药物所产生的急性中毒反应。目的是为多次反复给药的毒性试验设计剂量;分析毒性作用的主要靶器官;分析人体过量时可能出现的毒性反应;为临床的剂量选择和观察指标的设计提供信息。

如果受试药通过 LD_{50} 和药效学试验后,表明有实用价值,可做长期毒性试验。

长期毒性试验是指重复性给药的毒性试验,反映动物反复接受药物后的毒性特征。长期毒性试验的目的是:①预测受试物可能引起的临床不良反应,包括不良反应的性质、程度、剂量-反应和时间-反应关系、可逆性等;②推测受试物重复给药的临床毒性靶器官或靶组织;③预测临床试验的起始剂量和重复用药的安全剂量范围;④提示临床试验中需重点监测的指标;⑤为临床试验中的解毒或解救措施提供参考信息。

特殊毒性试验包括致突变试验、致癌试验及致生殖毒性试验。一类中药新药需报送致突变试验,如致突变阳性者还需报致癌试验。与生育有关药物还需增做生殖毒性试验。某些药根据给药途径与剂型,还需增加试验。如注射剂需加刺激性试验、溶血和过敏试验;三、四类外用药治疗局部疾患且组方中不含毒性药材或有毒成分的,一般可不做长期毒性试验。但需做局部刺激试验、过敏试验等。

20.2.8 新药临床研究

新药的临床研究指任何在人体(患者或健康志愿者)进行的药品的系统性研究,确定其疗效与安全性。临床研究包括临床试验和生物等效性试验。

研制的新药经国务院药品监督管理部门批准后,方可进行临床试验,应在卫生部指定的医院进行,应遵循国家食品药品监督管理局《药物临床试验管理规范》(GCP)。临床试验分为Ⅰ、Ⅱ、Ⅲ、Ⅳ期。申请新药注册应进行Ⅰ、Ⅱ期、Ⅲ期临床试验。

Ⅰ期临床试验 初步的临床药理学及人体安全性评价试验。观察人体对于新药的耐受程度和药代动力学,为制定给药方案提供依据。样本量一般少于30例。

Ⅱ期临床试验 治疗作用的初步评价阶段。其目的是初步评价药物对适应症患者的治疗作用和安全性,为Ⅲ期临床试验研究设计和给药剂量方案的确定提供依据。此阶段的研究设计可以根据具体的研究目的,采用多种形式,包括随机盲法对照临床试验。有效病例不得少于100例,多适应症每个适应症不得少于60例,且满足统计学要求。

Ⅲ期临床试验 为治疗作用确定阶段。目的是进一步确证药物对适应症患者的治疗作用和安全性,评价利益和风险关系,最终为药物注册申请获得批准提供充分的依据。试验一般应具有足够样本量的随机盲法对照试验。

Ⅳ期临床试验 为新药上市后由申请人自主进行的应用研究阶段。目的是考察在广泛使用条件下药物的疗效和不良反应;评价在普通或者特殊人群中使用的利益与风险关系;改进给药剂量等。

已上市的药品增加新适应症,需明显加大剂量或延长疗效者,方中又含有毒性中药的要求进行Ⅳ期临床。

生物等效性试验,是指用生物利用度研究的方法,以药代动力学参数为指标,比较同一种药物的相同或者不同剂型的制剂,在相同的试验条件下,其活性成分吸收程度和速度有无统计学差异的人体试验。

思考题

1. 简述中药新药注册分类。
2. 中药新药临床前研究需要做哪些工作?

参 考 文 献

1.国家药典委员会.中华人民共和国药典(一部、四部).北京:中国医药科技出版社,2015.

2.国家药典委员会.中华人民共和国药典(一部、二部).北京:中国医药科技出版社,2010.

3.国家食品药品监督管理局.药品生产质量管理规范(2010年修订).

4.国家食品药品监督管理局.中药材生产质量管理规范.2002.

5.国家食品药品监督管理局.药品注册管理办法.2007.

6.张兆旺.中药药剂学[M].北京:中国中医药出版社,2007.

7.崔福德.药剂学[M].北京:人民卫生出版社,2011.

8.蔡光先.中药粉体工程学[M].北京:人民卫生出版社,2008.

9.康燕辉.药物制剂设备与车间工艺设计[M].北京:化学工业出版社,2006.

10.徐莲英,侯世祥.中药制药工艺技术解析[M].北京:人民卫生出版社,2003.

11 杨明.中药药剂学[M].北京:中国中医药出版社,2012.

12.朱宏吉.药设备与工程设计.北京:化学工业出版社,2011.

13.陈平.中药制药工艺与设计[M].北京:化学工业出版社,2009.

14.侯惠民,王浩,张光杰.药剂辅料应用技术[M].北京:中国医药科技出版社,2001.

15.陈新谦,金有豫,汤光.新编药物学[M].17版.北京:人民卫生出版社,2007.

16.萧三贯.最新国家药用辅料标准手册[M].北京:中国医药科技电子出版社,2006.

17.孙智慧.药品包装实用技术[M].北京:化学工业出版社,2005.

18.Raymond C Rowe,Paul J Sheskey,Paul J Weller.郑俊民.药用辅料手册[M].北京:化学工业出版社,2005.

19.王效山,王健.制药工业工艺学[M].北京:北京科学技术出版社,2003.

20.国家食品药品监督管理局.《中药、天然药物稳定性研究技术指导原则》,2007.

21.狄留庆.刘汉清.中药药剂学[M].北京:化学工业出版社.2011.

22.刘建平.生物药剂学与药物动力学[M].北京:人民卫生出版社,2011.

23.毛凤斐.工业药剂学[M].北京:中国医药科技出版社,1999.

24.韩礼婉,王椿茂.医院实用制剂新编[M].上海:上海科学技术文献出版社,2000.

25.梁秉文.经皮给药制剂[M].北京:中国医药科技出版社,1992.

26.王允,何雄伟,刘毅.中药新制剂研究进展[J].现代医药卫生 2005,21(12):1515.

27.王晓钰,肖树雄,江荣高[J].中药现代剂型研究进展[J].中国药业,2006,15(5):64.

28.惠秋莎.中药软胶囊研究状况[J].齐鲁药事.2011,16(7):72.

29.刘宝书,王如伟.中药软胶囊的辅料与制备工艺研究进展[J].医药导报,2010,29(6):764.

30.雷伯开,金方.药用定量吸入气雾剂中氟利昂抛射剂替代的研究进展[J].中国医药工业杂志,2007,38(6):447.

31.易朝丽,米洁.气雾剂抛射剂氟利昂替代品的研究现状[J].科技向导,2010,(24):109.

32.王晓钰,肖树雄,江荣高.中药现代剂型研究进展[J].中国药业,2006,15(5):64.

33.于西全,杨忠东,吴燕,等.前列中空栓的制备及质量控制[J].中国中药杂志,2004,29(12):1136.

34.李忠忠,李华,李嘉煜,等.聚维酮碘泡腾栓的研制与应用[J].中国新药杂志,2003,12(5):351.